물리치료학 개론 개정3판

3rd Edition

STANDARD TEXTBOOK
PT

물리치료학 개론

개정 3판

■ 편저자 : 網本 和
■ 역 자 : 이인학

영 문 출 판 사

■ 옮긴이 (가나다 순)

김희권	목포과학대학교 물리치료과 교수	이인학	대전보건대학교 물리치료과 교수
박장성	서남대학교 물리치료학과 교수	임원식	안동과학대학교 물리치료과 교수
박형기	마산대학교 물리치료과 교수	정형국	안산대학교 물리치료과 교수
안소윤	부산가톨릭대학교 물리치료학과 교수	최영덕	경동대학교 물리치료학과 교수
안창식	을지대학교 물리치료학과 교수	황 룡	동남보건대학교 물리치료과 교수
이건철	경남정보대학교 물리치료과 교수	허영구	제주한라대학교 물리치료과 교수

物理療法學 網本 和

Authorized translation from the Japanese language edition,
entitled 網本和 · 編「標準理學療法學 專門分野 物理療法學 第 3 版」

물리치료학 개론 개정 3판

2014년 2월 10일 초판인쇄
2014년 2월 17일 초판발행

편 저 자 : 網本 和
옮 긴 이 : 이인학 외
발 행 인 : 박병조
발 행 처 : 도서출판 영문출판사
등 록 : 1987년 12월 21일 제2-419호
주 소 : 서울시 강남구 삼성동 69-1
전 화 : (02)514-5590, 776-5590
팩 스 : (02)756-8943
홈페이지 : www.ymsbook.net
E-mail : yeongmunsa@empal.com
정 가 : 30,000원
ISBN : 978-89-7224-343-4 93510

※ 파본은 교환해 드립니다.

간행의 말

우리나라에서 정규 물리치료 교육이 시작된 지 40년 가까이 된다. 처음에는 미국과 캐나다의 물리치료사들에 의해서, 문헌, 저서 등이 교재로 이용되었다. 그 후, 구미의 저서가 번역되거나, 주로 재활의학을 전문으로 하는 의사들에 의해서 집필된 서적이 교과서 내지 참고서로 사용되는 시기가 계속되기도 하였다.

십 수년 전부터, 물리치료사에 의해서 집필된 서적이 간행되기 시작하였고, 현재는 그 숫자도 증가하였고 동시에 물리치료사의 교육에도 이용되고 있다. 이것은 물리치료 전문영역의 확립이라는 관점에서 매우 기쁜 일이며, 한국 물리치료사의 교육 · 연구 · 임상이라는 3축이 균형있게 맞물려 "과학으로서의 물리치료학"으로 가는 길을 걷기 시작하였다는 증거라 생각한다.

당연하지만, 학문에 관계되는 정보교환도 세계규모로 이어질 필요가 있으며, 또한 학제영역에서의 교류도 중요하다는 것은 말할 것도 없다. 그리고 정보를 받는 것만이 아니라 스스로 제안하는 입장이 되는 것도 성숙한 전문가의 조건이라 생각한다.

1999년 5월에 개최된 제13회 세계물리치료연맹학회(WCPT)에서는 수많은 물리치료사들이 연제를 보고하여, 위에서 언급한 사항들이 재확인됨과 동시에, 물리치료학이 새로운 출발점에 섰다는 것을 보여주는 기회가 되었다.

한편 의료 · 보건 · 복지의 본래 모습이 큰 전환점에 다가온 현재, 물리치료사에게는 높은 전문성이 요구되고, 그 영역도 확대되고 있다. 이러한 점에서 교육 · 연구 · 임상의 전문성을 구축해가기 위해서는, 물리치료학 각 영역에서 현 단계의 표준을 제시하여, 졸업 전 교육의 가이드라인을 확보하는 것이 급선무이다.

이러한 시기에, 「표준 물리치료학 · 작업치료학 전문기초분야」 시리즈 전 12권과 병행하여, 「표준 물리치료학 전문분야」 시리즈 8권을 간행하게 되었다.

20세기를 마감하고, 21세기의 막을 여는 현재, 전국의 교육 · 연구 · 임상의 분야에서 활약하는 물리치료사 여러 분에게 집필을 의뢰하여 졸업 전 교육에서의 필수항목을 망라하는 것에 더하여, 최신 정보도 수록하도록 배려하였다.

이 시리즈가 물리치료사 교육은 물론, 연구 · 임상에서도 활용될 것을 기원한다.

2000년 12월
시리즈 감수자

제3판 서문

표준 물리치료학 시리즈 “물리치료학”의 제2판이 출판된 후 세 번째의 가을이 지나 새해를 맞이하려고 하는 계절에 제3판을 출판할 수 있게 되었다. 그 동안에는 의료보험, 개호보험에 관한 대폭적인 제도의 재검토가 이루어지고 물리치료사가 제공하는 치료 서비스에 대한 “증거(evidence)”를 더 한층 요구되었다. 따라서 이용자(환자)에 대한 물리치료(physical agent) 서비스를 제공할 때에 안전하고 효과적인 방법에 대한 관점도 반드시 필요한 요건이 되었다.

한편, 오늘날의 낮은 출산경향, 대학 전인시대의 도래를 배경으로 한 “의료자격계” 학부의 대폭적인 증설 · 신설이 1학년 1만 명이라는 물리치료사 양성 수의 비약적 증가를 초래하고 있는 현 상황에서는 그 기초적 교육의 의미는 점점 그 중요성을 갖게 되었다. 물리치료학의 영역에서는 이제까지의 진통에 대한 접근의 진보에 더하여 인지기능에 관한 물리치료적 적용 등 새로운 전개를 초래하게 되었다. 이렇게 나날이 진화하는 의료기술과 지식을 적절하게 받아들이는 것은 기초적 교육은 물론 임상적 교육으로서 매우 중요하며 이제까지의 과학적 축적을 가급적 반영시킨 제3판을 내는 이유이다.

제3판에서는 새로이 “머리뼈를 통과 자기자극법”을 추가하였다. 비교적 새로운 이 방법에 대한 기본적 이해와 적용에 대해서 기술되어 있으며 현장에서 일상적으로 사용되는 것은 아니지만, 향후의 발전이 기대되는 영역이다. 또한 물리치료사 학생의 양성과정에서 학생 자신의 기본적 의문에 부응해야 할 “물리치료학에서의 기본용어 해설”을 책 끝에 설명하였다. 전문가로서는 자명하지만 물리치료학을 이해하기 위한 기본적 법칙 · 현상 등에 대해서 쉬운 해설을 시도하고 있으며, 이 용어해설을 단서로 하여 거듭나는 학습으로 진행시키는 것이 목표이다. 그리고 이번의 개정에서는 기본적인 단원의 구성은 변경하지 않고 몇 개의 단원과 항목에서 집필자의 교대를 부탁드렸다. 교대를 흔쾌히 승낙하신 제2판까지의 집필자 선생님들에게는 이제까지의 공헌에 대해서 편집자로서 깊은 감사를 드리는 바이다.

아직도 변화를 계속하는 의료기술 속에서 물리치료학도 역시 발전중에 있다고 할 수 있는 것은 아닐까. 새로운 지식기술은 끊임없이 낡아서 새롭지 못하게 되어, 이 제3판이 그러한 변화에 대응하고 감당할 수 있는지 아닌지는 독자의 비판적 교시에 걸려 있다. 독자 여러 분의 거듭나는 시사에 의해 이 책이 "표준"의 이름에 걸맞은 결실이 있는 교과서가 되는 것이 편저자의 변함없는 바람이다.

2007년 11

아미모토 카즈

초판 서문

일반적으로 물리치료의 임상현장에서 물리치료 장비가 설치되어 있지 않는 곳은 없을 것이다. 즉, 현실적으로 물리치료사가 없어도 물리치료 장비가 있는 진료소는 많이 있다. 그만큼 의료의 현장에 침투하여 법률이 지정하는 것처럼 물리치료사의 중요한 영역임에도 불구하고, 이제까지 치료적 운동 중심의 치료가 시행되고 물리치료는 오히려 보조적인 역할에 머무르고 있는 것이 현실이다. 그러나 1990년대 초반부터 이러한 현상에 대한 반성으로 물리치료 학회가 발족하여 차츰 물리치료학으로서의 기초적 재검토가 전개되고 있다.

물리치료학을 기초부터 검토하는 것은 구체적으로는 여러 가지 종류의 기기가 갖는 과학적인 특성을 분명히 하여 그 적응, 효과, 금기 등에 대해서 실증적으로 검증하려는 것이다. 경험적으로 알려져 있는 임상적 효과에 대해서 과학적 의미를 부가하여 거듭 새로운 적응을 창출함으로써 다시 물리치료의 중요성을 확인하는 것이다. 이념적으로는 이러한 목적에 따라서 이 책은 구성되어 있다. 또한 실제의 증상 사례에 적용하는 경우에는 몇 가지 치료법을 조합시키는 것도 충분히 있을 수 있는 일이다. 이 책에서는 종전의 독립 항목(예, 수치료, 전기치료 등)의 기술뿐만 아니라, 이러한 것을 고려하여 증상 사례를 병태별로 논함으로써 통합을 도모하려는 것이다.

아마도 머지 않아 물리치료사가 지역재활의 제1선에서 물리치료 기기를 많이 사용하고 독립하여 치료에 관여하는 시기가 다가올 것으로 생각한다. 이용자 = 환자가 주체적으로 치료를 선택하는 현재에서는 비효과적인 치료는 스스로 도태될 것이다. 이러한 때 과학적 증거로 뒷받침된 참으로 효과적인 방법만이 활용되는 것이고 또한 그렇게 되어야 한다. 이 책에 기술된 방법은 최신의 연구성과를 포함하면서 가능한 한 증거를 제시하려 하는 것이다. 이러한 의미에서 이들의 방법은 독자 여러 분의 비판에 의해서 습득됨으로써 세기를 초월하여 오래 활동할 수 있다고 확신한다.

2001년 1월

아미모토 카즈

역자 서문

대학에서 처음 접하게 되는 물리치료학 개론서는 과학적이며, 근거(evidence)를 제시하는 추세로 가고 있습니다.

제가 일본 니시교토병원에 연수 시 Standard textbook PT 전문분야 표준 물리치료학 교재를 처음 접하고 많은 충격을 접하게 되었다. 일본의 교재는 과학적이고 체계화되어 있었습니다.

물리치료학의 구성은 역사, 견인치료, 수치료, 온열치료, 한랭치료, 전기치료, 광선치료, 마사지, 물리치료에서의 위험관리, 증상사례별 물리치료 프로그램의 실제로 구성이 되어 있습니다.

우리나라에서도 물리치료는 과학적이고, 근거중심의 물리치료를 요구하고 있으며, 병원 역시 표준화 및 인증을 요구하고 있어 물리치료학 개론서로서 적합하다고 생각합니다.

물리치료국가 시험도 물리치료기초, 물리치료 진단평가, 물리치료 중재, 의료관계법규 등으로 나누어지며, 물리치료학 개론은 기초 중에서 물리적 인자치료에 역점을 두고 있습니다.

현 시대는 보건과 복지를 주요한 재활 수단으로 삶고 있으며, 클라이언트의 삶의 질 재고에 역점을 두고 있습니다.

물리치료학 개론의 출판에 힘써 주신 영문출판사 박 병조 사장님, 특히 일본의 표준화된 물리치료를 접할 수 있는 기회를 제공하여 주셔서 감사드리며, 편집부 직원 여러분께도 깊은 감사를 드립니다.

2013년 5월
꽃이 피고 축제가 한창인 대학가 연구실에서
보건학박사 이 인학

목차

제 4 장 온열치료

제 7 장 광선치료

제 8 장 마사지 치료

제 9 장 물리치료에서의 위험관리

제 1 장

치료방법을 이용한 물리치료의 역사

■ **학습목표**

● 치료방법을 이용한 물리치료의 역사를 치료방법별로 개관하여 앞으로의 발전 또는 저해요인에 대해서 학습한다.

A 치료방법별로 본 물리치료의 역사

치료방법을 이용한 물리치료가 사실상 기원전 수천 년으로 거슬러 올라가는 긴 역사를 갖는다는 것은 잘 알려져 있다. 삼림 속 강물의 흐름에 담가 상처를 고치는 수치료는 Hippocrates 시대부터 근육계질환 및 관절질환에 자주 사용되었던 것 같다. 그리고 로마시대 수치료의 발전은 그 훌륭한 콜로세움(collosseo)의 유적을 보아도 추측할 수 있다.

따뜻함과 생기를 주는 효과를 추구하여 햇볕을 쬐는 일광요법(heliotherapy)도 태고의 옛날부터 시행되었다. 약물이나 치료적 수술 등이 미개척상태였던 그 시대에는 당연한 것이었겠으나 이를 통해 요즘의 물리치료 발전에 큰 영향을 주고 있었던 것은 부정할 수 없을 것이다.

그러나 치료방법을 이용한 물리치료가 근대와 같이 눈부시게 발전한 배경에는 특히 과거 3세기에 걸친 과학기술의 진보와 그 성과를 치료적인 측면으로 살린 의료기기의 개발에 있었다. 예컨대, 전기치료의 발전을 예로 들면 잘 이해할 수 있다.

1791년 Galvani의 개구리 다리 표본실험에 대한 Volta와 Galvani의 논쟁을 거쳐 1831년에는 Faraday가 감응전류를 발견하여 이것을 즉시 치료에 응용하였고 1847년에 Duchenne가 이 감응전류의 임상효과에 대해서 발표하였다. 후에 1902년 Leduec에 의해서 시작된 저주파 치료는 한 때 망각되었던 존재였으나 대전 후 진공관 기술의 발달과 Pflügel 등의 이론을 얻어 최근에 다시 발전하였다[7].

한편, 1888년 Herz가 고주파 전류를 인체에 통전을 해도 특기할 만한 위험성이나 자극이 없다는 것을 발견하였고, 게다가 1891년에는 Tesla가 고주파 전자파를 발생시켜서 임상응용의 기초를 만들었다. 1892년 d' Arsonval이 주파수의 증가에 수반하여 신경 및 근육에 대한 자극작용이 감소하는 반면, 온열효과가 증가한다는 것을 동물실험으로 확인하여 고주파 치료의 첫 걸음을 내딛었다.

1. 광선치료

의학이 오늘날만큼 발달하지 않았던 과거에는 태양광선이 유일한 치료법이나 건강유지의 방법이었으며, 특히 관절이나 근육 등의 통증을 완화하는 수단으로는 온천요법과 함께 중요한 치료법이었다.

광선치료(light therapy)는 Hippocrates에 의해서 처음으로 기재되었으며 상당히 오래 전부터 의료목적으로 빛을 사용하였다. 그러나 광선치료에 처음으로 이론을 부여한 것은 Debereiner(1816년)와 Downes-Blunt(1877년)이었다. 전자는 열선, 가시광선 및 화학선에 대한 치료적 시사를 하였으며 후자는 단파 전자파에 살균작용이 있다는 것을 보고하였다.

1666년 Newton이 창의 틈새로부터 들어오는 태양광선에 삼각 프리즘을 대고 이 안을 통과한 빛이 적색에서 보라색의 순서로 연속적으로 배열된 색대(color band)가 되는 스펙트럼을 발견하였다. 그 후 1800년에는 Hershel이 이 적색의 하방 영역 부분에서 온도가 높은 부분을 인지하여 적외선을 발견하였다. 한편 1801년 Ritter는 보라색의 상방 영역에 염화은을 흑색으로 만드는 화학작용이 있다는 것으로부터 자외선을 발견하였다.

최초로 광선치료에 과학적 기초를 부여한 것은 18세기 초반의 Debereiner이며, 이것은 후에 스위스의 의사 Bernhard, Rollier 등에 의해서 세계적으로 확산되어 주로 외상이나 피부결핵 등에 20세기 초까지 사용되어 왔다[8]. 또한 1919년 Huldschinsky가 구루병에 태양광선의 부족이 관계된다는 것을 발표한 이래 자외선에 대한 수요는 높아졌다. 태양광선이 부족한 나라에서는 인공 광선치료의 필요성이 검토되어 왔으나 태양광선을 대신하여 인공광선을 처음으로 임상에 응용한 것은 덴마크의 Finsen(1893년)이었다. 그는 탄소아크등을 사용하여 낭창(lupus) 치료를 하여 인공 자외선치료의 기초를 구축하였다[8].

이에 반해서 1891년에는 Kellog가 20촉광의 전구 40개를 상자 속에 넣은 전광욕(luminous heat therapy)을 고안하여 각종 질환의 치료를 시도하였다. 이 방법은 독일, 영국을 비롯하여 각국으로 확산되었고 영국의 Edward가 통풍의 치료에 사용하여 양호한 결과를 얻은 점에 영향을 주어 더 한층 널리 사용하게 되었으나, 그 후의 의료기기 발전에 묻혀, 특히 제2차 세계대전 후에는 거의 관심을 갖지 않게 되었다.

한편 1892년 물리학자 Arons가 진공 중의 수은증기에 방전하면 자외선이 발생한다는 사실을 발견한 이래 Cooper-Hewitt는 수은증기등을 고안하였고, Heraeus도 마찬가지의 자외선 발생장치를 고안하였다. 그 후 Bach나 Nagelschmidt가 전신 조사용 석영 수은증기등을 고안하였고, Kromyer도 신체에 직접 접촉할 수 있는 수냉식의 석영 수은증기등을 고안하여 이들에 의하여 인공 자외선치료법이 발전하였다[8].

그러나 1924년 Hess나 Steenbock 등이 자외선을 반드시 신체에 조사하지 않아도 식품에 조사함으로써 같은 효과를 얻을 수 있다는 것을 발표한 이래, 자외선의 수요는 급속히 감소되어 갔다. 그래도 1955년 무렵까지는 비타민 D의 활성작용을 이용하는 구루병의 치료나, 살균작용을 이용하여 피부병이나 욕창 부위에 자외선을 조사하였으나, 현재는 영양상태가 개선되어 구루병은 이미 과거의 질병이 되었고, 피부병이나 욕창에는 각종 항생물질 등 신약 개발과 함께 최근에는 자외선치료 기기는 물리치료실에서 거의 자취를 감추었다[9].

또한 그 시대에 적외선의 온열효과가 가시광선의 그것보다 우수하다는 것이 알려지게 되어 자외선 치료기기의 제조는 적외선의 치료기기로 전환되어 갔다. 적외선치료는 자외선치료에 비하여 외관상 환자에게 주는 심리적인 효과도 좋아서 물리치료실에서는 흔히 사용하고 있는 것 중의 하나였으나, 현재는 램프를 사용하지 않고 특수한 세라믹을 이용한 온열치료기로써 의료기기라기보다는 오히려 민간요법이나 가정요법 기기의 하나로 일반화되어 있다[9].

2. 전기치료

전자를 의미하는 "일렉트론(electron)"이라는 말은 원래 「호박(amber)」의 의미이고, 1600년에 Gilbert에 의해서 명명된 것이다. 그러나 "전기(electricity)"라는 말을 최초로 사용한 것은 Browne이고 1646년의 일이었다.

전기가 인체를 포함하여 도체의 안을 흐르는 것을 발견한 것은 18세기 초반 Gray의 공헌이 크다.

한편 전기의 의학적 응용에 관한 최초의 기술은 독일의 Gottlieb와 Kratzenstein이며, 운동마비나 정신적 우울상태의 개선에 전기치료가 효과적이라는 것을 발표하였으나, 후에 이에 대한 부정적, 긍정적 의견도 많았다. 당시 이것은 전기치료라 해도 라이덴 병(Leiden jar)*1에 비축한 전기를 방전하는 정도의 작은 에너지를 사용한 것에 불과하였기 때문이며, 지금 생각하면 논쟁 이전의 우스운 문제라 하지 않을 수 없다.

앞에서 언급한 것처럼 신경 및 근육에 대한 전기생리학적 연구는 1786년의 Galvani에 시작된다. 그는 개구리의 신경 및 근육에 금속을 접촉시키면 근 수축이 일어나는 것을 발견하였다. 이에 반해서 Volta는 생체가 아니더라도 마찬가지 기전으로 전기가 발생할 수 있다고 언급하여 양자의 논쟁의 발단이 되었으나, 이것은 또한 Volta의 전지 발명의 기원이 되었다.

1831년 Faraday는 유도전류의 발생에 성공하여 의료분야에서 감응전류치료(faradization)의 기초를 만들었다. 그 후 Remark는 근 수축이 근 자체 및 운동신경의 자극에 의해서 야기된다고 언급하여 감응전류뿐만 아니라 직류(평류) 전기치료(galvanization; 전지로부터 발생하는 직류전기를 사용한 치료법)가 효과적이라는 것이 발표된 이래 19세기 후반에 마비된 근육의 치료에 양자를 병용하게 되었다.

그런데 전기적으로 약물을 체내에 침투시키려 하는 이온 도입(iontophoresis)의 개념은 1747년에 이미 Pivati에 의해서 제창되었으나 분극(polarization)에 의해서 일정한 효과를 얻어내야만 한다는 것은 어려움이 있었다. Fabre, Palaprat는 1843년 요드 수산화물이 평류전기에 의해서 체내에 침투하는 것을 실증하여 이것을 치료에 이용하였다. 그러나 현재는 피부에 침투하는 이온의 심부 도달성은 불과 피하 0.5~1.5 mm 정도이고, 이온 도입량도 극히 적다는 것과 이를 대체하는 신약 개발 등의 이유로 이온 도입법이 경시되어 평류 전기치료도 자취를 감추었다[10].

한편 19세기말 무렵부터 유행한 사지욕조나 전기욕이 있었으나 현재는 완전히 쇠퇴하였다(그림 1).

최근에는 근력유지 및 강화를 위한 전기자극

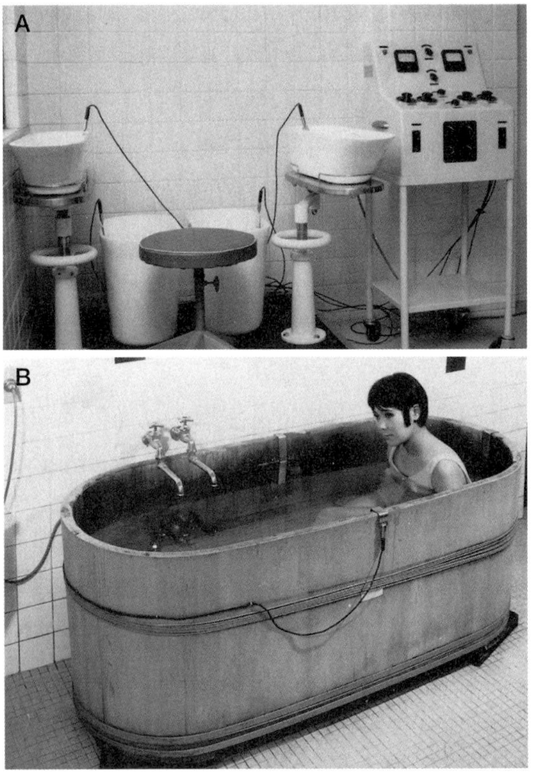

그림 1. 전기 사지욕조와 전기욕 (1950년대)

A : 전기 사지욕조. 사지의 일부를 온수에 넣고 전기를 흐르게 하는 것으로 일반적으로 평류전기와 저주파를 이용하였다. 사지의 감각장애, 간헐성 파행 등에 사용되었다.

B : 전기욕. 욕조에 입욕하여 큰 전극을 직접 인체에 접촉하지 않도록 넣고 이것에 평류전류 등을 흐르게 하였다. 신체의 축에 세로로 비스듬히 흐르게 하였다.

*1 : 네덜란드 서부의 도시 Leiden의 대학교수 Musschenbrock가 방전실험에 사용한 일종의 콘덴서.

으로 파형 모드, 주파수를 조정할 수 있는 저주파 치료기가 개발되어 운동기능 회복에 물리치료가 적극적으로 활용되고 있다. 이들 중 기능적 전기자극(functional electrical stimulation; FES)은 대표적인 것이다[11, 12]. 또한 치료적 전기자극(therapeutic electrical stimulation; TES)은 FES로부터의 파생어이다[13–15]. FES가 전기자극을 시행하고 있을 때의 기능회복을 목적으로 하고 있는 것에 반해서 TES는 전기자극 종료 후의 반영구적인 회복을 기대하여 시행된다.

전기자극 치료법은 운동신경이나 감각신경 또는 근육이나 연부조직에 대해서 전기적으로 자극을 가함으로써 생체의 반응을 촉진 또는 억제한다. 전기자극에 의해서 임상적으로는 주로 근력 · 근지구력의 강화, 연축의 완화, 통증의 경감, 창상치유의 촉진 등이 기대된다. 전기자극에 의한 근력 · 근지구력의 강화를 비롯한 운동기능의 개선을 목적으로 한 근육 재교육은 일반적으로는 신경근육 전기자극(neuromuscular electrical stimulation; NMES)이라고도 불린다.

3. 초단파 · 극초단파 치료

생체에 고주파 전류를 흘리거나 고주파 전자를 넣어 온열효과를 얻으려는 시도는 앞에서도 언급한 것처럼 19세기말부터 시도되어 왔다. 그러나 당시 사용된 파장은 수 km~1,000 m (30~80 kHz)의 장파이고, 또한 발진회로 기술은 조잡한 것이었기 때문에 장치가 매우 컸고 게다가 온열효과도 부족하여 실용성이 거의 없었다.

20세기가 되어서 파장은 200~400 m, 주파수 80~150 kHz로 변하였고 이를 다이아덜미(diathermy)라는 이름으로 불렸다. 다이아덜미는 그때까지의 고주파 전류에 비하여 기기도 소형이고, 또한 온열효과도 개선되었기 때문에 물리치료실에서 널리 애용되었으나, 온열효과가 피하지방에 집중한다는 결점이 있어 후에 더 간편하고 치료효과가 높은 초단파나 극초단파(microwave)에 그 자리를 빼앗겼다.

1929년 Schliephake는 파장 3 m의 발진기 제작에 성공하여 이것이 초단파치료로 각광을 받게 되었다. 그 후 주파수 50 MHz, 파장 6 m를 일반적으로 사용하게 되었다. 그러나 전극(도자) 안에 치료부위를 끼우고 생체 내의 유전체 손실에 의한 온열 발생 방식이 일반적으로 사용되었기 때문에 전극 사이에 들어가는 부위의 크기 등에 따라서 전기용량의 크기를 그 때마다 다시 조절(tuning)해야 하는 불편도 있어 후에 출현한 극초단파에 차츰 그 자리를 양보하게 되었다.

극초단파의 연구는 1925년에 Steibock이 0.1~10 m의 파장의 전자파를 조사하여 이것을 온열치료로 응용한 것으로 시작된다. 1938년에는 Bell 연구소에서 극초단파 발생장치인 마그네트론이 개발되었다. 그러나 제2차 세계대전 중 파장을 사용한 전파무기의 연구에 의해서 크게 진보하기까지는 거의 알려지지 않았다.

제2차 세계대전 후 온열치료로 소개한 것은 Krusen 등의 연구진이었다. 그들은 생체조직을 극초단파로 따뜻하게 하는 것을, 개를 이용한 실험을 하여 그 결과를 1946년에 보고하였다. 임상에서 온열치료의 적용은 조금 늦게 출발하였다.

그 후 초단파와 비교하여 조작이 간편하다는 이유로 극초단파 기기는 급속도로 보급되었다[16]. 1960년대는 나선형(helical) 안테나였으나 1980년대에는 어깨, 허리 등에 광범위하게 조사할 수 있는 슬로트형 안테나가 개발되었다.

1994년에는 극초단파의 조사 심도를 높이기 위하여 새로운 펄스 조사방식이 개발되었다.

펄스 조사는 순간적인 조사 때문에 최고 출력이 1,500 W에 이른다. 이러한 펄스의 사용은 임상에서는 온열효과 뿐만 아니라, 비온열효과도 고려해야 할 것이다.

4. 초음파 치료

1917년에 프랑스의 Langevin이 작은 동물에 초음파를 조사한 실험이 보고된 이래 세계적으로 초음파의 생물학적 연구가 시작되었다. 10년 후인 1927년에는 미국의 Wood와 Loomis가 강력한 초음파의 물리적 및 생물학적 작용에 대해서 더욱 광범위한 자료를 발표하였다.

1939년이 되어서 Pohlman은 초음파를 많은 질병의 치료에 응용할 수 있다고 발표하였으나 부작용이 커서 초음파치료에 반대하는 학자도 적지 않았다. 그 후 연구 결과에서 부작용도 없어져 거의 만족할 수 있는 결과를 얻게 되었으며, 현재는 중요한 물리치료의 한 수단으로 널리 상용되고 있다.

초음파 치료는 제2차 세계대전 중 독일에서 발달한 것이지만 그 발생에는 Curie가 발견한 압전효과(피에조 전기효과)가 사용되고 있다. 1881년의 Lippmann의 발견은 Curie의 발견을 뒤엎는 것이었다. 그는 이중 강철 사이에 한 겹의 석영 수정을 놓고 이 강철에 고주파 전류를 흘렸을 때 수정의 진동을 관찰하였다. 이 발견(역압전효과)이 그 후 초음파 발생장치의 발명의 커다란 첫 걸음이 되었다.

제2차 세계대전 중에는 각국 사이의 자료 교환 등 국제적 교류는 불가능하였다. 그러나 1949년 독일의 엘라겐에서 세계 초음파학회가 개최된 이래 최근에는 여러 가지의 질환, 특히 신경질환 및 골 · 관절 질환에 대한 임상효과가 보고되어 있다.

5. 수치료

앞에서 언급한 것처럼 고대 로마시대에 이미 치료목적으로 수치료나 한냉욕을 사용하고 있었다. Galen(A.D. 129~201)은 목욕을 치료법으로 권장하였으나, 그 중에서도 전신욕과 부분욕을 구분하여 사용하였다.

17세기가 되어서 하나의 치료 수단으로 한냉욕의 유용성이 많은 의사들에 의해서 인정되어 성행하였다. 그 중에서도 영국의 의사 Floyer의 공적이 크다. 1787년 Curries는 장티프스에 한냉욕을 열심히 시행할 것을 솔선하여 설득하였다.

독일에서도 1694년 Gottfried de Berger가 한냉욕의 치료효과에 대해서 연구하였다. 1700년대가 되어서 Hahn은 독일에서 수치료를 본격적으로 시작하였다. 그는 수치료에 관한 상세한 기록을 남겼다. 한편 Priessnitz는 수치료를 시초로 하여 온습포를 보급하였다.

한편 1845년 독일에서는 신부 Kneipp가 『나의 수치료』를 저술하여 수치료의 발전에 크게 공헌하였다.

20세기가 되어 미국을 중심으로 하여 많은 수치료 기기가 개발되어 그 발전에 크게 공헌하였다. 그 중에서도 1928년 미국의 정형외과 의사 Blount, Henry의 고안에 기초하여 시카고의 기사인 Hubbard가 작성한 Hubbard 탱크는 탱크가 호리병박형(열쇠구멍형)을 하고 있어 너무나도 유명하다. 일본에서는 1955년 규슈 산재병원의 핫토리(服部)의 지도로 처음으로 자체 제작되어 1962년에는 사카이(酒井) 의료주식회사를 비롯하여 많은 의료기 회사에서도 제작 및 판매하여 왔다(그림 2).

그런데 일본에서는 1960년대의 수치료는 회전욕이나 Hubbard 탱크 등으로 대표되는 온열효과가 주체였고 물의 특성인 부력을 이용한

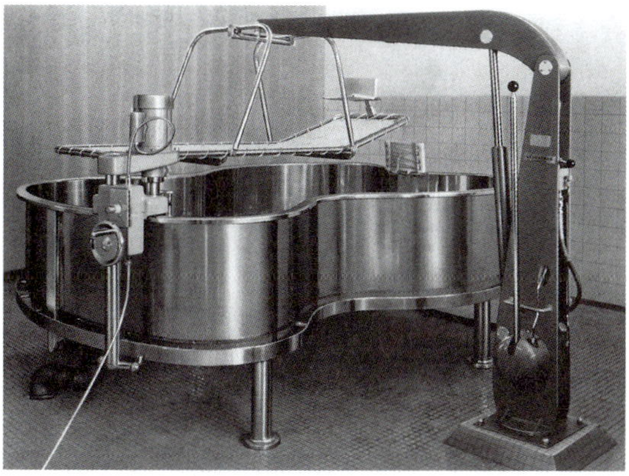

그림 2. Hubbard 탱크 (1965년대)

수중에서 치료적 운동을 하기 위하여 만들어진 호리병박형의 개인용 운동탱크이다. 재질은 스텐레스강이다. 물리치료사가 풀처럼 물 속에 들어가는 번거로움도 없고 동시에 탱크가 바닥에서 들어올려지므로 편안한 자세로 치료할 수 있다. 부속 장치는 유압식 리프트이다.

치료는 거의 시행되지 않았다. 1980년 이후는 온수풀(hot water pool)이 성행하여 중년, 고령자나 신체장애자도 1년 내내 비교적 쉽게 수영 등을 할 수 있게 되었다. 그러나 병원에서 시행되는 수중 운동치료는 보행연습과 근력강화운동 정도였다.

1980년대에는 수치료실의 설치면적 관계로 풀의 설비를 설치할 수 없는 병원시설을 대상으로 한 Hubbard 탱크나 운동욕조가 개발되어 1990년에는 수중 트레드밀 기기가 개발되었다.

한편 1992년 Eckerson 등[17]이 수중운동으로 아쿠아로빅스(aquarobics)가 운동능력이나 비만자에게 효과적이라고 한 후 신체증진(physical fitness)의 목적으로 성행하게 되었다.

6. 견인치료

견인치료는 기록이 남아있는 시대보다 더 거슬러 올라간 옛날부터 사용되었다. Hippocrates는 골절이나 탈구의 정복에 견인을 사용하고 있다. 오늘날 사용되고 있는 경추 견인장치의 원형은 17세기에 영국의 Glison이 고안하였다고 한다. 1895년 Sayer는 척주변형 교정을 위해서 고정한 신체를 매달아 환자의 턱밑과 후두부에 바르게 적합하는 현수대(head halter)를 고인하였는데, 이것은 후에 경추 견인에 널리 사용하게 되었다.

1949년 Cyriax는 견인에 의해서 추간판 탈출증(hernia)을 치료하였다. 1952년에는 Neuwirth와 Campbell이 경추 견인용 경사대를 고안하였다. 이것은 반듯이 누워서 환자의 머리를 높여 경사각도를 증감시킴으로써 신체가 발의 방향으로 미끄러지게 한 그 때의 체중을 견인력으로 이용한 것이다.

1952년이 되어서 Judovich는 모터를 장착한 전동 견인장치를 고안하여 견인치료는 비약적으로 보급되었다.

B 치료방법을 이용한 물리치료의 역사적 변천

제2차 세계대전 중에 발달한 전자기술을 응용하여 각종의 경피적 전기자극장치가 개발되었으며 「직각파 치료기」는 유사한 경피적 통전기기와 총칭하여 「저주파 치료기」로 처음으로 명명되었다.[10, 19]

또한 저주파 치료라는 명칭은 그 이전에는 사용되지 않았고 감응전류(faradic current)를 사용한 치료 즉, 감응전류 치료라 불리고 있으며 여기에 직류(galvanic current)를 사용한 평류전류 치료의 두 가지가 전기치료의 주류를 이루었다.

이들 두 가지 전류를 사용한 전기치료는 경피통전에서의 전기적 특성이 좋지 않고 치료효과가 불안정하다는 이유 때문에 차츰 사라져 갔다

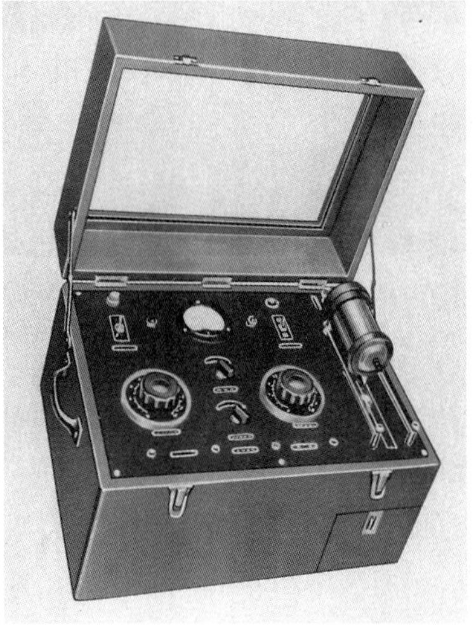

그림 3. 평류 전기치료기 (1920년대 말)

주로 말초신경 마비 등의 마비된 근육에 대해서 이전부터 시행된 치료법이며 감전 전기는 전원으로서 건전지 1~3개(2~6 V)를 1차 코일에 흘리고 그 단속(intermittence)에 의하여 2차 코일에 일어나는 전기(감전전류)를 치료에 응용한 것이다. 한편 평류전류는 직류로서 전류가 흐르는 중에는 인체에 아무런 자극이 되지 않지만, 전류의 개폐 시에 강도가 급변하면 감각 및 운동신경을 자극한다.

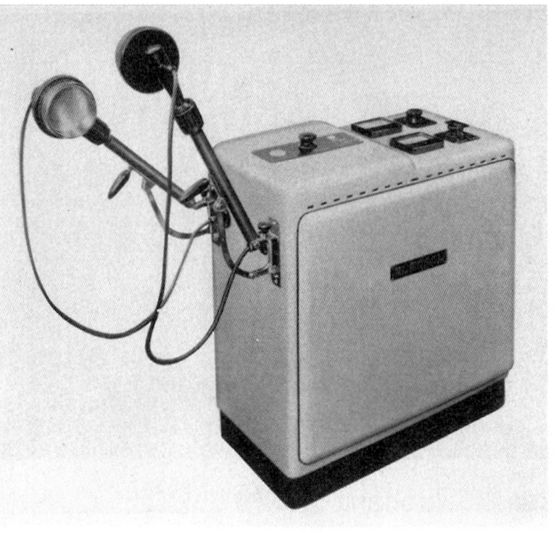

그림 4. 초단파 치료기 (1955년대)

치료부위를 콘덴서의 유전체로서 전류를 흐르게 하는 장치. 일본에서는 이 형태의 가열법이 널리 사용되어 왔다. 그림에 나타낸 것은 Schliephake의 유리피복 도자이며 치료 부위를 2개의 유리 도자 사이에 끼워 가열하였다.

(그림 3).

그런데 전기자극장치로 현재 세계에서 가장 많은 수량이 제조 및 판매되고 있는 것이 경피적 전기 신경자극(transcutaneous electrical nerve stimulation: TENS) 치료기이고, 이는 1965년에 Melzack와 Wall이 제창한 관문조절설(gate-control theory)에 기초하여 그들에 의해서 고안되었다. TENS는 통증 발생의 기전에 기초한 진통이 목적인 간편한 장치이며 현재도 임상의 현장에서 많이 사용된다.

초기의 초음파 치료기에는 주로 수정 진동자가 사용되었고 일부에 자왜(磁歪) 진동자도 사용되었으나, 사용에 필요한 천연 수정이 고갈되어 1955년 일본에서는 티탄산 바륨, 지르콘산 납과 같은 세라믹으로 만든 압전재료로 바뀌었다. 치료용 주파수는 초기에는 1 MHz나 이보다 낮은 것이 다수를 차지하였으나 현재는 1 MHz 단독의 것과 1 MHz와 3 MHz를 전환시키는 것이 대부분이다.

광선치료는 탄소 아크등이나 수은 발광관을 이용한 자외선 치료기 및 적외선 치료기가 피부과 및 물리치료 내과에서 널리 사용되었으나 기술적 진보는 크게 없었다.

한편 초음파 치료기는 현재까지의 다이아덜미에 대신하여 파장 6 m의 것이 일반적으로 널리 보급되어 치료에 이용하게 되었다(그림 4).

그러나 가까스로 보급되기는 하였으나 1955년대에는 TV가 보급되어 TV의 수신장애를 발생시킨다는 새로운 문제가 생겨 이것이 사회문제가 되었다. TV 수신장애가 없는 200~300 W 출력의 수정 제어식으로 변경하려고 하였으며 기술적으로나 가격적으로 해결할 수 없는 문제에 직면하였다. 이러한 상황 아래서 1963년에는 극초단파 치료기가 개발되어 초단파와 같이 도자를 환자에게 직접 장착하여 동조시킬 필요가 없는 치료상의 간편성이 인정받아 이것이 초단파 치료기를 대신하여 차츰 널리 보급되었다[16].

간섭전류를 사용하는 치료법은 오스트리아의 Nemec에 의하여 고안된 것으로 종전의 저주파 치료기를 개량하여 전기치료의 가능성을 높였나. 이것은 저주파 치료기의 연장선상에 있다기보다는 오히려 새로운 형태의 전기치료기로 생각하는 것이 좋을 것이다.

견인장치는 1978년에 마이크로 컴퓨터로 제어하는 장치가 개발되어 견인력, 휴지시간, 지속시간의 설정이 정확하고 사용이 용이하게 되었다.

저주파 자극치료법의 진통효과에 대한 기대가 높아졌다. 앞에서 언급한 것처럼 1965년 무렵부터 구미에서는 관문조절설의 임상응용으로서 TENS가 등장하였는데 이것이 계기가 되어 일본에서는 1978년 침 전극 대신에 원추 금속 경피 전극을 사용한 경락치료 저주파 치료기 (silver spike point; SSP)가 개발되었고 통증 제거를 목적으로 많은 의료현장에서 사용하게 되었다.

1975년대 초에는 마이크로 프로세서를 내장한 저주파 치료기가 개발되었다. 이것에 의하여 안전하고, 동시에 환자의 다양한 욕구에 대응할 수 있는 임의의 파형 발생이 가능해졌다.

1980년대가 되면서 많은 한냉치료 기기가 개발되었다. 그 중에서도 액화가스를 사용한 극저온치료 기기가 생산되고, 후에 공기를 직접 냉각하는 극저온 치료기가 개발되어 극저온 치료기의 임상 사용빈도는 한층 높아졌다.

한냉치료는 온열치료와 마찬가지로 오래 전부터 임상에서 사용되었다. 만성 관절류머티스에 대한 한냉치료의 효과는 Pegg[19] 등에 의하여 보고되어 왔다.

최근에는 동상을 야기하지 않는 냉각온도 (13~50°C)로 설정할 수 있는 마이컴 제어 냉각장치(냉매 순환식)가 개발되어 염증이나 진통의 경감 · 완화의 목적으로 이용되고 있다[22].

1960년에 미국의 Mainman에 의하여 개발된 레이저는 그 직후부터 의학의 분야에서도 활발히 연구가 진행되었다. 비열적인 레이저치료는 1968년에 Mester에 의한 난치성 궤양의 치료에서 시작하여 1973년에는 Plog가 신경자극을 제안하여 통증 치료의 가능성을 시사하였다[23]. 일본에서도 취급이 용이한 헬륨 네온(He-Ne) 가스 레이저 발광관이 공급되어 이것을 이용한 레이저 치료기가 차례로 개발되었다. 1985년에는 반도체 레이저 치료기가 개발되었는데 굵은 케이블을 필요로 하지 않기 때문에 취급이 쉽고, 이것은 레이저 치료기의 주류가 되었다. 출력도 당초에 10 mW 정도였던 것이 현재는 100 mW 정도로 확대되었다. 그 후 1988년에는 국제 레이저 치료학회가 발족되었다.

1990년대에 들어서서 물리치료 기기의 모델 변경이나 성능 향상 및 재검토가 진행되었다. 예컨대, 간섭파 치료에서는 치료 중 발한이나 혈류 변화 등에 의하여 임피던스가 변화하거나 전류의 불균형이 일어나서 간섭이 불충분해져 치료효과가 저하하는 것이 예상되었다. 이 때문에 전류 균형의 자동보정이 가능한 간섭파 치료기가 개발되었다.

초음파의 임상효과나 치료법이 재검토되어 광선 불균등율(beam non-uniformity ratio; BNR), 유효 조사면적(effective radiating area; ERA), 주파수와 심부 도달정도와의 관계 등에 대한 관심이 높아졌다.

C 과제와 전망

물리치료의 발전과 치료기기의 보수 점검과는 강한 연관성이 있다. 기기의 관리는 고장이

난 후에 수리를 의뢰하는 것이 아니라 치료 전후에 보수 · 점검을 정기적으로 하는 것이 필요하다. 이는 안전하고 효과적인 물리치료에 반드시 필요한 요인으로 기기 관리가 필요하게 되었다. 물리치료 기기를 점검 관리하여 기기의 성능을 향상시키고 의료전문직으로서 긍지를 갖고 치료에 임하는 자세가 물리치료사에게 요구된다.

물리치료사는 물리치료의 작용기전이나 치료효과를 과학적으로 검증함과 동시에 의료 메이커와 공동으로 물리치료 기기의 안전성을 의료공학적인 면에서 검토하여 물리치료의 효과, 적응과 금기 및 그 방향성을 논하는 것이 물리치료 발전에 무엇보다도 중요하다.

● 인용문헌

1) 上田 敏：リハビリテーションにおけるテクニックの位置づけ(総論)—テクニックとプログラムについて 特集：知っておきたいリハビリテーション・テクニック. 総合リハ, 20:741–744, 1992.
2) 日本理学療法士協会（編）：理学療法白書. 2005.
3) 吉田正樹, 川村次郎, 岩谷 力：物理療法機器利用実態調査. 理学診療, 6:232–238, 1995.
4) 日本リハビリテーション医学会物理療法機器委員会：物理療法処方に関するアンケート調査報告—リハビリテーション専門医の物理療法処方の現状. リハ医学, 35:138–139, 1998.
5) 岩谷 力ほか：物理療法に関するアンケート調査. 3:137, 1992.
6) 日本リハビリテーション医学会物理療法機器委員会：物理療法の現状—その問題点と今後の対策. リハ医学, 30:9–10, 1993.
7) 日本理学療法機器工業会（編）：理学療法機器概論. p.10, 健友館, 1996.
8) Kovak, R.: Electrotherpay and Light Therapy. pp.347–387, Lea & Febiger, Philadelphia, 1953.
9) 日本理学療法機器工業会（編）：理学療法機器概論. pp.37–44, 健友館, 1996.
10) 日本理学療法機器工業会（編）：理学療法機器概論. pp.45–56, 健友館, 1996.
11) Handa, Y., et al.: A portable multichannel FES system for restoration of motor function of the paralyzed extremities. *Automedica*, 11:221–231, 1989.
12) 島田洋一：麻痺下肢機能再建のためのバイオブリッドFES. 整形外科, 47:1598, 1996.
13) 伊橋光二：中枢性運動麻痺に対する電気刺激療法. 理学療法, 14:546–552, 1997.
14) 古山智子ほか：片麻痺症例における治療的電気刺激の効果. 理学療法学（特別号）, 21:346, 1995.
15) 松下 登：長期間の治療的電気刺激（TES）によってADLに改善を認めた左片麻痺. リハ医学, 32:876, 1995.
16) 日本理学療法機器工業会（編）：理学療法機器概論. pp.65–76, 健友館, 1996.
17) Eckerson, J., et al.: Selected physiological and psychological effects of aerobic dancing among young adult women. *J. Sports Med. Phys. Fitness*, 23:255–261, 1992.
18) 日本理学療法機器工業会（編）：理学療法機器概論. pp.126–132, 健友館, 1996.
19) Pegg, S.M.H., Little, T.R.: A trial of ice therapy and exercise in chronic arthritis. *Physiotherapy*, 55:51–56, 1969.
20) 佐々木智也ほか：神経筋疾患のリハビリテーションに関する研究. 昭和 51 年度実績報告書, pp.1–77, 1977.
21) 佐々木智也ほか：神経筋疾患のリハビリテーションに関する研究. 昭和 52 年度実績報告書, pp.1–138, 1978.
22) 大越康充：前十字靭帯再建後のクライオセラピー. 日整会誌, 71:808, 1997.
23) 日本理学療法機器工業会（編）：理学療法機器概論. pp.160–164, 健友館, 1996.
24) 厚生省保険局医務課（編）：医科点数表の解釈. 社会保険研究所, 2006.
25) 久道 茂：医学判断学入門—われわれの判断や解釈はまちがっていないか. pp.121–137, 南江堂, 1990.
26) バウラモ, A.：物理療法の再評価. 医療技術評価に関する国際シンポジウム, 日本醫事新報, 3329:100, 1988.

● 참고문헌

1) 嶋田智明, 田口順子ほか：物理療法マニュアル. 医歯薬出版, 1996.
2) 福井圀彦：リハビリテーョン医学全書 8 物理療法. 医歯薬出版, 1991.
3) 天児民和, 中村 裕：リハビリテーション：医学的更生指導と理学的療法. 南江堂, 1960.
4) Kuprian, W.: Physical Therapy for Sports. 2nd ed., W.B. Saunders, Philadelphia, 1996.
5) 玉川鉄雄, 西條一止（編）：物理療法・鍼灸マニュアル. pp.41–136, 南江堂, 1991.
6) 武富由雄：理学療法のルーツ その継承と新たな創造のために. メディカルプレス, 1997.
7) 小川政修：西洋医学史. 日新書院, 1943.
8) Licht, S.: Medical Hydrology. Elizabeth Licht Publisher, Connecticut, 1963.

제 2 장
견인치료

■ **학습목표**

- 목뼈(경추)견인 및 골반견인의 목적 및 효과에 대해서 이해한다.
- 목뼈견인 및 골반견인의 시행방법에 대해서 이해한다.
- 목뼈견인 및 골반견인이 대상이 되는 질환 및 금기에 대해서 이해한다.

A 견인장치의 역사

견인장치는 기록에 남겨진 시대보다도 훨씬 오랜 시대에 사용되고 있었다. Hippocrates의 골절이나 탈구의 정복에 관한 책에 "Mochlichus"라는 단어가 있고 이것은 그리스어인 "mchhlia"에 유래하며 견인장치를 의미한다. 서기 900년 무렵 비잔틴의 의사 Niketas는 Hippocrates의 탈구에 관한 논문에서부터 30개 정도의 그림을 채택하여 견인장치를 그림으로 나타냈다. 1554년 프랑스의 Guidi는 Niketas의 책을 프랑스어로 번역하고, 그림을 더욱 아름답게 재현하여 책에 삽입하였다. 그 견인장치는 튼튼한 목재의 것으로 굵은 띠 모양의 끈으로 흉곽과 골반에 휘감아 아래위가 서로 반대되는 방향으로 신체의 수직견인을 하는 것이었다(그림 1). 그 후 "견인방법"이 많은 의학자에 의해서 계승되었다[1].

1895년 Sayre는 척주변형 교정을 위한 견인장치를 고안하였고 이것은 목뼈 견인으로 널리 응용되었다. 1949년 Cyriax는 척추원반(추간판) 장애를 치료하기 위해 스코틀랜드 제품의 견인 테이블을 사용하고 있었다. 1952년 Neuwirth와 Campbell은 목뼈 견인용 경사 테이블을 고안하였다[1].

1952년 Judovich는 모터를 조립해 넣은 전동식 목뼈 간헐견인장치(그림 2)를 발표하고 목의 척추원판 헤르니아에 대해서 종전에 시행되던 목뼈 견인보다도 한층 강력한 견인을 시행하여 그 치료효과의 향상을 보고하였다[2]. 그 후 허리의 견인에 대해서도 검토하였다. 허리뼈(요추)에서는 일반적인 지속견인은 20~30 파운드에 불과하여 이것으로 증상이 완화하는 것은 견인에 의한 직접적인 효과가 아니라, 안정과 자연회복에 의한 것이라 결론지었다[2]. 그래서 하반신(L3–4 이하)의 체중은 전체 체중의 48%이고 마찰 등에 의한 표면저항에 이겨내는 힘은 그 중량의 54%가 필요하기 때문에 허리뼈 척추원반에 효과적인 견인력으로서 작용시키기 위해서는 전체 체중의 26%의 견인력이 필요하다고 산출하여 1957년 고통을 수반하지 않고 견인력을 작용시키는 수단으로 전동식 허리뼈

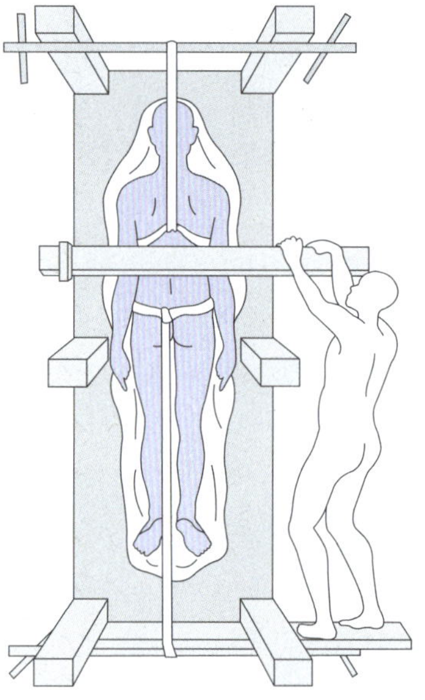

그림 1. Hippocrates의 견인 테이블
[문헌 1에서부터]

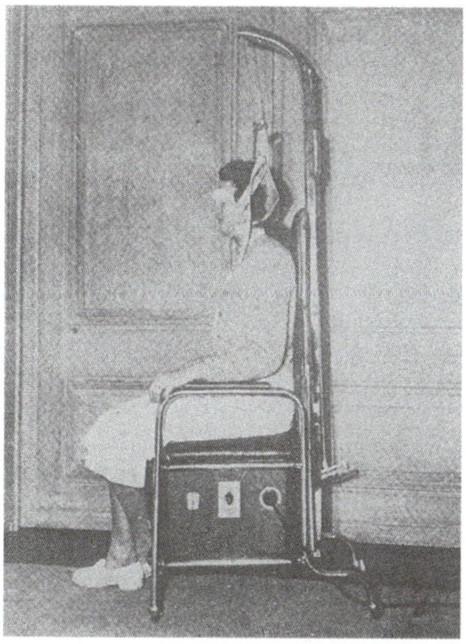

그림 2. Judovich의 전동식 목뼈 간헐견인
[문헌 2에서부터]

(요추)견인장치를 보고하였다[3, 4]. 보통의 골반견인*1의 목적은 안정 · 하중면제이지만 Judovich는 척주의 교정 내지는 헤르니아 종괴의 정복이라 생각하였다.

B 견인치료에 대해서

정형외과에서의 견인치료에는 사지의 골절에 대해서 지속적으로 견인력을 가하여 고정이나 전위의 정복에 도움이 되는 것과 목뼈나 골반을 견인하여 목이나 허리의 질환에 대한 치료를 목적으로 하는 것의 두 가지가 있다. 핫토리 등[5]은 목뼈, 골반에 대한 견인치료를 척추견인치료라 부르고 있으며 이 책에서도 목뼈, 골반 견인으로 척추견인치료에 대해서 언급하기로 한다. 또한 연구자, 시설이 개발한 특수한 견인방법이나 능동형 자동 간헐견인장치 등 새로운 견인장치에 대해서는 다른 서적에 미루기로 한다. 그리고 척주측만증의 교정에 사용되는 코트렐 견인을 대표로 하는 교정용 견인장치에 대해서도 다른 전문서적을 참조하기 바란다.

*1 : 목뼈에 대한 경인은 일반에게도 "목뼈견인"이라는 명칭으로 사용되고 있기 때문에 이론의 여지는 없으나, 허리뼈에 대한 견인에 대해서는 "허리뼈 견인", "골반견인"의 양자를 혼동하여 사용하고 있다. 그래서 영어 표기로 보면 lumbar traction보다도 pelvic traction이 많기 때문에 여기서는 "골반견인"으로 통일하기로 하였다.

C 견인치료의 목적과 효과

정형외과로서 사용되는 견인치료의 목적은 정복 · 교정 · 고정 · 안정 · 하중면제 · 구축 제거가 주된 것이고 척추견인치료의 목적도 이것과 다른 것은 아니다. 이토 등[6, 7]은 ① 돌기사이관절(추간관절) 주위 연부조직의 신장, ② 척추원반, 돌기사이관절의 경미한 변형, 전위의 교정, ③ 돌기사이관절의 분리(이개), ④ 척추사이구멍(추간공)의 확대, ⑤ 척추원반 내압의 음압화와 척추몸통(추체) 앞뒤인대의 신장에 의한 부풀어 오른 속질핵(수핵)의 복위화, ⑥ 연축근육의 이완, ⑦ 마사지적 효과에 의한 순환개선 · 촉진 등을 열거하고 있다.

척추견인치료에 의한 효과는 척추의 분리(이개)를 대표로 하는 기계적 효과와 척추원반 헤르니아나 척추사이구멍의 협착에 의한 신경뿌리의 압박 등 신경뿌리장애에 대한 신경생리학적 효과를 기대할 수 있으나, 임상에서의 견인치료의 효과는 기계적 효과와 신경생리학적 효과의 복합적인 것이 생각되고 있다[8].

척추견인치료의 방법으로서는 체위나 견인방향, 견인력의 문제가 있다. 또한 견인의 방법은 직접견인, 간접견인 또는 지속견인, 간헐견인이 있으며 각각의 구분사용에 따라서도 대상으로 하는 질환의 중증성, 병원에서는 입원인지 외래인지, 또는 자택에서 시행할 수 있는 것인가 등

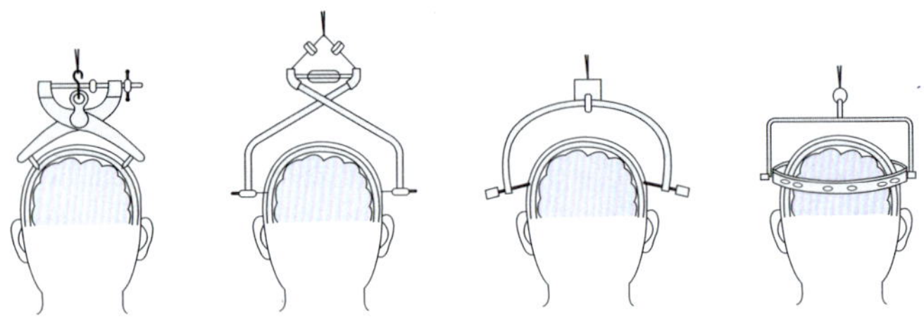

그림 3. 머리뼈(두개) 직접견인의 각종 방법

의 선정에 대해서도 고려해야 한다. 아래에 목적, 방법의 선택, 적응에 대해서 목뼈견인, 골반견인으로 나눠서 언급하기로 한다.

D 목뼈견인

1. 목뼈 견인의 목적

목뼈견인(cervical traction)치료를 과학적으로 체계화한 것은 Volkman(1975)이라 한다. 그 후 Phelps(1894)가 경사 테이블을 사용한 현수견인을 시행하고 Judovich(1952)가 전동식 목뼈 간헐견인을 개발하여 더한층 효과가 있다는 것을 보고하였다[2, 9].

목뼈 견인의 기초적 연구는 Colachis, Jackson에 의해서 체계화되고 이들의 연구는 주로 해부학적으로 척추원반 높이의 확대나 척추사이구멍의 확대에 의한 검토였다[9]. 그 후 여러 가지의 연구가 시행되고 목뼈 척추사이를 안정 고정하는 효과에 의해서 운동에 의한 자극이나 압박의 강화라는 동적 인자를 경감하는 것, 안정의 효과에 의해서 통증성의 경련을 경감하는 것 등의 보고가 있었다. 더욱이 목뼈를 약간 굽힘위치에서 견인함으로써 변성 척추원반이나 황색인대의 휨에 의한 척수의 압박이나 척추사이구멍 부분에서의 신경뿌리의 압박의 경감, 뒤쪽 척추사이관절증에 대한 좋은 결과도 기대할 수 있게 되었다. 견인방법에는 지속적인 견인방법 이외에 전동식 간헐견인법이 있고 이 간헐견인법에서는 등(back)부위의 심부조직에 대한 마사지효과나 척추원반의 영양대사의 개선도 보고가 되어 있다[10].

2. 목뼈의 견인방법

머리뼈 직접견인법과 간접견인법이 있으나 질병종류 또는 중증정도라는 환자 쪽의 요인과 사용상의 간편성이나 장착을 위한 침습의 정도 등의 견인방법과의 균형으로 선택된다.

a. 머리뼈 직접견인법

머리뼈 바깥 판에 금속제의 핀을 찔러 넣고 머리뼈를 직접 견인하는 방법이다. Crutchfield 견인 등 몇 가지의 instrument의 종류가 있다(그림 3). 견인고정의 효과를 확실하게 얻을 수 있고 장기간 연속적인 견인을 목적으로 하는 경우에 유리하다고 일컬어지지만[10] 역학적 계산으로부터는 견인의 방향과 핀의 삽입각도와의 사이에 차이가 있어 견인효과 그 자체는 약간 낮아진다고 한다[11]. 견인력은 일반적으로 4~5 kg의 추이며(표 1) 화장실과 식사의 시간을 제외하고 지속적으로 시행한다. 단점은 머리뼈 바깥 판에 핀을 찔러 넣으므로 침습적이다. 핀을

표 1. 각 손상 레벨에 권장되는 견인중량

레벨	최소중량 파운드(kg)	최대중량 파운드(kg)
제1목뼈(경추)	5 (2.3)	10 (4.5)
제2목뼈	6 (2.7)	10~12 (4.5~5.4)
제3목뼈	8 (3.6)	10~15 (4.5~6.8)
제4목뼈	10 (4.5)	15~20 (6.8~9.0)
제5목뼈	12 (5.4)	20~25 (9.0~11.3)
제6목뼈	15 (6.8)	20~30 (9.0~13.5)
제7목뼈	18 (8.1)	25~35 (11.3~15.8)

[문헌 12에서부터]

찔러 넣은 구멍이 느슨해지기 때문에 가끔 다시 조이기 위한 경과 확인이 필요하다[10].

b. 간접견인법

아래턱(하악부)과 뒤통수(후두부)에 sling을 걸어 견인을 시행하는 방법이고 글리[Glissonsche Schlinge, 글리손 계제(Glisson loop)] 견인이 대표적이다(그림 4). 침습적이지 않다는 것이나 사용이 간편하다는 것이 이점이다. 그러나 머리뼈 직접견인법에 비하여 확실성은 결여된다. 그리고 견인 중에는 입을 벌리는 것이 어렵고 장시간의 연속 사용에서는 턱관절의 통증이나 sling 접촉부분에 피부의 발적이 생기는 일이 있어 장시간의 사용에는 적합하지 않다[10]. 실제의 견인에 대해서는 입원하여 지속적으로 시행하려면 1~3 kg으로 1회 2시간 정도, 1일 3~4회를 기준으로 한다. 외래에서 간헐견인을 이용하여 시행하는 경우는 8~15kg에서 1회 10분, 1주일에 2~3회 이상을 기준으로 시행한다[10].

3. 견인력에 대해서

각 연구자의 연구에 사용된 견인력을 조사하면 2.25 kg(5 pound)~45 kg(100 pounds)까지 여러 가지 견인력으로부터 목뼈 척추원반 높이의 확대효과를 검토하고 있다.

Mefarland는 9 사례에 대해서 21.25 kg(45 pounds)에서부터 45 kg(100 pounds)까지의 견인력을 작용시켜 목뼈 전체의 변화를 X선학적으로 관찰하였으며 목뼈 전체길이의 연장을 보고하였다. Judovich 등은 2.25 kg(5 pounds)에서부터 21.25 kg(45 pounds)까지의 견인력을 앉은 자세에서 단계적으로 작용시켜 9.00 kg(20 pounds)에서부터 11.25 kg(25 pounds)의 견인력에 의해서 목뼈 전만은 거의 직선으로 되었다고 보고하였다. Colachis와 Strohm은 건강한 사람을 대상으로 하여 누운 자세에 13.5 kg(30 pounds)와 22.5 kg(50 pounds)의 견인력을 작용시켜 13.5 kg에서도 목뼈 전체길이가 연장한다고 보고하였다. Jackson은 4.5 kg에서부터 6.75 kg의 견인력에서는 목뼈에 변화가 관찰되지 않지만 9 kg에서부터 11.25 kg에서

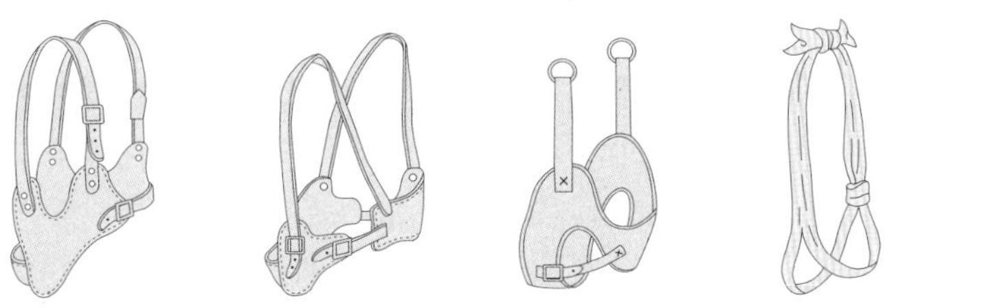

그림 4. 각종 목뼈를 매다는 끈 [문헌 5에서부터]

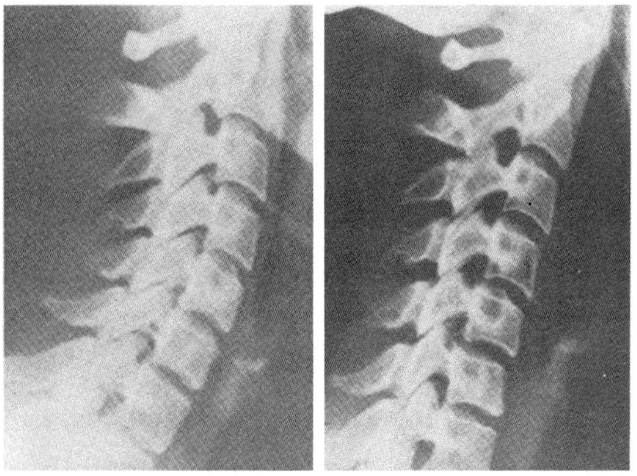

그림 5. 목뼈 측면 X선 영상
견인하지 않으면 목뼈의 전만은 유지되어 있으나 **(A)**, 30 pounds(13.6 kg)의 견인력으로 당기면 목뼈는 거의 직선이 되어 척추사이구멍이 확대된다 **(B)**.
[문헌 14에서부터]

목뼈에 명백한 견인력이 작용하였다고 하였다. 또한 1972년의 실험에서 15 pounds(6.8 kg)에서는 목에서부터 머리의 무게를 제거할 수는 없어 20 pounds(9.1 kg) 또는 그 이상의 견인력이 아니면 목뼈의 신장에는 작용하지 않고 척추사이구멍의 확대는 관찰되지 않는다고 하였다(그림 5). 한편, Goldie와 Reichmann은 17.0 kg (150 N)의 견인력으로 목뼈증(경추증) 환자의 각 척추원반 높이의 확대를 단층 X선으로 관찰하여 확대를 볼 수 있었던 것은 소수의 사례뿐이었다고 보고하였다[13-16].

견인에 의한 목뼈 만곡의 변화를 관찰하는 경우, 견인력을 매우 강력하게 하면 머리뼈의 위치나 견인방향이 다소 달라도 목뼈는 직선으로 되고 약한 견인력에서는 목뼈 만곡의 의미 있는 변화는 일어나지 않는다는 보고도 있다. 그러나 과도하게 견인력을 강화하면 목 주위근육의 반사적 근육수축을 야기할 가능성이 있기 때문에 일반적으로는 15 kg까지의 견인력으로 할 것을 권장한다. 한편, 목뼈 연부조직의 간헐 신장 · 펌프작용 효과를 기대할 정도의 경증 사례에 대해서는 7～8 kg 정도에서도 목적은 달성된다[6].

4. 견인방향 및 시간에 대해서

일반적으로 목뼈의 가동성은 폄(신전)과 비교하여 굽힘(굴곡) 쪽이 크고, 그 중에서도 C5/6이 가장 크다. 목뼈 움직임의 특징으로서는 상위목뼈는 회전을 주로 하고 중간위치 목뼈는 회전과 굽힘/폄의 질적으로 다른 움직임이 섞여 있으며 하위목뼈는 굽힘/폄을 주로 시행하고 있다. 그러므로 치료에서도 치료해야 할 척수분절을 고려하여 시행하는 것이 필요하다. 목뼈 견인에서는 견인력이 적절하게 해당 척수분절에 효과적으로 작용해야 한다. 간헐 견인에서는 각도설정이 매우 중요하다. 이토 등[6]은 16 kg의 견인중량 하에서는 상위목뼈에는 수직견인(0～15°)이 효과적으로 작용하고 중간위치 목뼈에는 15～30°, 하위목뼈에선 30～45°, 상위목뼈에는 45～60°의 견인각도가 적절하다고 하였다(그림 6). 그러나 그림에서도 알 수 있는 것처럼 45° 이상의 각도에서의 목뼈는 과도한 굽힘 위치를 나타내어 견인을 할 때에 몸통을 고정하기 위해 목 주위근육의 긴장을 촉진하게 된다. 건강한 사람을 이용하여 목 주위근육의 근육활동을 검토한 사와다 등[15]은 20～40°에서 견인하는 경우에 목 주위근육의 근육활동이 적어 건강한 사람에서의 견인에서는 20～40°의 견인방향에서 목 주위근육이 가장 이완된다고 보고하였다. 이 때문에 앉은 자세에서 시행하는 것이라면 임상적인 견인각도는 가능한 한 40° 정도로 하든가, 견인체위를 고려하여 시행해야 한다. 그리고 목뼈의 뒤굽이(후굴) 위치에서의 견인은 증상을 악화시키는 일이 많고 특히 척수증이나 신경뿌리증을 수반하는 경우에는 시

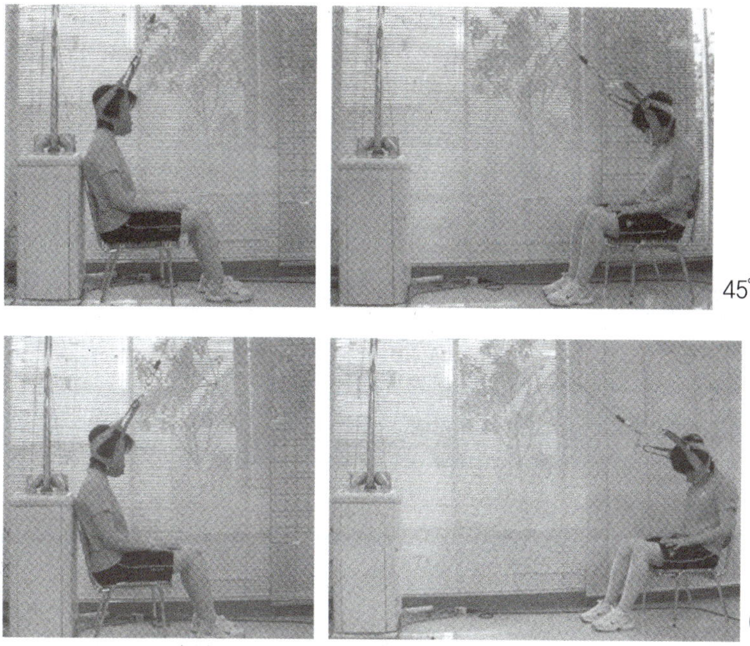

그림 6. 목뼈 간헐견인치료에서의 견인각도

행해서는 안 된다[10].

Bernarad 등은 견인각도 24°, 견인력 15 kg에서 7초 동안 견인, 5초 동안 휴지로 25분간 시행하였고, 그 결과 척추뼈사이 앞뒤의 분리(이개)는 25분에서 최대가 되었다. 이 연구의 5분마다의 유의한 차이를 비교해 보면 견인 후 20분에서 5분과 차이가 있었고 견인 정지 후는 견인 5분 째와 10분 째의 사이에서 차이가 있었으며 임상적으로는 15분 이상의 견인이 필요하다는 것을 보고하였다[6]. 견인중량과 견인방향과의 관계도 거론되는데 「3. 견인력」에서 언급한 것처럼 견인중량은 어느 정도의 중량이 있으면 그 목적은 달성되기 때문에 고위 레벨의 어느 부분의 조직에 작용하는가는 견인중량의 차이보다는 오히려 견인각도의 차이에 의한 것이 크다고 일컬어진다[6].

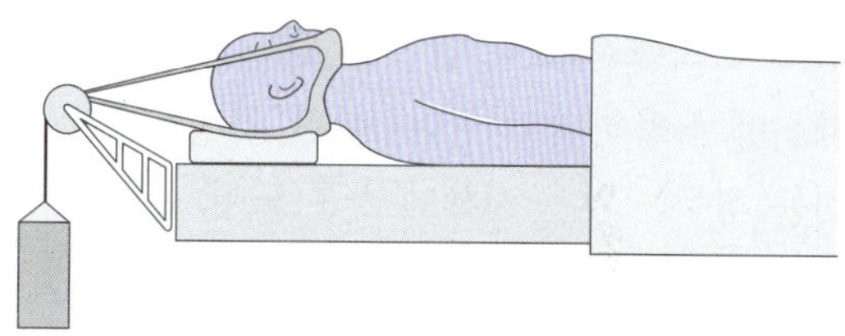

그림 7. 누운 자세에서의 지속견인

5. 견인자세에 대해서

a. 지속견인

직접견인법, 간접견인법의 어느 것도 추(weight)에 의한 견인에서는 한때 경사 테이블에서의 견인이 많았으나 시행할 때의 고통도 있어 수평으로 누운 자세에서의 견인이 일반적으로 되었다(그림 7). 그러나 누운 자세에서의 견인에서는 등뼈부위(흉추부)가 폄(신전) 위치를 강요당하기 때문에 불쾌감을 주는 일도 있어 semi-reclining 자세에서의 견인을 권장한다는

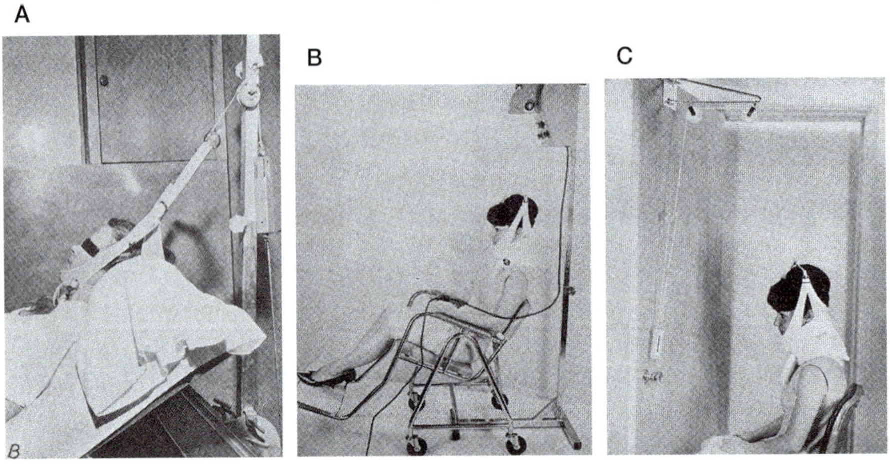

그림 8. 각종 견인법

A : semi-reclining 자세에서의 누운 자세 지속견인, B : 이완자세에서의 전동식 간헐견인,
C : 도어를 이용한 가정용 견인장치
[문헌 14에서부터]

보고도 있다(그림 8A). 그리고 그림 8B는 가장 이완된 자세이며 가장 다목적으로 시행할 수 있고 목적에 따라서 견인방향을 바꿀 수 있기 때문에 유용하다고 한다. 한편 가정에서 시행하는 경우는 앉은 자세에서 문(도어) 또는 도어 놉(door knob)을 이용하여 시행하는 견인법이 있다(그림 8C).

b. 간헐견인

의자에 앉은 자세에서의 전동식 간헐견인이 가장 많이 이용되고 있다. 그러나 앉은 자세에서는 이완을 얻기 어렵다는 보고도 있으나[17] 이전에 사용되고 있었던 것 같은 둥근 의자가 아니라 등받이(그림 6)를 사용하거나 그림 8B와 같은 체위를 사용함으로써 이완효과를 도모할 수 있는 것으로 생각한다.

6. 목뼈 견인의 적응

치료효과를 검토한 가호 등[18]은 protruded type의 척추원반 헤르니아 환자에게 견인 하의 MRI 촬영을 하여 척추원반 주위의 국소상태를 관찰하였다(바로누운 자세에서 목 30° 굽힘 위치, 견인력 3 kg). 그 결과 견인 하의 MRI 영상에서 헤르니아 덩이의 퇴축이나 경질막밖 정맥얼기(경막외정맥총)의 축소가 입증된 증상 사례가 있고 견인에 의해서 척수압박의 경감이나 국소순환장애[척수 거미막밑 공간(지주막하강)에서의 뇌척수액의 흐름]의 개선 등의 척주관 내 변화가 일어난다는 것을 보고하였다. 주된 목뼈견인의 목적과 적응에 대해서는 와다나베 등[19]의 문헌을 인용한다(표 2).

7. 목뼈 견인치료의 효과성

목뼈 견인치료의 효과를 EBM(evidence-based medicine)의 관점에서부터 보면 clinical evidence 일본어판 2002~2003[20]에서는 중증 신경장애를 수반하지 않는 단순성 목의 통증에 대한 치료효과로 2건의 systematic review에서부터 검토되었으나 의미 있는 유사성은 발견할 수 없었다. 한편 일본정형외과학회의 목뼈척추

표 2. 목뼈견인의 목적과 적응

견인의 종류	목적	적응
머리뼈 직접 지속견인	목의 안정고정, 경수증의 개선	목척추증성척수증
간접 지속견인	목의 안정고정 경수, 신경뿌리증상의 개선	목척추증성척수증, 목척추증성 신경뿌리증
간집 간헐견인	목 수위근육, 결합조직에 대한 마사지모양 효과 근원성 통증의 개선 자율신경증상의 개선	목척추증, 이른바 어깨 결림 목에서부터 팔(상지)의 부정수소 (general malaise)

[문헌 19에서부터]

증성척수증 진료 가이드라인[21]에서는 목뼈 지속견인치료는 경증의 척수증상사례에 대해서 단기적으로는 효과적인 치료법이라고 권장되어 있다. 그러나 목뼈견인치료에 대한 무작위화 비교대조시험(randomized controlled trial; RCT)에 의한 검토는 타당성, 신뢰성이 있는 질이 높은 증거가 발견되지 않는 것도 사실이며 아직 여러 방면으로부터의 검토가 필요하다.

E 골반견인

1. 골반견인의 목적

일반적인 견인치료의 목적은 안정, 부하를 감소시킬 목적으로 하지만 1957년, Judovich는 골반견인(pelvic traction)의 목적은 척주의 교정이나 헤르니아 종괴의 정복이라 생각하여 전동식 간헐견인장치를 고안하였다[3]. 간헐견인을 시행함으로써 지속적으로 시행하는 견인보다 부하를 증가시킬 수 있게 되었다. 현재 골반견인의 목적은 목뼈견인과 마찬가지로 척추사이 공간(추간강)부분의 확대, 척추사이구멍의 확대, 돌기사이관절의 감압을 들 수 있고 근육이나 결합조직의 스트레칭, 관절운동학적 시스템

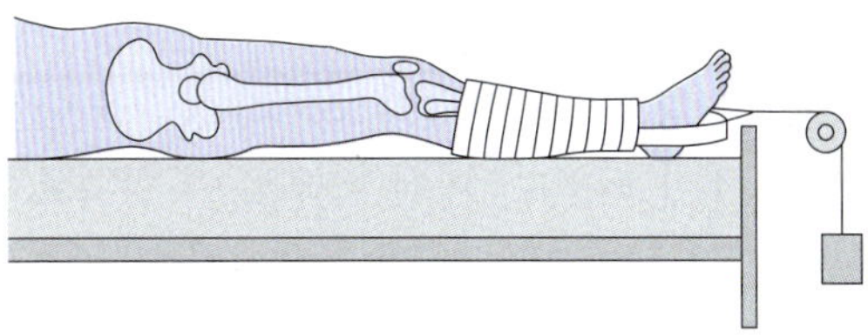

그림 9. 스피드 트랙 방식 지속견인

(arthrokinetic system)의 구심성 신경원(neuron)에 대한 억제효과, 근육경련(spasm)의 감소, 순환촉진 등의 작용도 기대할 수 있다고 한다[22].

2. 골반의 견인방법

여러 가지 형태의 견인이 있으나 대부분은 입원하여 지속적으로 견인하는 방법이나 Judovich의 고안에 의해서 실용화된 전동식 간헐견인을 사용하는 일이 많다. 그리고 외래에서 할 수 있는 지속견인으로서 90–90 허리뼈(요추)견인법이라는 것도 있다.

지속견인 본래의 목적은 안정과 고정이지만 종전의 지속견인은 Buck법이나 Russel법에 따라 양쪽 종아리(하퇴)에 스피드 트랙을 감아서 견인하는 방법(그림 9)(➡ 심화학습 ①)을 채택하고 있었기 때문에 이 방법으로는 견인력이 무릎관절이나 엉덩관절을 사이에 두게 되어

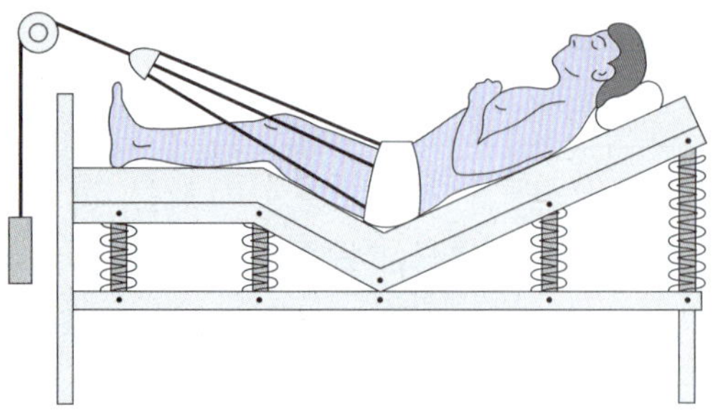

그림 10. semi-Fowler 체위에서의 골반 지속견인

허리(요부)에 효과적으로 작용하지 않았다. 또한 양 다리(하지)가 폄(신전) 위치이기 때문에 허리뼈 전만을 강화시키게 되어 오히려 통증을 증가시키는 것이 되었다. 이에 더해서 이 방법으로 지속견인을 하면, 양 다리가 자유롭지 않아 환자로서 심리적으로 매우 고통스러웠다[22]. 그래서 보급된 것이 골반견인이다. 골반견인은 Gatch bed(➡ 심화학습 ②)를 사용해서 환자를 semi-Fowler 체위(➡ 심화학습 ③)로 하여 이완한 상태에서 지속견인을 시행할 수 있게 되었다(그림 10).

심화학습

❶ 스피드 트랙 견인 (speed track traction)

반창고를 사용한 간접견인법의 하나이다. 스타키넷의 위에서부터 트랙 밴드를 대고 그 위에 스피드 트랙(천에 스펀지 고무를 안에 댄 탄력붕대. 상품명)을 감아 마찰력에 의해서 시행하는 견인법이다. 골절 · 탈구의 정복, 국소의 안정 · 고정, 교정이나 병적 탈구의 예방 · 치료에 사용한다.[23]

심화학습

❷ 가치 침대 (Gatch bed)

미국의 외과의사 WD Gatch가 중간 앉은 자세를 취할 수 있도록 경첩을 사용해서 상반신을 올릴 수 있도록 고안한 침대를 말한다.[23]

심화학습

❸ 파울러 체위 (Fowler position)

이 체위는 미국의 외과의사 GR Fowler가 복부수술 후의 합병증 예방으로 고안한 중간 앉은 자세의 체위이고, 일반적으로는 호흡곤란 · 갑상샘 수술 후 · 폐렴 때에 취하는 체위이다. 가치 침대에서 상반신을 45°(머리위치를 수평보다 40~50cm 올림) 올리고 흘러내리지 않도록 무릎을 약간 굽힌 체위이다. 정형외과에서는 Fowler체위의 절반 정도의 이완을 할 수 있는 자세라는 것 때문에 semi-Fowler 체위를 흔히 사용한다.[23]

3. 골반견인의 효과 검증

Mathews(1968)는 경질막관 조영 하에 120 파운드(54.5 kg)의 골반견인을 시행하여 견인 때에 척추사이 공간(추간강)이 2 mm 벌어져 헤르니아에 의한 음영 결손영상이 소실한 증상 사례를 기재하였고 골반견인의 목적은 Judovich와 마찬가지로 헤르니아 종괴의 정복이라 생각하였다. Colachis(1969)는 체중 125~180 파운드의 건강한 사람 10명에게 골반견인을 시행하여 단순 X선 사진으로 50 파운드 견인에서는 척주의 뒤모서리(후연)만이 펴지고(신전) 100 파운드 견인에서는 앞모서리(전연)도 늘어났으며 특히 L4-5 사이가 가장 벌어졌다고 언급하였다[4]. 호소가와 등[4](1984)은 척추원반 조영으로 검토하였다. 10초 동안의 견인, 5초 동안의 휴식으로 하고 견인력은 평균체중의 60%에서 시행한 결과 헤르니아가 되돌아가는 증상사례는 관찰되지 않았다. Twomey 등[24](1985)은 사체를 사용한 실험에서 허리뼈의 신장(elongation)의 약 40%는 전만의 평탄화, 이어서 60%가 실제로 척추뼈몸통 사이가 떨어진다고 하고 허리뼈의 견인에 의해서 척추원반 헤르니아를 끌어당겨 되돌린다는 것은 의심스럽다고

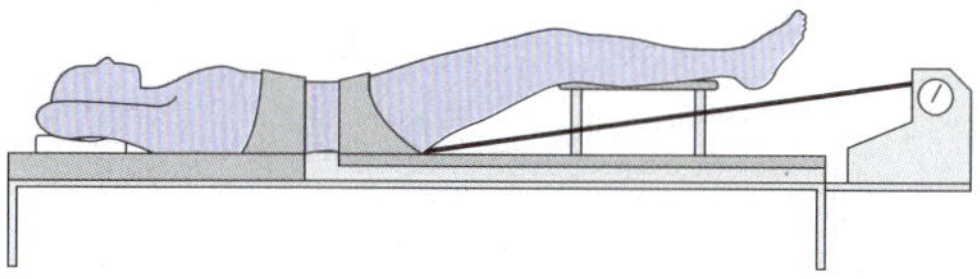

그림 11. Nachemson의 척추원반 내압 측정 때의 수평위치 견인 [문헌 25에서부터]

보고하였다. 척추원반 내압의 연구로부터 Nachemson[25)]은 체중 70 kg의 사람을 누운 자세에서 부하를 30 kg으로 하여 3초 동안 견인, 5초 동안 휴식의 견인을 3~5회 시행하고 그 동안에 L3 척추원반 내압을 측정하였다(그림 11). 그 결과 선 자세의 척추원반 내압을 100%로 하면, 바로누운 자세에서 42%, 30 kg의 견인으로 14%로 내려간 것을 보고하였다.

따라서 이들의 연구로부터 척추원반 헤르니아에 대한 골반견인의 목적은 Judovich나 Mathews 등이 생각하는 것처럼 헤르니아 종괴의 정복은 아니고, 척추원반 내압을 감소시켜 신경뿌리에 가해지는 압박력을 약화시킴으로써 신경뿌리를 안정으로 유지하는 것에 있으며 척추원반 내압이 발병에 관여하고 있는 것 같은 한정된 척추원반 헤르니아가 골반견인의 적응의 하나가 된다고 생각된다[4)].

4. 견인의 자세 및 방향

견인자세에 대해서는 지속견인에서는 semi-Fowler 체위, 간헐견인에서는 바로누운 자세에서의 무릎 굽힘 자세가 요망되고 쌍방 모두 목적은 같다. Nachemson의 척추원반 내압의 연구로부터 체중에 의해서 발생하는 부하가 제거되는 바로누운 자세에서는 척추의 부하는 최소가 된다(그림 12). 이 바로누운 자세에서 무릎을 펴면, 엉덩관절 굽힘근군이 허리뼈를 견인하도록 작용하고, 허리뼈 부위에 얼마간의 부하를 발생시킨다. 그래서 엉덩관절과 무릎관절을 굽히게 하면, 허리뼈의 전만이 감소하여 허리뼈 부분에 대한 부하는 감소한다(그림 13). 부하의 그 이상의 감소는 견인을 가함으로써 얻어진다. 환자를 바로누운 자세로 하여 엉덩관절, 무릎관절을 굽히고 척추를 평탄하도록 지지하여 견인을 가하면 다리(하지)를 똑바로 하여 허리뼈의 전만을 유지하고 있는 경우보다도 견인에 의해서 발생하는 힘은 척추에 보다 동등하게 분포한다(그림 14).

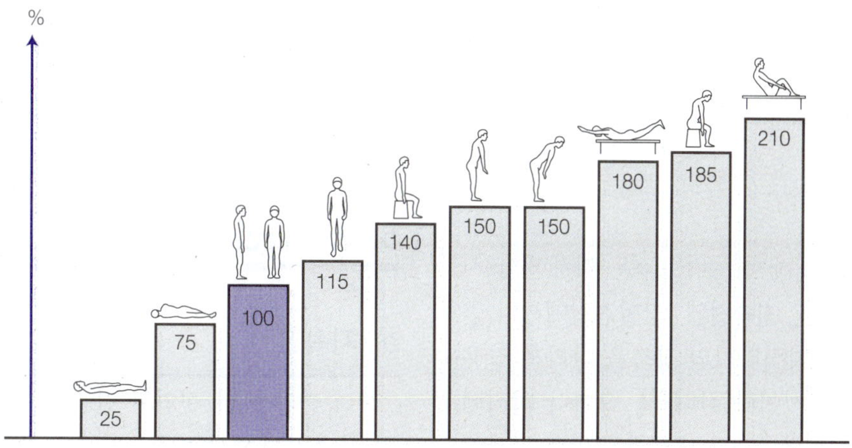

그림 12. 여러 동작에서의 척추원반 내압의 변화 [문헌 25에서부터]

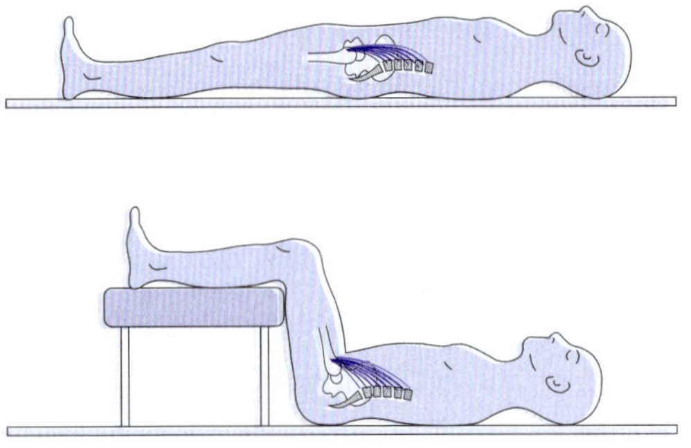

그림 13. 다리(하지)의 폄 위치와 굽힘 위치에 의한 허리뼈부분에 대한 부담

상단 : 다리를 펴고 있음으로써 엉덩관절 굽힘근군이 허리뼈 전만을 강화시킨다.

하단 : 엉덩관절을 굽힘으로써 엉덩관절 굽힘근군을 이완시켜 허리뼈의 전만을 감소시킨다.

[문헌 26에서부터]

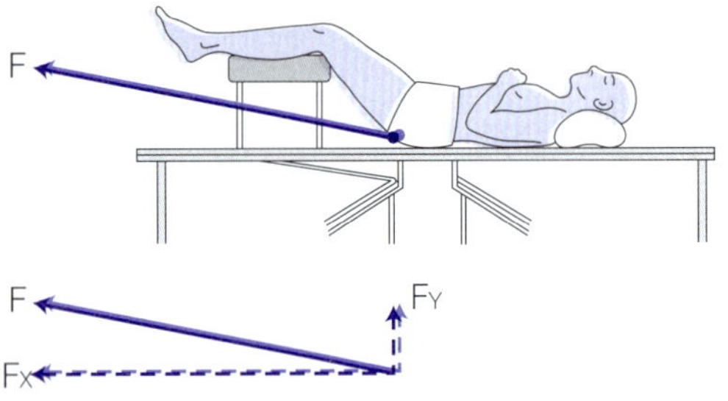

그림 14. 엉덩관절 · 무릎관절을 중간 굽힘 위치로 한 체위

허리뼈를 평탄하게 하여 견인력 F에 의해서 발생한 힘 F의 보다 균일한 분포를 가져온다.

이 견인은 척추를 평탄하게 유지하기 위해 비스듬히 방향부여를 해야 한다. 비스듬히 하는 것은 견인력의 모두가 수평력을 발휘하는 것은 아니다. 견인력 F를 수평방향 성분(Fx)과 수직성분(Fy)으로 분해하면 견인력의 일부는 들어올림 효과를 의미한다.

[문헌 26에서부터]

견인방향에 대해서는 바로누운 자세에서 시행하는 것이라면, 지속견인, 간헐견인에서의 큰 차이는 없으며 넓적다리의 장축을 따라서 작용시키는 것이 원칙이라 한다[22]. 그러나 허리뼈에 대한 영향을 생각하면 오히려 골반의 경사에 맞추는 편이 좋다고 생각한다. 또한 엉덩관절의

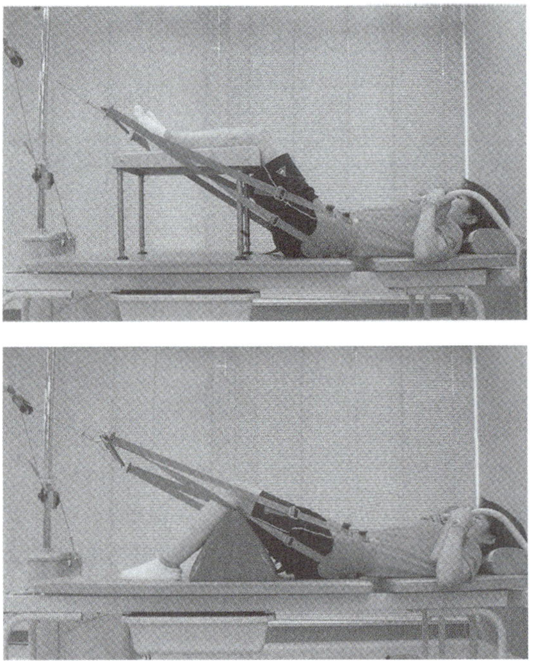

그림 15. 상이한 견인각도에서의 골반견인

상단 : 엉덩이 · 무릎 거의 90 위치에서부터의 견인(사진은 split table이 벌어져 있기 때문에 엉덩이 · 무릎의 각도가 설정 시보다 감소하여 있다). 견인방향은 넓적다리 장축보다도 골반의 경사에 일치시킨 편이 좋다.

하단 : 엉덩이 · 무릎을 약간 굽힌 것이라면 넓적다리 장축과 골반의 경사가 거의 일치한다.

각도를 조정함으로써 높은 받침대를 사용하면 견인각도는 커져 상위 허리뼈부분에 대한 견인력이 작용하며 엉덩관절을 약간 굽힘 위치로 하면, 하위 허리뼈부분에 대한 영향을 생각할 수 있어 책임 고위에 의해서도 견인각도를 바꿔야 할 것이다(그림 15).

5. 골반견인의 실제

a. 지속견인

지속견인을 할 것인지 간헐견인을 할 것인지의 선택에 대해서는 지속견인은 안정 및 고정이 주된 목적이 되기 때문에 입원하여 시행하는 일

이 많지만, 현재는 별로 사용되고 있지 않다. 지속견인을 시행하는 경우는 다리이음뼈의 한쪽 4~5 kg, 합계 8~10 kg에서부터 시작하고 30분 정도부터 서서히 시간을 연장시킨다. 견인한 채로 수면할 수 있을 정도의 견인력이 바람직하다[17]

b. 간헐견인

견인력은 체중의 1/3~1/2, 간헐시간에 대해서는 견인 10초, 휴지 10초의 반복을 권장하지만 견인 20초, 휴지 5초라고 언급하는 문헌도 있어 근거는 확실하지 않다. 견인시간에 대해서는 많은 연구자는 15~25분을 권장하고 있다. 견인초기는 엉치가시근 등의 긴장이 높아지기 때문에 이완이 얻어지는 시간을 가미하여 이러한 시간이 되었고 한다[27].

6. 90-90 허리뼈 견인법

외래에서 시행하는 지속견인법에 90-90 견인법이라는 것이 있다. 90-90 견인장치는 미국의 Cottrell에 의해서 개발되고 1986년도의 국제요통학회에서 Burton, Mooney 등에 의해서 그 치료의 효과성에 대해서 보고가 되었다[28]. 이 견인방법은 엉덩관절 및 무릎관절을 90° 굽히고 그 위치에 다리를 유지하는 작은 발판과 골반을 유지하는 pelvic band, 이들을 위쪽으로 견인할 와이어, 그것을 유지하는 도르래가 부착된 세모꼴의 가대와 등 · 머리를 유지하는 베개로 성립되어 있다(그림 16). 방법은 환자를 바로누운 자세로 눕혀 받침대에 종아리를 올려놓고 엉덩관절, 무릎관절 90° 의 자세를 만들어 pelvic band 부분을 수직 내지는 약간 비스듬히 위쪽으로 당겨 올리고, 그 위치에서 15~20분간 유지한다. 와이어의 견인력은 이 장치에서는 특별히 눈금이 붙어있지 않지만, strain gauge를 사용한 측정

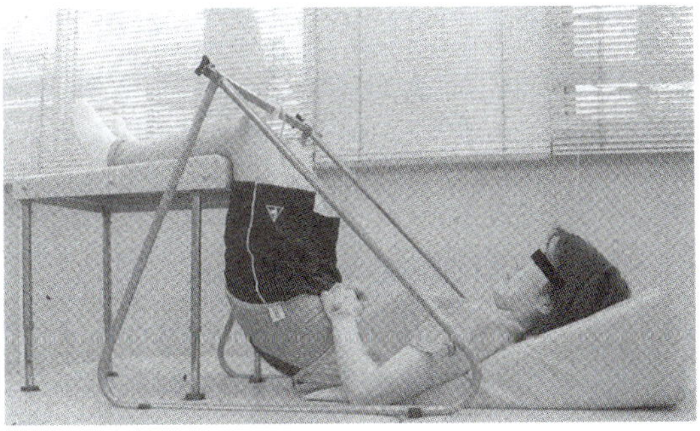

그림 16. 90-90 허리뼈 견인법

에서는 와이어의 pelvic band 쪽에 걸리는 힘은 10~15 kg 정도의 수치이다. 견인 시작 때에 90-90의 position을 시행하고 환자가 안락하다고 표현하는 것을 확인해 둘 필요가 있다[28].

이 견인방법은 허리뼈 척추원반 헤르니아에 효과적이라는 보고가 나와 있으나, 많은 연구가 이루진 것은 아니므로 앞으로의 검증이 필요하다.

7. 골반견인치료의 효과성

골반견인치료의 효과를 EBM의 관점에서부터 보면, Clinical Evidence 일본어판 2002~2003[20]에서는 복수의 systematic review 및 추가된 복수의 RCT로부터는 견인이 급성요통 또는 만성요통의 어느 것인가에 효과적이라는 증거는 발견되지 않았다. 한편 일본정형외과학회의 허리뼈 척추원반 헤르니아 진료 가이드라인[29]에서는 견인치료와 다른 치료법을 비교한 RCT 21 논문의 검토 안에서 허리뼈 견인에 관해서는 14편이 열거되어 있다. 이 중 급성요통에 대해서는 효과 있음 1편, 효과 없음 4편, 만성요통에서는 효과 있음 2편, 효과 없음 1편, 원인이 특정되지 않은 요통에서는 효과 없음 2편, 허리뼈 척추원반 헤르니아에서는 효과 없음이 4편이었다. 따라서 요통에 관해서 견인

치료가 효과적이라는 보고는 있으나 허리뼈 척추원반 헤르니아에 대해서 효과성을 밝힌 논문은 없다고 한다. 그러므로 효과성의 시비에 대해서, 또한 보존적 치료의 일관성으로서의 견인치료 선택에 대한 앞으로의 검토가 필요하다.

F 척추 견인치료 상의 일반적 주의사항

1. 척추 견인치료 시행에서의 적응과 금기

a. 목뼈견인

목뼈견인은 통증이 심한 사례에도 적응할 수 있는 치료법이지만, 단지 산만하게 견인하고 있는 것으로는 의미가 없다. 일반적으로 외래에서 전동식 간헐견인을 시행하는 경우에서도 견인각도를 조정하지 않고 시행하고 있는 경우를 많이 볼 수 있다. 그리고 각각의 환자의 특징을 고려하지 않고 견인의 각도조정을 하고 있는 장면도 볼 수 있다. 목뼈의 정렬은 각각의 환자에서 다르므로 최초에는 책임 고위(척수분절)에 맞춰서 시행하고 그 후 증상이 회복되는 각도를 설정할 필요가 있다[제10장 II항 "목 · 팔(Neck-arm pain)"(303페이지) 참조]. 지속견인에서는 쓸데없이 장기간의 견인을 시행해서는 안 된다. 효과적인 증상사례의 조건은 발병에서부터 견인 시작까지의 기간이 짧을 것(2년 이내), 발병에 외상이 관여하지 않을 것, 경증의 척수증, 지각장애보다 운동장애 우위일 것이 일컬어지고 있으나[19] 신경뿌리증상이 심한 것에 대해서는 효과가 없다는 보고도 있다[16]. 단순 X선 영상으로부터 지속견인의 효과성을 예측할 수는 없다는 보고가 많지만, 척수증에서 척추사이구멍 협착(C5/6 척추사이)이 적은 증상사례는 목뼈의 지속견인이 효과적이라는 보고도 있다[19].

b. 골반견인

신경염이나 유착이 발병의 주된 원인이라 생각되는 증상사례에 대해서는 강한 골반견인은 척추원반 장애를 악화시키는 것 이외에 신경뿌리도 동시에 견인하여 신경뿌리에 가해지는 장력이 증가하게 되어 안정이 필요한 신경염에 대해서는 강한 골반견인은 오히려 금기가 될 것이다. 골반견인을 시행한다면 고정의 목적으로 가벼운 견인을 시행해야 한다. 그리고 골반견인에 의해서 유착이 박리되는 일은 있을 수 없다는 것이다. 근육긴장이 주역을 하고 있는 요통증에 대해서는 오히려 온열치료나 운동치료가 적응이 될 것이지만 견인치료를 시행한다면 반사성근육긴장의 증대를 고려하여 견인력을 약하게 하는 등의 배려가 필요하다[4].

2. 치료순서(전동식 간헐견인)에 대해서[5, 17, 30]

a. 환자에 대한 설명 (informed consent)

견인치료의 목적, 방법, 내용을 환자가 알 수 있도록 설명한다.

b. 견인

목뼈 견인의 경우 견인용 sling은 뒤통수(후두부)와 아래턱(하악부)에 견고하게 밀착시키고 매다는 밴드가 좌우 같은 길이가 되도록 조절하여 환자의 상태를 보면서 견인각도를 설정한다.

그리고 골반견인에서는 골반 벨트를 엉덩뼈(장골)의 형상에 맞춰서 장착(그림 17)한다. 상체를 고정하기 위한 겨드랑장구는 종전에는 패

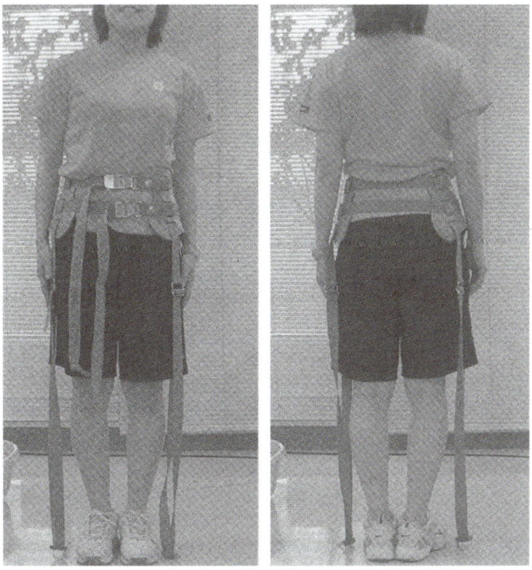

그림 17. 견인용 골반 벨트의 장착

드식의 것, 현재는 swing arm식(그림 18)의 것이 있으나 겨드랑에 충분히 밀착하도록 고정한다. 다리(하지)는 허리뼈의 전만이 감소하도록 엉덩이 · 무릎을 약간 굽힌 위치가 되도록 세모다리받침대 등을 무릎 아래에 넣고 견인방향에 따라서는 다리받침대를 높게 한다. 준비가 되었으면 split table의 lock을 해제한다.

c. 견인 중

환자에게 비상용 정지단추(stop button)를 들게 하여 통증, 불쾌감 등이 발생한 경우는 즉각 단추를 누르게 한다. 견인 때는 1～2회 시행하여 환자의 반응을 확인한 다음에 본격적으로 실행한다. 시행 중에도 환자로부터 멀리 떨어지지 않고 때때로 반응을 들어야 한다. 불쾌감을 호소한다면 견인각도의 설정을 수정한다.

d. 견인 종료 후

장착장구를 천천히 떼어내고 골반견인은 split table의 lock을 확인한 다음에 천천히 환자를 이동시켜 종료 후의 반응을 평가해둔다.

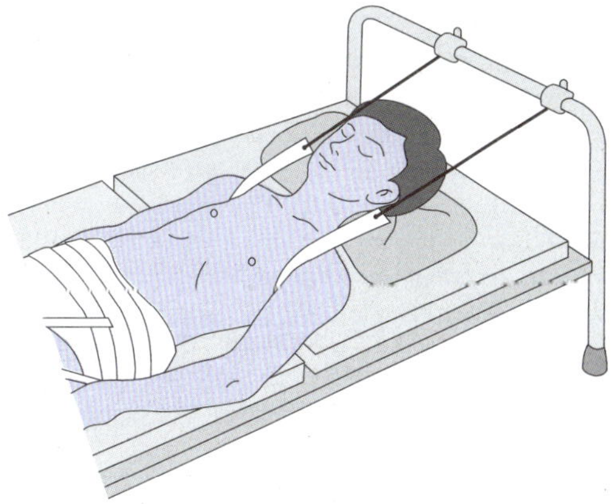

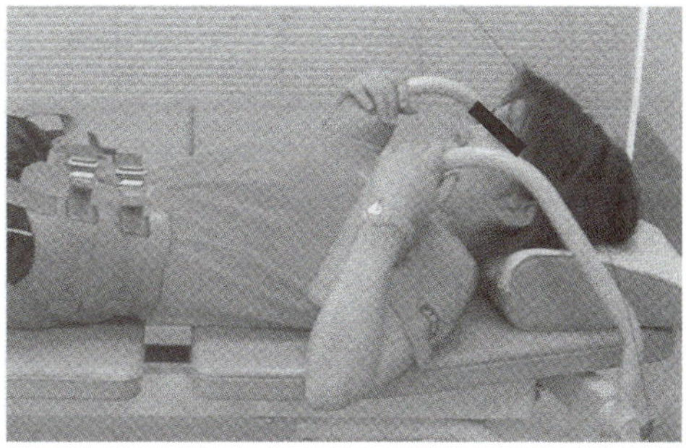

그림 18. 겨드랑 장구
상단과 같이 겨드랑 패드(하네스)가 많이 사용되고 있었으나 하단과 같이 swing arm식(겨드랑 frame)으로 된 것도 있다.

3. 견인의 금기[5)]

견인의 금기는 아래와 같다.

① 전신쇄약이 심한 사람
② 목(어깨)팔증후군 또는 요통 · 궁둥신경통(좌골신경통)증상을 나타내는 사람으로 결핵성 질환(카리에스), 악성종양의 전이가 있는 사람
③ 명백하게 병명 또는 증후로서 적응증이나 견인에 의해서 증상이 악화되는 사람, 또는 통증이 심하여 견인할 수 없는 사람
④ 외상에 유래한 사람 중 급성기
⑤ 고령자에서 골다공증이 뚜렷한 사람

● 인용문헌

1) 武富由雄：理学療法のルーツ その継承と新たな創造のために. pp.90–91, メディカルプレス, 1997.
2) Judovich, B.D.: Herniated cervical disc. A new form of traction therapy. *Am. J. Surg.*, 84(6):646–656, 1952.
3) Judovich, B., Nobel, G.R.: Practical Surgical Suggestions. Traction therapy, a study of resistance forces. Preliminary report on a new method of lumbar traction. *Am. J. Surg.*, 93(1):108–114, 1957.
4) 細川昌俊, 鈴木信正, 芦田多喜男ほか：Discogram から見た骨盤牽引療法の検討. 臨整外, 19(5):571–579, 1984.
5) 服部一郎：リハビリテーション技術全書. 第2版, pp.243–257, 医学書院, 1984.
6) 伊藤不二夫, 木山喬博：頸椎間欠牽引における角度因子. 総合リハ, 13(3):213–218, 1985.
7) 伊藤直榮：牽引療法. 細田多穂, 柳澤 健（編）：理学療法ハンドブック, 改訂第2版, pp.1197–1205, 協同医書出版社, 1997.
8) 菅原 仁, 坂口光晴：牽引療法の効果と問題点. 理学療法学, 32(4):253, 2005.
9) 白井康正, 南野光彦：頸椎牽引–頸部組織血流量と表面電極の変化. 総合リハ, 23(1):25–30, 1995.
10) 中村耕三, 大井淑雄：頸椎症の保存療法. 総合リハ, 17(3):177–182, 1989.
11) 大井淑雄：牽引療法. 脊椎脊髄, 9(9):675–678, 1996.
12) 藤井克之（総監訳）, 戸山芳昭（編）：キャンベル整形外科手術書 第5巻 脊椎. 原著第10版, pp.36–43, エルゼビア・ジャパン, 2004.
13) 石村俊信：頸椎牽引療法に関する研究—特に牽引方向と頭蓋の位置・頸椎彎曲との関係について. 中部整災誌, 27(4):1258-1271, 1984.
14) Jackson, R.: Non-surgical therapeutic aims. In Hirsch, C., Zotterman, Y.(eds): CERVICAL PAIN, pp.113–144, Pergamon, Canada, 1972.
15) 澤田 出：頸椎介達牽引療法. 整・災外, 36:995–999, 1993.
16) 本間隆夫：頸椎症の保存療法—その現状と問題点. 脊椎脊髄, 1(6):463–470, 1988.
17) 深町秀彦：牽引療法. 嶋田智明ほか：物理療法マニュアル, pp.200–209, 医歯薬出版, 1996.
18) 下保訓伸, 山本博司：頸椎牽引—末梢循環と膨隆椎間板形態. 総合リハ, 23(1):21–24, 1995.
19) 渡辺栄一, 菊地臣一, 荒井 至：牽引療法. *MB Orthop.*, 10(6):70–75, 1997.
20) 澤井 仁（著）, 日本クリニカル・エビデンス編集委員会（編）：クリニカル・エビデンス日本語版 2002–2003,「腰痛および坐骨神経痛」p.976,「頸部痛」pp.982–985, 日経 BP 社, 2002.
21) 日本整形外科学会診療ガイドライン委員会, 頸椎症性脊髄症ガイドライン策定委員会（編）：頸椎症性脊髄症診療ガイドライン. pp.53–55, 南江堂, 2005.
22) 富永通裕：外来における牽引療法. 整形外科, 38(8):1333–1339, 1987.
23) 奈良 勲（監）：理学療法学事典. p.198, p.454, p.661, 医学書院, 2006.
24) Twomey, L.T.: Sustained lumbar traction. An experimental study of long spine segments. *Spine*, 10(2):146–149, 1985.
25) Nachemson, A.: Toward a better understanding of low-back pain. A review of the mechanics of the lumbar disc. *Rheumatology and Rehabilitation*, 14:123–129, 1975.
26) 山本 真, 笹田 直（監訳）：整形外科バイオメカニックス入門. pp.237–241, 南江堂, 1983.
27) 矢吹省司, 菊地臣一, 添田幸英ほか：腰痛症に対する理学療法—理論と実際. 日本腰痛会誌, 11(1):97–101, 2005.
28) 花井謙次：90–90 腰椎牽引法. *JOURNAL OF CLINICAL REHABILITATION*, 2(6):467–470, 1993.
29) 日本整形外科学会診療ガイドライン委員会腰椎椎間板ヘルニアガイドライン策定委員会, 厚生労働省医療技術評価総合研究事業「腰椎椎間板ヘルニアのガイドライン作成」班（編）：腰椎椎間板ヘルニア診療ガイドライン. pp.60–61, 南江堂, 2005.
30) 井上 悟：牽引療法. 細田多穂, 柳澤 健（編）：理学療法ハンドブック, 改訂第3版, pp.789–802, 協同医書出版社, 2005.

제 3 장
수치료

■ **학습목표**

- 물의 특성과 그 생리학적 작용에 대해서 이해한다.
- 수치료를 위한 기기의 특징과 임상에 응용방법을 이해한다.
- 수중 운동치료의 기본적인 기법을 안다.

물은 전도와 대류에 의해서 열을 전달하고 표재성의 온열치료나 한랭치료로 사용된다. 수치료에서는 생체에 직접적으로 작용하는 인자로 정수압, 부력, 온열 등의 물리적인 것과 물의 함유 성분에 의한 화학적, 약리적인 것이 있다. 간접적인 작용인자로는 환경요소, 심리적 효과 등이 있다. 이들이 종합적으로 작용하여 기관(organ)과 조직 상호간의 조절기능, 저항력, 내성을 높이고 항상성(homeostasis) 기전의 강화나 생체 리듬의 재조정을 시행한다. 더욱이 물은 같은 유체인 공기에 비하여 비열은 약 4배, 열전도율은 약 25배에 도달한다(표 1). 또한 대류에 의한 열 이동속도는 물의 상대속도가 올라감에 따라 상승한다. 물을 교반함으로써 신체에 대한 온도의 영향을 증대한다. 이 때문에 수중에서는 공기 중보다 에너지의 소비가 높은 전신적인 운동을 용이하게 시행할 수 있다. 이것에 의해서 수치료는 신체기능을 개선하고 질병의 예방이나 치료를 위하여 널리 활용되고 있다.

표 1. 물과 공기의 비열 · 열전도율과 밀도

	비열 (cal/g · deg)	열전도율 (cal/cm · sec · deg)	밀도(15°C) (g/cm^3)
물	1.0	0.0014	0.9991
공기	0.24	0.000057	0.00122
비율(물/공기)	4.1	24.6	820

[문헌 1에서부터 일부 변경]

A 물의 물리적 특성과 생리학적 작용

1. 정수압

수중에서는 그 깊이에 따른 압력이 신체에 가해진다. 이 압력을 정수압(hydrostatic pressure)이라 하고 깊이 1 m에 대해 약 0.1기압 상승한다. 물체에 가해지는 압력은 수심에 비례하고 같은 깊이에서는 모든 방향으로 균등하게 가해진다(파스칼의 원리). 이 때문에 수중에서 누우면 균등한 압력으로 신체가 유지되어 이완(relaxation)을 얻기 쉽다.

a. 순환기능에 작용

수위가 50 cm의 깊이에서 누우면 정수압이 0.05기압이 가해져 신체에 걸리는 압력은 대기압과 합쳐서 1.05기압이 된다. 폐포 안은 대기압과 같은 1기압이기 때문에 신체 주위의 압력보다도 낮아진다. 이러한 상태에서 호흡을 하는 것을 음압호흡이라 한다. 음압호흡은 정맥 순환을 촉진시킨다. 이와 같이 수중에서는 정수압에 의해 육상과 다른 혈행 상태를 나타낸다. 또한 기립자세에서도 대기 중에서는 혈액은 하반신에 저류하여 중심 혈액의 양이 경감한다(그림 1A). 그러나 수위가 횡격막 높이까지의 수중 기립자세에서는 정수압에 의하여 대기 중에서 누운 자세와 거의 비슷한 혈행 상태가 된다(그림 1B). 계속

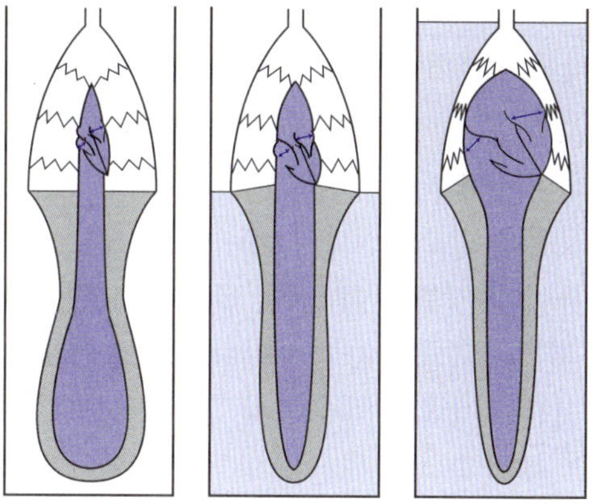

그림 1. 정수압이 혈행 상태에 미치는 영향
[문헌 2에서]

해서 수위가 경부까지 도달하면 말초에 혈액이 감소하여 중심 혈액의 양이 증가한다(그림 1C). 이 때문에 1회 박출량이 증가하여 심박수의 저하가 일어난다.

흉강 내 혈액량의 증가는 흉곽과 정맥의 부분적인 허탈에 의해서 억제된다. 또한 목까지의 수중 침수에서는 이뇨작용이 촉진된다. 이것은 심장 용량이 증가하여 심방이 신장되기 때문이다. 이것에 의하여 심방 나트륨 이뇨 호르몬(atrial natriuretic peptide; ANP)의 분비가 촉진되어 항이뇨 호르몬(antidiuretic hormone; ADH)이나 레닌-알도스테론계(renin-aldosterone system)의 분비가 억제된다. 이 경향은 수온이

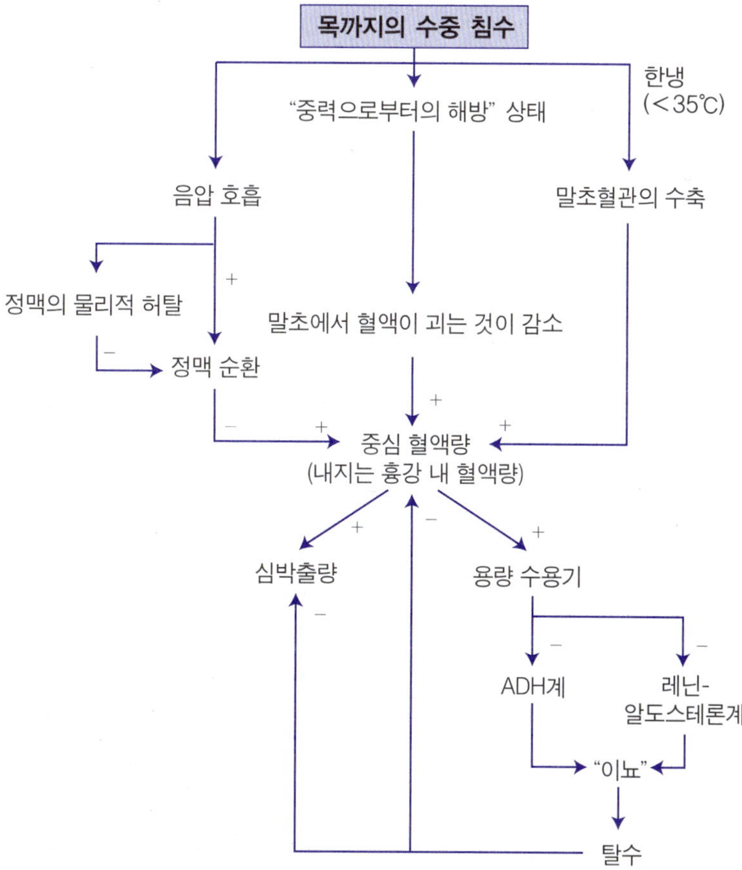

그림 2. 목까지의 침수에 의한 순환기능에의 작용
+는 촉진 내지는 증가를 나타내며 –는 억제 내지 감소를 나타낸다. [문헌 4에서]

낮을수록 촉진된다(그림 2). 또한 110 cm의 수위에서 물이 발에 미치는 수압은 약 83 mmHg이다. 이것은 정상의 확장기 혈압보다 약간 높고 압박을 줄 목적으로 고안된 탄성 스타킹이나 붕대 등과 마찬가지의 효과를 초래한다.[3]

이와 같이 정수압은 정맥 순환이나 이뇨작용을 촉진하여 림프액의 울혈, 부종, 종창의 개선에 유용하다.

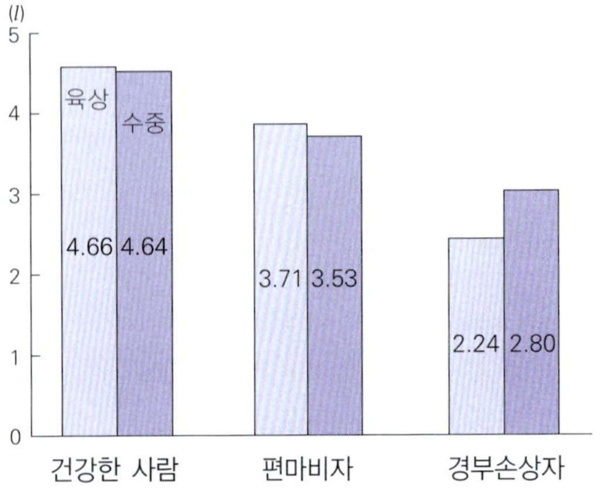

그림 3. 육상과 수중에서의 폐활량

b. 호흡에 작용

수위가 증가함에 따라 정수압에 의하여 복부의 장기가 밀어 올려져 횡격막은 거상한다. 이에 더하여 흉곽이 압박을 받아 폐를 압축하여 전체 폐용량을 감소시킨다. 호흡수는 온도의 상승과 더불어 증가하고 폐포 내 CO_2압은 떨어진다. 폐 환기량도 증가하고 폐활량은 감소한다.

건강한 사람, 편마비환자, 경부손상자를 대상으로 육상과 수중에서 액와부의 폐활량을 측정한 결과를 그림 3에 나타냈다. 폐활량은 수중에서 건강한 사람이 약간 감소하고 편마비자에서는 약 5% 감소한다. 그러나 경부 손상자에서는 약 23% 증가한다. Witzleb에 따르면, 경부까지 물에 담그면 전체 폐용량은 육상에 비하여 0.5~1.5 ℓ 감소한다고 보고하고 있다. 폐활량 분획에서는 어느 경우도 예비 흡기량(inspiratory reserve volume; IRV)이 증가하고 예비 호기량(expiratory reserve volume; ERV)이 감소한다(그림 4). 경부 손상자에서는 복근력의 소실에 의하여 ERV가 작고 결과적으로 폐활량이

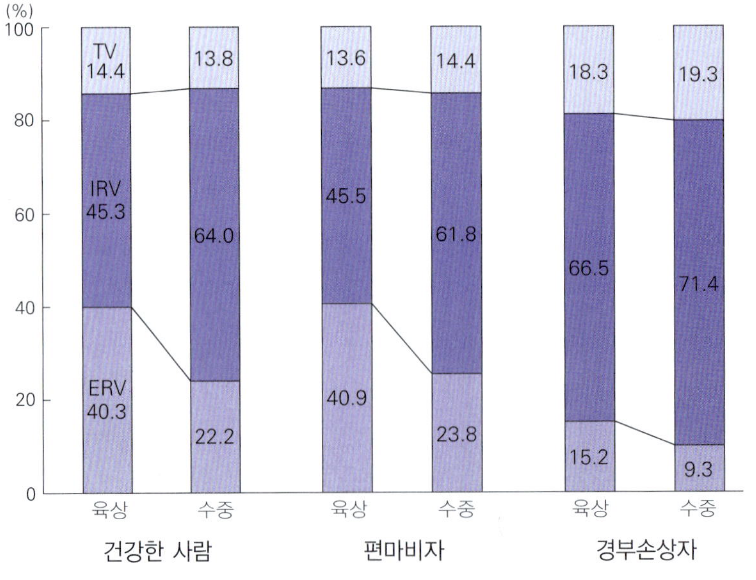

그림 4. 폐활량 구획의 변화 [문헌 5에서]

증가한다. 건강한 사람에서의 IRV, TV(tidal volume, 1회 환기량), ERV의 대략의 비율은 육상에서 45 : 15 : 40, 수중에서는 65 : 15 : 20이다. 정수압에 의하여 호기 시에 폐의 수축이 촉진되어 흡기에는 여분의 힘이 필요하다. 수중에서 호흡의 반복은 흡기근에 큰 부하를 주어 결과적으로는 흉곽의 발달이 촉진되어 폐활량의 증가를 가져온다.

2. 부력

부력(buoyancy)이란 물체가 밀어낸 액체의 중량과 같은 위를 향한 힘이다(아르키메데스의 원리). 수중에서는 부력의 작용에 의하여 체중이 감소한다. 수위에 따라서 하중이나 이에 수반하는 통증을 경감시킨 상태에서의 운동이 가능해진다. 이에 더해서 부력을 이용하여 보조 운동이나 저항운동을 할 수 있다. 위로 향한 운동을 하면 보조운동이 되고 수평방향의 운동에서는 물체의 중량을 지탱하는 지지로서 운동을 도와 근력의 약화를 보전한다. 아래로 향한 운동에 대해서는 저항으로 작용한다.

a. 수중에서의 기립자세와 신체 조절

부력의 영향에 의한 체중의 감소(그림 5)는 운동 시 통증을 경감시키고 동시에 골절치료나 하지관절의 수술 후와 같이 단계적으로 하중을 실을 필요가 있는 경우에 효과적이다. 그러나 이것은 발바닥면(족저면)에서의 하중량으로, 두덩뼈 부위(치골부)의 수위에서 20%의 하중이 경감된다 하여도 엉덩관절에서는 전혀 경감이 없다.

건강한 사람을 대상으로 수중 보행 시 관절위치와 바닥의 반발력을 측정하여 관절 사이의 힘을 구하였다. 시상면(sagittal plane)에서만의 자료이지만, 배꼽 부위 수위에서 빨리 걷기를 할 때 엉덩관절(고관절) 사이의 힘은 육상 보행을 상회한다는 결과가 보고되고 있다. 수위에 주의하고 환자의 상황을 체크하면서 운동을 진행시킬 필요가 있다.

또한 수중 기립자세에서 수심이 제2엉치뼈(제2천골)(두덩뼈 부위) 이하에서는 중력이 우위이며 엉덩관절의 움직임이 신체의 균형을 조절한다. 그러나 제11등뼈(흉추)(칼돌기 부위) 이상에서는 부력이 우위가 되어 두부의 움직임이 신체의 균형을 조절한다. 촉진하고자 하는 운동에 맞추고 동시에 환자 자신이 안정성을 얻는 데

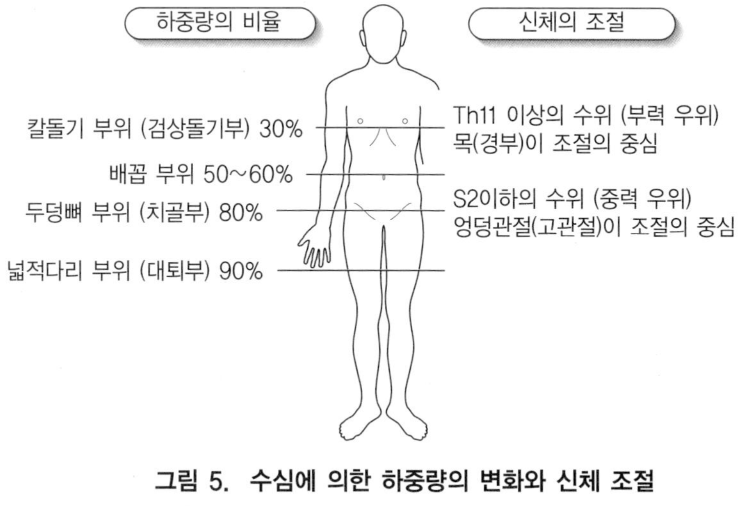

그림 5. 수심에 의한 하중량의 변화와 신체 조절

에도 적절한 수위를 선택할 필요가 있다. 풀에서는 수위의 변경은 용이하지 않으므로 받침대 등을 가라앉히거나 부이(buoy)를 사용하여 대응한다. 부력에 의한 관절의 충격이 경감되어 보다 동적(dynamic)인 운동을 할 수 있다.

b. 물에 떠 있는 자세와 신체 조절

인체의 비중은 지방량과 폐의 공기 용량에 의해 좌우되며 호기 시에는 1.02~1.07이 되어 가라앉지만 흡기 시에는 0.95~0.98이 되어 뜰 수 있다. 인간은 호흡을 조절함으로써 뜰 수도 가라앉을 수도 있다. 그러나 뜨려고 하면 다리부터 가라앉아 버리는 사람이 많다. 누운 자세에서 균형을 잡고 물에 뜨기 위해서는 어떻게 하면 될 것인가.

그림 6과 같이 물에 떠 있는 물체가 있다 하고 그 물체를 제외한 공간의 부피 중심을 부심(center of buoyancy; B)이라 한다. 물체의 중력 중심 위치(G)와 부심 위치(B)가 동일 직선 상에 있는 경우 그 물체는 안정하게 떠 있을 수 있다(그림 6A). 물체를 기울이면 부심 B는 B_1으로 이동한다. B_1으로부터의 선과 B와 G를 연결한 BG선과의 교점을 부력의 경심(metacenter; M)이라 한다. 경심(M)을 중심으로 물체는 흔들(pendulum) 모양으로 움직인다. M이 G보다도 상방에 있으면 물체에는 안정된 위치로 되돌아오려는 힘 즉, 복원력이 생긴다(그림 6B). 그러나 M이 G보다도 하방에 있으면 물체는 회전하여 원래의 위치로 되돌아갈 수 없다(그림 6C).

인체에서도 비중을 가볍게 하고 중력 중심과 부심과의 관계를 고려함으로써 안정된 상태에서 뜰 수 있다. 또한 약간의 신체 움직임에 의하여 용이하게 균형을 무너뜨려 자세반응을 촉진할 수 있다. 뜨는 것에 의해서 항중력근의 활동이 경감되고 신체의 긴장이 풀려 이완할 수 있다.

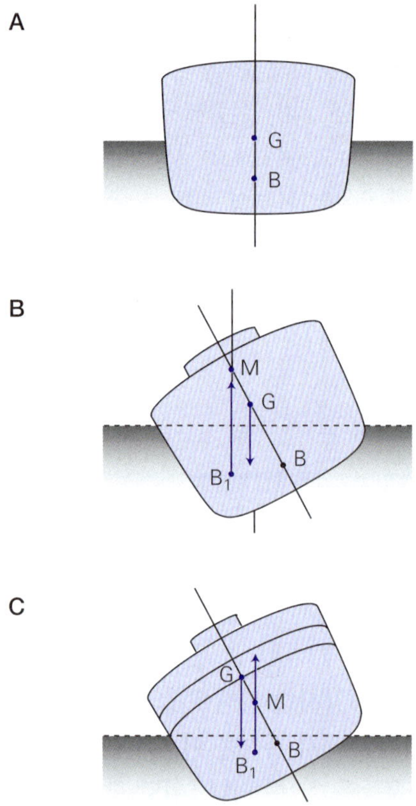

그림 6. 떠 있는 물체의 안정
G : 중력 중심, B : 부심, M : 경심 (metacenter)

3. 물의 저항

수중에서 운동을 하거나 흐르는 물 아래에서 정지(standstill)하는 경우, 인체는 물로부터 다양한 저항을 받는다. 그 저항은 수중에서 운동 속도의 제곱에 비례하고 등속성 운동과 유사하다. 각 사람의 근력이나 체력에 따른 운동 부하량을 줄 수 있고, 그 운동방향도 3차원적으로 조절할 수 있다(그림 7).

a. 파도의 저항

이동하는 물체의 전면에는 파도가 형성되어 수면이 높아진다. 속도가 증가함에 따라 이 파도는 커지고 물체의 이동에 대해서 저항이 된다.

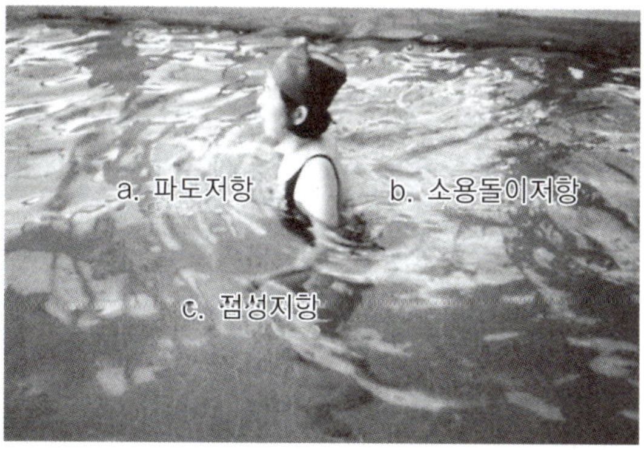

그림 7. 물의 저항

b. 소용돌이(vortex) 저항

수중에서 물체가 움직일 때 그 후방에 소용돌이가 생긴다. 소용돌이는 속도가 증가함에 따라 후방에서 분리하여 반대방향으로 회전하는 2개의 소용돌이를 형성한다. 압력분포는 현저하게 변화하여 진동이 가해진다. 이것을 카르만 소용돌이 파동(von Kármán's vortex street)이라 한다.

소용돌이는 움직이는 물체의 후방에 생겨 음압이 되어 운동의 저항이 된다[소용돌이저항(turbulent)]. 그러나 저항이 될 뿐만 아니라 물리치료사가 환자의 전방을 걸음으로써 음압을 이용한 보조보행이 가능해진다. 최종적으로 소용돌이는 물의 점성에 흡수되어 소멸한다. 또한 벽면에서는 물분자의 부착력이 강해져서 소용돌이가 생기기 어렵다.

c. 점성저항

점성저항(viscosity)은 물분자 사이의 응집력 및 인체나 벽면과 물분자와의 부착력에 의하여 생기는 표면장력이나 마찰저항에 의하여 생긴다. 그 저항력은 유체의 밀도가 클수록 커지고 수온의 상승에 반비례하여 저하한다.

4. 수온

온열 및 한랭에서 신체에 미치는 영향은 제4장 「온열치료」(☞ 47쪽)와 제5장 「한랭치료」(☞ 99쪽)를 참조하기 바란다. 어느 것에서도 진통효과가 있다. 이것은 신경섬유나 사유종말에 대한 반응의 결과일 것이라고 생각되고 있으나 아직 충분히 검증이 되어 있지 않다.

온열자극에 의하여 근방추의 γ섬유에 작용하여 근 경축의 경감작용이 있는 것은 인정되고 있다. 또한 콜라겐조직에 작용하여 연부조직의 신장성을 증가시킨다.

한랭치료는 근방추의 활동을 억제하여 통증역치(threshold)를 상승시키거나 경련을 경감시킨다. 다스트레-모라(Dastre-Morat)의 법칙(피부혈관과 내장혈관과는 서로 상반되게 확장 또는 수축을 한다)에 의하여 반사적으로 내장혈류량이 조절되어 혈압이 유지된다.

a. 생체에 대한 작용 (그림 8)

1) 냉욕 (cold bath), 저온욕

호흡은 얕아지고 미주신경이 긴장하여 서맥이 되지만, 혈관수축에 의하여 혈압이 상승하기 쉽다. 한랭은 불쾌감을 일으키기 쉽고 심혈관 계통에 부담을 줄 가능성이 있어 주의를 요한다. 한랭치료의 금기에는 레이노(Raynaud) 증후군, 한랭과민증 등이 있다.

일반적으로 염증이나 외상성 손상의 급성기에는 한랭법을 이용하고 염증의 아급성기나 만성기에는 온열법을 이용하면 효과적이다. 만성관절류머티스에서는 활막이 콜라겐을 분해하는 효소를 분비하므로 관절연골의 파괴를 일으킨다. 이 작용은 온도가 상승하면 활성화하기 때문에 한랭치료가 보다 적합하다. 한랭자극이 신경근접합부의 기능을 개선하여 중증의 근 무력증에 효과적이라는 연구 보고도 있다.

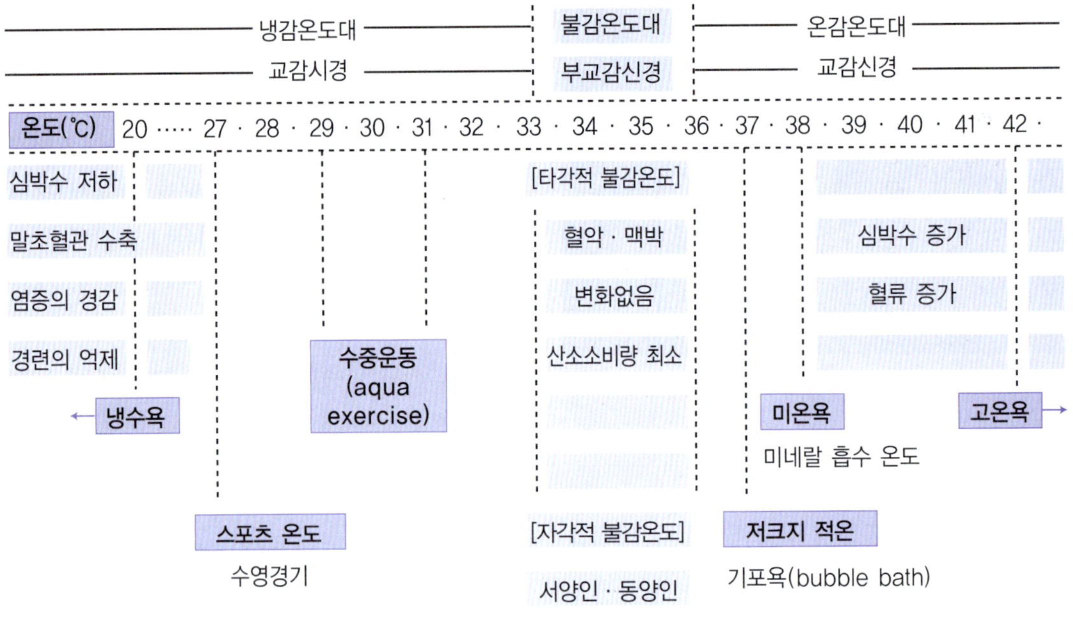

그림 8. 수온에 의한 생리적 반응과 적응 [문헌 6에서 일부 변경]

2) 불감온도욕

체온과 가장 가까운 33~36°C를 불감온도(indifferent temperature)라 호칭한다. 자각적 불감온도는 차갑게도 따뜻하게도 느끼지 않는 온도이며 타각적 불감온도는 온열효과에 의한 대사 부활, 신경자극작용이 적고 순환기계, 산소소비량 등에 가장 영향이 없는 수온이다.

불감온도에서는 교감신경 억제, 레닌(renin)의 저하로 작용한다. 혈액 점성도의 저하, 콜라겐 연화 등 혈전성 질환에 바람직하다.

3) 미온욕

미온욕(38~40°C)에서는 어느 정도 긴 시간을 목욕할 수가 있어 혈관의 확장작용이 서서히 일어나기 때문에 미네랄 성분이 피부로부터의 흡수에 적합하다.

4) 고온욕

42°C이상의 고온욕에서는 체내 온도의 상승을 방지하기 위한 온열성 혈관확장, 빠른 맥박, 정신 흥분 등의 작용이 관찰된다. 혈중 카테콜아민의 증가가 있고 교감자극작용을 나타낸다.

고온, 저온 모두 자극으로 신체에 무언가의 스트레스를 준다. 또한 온도에 의한 느낌은 인종, 실온, 습관 등에 의해 차이가 있다는 것을 염두에 둘 필요가 있다.

b. 체온 조절

체온 조절은 시상하부에 있는 중추에서 조절된다. 체온은 신체가 만들어내는 열(화학적 조절, 지방의 연소)과 열의 방출(물리적 조절)에 의하여 생체 항상성(homeostasis)을 유지한다.

만들어내는 열은 기초대사에 더하여 근 활동 등 신체의 에너지 소비에 의해서 이루어진다. 체내에서 만들어내는 열의 양은 안정 시에도 20~30%가 근 활동에 의한다. 떨림은 근육의 불수의 운동이며 약 350 kcal/hr 정도의 열 생산을 수반하여 체온을 유지 시 효과적인 것이다.

방열방식에는 대류, 방사, 증발, 전도가 있다. 공기 중에서의 방열은 대류, 방사, 증발이며 온도 상승에 수반한 주된 것은 증발이다.

물 속에서는 전도, 대류가 대부분이고 증발은 극히 적다. 또한 물의 비열은 공기의 약 5배, 열전도율에서는 약 23배에 이른다. 결국 물은 온도가 상승하기 어렵고 신체 열의 상실량은 공기 중에 비하여 매우 크다. 이에 더해서 수중에서의 운동은 난류(turbulent flow)를 일으키고 거듭 대류 방열의 증가를 초래한다. 이 때문에 수중에서는 신체가 열을 만들어내는 작용이 촉진되어 많은 에너지를 소비하기 때문에 비만치료 등에 적합하다. 그러나 성인과 마찬가지로 체온조절이 가능해지는 나이는 12~13세라 한다. 소아나 장애가 있는 사람에서는 쉽게 체온의 하강이 일어나 주의가 필요하다. 수중에서의 운동 내용이나 목적에 따라서 수온을 설정할 필요가 있다.

B 물의 성분과 생리적 작용

1. 함유성분

물에 함유된 화학물질에 의하여 여러 가지의 효용이 있다(표 2). 물의 주성분에 의한 생체에 대한 영향은 비교적 명백하다. 그러나 대부분 같은 성분이라고 생각되는 온천에서도 효능이 다르다. 이것은 미량성분의 영향이라고 생각되는데 분명하지는 않다. 성분을 흡수하는 방법으로는 목욕이나 광물성 진흙(mineral mud) 습포와 같이 경피적으로 시행하는 방법 이외에 마시거나 흡입하는 등의 방법이 있다.

온천수에 함유되는 여러 가지의 염류는 표피의 단백 지방과 화합하여 피부에 얇은 막을 만든다. 이 피막에 의하여 열의 방산이나 수분의 증발을 방지하여 온열효과를 지속시킨다. 황산나트륨(망초천), 황산칼슘(석고천), 식염에는 특히 이 작용이 강하다. 기타 샘물의 질에 의한 효능은 피부질환, 물을 마시는 것에 의한 위염이나 변비에 대해서 발휘된다.

경피적인 흡수는 미량이기 때문에 그 전신적 효과를 의문시하는 사람도 있다. 그러나 탄산가스(CO_2)천, 황화수소(H_2S)천은 용이하게 피부를 투과하여 강한 혈관 확장, 혈류 증가 작용을 한다고 한다.

인공 염류천욕제가 판매되고 있는데 이들도 대부분 온천과 마찬가지의 보온효과와 혈관 확장 · 혈류 개선작용에 의하여 혈압 강하효과를 기대할 수 있다. 또한 CO_2, H_2S가스는 비중이 공기보다 무겁기 때문에 환기에 충분히 주의를 할 필요가 있다.

2. 방향 효과

아로마테라피(aromatherapy)라는 말을 처음 사용한 것은 프랑스의 화학자 가트포제(Gattefosse)(1928년)라 한다. 그러나 그 역사는 오래되었고 일본에서도 창포탕이나 유자탕으로서 친숙해져 있다.

방향은 심신을 이완시키고 쾌적한 공간을 만들어 자연 치유력(면역력)을 높인다. 또한 유칼리(eucaly), 타임(thyme) 등과 같이 항균작용을 갖는 방향유도 있다. 방향욕(aroma bath)은 욕조에 방향유를 몇 방울 흘려서 반드시 교반하여 섞으면서 목욕을 한다. 이것은 방향유가 수용성이 아니어서 수면에 떠올라 농도의 차이가 생기기 때문이다.

방향유의 성분은 피부로부터 흡수되는 것만 아니라, 휘발하는 것에 의하여 코나 폐의 점막으로부터도 흡수된다. 온열효과에 의하여 신진대사가 촉진되고 방향유의 효능도 추가되어 이완효과를 기대할 수 있다. 항균작용이 강한 방향유를 사용함으로써 공간의 정화에도 도움이 된다. 다만 향은 개인의 기호가 강하여 사용 시

표 2. 온천수의 성분과 효능

온천수의 명칭	성분	효능 및 주의점
단순천	함유성분이 물 1kg 중 1g 미만의 것	비특이적 자극작용이 있으며 효과는 완만하고 이용범위가 넓다.
식염천 (나트륨 염화물 샘)	식염	피부 부착에 의한 보온작용 기도점막의 분비물의 용해 나트륨의 체내 저류를 피할 필요가 있는 고혈압증, 심장 · 신장질환 등에서 부종을 수반하는 경우에는 이용하지 않는다.
칼슘천	중탄산칼슘 중탄산마그네슘	칼슘의 항염증작용, 항경련작용 중탄산염에 의한 위산의 중화작용
탄산수소염천	유리 탄산	성분의 피부 부착에 의한 보온 진통소염작용, 말초혈관 확장작용, 이뇨, 요산 배설작용.
철천 (녹반천 · 탄산철천)	총 철이온 20mg이상	조혈기능 항진작용
단순 이산화탄소천 (탄산천)	이산화탄소	말초혈관 확장, 순환의 개선작용 위액 분비, 위장 연동운동의 촉진, 이뇨작용. 궤양 등이 있는 경우는 출혈을 촉진하는 일이 있으므로 주의가 필요하다.
산성천	수소이온	살균작용에 의한 무좀, 습진 등 피부질환의 개선. 산성의 강한 자극에 의하여 피부염을 발생시키거나 일시적 간기능 저하를 일으키는 일이 있다.
방사능천	라돈 100억분의 30 큐리 (Ci)이상. 기타, 라듐천 등	진정, 진통작용, 창상의 치유 촉진 이뇨작용, 요산 배설의 촉진
유황천	유황 기타, 황화수소천 등	부신피질 호르몬의 분비촉진에 의한 항염증작용 기도점막의 분비물의 용해, 보온 및 진통작용 황화수소의 말초혈관 확장 혈류 증가작용 및 장의 연동운동 촉진 금속 해독작용, 요산 배설작용 피부가 과민한 사람은 피부염을 일으키는 일이 있다.
황산염천	망초천 : 황산나트륨 석고천 : 황산칼슘 쓴맛 천 : 황산 마그네슘 명반천 : 황산 알미늄	말초순환 촉진작용, 탄산의 형성에 의한 보온 및 진통작용, 담즙의 분비촉진 장의 연동운동 촉진 황산칼슘은 펩신작용을 억제하기 때문에 식사의 직전 및 직후의 음용은 피한다.
타라소	해수, 해조류, 해니(mud)	보온효과, 요드의 갑상선 기능 항진작용

[문헌 8에서부터]

에는 개별적 주의가 필요하다.

C 수치료의 실제

아래에 여러 가지 물의 특성을 이용한 기기에 대해서 소개한다. 어느 것도 단독적인 치료가 아니라, 병행 또는 종료 후 치료적 운동과 함께 치료하는 것이 바람직하다. 수치료는 주의하며 신중하게 시행하면 금기는 적다. 감각둔화가 있는 부위라도 온도 설정 등을 주의해서 시행하면 사용할 수 있다. 그러나 질환의 급성기, 강한 염증증상이나 심한 통증이 있는 시기 또는 위·십이지장궤양 기타 소화기나 골반 내 기관 등에 출혈경향이 있는 경우에는 시행하지 말아야 한다.

1. 회전욕

온열효과에 더해서 와류에 의한 물리적 자극을 주어 순환의 개선을 도모한다. 회전욕(whirlpool bath)에는 전신을 담그는 것부터 하지, 상지 등 국소욕 형태가 있다(그림 9).

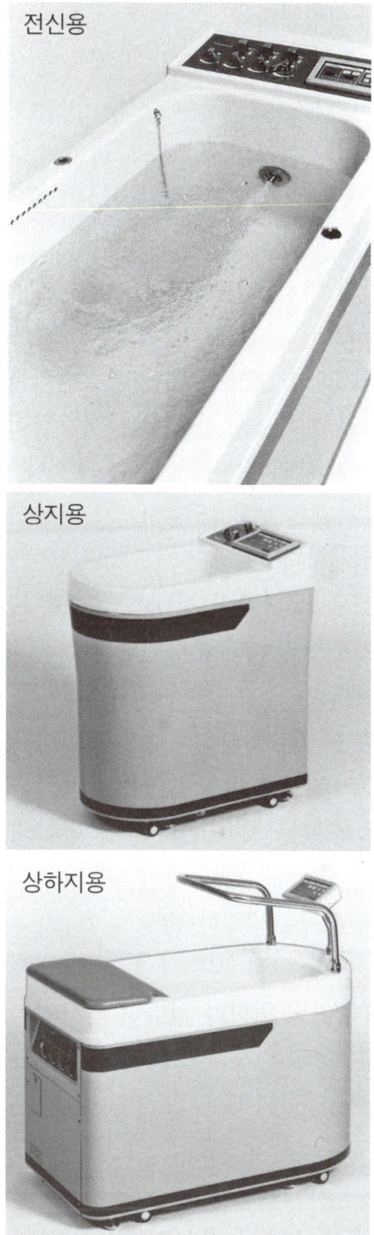

그림 9. 회전욕 (whirlpool bath)
(자료제공; 사카이 의료)

국소욕은 전신욕에 비하여 신체에 대한 영향은 적고 간편하다. 욕조 내의 분사기(ejector)는 온수를 흡입하여 공기와 함께 분출한다. 분출 노즐의 각도, 세기, 기포의 혼합량을 조절할 수 있는 형식의 것도 있다.

분사기에 의하여 국소에 대한 마사지효과를 높인다. 어느 정도 개방창이 있어도 사용할 수 있다. 혈행을 개선하고 분비물이나 가피(부스럼 딱지)를 제거하여 창상의 치유를 촉진한다. 창상부의 치료에서는 그 부위의 세정이나 감염예방을 위하여 히비텐용액 등을 주입한다. 2차적인 감염의 예방에는 최대한 주의를 기울일 필요가 있다. 이 밖에 외상 후의 국부의 혈행불량, 관절구축, 통증, 종창의 치료에 이용된다.

아래에 치료의 순서와 요점을 요약한다.

① 처방내용을 확인하고 감각장애 등 치료 상 문제가 되는 증상이 없는지 평가한다.

② 환자에게 치료목적, 순서 등에 대해서 간결

하게 설명한다.

③ 치료부위에 따라서 회전욕장치를 선택한다(상지, 하지, 허리 등)

④ 증상이나 환자의 호소를 고려하여 수온(보통은 38~42°C)을 설정하여 욕조를 채운다. 필요에 따라 소독액을 주입한다.

⑤ 환자가 가급적 안락한 자세를 취할 수 있도록 의자나 받침대를 설치한다. 의복의 걷어올림에 의한 압박에 대해서도 주의한다.

⑥ 분사기의 위치를 설정한다. 개방창이나 통증이 강한 부위에는 직접 대지 않는다.

⑦ 치료시간은 보통 15~20분으로 하고 타이머를 설정한다.

⑧ 치료 중의 환자의 상태를 체크하고 문제가 있으면, 수온이나 분사기의 위치를 재조정한다. 개선이 되지 않으면 중지한다.

⑨ 치료 중 필요하다면 능동운동이나 능동보조운동의 지도를 한다.

⑩ 종료 후에는 체 표면의 물을 닦아내고 욕조는 완전히 배수하여 하이아민 용액이나 히비텐 용액으로 세정한다.

⑪ 증상이 악화된 경우나 1주일 정도 치료를 계속하여도 변화가 없다면 의사와 상의하여 치료수단의 변경을 고려한다.

A

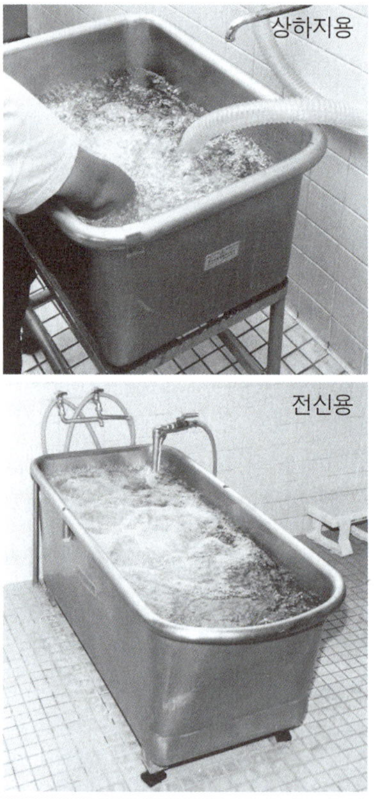

B

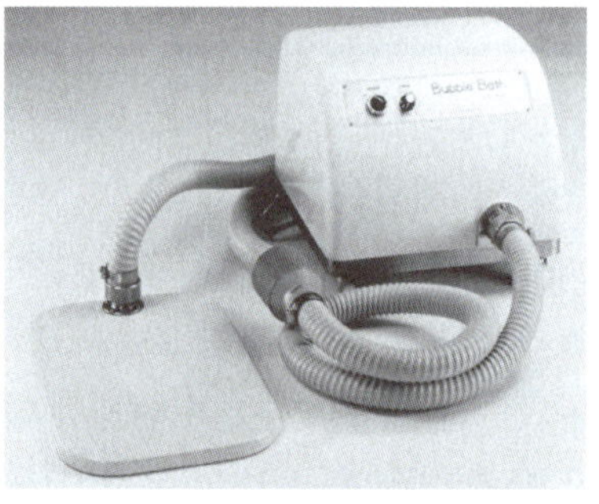

그림 10. 기포욕 (bubble bath)
A : 기포욕조
B : 기포발생장치 [자료제공 : OG기연]

2. 기포욕

기포욕(bubble bath)은 욕조 저부의 기포판으로부터 공기를 분출시켜 기포를 형성한다. 기포욕은 환부 전체에 대한 마사지 효과와 말초혈관의 확장작용을 기대할 수 있다. 기포량은 증상에 따라서 조절한다. 회전욕조와 마찬가지로 전신을 담그는 것부터 국소욕의 형식이 있다(그림 10A). 기포발생장치(그림 10B)를 이용함으로써 일반 욕조에서도 기포욕을 할 수 있다. 기포 소멸 시에 초음파를 발생한다.

개방창이 있는 경우에는 창상부의 세정이나 감염예방을 위하여 히비텐 용액 등을 주입한다. 혈행불량, 관절구축, 통증, 종창의 치료에 이용된다. 회전욕보다 국소적인 압력의 집중은 적고 기계적 작용은 낮으나 피로회복 등의 목적에 보다 적합하다.

치료의 순서와 요점은 회전욕의 항에 준한다.

3. 교대욕

교대욕(contrast bath)은 환부를 온수와 냉수조에 번갈아 담그어 혈관의 수축, 이완능력을 높여서 말초순환장애의 개선을 목적으로 사용한다. 단단(절단 끝)통, 종창 등의 만성 염증증상, 외상성 혈종의 흡수 등에 이용된다. 버거(Buerger)병이나 동맥 폐색성 경화증 등 말초동맥 폐색질환에 대해서도 말초조직에서의 산소소비를 증가시켜 측부 혈행의 형성을 촉진할 목적으로 사용한다. 그러나 허혈상태가 심하고 궤양이나 안정 시 통증 질환들은 대상이 되지 않고 오히려 금기이다.

치료의 순서와 요점은 아래와 같다.

① 교대욕은 환부측 사지를 온욕(38~43°C)과 냉욕(10~18°C)에 각각 4분, 1분, 4분 또는 5분, 2분, 5분으로 번갈아 담그고 15~25분간 시행한다. 온욕부터 시작하여 온욕으로 끝난다.

② 치료 자극량은 수온, 침수시간, 횟수 등을 변화시킴으로써 조정한다.

③ 기타의 순서에 대해서는 회전욕의 항에 준한다.

4. Hubbard 탱크

Hubbard 탱크라는 명칭은 발명자의 이름에 유래한다. Hubbard 탱크는 환자를 누운 자세 그대로 이동하여 사용할 수 있으므로 수술 후 등 일어나 앉아있는 것이 불가능한 시기부터 이용할 수 있다. 팔다리(상하지)의 벌림(외전)운동을 충분히 시행할 수 있는 공간이 있고 중앙이 움푹 팬 것에 의해서 물리치료사가 운동보조를 하기 쉬운 형상으로 되어 있다(그림 11). 기포발생장치를 사용하여 전신적인 말초혈관의 확장작용을 증대시킨다. 이젝터(ejector)를 병용하여 국소적인 마사지나 고유수용기 자극을 줄 수도 있다. 엉덩관절 질환의 수술 후 광범위한 열증이나 욕창 치료 등에 사용된다. 열증이나 욕창 치료의 과제는 괴사조직의 제거와 감염예방이다. 히비텐 용액 등을 주입하여 치료한다. 열증 치료용의 탱크도 있으며 감염예방을 위해 은(silver) 이온 살균장치가 내장되어 있고 욕조는 청소하기 쉽도록 단순한 형태로 되어 있다. 또한 열증 환자의 치료에는 탱크에 생리적 식염수를 채워서 시행하는 방법(saline bath)도 있다. 이것에 의해서 생체조직과 침투압을 같게 하여 조직세포에 대한 자극을 최소한으로 한다.

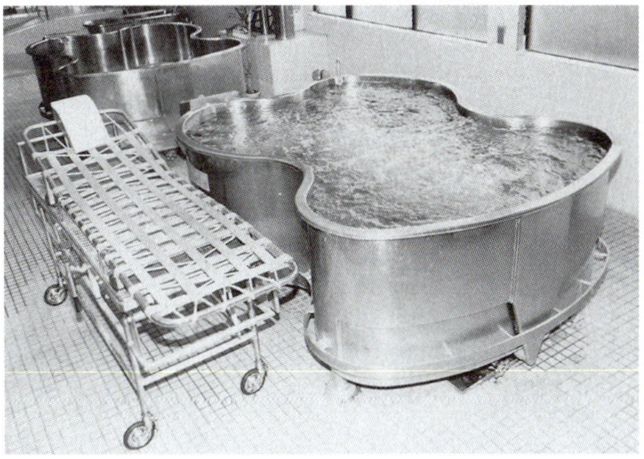

그림 11. Hubbard 탱크

순서는 회전욕의 항에 준한다. 요점은 아래와 같다.

① 수술 후의 일인 경우도 많고 불안감이나 공포심이 심한 경우가 있으므로 시행 전에 치료 목적이나 순서 등을 충분히 설명하여 이해를 구한다.

② Hubbard 탱크에 부속된 스트레처 위에 환자를 이동한다.

③ Hubbard 탱크 안의 승강기를 상승시키고 스트레처의 윗부분을 활주시켜 승강기 위로 이동한다. 이동 후에 승강기를 내려 환자를 탱크 안에 침수시킨다.

④ 온도는 37~40°C, 치료시간은 15~20분

으로 한다. 환자는 발병한 지 얼마 되지 않고 체력도 부족한 경우가 많으며 전신욕이기 때문에 수온은 약간 낮게 설정하는 편이 좋다. 환자의 상태나 운동내용에 따라서 온도나 치료시간을 조절하면서 진행시킨다.

⑤ 물에 익숙해지고 몸의 상태가 회복되면 조기에 운동욕(풀) 치료로 옮겨가 보다 동적인 운동을 시행한다.

탱크가 2개 이상 있는 경우는 욕창이나 열증, 감염증에 대한 전용의 탱크를 설치하여 둠으로써 2차 감염을 예방하기 쉽다.

다만 Hubbard 탱크는 1회의 치료에 1톤 이상의 급탕이 필요하고 비용이나 세정에 시간이 걸리는 등의 문제 때문에 사용이 줄어들고 있는 것이 현 상황이다.

5. 특수 목욕법

a. 사우나, 증기욕

공기나 증기가 열 매체이기 때문에 매우 고온(60~80°C)의 적응이 가능하다. 신진대사가 항진되고 발한량이나 맥박수가 증가한다. 정수압이나 점성저항의 영향을 받지 않고 높은 온열효과를 기대할 수 있다. 심부전, 고도의 고혈압증이나 동맥경화증 등에는 금기이다.

b. 모래욕

천연 모래욕은 모래 해변에 솟아오르는 온천이며 적당히 데워진 모래를 이용한다. 누운 자세의 목욕에서 모래 무게에 의한 정맥 순환의 증가와 높은 온열효과를 나타낸다. 다타카(田中) 등[6]은 모래욕(50°C)을 15분간 시행한 결과 뚜렷한 말초혈관 저항의 감소와 심박출량 증가가 관찰되고, 피부의 열 자극과 혈관확장에 대한 반사적인 교감신경 활동의 항진, ANP의 상승이 나타났다고 보고하고 있다.

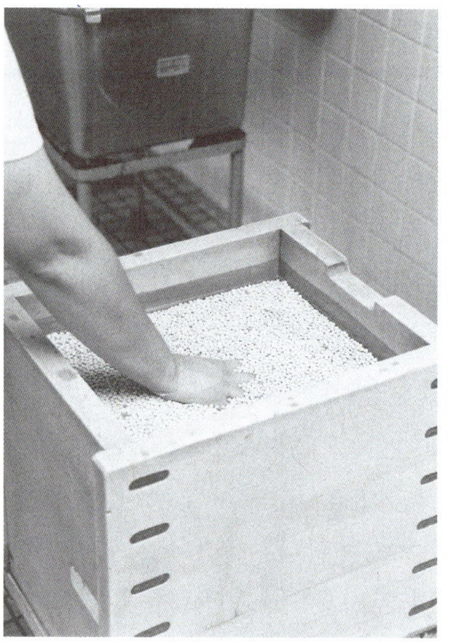

그림 12. 세라믹욕

c. 세라믹욕

세라믹 입자를 채운 욕조에 38~42°C의 온수를 넣어서 사용한다(그림 12). 세라믹은 인위적으로 불을 통해서 만들어진 비금속의 무기질 고체재료이다. 특성으로서는 열에 강하고 마모되기 어려우며 인체에 자극성과 독성이 없다. 온열효과에 더하여 세라믹 입자에 의한 마사지 효과가 있고 운동 시의 자극량을 증가시킨다. 능동운동을 시행하면서 사용한다. 운동은 근혈류량의 증가작용에 있어서 온열보다 우수한다.

6. 풀

a. 수질관리

풀은 다른 장치와 달리 물의 교체나 청소가 용이하지 않다. 이 때문에 수질오염이 일어나 눈, 귀, 목구멍, 피부 등의 감염성 질환에 걸리기 쉽다. 최근에는 순환여과장치를 설치한 풀도 많고 오존 처리나 자외선 처리에 의한 살균장치를 설비하고 있는 경우도 있다. 이들의 살균방법은 염소제제만이 아니라, 분해할 수 없는 오염물질을 분해사기나 살균효과를 강화하는 효과가 있다. 그러나 잔류효과는 전무하며 염소소독과 병용해야 한다. 염소에 의한 살균소독은 간편하고 안전하며 값도 저렴하여 아직도 주류를 이룬다.

표 3에 풀의 수질기준과 그 농도에 의한 영향을 나타냈다. 이들의 기준은 풀 본체의 물 용량의 합계가 100 m^3 이상의 유영용 풀을 대상으로 하고 있으나 용량을 충족하지 못하는 것이라도 이들의 수질기준에 준하는 것이 바람직하다. 수소이온농도는 높아지면(알칼리성으로 기울나) 염소의 살균효과가 저하된다. 살균효과를 높이기 위해서는 pH는 가급적 낮은 편이 좋다. 그러나 낮아지면(산성으로 기울다) 배관이나 순환여과장치 등의 부식을 촉진하는 원인이 된

표 3. 풀의 수질기준과 그 영향

항목	풀의 물		영향
	후생성(2001)	문부과학성(2002)	
수소이온농도(pH)	5.8 이상, 8.6 이하		눈, 피부, 점막 자극 알칼리성의 경우 : 세균, 수초의 증식
투명도 · 색조 등		수중에서 3m 떨어진 위치에서부터 풀의 벽면이 명확하게 보이는 정도	불쾌감, 안구손상 수중의 시계불량에 의한 충돌사고
탁도	2도 이하		
과망간산칼륨 ($KMnO_4$) 소비량	12 mg/ℓ 이하		불쾌감, 염소소독제의 소모
유리잔류염소농도	0.4 mg/ℓ 이상, 1.0 mg/ℓ 이하		트리할로메탄의 생성 고농도의 경우 : 눈, 피부,점막 자극 저농도의 경우 : 세균 · 수초의 증식
이산화염소농도	0.1 mg/ℓ 이상 0.4 mg/ℓ 이하		고농도의 경우 : 메토헤모글로빈혈증, 용혈성빈혈증 저농도의 경우: 세균 · 수초의 증식
대장균군	검출되어서는 안 된다.		수계감염증, 아데노바이러스 감염증 등의 발생
일반세균군	200 CFU/ml 이하		
총 트리할로메탄	0.2 mg/ℓ 이하		간, 콩팥장애, 발암성
기타 · 적요	원수에 따라 적용 제외가 있다	원수는 음료수의 기준에 적합한 것이 바람직하다.	

CFU (Colony Forming Unit) : 적절한 배지에서 배양한 균이 만드는 집단의 수
[문헌 10에서부터 일부 변경]

다. 인체에 대한 영향을 고려하여 기준을 엄수한다. 과망간산칼륨의 소비량은 수중의 유기물량의 오염의 정도를 나타내는 지표이다. 유리 잔류염소농도는 소독관리의 지표이다. 대장균은 염소농도 0.1 mg/ℓ 에서는 5분간에서 사멸하고, 0.2 mg/ℓ 에서는 순식간에 사멸한다. 일반의 살균은 염소농도 0.4 mg/ℓ 미만에서도 단시간에 거의 사멸하지만, 바이러스는 불활성화되지 않는 경우가 있다. 농도가 지나치게 낮으면 살균효과를 얻을 수 없다. 그러나 지나치게 높으면 피부나 각막에 장애를 일으킨다. 염소는 소독작용 그 자체나 자외선, 암모니아 등에 의해서 항상 소비되어 기준치를 관리하는 것이 필요하다. 일본 후생노동성에서는 오전 1회 이상, 오후 2회 이상의 검사를 매일 시행하는 것이 바람직하다고 하고 있다.

총 트리할로메탄은 인체에 유해한 발암성 물질이며 염소살균의 부생성물로서도 발생한다. 최근에는 이산화염소(아염소산) 살균이 주목을 받고 있어 일본에서도 소독제로서 사용할 수 있게 되었다. 종전의 염소 살균에서는 유해물질인 트리할로메탄이 동시에 생성되지만, 이산화염소에서는 그 생성이 거의 없다. 염소와 마찬가지로 오랜 잔류효과가 있는데다가 염소보다 강한 살균력이 있고 반응속도도 빠르다. pH값에 크게 좌우되지 않고 알칼리 쪽에서도 살균력이 저하함이 없이 폭넓은 pH값 안에서 안정적으로 살균효과를 얻을 수 있다. 그러나 반응하지 않고 남은 아염소산농도가 높아지면, 헤모글로빈 장애나 빈혈 등 인체에 나쁜 영향을 준다. 정기적으로 농도를 측정하여 수질을 적정하게 관리하는 것이 필요하다. 또한 수질관리에는 보균자를 입수시키지 않을 것과 입수 시의 청결(샤워 등)을 철저하게 하도록 하는 것이 중요하다.

b. 입수방법과 주의할 점

① 환자는 배설을 미리 끝내둔다(소변의 배설장애가 있는 사람은 배뇨 주머니를 장착한다). 외상이나 몸의 상태를 체크하여 문제가 있으면 중지한다.

② 수영복으로 갈아입는다. 아래위로 갈린 분리형의 것이 착탈의가 용이하다. 손가락에 문제가 있는 사례에는 지퍼에 루프가 부착되어 있어 착탈의를 하기 쉽도록 고안된 수영복도 있다. 또한 키가 넓적다리(대퇴부)까지의 것(square cut)은 고령자에게도 받아들여지기 쉽고 변형성엉덩관절증의 수술 후의 환자에서는 수술한 상처가 숨겨지는 것도 이점으로 되어 있다. 소아나 운동성이 적은 사례에는 보온성이 높은 수영복을 선택하는 것도 중요하다.

③ 약간 미지근한 샤워를 말초부터 하여 화장이나 헤어로션 등은 씻어내고, 입안의 위생에도 주의한다. 편마비환자 등에서는 감각의 저하 때문에 마비 쪽의 입안에 음식물이 남아있는 경우가 많아 주의가 필요하다.

④ 기능이나 상태에 맞춰 입수방법을 선택한다. 입수를 용이하게 하기 위해서는 난간이 부착된 경사대나 계단을 설치하거나 리프터나 샤워용 휠체어를 이용하는 것도 효과적이다.

⑤ 증상에 맞춘 운동치료를 지도한다.

⑥ 수중에서의 운동은 피로하기 쉬우므로 운동시간에 주의를 한다(15~20분 정도부터 시작하여 서서히 시간을 연장한다).

⑦ 퇴수 후는 약간 따뜻한 샤워 등을 하고 휴식도 취하며 수분도 공급한다. 몸에 붙은 물방울은 기화열에 의해서 체온을 빼앗는 원인이 되기 때문에 신속하게 닦는다. 마비가 있는 환부 쪽 팔다리는 찰과상 등의 외상을 받기 쉬우므로 치료 전후에는 반드시 체크한다.

c. 수중에서의 운동강도

육상과 수중에서 동일한 운동을 할 때 수중 운동 중의 심박수는 공기 중 운동 시 보다 10~20박/분이 적다. 이것은 정수압에 의하여 정맥 환류량이 증가하고 1회 심박출량의 증가에 따른다고 생각된다. 육상과 수중에서 운동 시의 심박수는 동등하게 취급할 수 없다. 비교를 할 때는 보정이 필요하다. 미국의 수중운동협회(Aquatic Exercise Association; AEA)에서는 수중에서의 목표 심박수는 Kavonen식을 변경하여 다음 등식으로 구하고 있다.

【 예 】연령 50세, 안정 시의 심박수 60박/분, 지정 운동강도를 70%로 한 경우

목표 심박수 = (220 − 연령 − 안정 시의 심박수) × 지정 운동강도 (× /100) + 안정 시의 심박수 − 17 = (220 − 50 − 60) × 0.7 + 60 − 17 = 120

이 되어 목표 심박수는 120 박/분이 된다.

Dehn과 Mullins(1977년)의 보고에 따르면 운동강도는 최대 산소섭취량이 80% 이상이 되면 심혈관계의 문제가 일어날 위험성이 급증하기 때문에 알맞은 운동강도는 60~80%가 바람직하다고 한다. 운동의 지속시간에 대해서도 최대 산소섭취량 75%의 운동강도라면 20~30분이 적합하고, 운동의 빈도는 1주일에 3~4회 정도가 바람직하며, 그 이상 시행하면 정형외과적 합병증의 위험도가 증가한다고 한다.

그리고 심박수의 계측은 수중운동에서는 운동 중지 후 급속히 심박수가 감소하므로 6초간 측정하여 그 값을 10배하는 방법이 좋다. 또한 간편한 방법으로서는 주관적 운동강도(rate of perceived exertion; RPE)를 이용하는 방법도 있다(표 4). RPE값은 10배 곱함으로써 그 운동 시의 심박수를 추측할 수 있다. 지방세포는 심박수 120~140의 중등도의 운동(무리없이 호흡할 수 있는 정도)에 의해 연소한다. 심박수 140이상의 강한 운동에서는 당질의 연소에 의한 에너지 발생이 많다.

표 4. 주관적 운동강도

RPE값	
6	
7	매우 편하다
8	
9	상당히 편한다
10	
11	편하다
12	
13	약간 힘들다
14	
15	힘들다
16	
17	상당히 힘들다
18	
19	매우 힘들다
20	

[문헌 12에서부터]

d. 기타 장치

1) 유수발생장치

유수(흐르는 물)에 의해서 카르만 소용돌이가 일어나 운동에 대한 저항이 증가한다. 피하지방이나 근육을 힘차게 진동시키는 유출(flutter)현상이 일어난다. 이에 더하여 초음파의 발생에 의해서 기계적 진동이나 심부 온열효과를 기대할 수 있다.

아카미네 등은 요통 증상사례를 대상으로 4주간 8회 10시간의 수중운동을 유수장치를 사용한 상태와 사용하지 않은 상태에서 시행하고, 그 결과를 보고하였다. 유수 하에서 운동을 한 그룹 쪽이 비만의 개선, 무산소성 작업능력 · 무릎

관절 근력 · 폐활량의 증가, 요통증상의 개선, 혈중 HDL 콜레스테롤(좋은 콜레스테롤)의 증가, 유리지방산의 감소가 의미 있게 인지되었다고 하였다.

2) 운동욕조 · 수중 트레드밀

풀 설비가 없는 경우에는 운동욕조를 이용한다. 트레드밀(treadmill)이나 유수장치를 내장시킨 것도 있다. 보다 간편하게 개개의 상태에 맞춘 수온, 수심을 설정하여 운동부하량을 조절할 수 있다.

D 수중 운동치료의 기법

1. Halliwick법

발달보조를 위한 수영지도법으로 J. Mcmillan 등이 기본개념을 만들어냈다. 10단계의 프로그램으로 구성된다(표 5). 수중에서는 자세를 변화시켜서 균형을 유지하는 것(동적 균형)이 시행하기 쉬우며, 움직임을 억제하면서 자세를 조절하는 것(정적 균형)이 곤란하다. 이러한 균형반응을 각각 바로 잡기 반응(정위, righting reaction), 자세 동요(postual sway) 두 가지로 분류하고 있다. 수영지도를 해나가는 가운데 자세반응, 체간 조절능력의 개선을 도모할 수 있어 심리적 효과도 크다. 중추신경계의 질환을 비롯하여 널리 활용된다.

할리윅(Halliwick)법은 순서에 따라서 진행시켜야 한다는 것은 아니며 다양한 동작을 통하여 수중에서의 원활한 운동을 가능케 하는 것이 목적이다.

2. 수중 고유수용성 신경근 촉진법

수중 PNF(Bad Ragaz ring method)는 물의 물리적 특성과 수중운동에서의 자세반응을 이용하여 고유수용성 신경근 촉진법(proprioceptive neuromuscular facilitation, PNF) 패턴과 결부시켜 치료에 응용한 것이다. 근력강화, 가동범위 확대에 더하여 근 긴장을 조정하여 동작의 안정성을 증가하고 운동학습을 진행시킬 수 있다. 수중에서는 육상에 비하여 고정을 얻기 힘들지만 운동에 대한 반응은 용이하게 전신에 파급된다.

● 기본자세 : 바로누운 자세로 수면 위에 이완하

표 5. Halliwick법 10단계 프로그램

단계	구분
① 심리적 순응(mental adjustment)	심리적 적응
② 수중에서의 독립(disengagement)	
③ 전후방향으로의 회전(vertical rotation)	동적 균형
④ 좌우방향으로의 회전(lateral rotation)	
⑤ 복합 회전(combined rotation)	
⑥ 부력의 체감(up thrust)	정적 균형
⑦ 균형의 습득(balance)	
⑧ 소용돌이에 의한 활주(turbulent gliding)	
⑨ 간단한 수영법(simple progression)	수영
⑩ 기본적인 수영법(basic progression)	

[문헌 13에서부터]

여 떠 있는 상태이다. 이를 위해서 목(경부)과 허리(요부)에 부낭을 사용한다. 목은 neck ring이라는 부낭을 사용하고 이것에 의해서 호흡, 의사소통을 확보하여 목의 폄활동에 대한 저항을 제공한다. 허리의 스위밍 링(swimming ring)은 중심위치인 S2의 부구에서 엉덩관절의 운동을 방해하지 않는 위치로 하고, 허리뼈(요추)의 과도한 전만이나 굽힘이 일어나지 않도록 공기압을 조정한다.

- 하지 패턴 : 환자 자신이 신체의 회전을 멈추기 위하여 일으키는 반응을 이용하고 있다. 이 반응은 능동적 역밀기(active counter thrust)라 하고, 엉덩관절 폄에 대해서는 반대측의 엉덩관절 굽힘, 벌림(모음)에는 벌림(모음), 외측(내측)회전에는 외측(내측)회전운동으로 신체의 회전을 제지한다. 이에 반해서 바닥이나 벽 등에 의해서 회전을 제지하는 힘을 수동적 역밀기(passive counter thrust)라 한다.
- 체간 · 상지 패턴 : 하지와는 달리 수면을 활주시킴으로써 유체저항이나 관성의 힘을 이용하여 저항을 가한다.

어느 패턴에서도 물리치료사가 저항을 걸기 때문에 환자 자신의 고정이 필요해진다. 이 때문에 수심을 제 8~11 등뼈(흉추)보다도 얕게 한다든가 풀의 벽을 이용하여 안정성을 얻는다.

PNF의 촉진요소로서 사용되는 최대저항, 맨손접촉, 견인과 압축, 간단하고 명확한 지시, 정상적인 타이밍을 응용할 수 있다. 그러나 운동 시작 시에 신장자극을 이용하는 것은 전단력(shearing force)이 없는 수중에서는 곤란하여 시작자세를 충분히 강조해 둘 필요가 있다(그림 13).

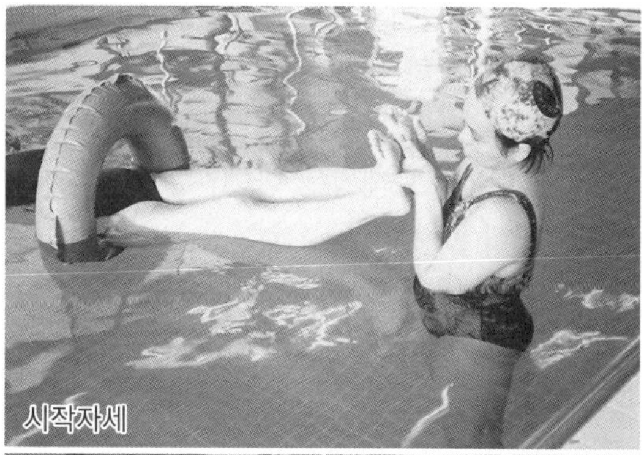

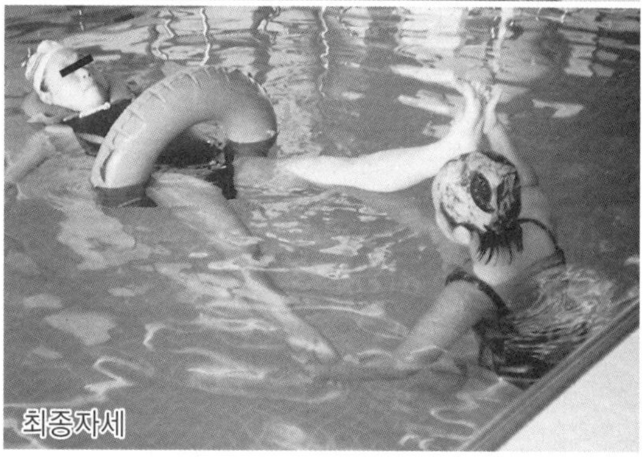

그림 13. 수중 PNF (예 : 하지의 운동 패턴)

시작 자세 (좌)
좌하지 (등척성 수축) : 엉덩관절 굽힘 · 벌림(외전) · 내측회전, 무릎관절 폄, 발목관절 발등굽힘외반, 발가락 폄
우하지 (등장성 수축) : 엉덩관절 굽힘 · 모음(내전) · 외측회전, 무릎관절 폄, 발목관절 발등굽힘내번, 발가락 폄

최종 자세 (우)
좌하지 : 시작 자세와 마찬가지다.
우하지 : 엉덩관절 폄 · 벌림 · 내측회전, 무릎관절 굽힘, 발목관절 발바닥굽힘외반, 발가락 굽힘

3. 와츠법

일종의 이완 테크닉으로 Harold Dull에 의해서 소개되었다. 지압의 개념을 수중에 응용한 Water Shiatsu법(WATSU)이다. 경락(에너지선)을 따라서 신장동작을 반복한다. 수중에서는 육상에 비하여 몸이 가벼워지고 전신의 힘을 빼는 것이 용이하다. 수중이라면 하나의 동작부터 다음 동작으로의 변환이 원활하고 연속적으로 다양한 스트레칭 동작을 할 수 있다.

치료사는 우선 환자와 마주 보고 호흡리듬을

맞추고, 그 후 조용히 바로누운 자세로 한다. 척추를 중심으로 하여 작은 움직임부터 서서히 큰 움직임으로 이행하여 유체저항이나 관성의 힘을 이용하여 스트레칭을 한다. 수면을 회전이 가해지면서 활주하는 것 같은 상태가 된다(그림 14). 효과를 높이려면 상당히 물에 익숙해 있을 필요가 있다. 운동이 수동적이기 때문에 강한 통증이 있는 경우는 조절이 어렵고 수온도 34~35°C정도 되는 것이 바람직하다.

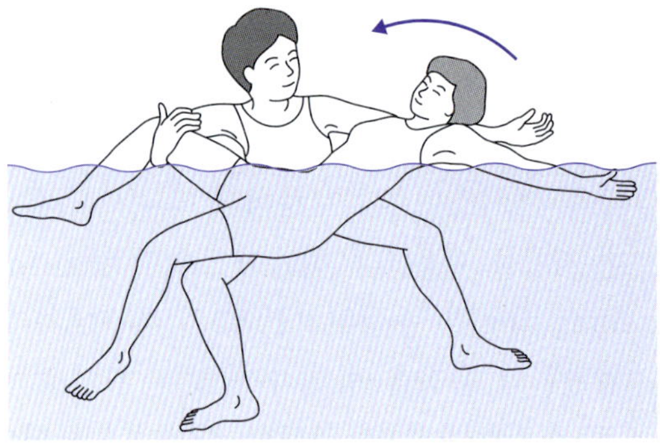

그림 14. 와츠법 (WATSU)
유체저항이나 관성의 힘을 이용하여 신체를 신장시킨다. 작은 움직임으로부터 복합적인 큰 운동으로 이행한다.

인용문헌

1) 赤嶺卓哉ほか：腰痛者のための水泳教室テキスト. pp.100–101, 環境工学社, 1995.
2) Gehrke, A., Drexel, H.: Grundlagen der Bäderbehandlung. in Kneipp-therapie, Brüggemann, W. ed., pp.25–46, Springer-Verlag, Berlin, 1980.
3) Cameron, M.H. (編著), 真野行生, 渡部一郎 (監訳)：EBM 物理療法. pp.175–214, 医歯薬出版, 2003.
4) Shilling, C.W., Werts, M.F., Schandelmeier, N.R.: The Underwater Handbook. pp.135–150, Plenum Press, New York, 1976.
5) 森井和枝ほか：静水圧下における呼吸機能. 神奈川リハビリテーション病院 PT 科科内セミナー, pp.12–13, 1991.
6) 小西 薫：ウォーターパワーワークアウト. p.163, 環境工学社, 1993.
7) 光延文裕ほか (著), 日本温泉気候物理医学会 (監)：新温泉医学. pp.212–218, JTB 印刷, 2004.
8) 志村秀明：タラソテラピー概論. pp.76–77, 現代書林, 1996.
9) 田中信行ほか：循環器疾患と温泉療法. 総合リハ, 17(8):581–588, 1989.
10) 野崎貞彦ほか (著), 社会法人日本プールアメニティー施設研究所, 2001.
11) 野田晴彦ほか (著), 財団法人日本水泳連盟 (監)：水泳医学百科. pp.177–184, 南江堂, 1987.
12) Borg, G.A.: Psychophysical bases of perceived exertion. *Medicine and Science in Sports and Exercise*, 14:377–381, 1982.
13) Martin, J.: The Halliwick Method. *Physiotherapy*, 67:288–291, 1981.

참고문헌

1) Zinn, W.M., Mcmillan, J.: The Role of Water in Rehabilitation. vol.1, pp.25–31, The Medical Centre Bad Ragaz/Schweiz, 1975.
2) 宮下充正, 武藤芳照ほか：水泳療法の理論と実際. pp.11–15, 金原出版, 1983.
3) 日本義肢装具学会 (編)：まんがバイオメカニクス 2. pp.90–107, 南江堂, 1995.

제 4 장

온열치료

I 열 물리학 · 온열의 생리학적 작용

■ **학습목표**

- 열이란 무엇인가를 학습한다.
- 열의 전도방법에는 어떠한 형태가 있는가를 학습한다.
- 온열이 인체에 주는 생리적 효과를 이해한다.
- 온열 적용에 의한 위험성을 파악한다.

물리치료사의 업무의 한 형태로 열에너지를 이용한 질병이나 손상의 치료가 있으며, 환자의 문제를 해결하려면 그 에너지가 환자의 상태에 대해서 어떻게 작용하는가를 이해한 다음에 실시하여야 한다. 열에너지의 물리적 성질이나 생체에 대한 영향을 충분히 파악하지 않고 임상응용을 수행하는 것은 "해도가 없는 항해"와 같고 환자 및 물리치료사 자신에게도 중대한 화를 초래한다. 따라서 이 항에서 온열의 물리학 및 그 생리학적 작용을 충분히 이해함은 물리치료의 진보와 사회적 공헌 즉, 물리치료사로서의 책임을 완수하는 것과 연결된다.

A 열 물리학

1. 열이란 무엇인가?

열에너지를 적용시켜 환자의 질병이나 손상의 회복을 꾀하고자 할 때 그 에너지의 본질을 알아두는 것은 물리치료사에게 중요하다. 얼음에 열을 가하면 차츰 물로 되고, 거듭 가열하면 증발하여 증기가 된다. 이 현상은 일상적으로 흔히 체험하는 것이지만, 외견상 확인하기 쉬운 형태적인 변화뿐만 아니라 시각적 인지 이외에서도 온도변화에 따라서 물분자의 운동(진동이나 회전)이 변화한다. 즉, 열은 분자의 운동에너지와 밀접한 관계에 있다.

물체의 분자운동이 정지하면 물체의 온도는 절대영도가 된다. 절대영도의 물체는 이 세계에는 존재하지 않으므로 이 세계의 모든 물체는 열을 갖고 있다 할 수 있다. 이와 반대로 어떤 물체의 온도를 계속 상승시켜 가면 그 물체는 차츰 붉은 색을 띠고, 거듭 푸른빛을 발하게 된다. 이것이 가시광선이다. 실제로는 물체의 색의 변화를 보고 인지하기보다도 훨씬 이전(분자운동이 야기된 시점)부터 그 물체로부터 빛(적외선)이 방사되고 있다(그림 1). 이 빛(적외선)이 열의 본체이다.

2. 열의 이동

열은 물체와 물체가 접촉하고 있을 때에만 전달되는 것은 아니다. 물체와 물체의 거리가 떨어져 있어도 각각의 물체가 방사하는 빛(적외선)에 의해서 열을 주고 받기를 하고 있다(그림

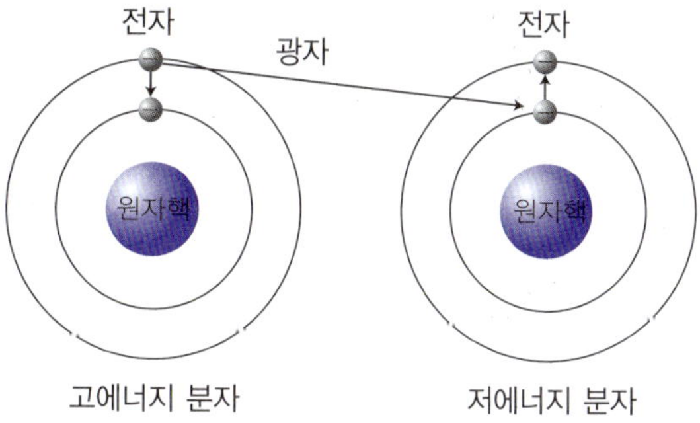

그림 1. 분자의 운동에너지와 빛(열)의 이동
높은 운동에너지를 갖는 분자의 전자로부터 방출된 광자는 다른 분자에 수용되어 수용된 측 분자의 운동에너지를 상승시킨다. 방출된 측의 분자 운동에너지는 작아진다.

1). 열을 단순히 분자의 운동에너지로서만 파악하여 열의 이동을 분자의 충돌에 의한 마찰열로서 이해한다. 이 공간을 끼고 있는 열의 주고받기는 설명할 수 없게 된다. 이러한 것으로부터도 열을 빛으로서 파악하여 그 이동형태를 복사에 의한 현상이라 이해해야 한다.

그러나 열 물리학에서는 편의상 "전도", "대류", "복사"로 분류하고 있다. 열 물리학상 이 분류가 이해하기 쉽고 임상에서 온열치료의 재료를 선택하는 경우, 이 분류에 의해서 검토하면 적절한 선택이 가능해진다. 이해를 촉진하기 위하여 그림 2에 각각의 열의 이동형태를 물리치료 수단으로서 연관시켜 제시한다.

a. 전도

전도라는 열의 이동형태는 보다 따뜻한 물체와 보다 차가운 물체가 직접 접촉함에 의해서 일어나는 열의 이동이다. 분자의 충돌에 의한 열의 이동이라 하며 핫팩(hot pack), 파라핀(paraffin), 콜드 팩(cold pack) 등은 이 열의 이동형태를 이용하여 신체와 열 주고받기를 하고 있다. 그러나 실질적으로는 앞에서 언급한 것처럼 적외선 주고받기에 의해서 열에너지가 이동을 하고 있다고 생각해야 한다.

b. 대류

대류는 따뜻하게 한 물질(분자)을 어떤 장소로부터 별개의 장소로 이동함으로써 열을 이동시키는 방법이다. 더운 여름날에 계단교실에서 수업을 받을 때 냉방을 하면, 아래 단에 있는 사람들은 냉방이 지나치게 잘 되어 춥게 느끼고 위

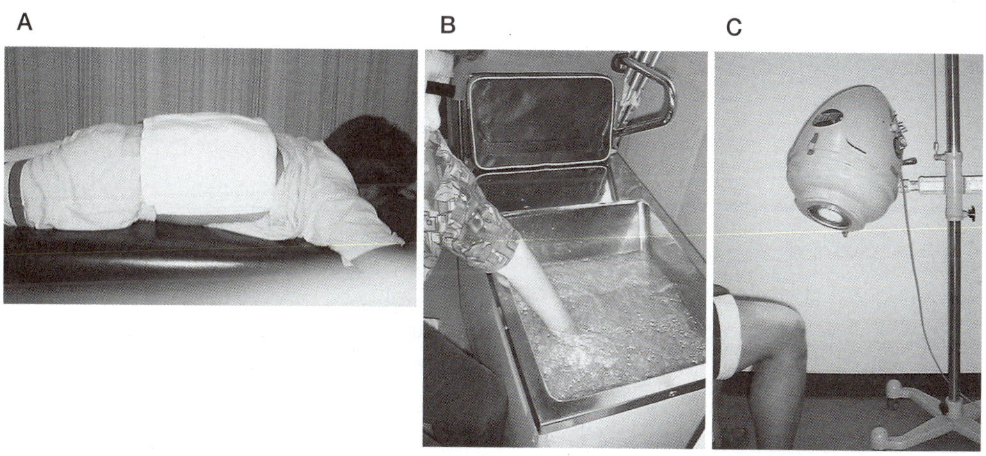

그림 2. 열의 이동형태와 온열치료의 수단
온열치료의 수단에 따라서 A : 전도 - 핫팩, B : 대류 - 수치료, C : 방사(복사) - 적외선 램프라는 3가지 열의 이동형태가 있다.

의 단에 있는 사람들은 냉방이 별로 되지 않아 덥게 느낀다. 그래서 선풍기로 하방의 공기(찬 공기)를 상방으로 이동시켜 혼합시킴으로써 아래의 사람도 위에 있는 사람도 쾌적한 환경의 온도에서 학습시킬 수 있다. 이러한 방법은 대류라는 열의 이동형태를 이용한 생활상의 지혜이다. 그러나 개개의 분자와 분자의 열 이동 형태는 방사이다.

c. 복사

복사란 전자파(열을 포함) 등이 어떤 물체로부터 방출되어 공중 및 매질을 운반하여 가는 양식을 말한다. 초단파, 극초단파, 초음파가 이에 해당되는데 열 물리학에서는 적외선 램프가 이에 해당된다.

모든 물질은 적외선을 방출하여 따뜻한 물질도 차가운 물질도 서로 빛의 주고받기를 하고 있으나, 따뜻한 물질로부터 방출된 적외선 에너지는 차가운 물질의 분자 운동에너지를 높인다. 그 결과 보다 차가운 물질이 데워져 간다. 반대로 따뜻한 물질은 차가운 물질로부터 적외선 에너지를 받지만, 스스로 방출하는 에너지가 더 크므로 자신의 운동에너지는 저하하여 그 온도가 내려간다. 전도이건 대류이건 기본적으로는 열의 이동형태에 의존한다.

3. 물질의 열 특성

온열치료를 환자에게 적용하기 위하여 가장 고려해야 할 것은「신체조직 및 병리상태에 대해서 어떠한 온열치료 수단을 사용할 것인가」이다. 치료에 이용하려는 재료의 성질을 충분히 이해하는 것은 적절한 사용법과 사용상의 주의점 및 금기를 파악하기 위하여 중요하다. 심부열에 관한 해설은 제4장 III~V항에서 하기로 하고 이 항에서는 표재열에 의하여 온열을 신체에 가하려고 하는 경우, 물질의 열 물리학 특성에 대해서 언급한다.

a. 비열과 열용량

이용하려고 하는 치료재료(물질)가 보유할 수 있는 열량의 정도를 알아두는 것은 치료 순서를 설정하기 위해 중요한 지식이다.

물질(분자)에 얼마만큼의 열에너지(cal)를 주면 얼마만큼의 분자운동을 만들어낼 수 있는가(온도상승이 있는가, 적외선을 방사할 수 있는가)는 물질(분자)에 따라서 크게 다르다. 예컨대, 1 g의 물을 1℃ 만큼 온도를 상승시키려면 1 cal의 열량이 필요하지만, 구리에서는 단지 0.1 cal의 열에너지를 가함으로써 그 온도를 1℃ 상승시킬 수 있다. 이와 같이 물질 1 g의 온도를 1℃상승시키는 데에 필요한 열량을 비열이라 한다(표 1). 비열이 큰 물질은 작은 온도상승으

표 1. 대표적인 물질(생체 및 비생체물질)의 비열 및 열전도율

물질	비열 (cal/g·℃)	열전도율 (cal/초 · cm·℃ × 10^3)
비생체물질		
파라핀	0.65	0.59
고무	0.48	0.372
목재	0.42	0.2
모래	0.25	93.0
공기	0.24	0.026
알미늄	0.215	235.0
유리	0.2	2.6
물	1.0	1.4
구리	0.0923	401.0
생체물질		
피부	0.9	0.898
근육	0.895	1.53
혈액	0.87	1.31
피하지방	0.55	0.45
뼈	0.38	2.78

[문헌 1에서]

로도 열에너지를 많이 획득하기 때문에 열량을 획득한 후에 이용하는 온열치료수단으로는 최적이다. 이 물질에는 핫팩 등에서 이용되는 물이나 파라핀이 해당된다.

그리고 신체에 가해지는 열량은 어떤 비열을 갖는 물질의 질량에 따라서 달라진다. 물질의 비열에 질량을 곱한 것을 열용량이라 한다. 조직에 적절한 용량의 열을 가할 수 있는지의 여부는 치료용 재료의 열용량과 다음에 기술하는 열전도율을 감안함으로써 판단할 수 있다.

b. 온도의 기울기와 열전도율

적외선은 모든 물질로부터 방사되고 있지만 열의 전도의 관점에서는 열은 항상 높은 온도의 분자로부터 낮은 온도의 분자로 이동한다.

열의 이동 정도는 온도의 기울기 크기와 열전도율에 의존한다. 온도의 기울기는 어떤 물체의 높은 온도를 나타내는 부분의 온도로부터 낮은 부분의 온도를 차감한 값(온도차 : Δt)을 2개 부분의 거리(D)로 나눈 값($\Delta t/D$)이다(그림 3).

여기서 주의해야 할 것은 「어떠한 물질이라도 온도의 기울기가 같다면 열의 이동도 같은 정도로 야기된다는 것은 아니다」라는 사실이다. 예컨대, 냉장고에서 식힌 5℃의 맥주를 유리컵에 따르는 경우와 구리로 만든 컵에 따르는 경우, 그 컵을 잡은 사람은 구리로 만든 컵이 더 차게 느낄 것이다. 이 현상은 유리의 재료보다도 구리가 열의 이동이 빨리 이루어지기 때문이다. 즉, 열에너지의 수용과 방사의 능력은 물질에 따라서 다르고, 각각의 물질은 고유의 열전도율을 갖는다는 것을 보여주는 것이다. 대표적인 물질의 열전도율을 표 1에 나타냈다.

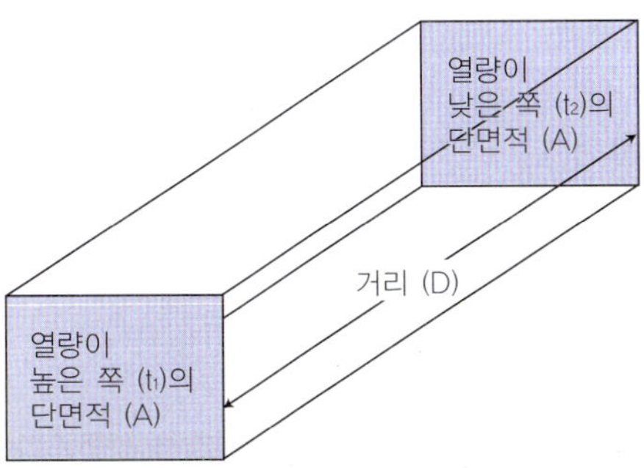

그림 3. 온도의 기울기와 열전도율

열전도율이란 단위시간 (T) 내에 단위 단면적 (A)을 통해서 흐르는 열량 (H)을 온도의 기울기 (G = $\Delta t/D$: Δt = t1 - t2)로 나눈 값

$$\text{열전도율 (k)} = \frac{H\,(cal)}{A\,(cm^2) \cdot T\,(\text{초})} \div \frac{\Delta t\,(℃)}{D\,(cm)}$$

열전도율(k)은 다음의 공식으로 구한다. 즉,

$$k = HD/AT\ \Delta t$$

이다(그림 3).

열전도율은 물질의 열 이동속도를 결정짓는 것이며 신체에 빨리 열을 전달하는 방법을 이용하는가 또는 천천히 전달하는 방법을 이용하는가를 치료목적에 따라서 고려하여 열전도율이 높은 치료 물질이나 아니면 낮은 치료 물질을 선택하면 된다.

c. 융해열과 기화열

물질은 가해지는 열의 정도에 따라서 고체, 액체, 기체로 변화한다. 고체로부터 액체, 액체로부터 기체로 변화할 때 특히 많은 열에너지가 필요하다. 예컨대, 0°C의 얼음을 0°C의 물로 바꾸려고 할 때, 물 1 g당 80 cal의 열량이 필요하다.

기구를 이용한 물리치료에서 사용되는 파라핀은 고형 파라핀과 유동 파라핀을 혼합하여 약 46~50°C에서 융해되도록 설정되어 있는데 이때에도 어느 정도의 융해열이 필요하다. 반대로 가열에 의해서 액화된 파라핀이 고형으로 될 때에는 같은 온도이면서 파라핀으로부터 신체로 열의 이동이 일어난다. 즉, 파라핀이 응고하고 있는 어떤 일정 시기에는 피부의 온도를 하강시킴 없이 장시간 온열을 작용시킬 수 있다.

또한 피부에 땀이 나서 그것이 증발할 경우 1 g당 540 cal의 열에너지가 필요하다. 그 에너지를 신체로부터 얻으려 하면 발한작용과 그 증발은 운동 등으로 상승된 체온을 내리기 위해 매우 중요한 역할을 하게 된다. 어떤 신체부분을 냉각하기 위하여 기화냉각 스프레이를 사용하거나 알코올이나 물로 씻는 방법도 이 원리를 이용한 것이다.

B 온열의 생리학

기구를 이용한 물리치료를 임상에 응용함에 있어 이들의 에너지가 인간의 조직에 미치는 영향을 이해하는 것이 물리학적 지식을 이해하는 것보다 훨씬 어렵다. 이들의 치료법을 생리학적으로 이해함으로써 치료의 기준인 “적응과 금기(주의)”를 판단할 수 있다.

1. 온열이 전신에 미치는 영향

온열을 신체의 넓은 범위에 적용할 때 신체의 생체 항상성(homeostasis)을 유지하고 생명을 유지하기 위한 기전이 작동한다. 그 주된 것은 체온 조절기능과 호흡 · 순환작용이다.

a. 환경온도와 체온 조절기능

인간은 항온동물이며 체온이 극도로 저하하거나 상승하는 경우에는 신체의 기능이 장애를 받거나 생명의 위협을 받는다. 이 때문에 체온을 유지하기 위해서 전신의 다양한 생리적 조정이 활발하게 이루어진다. 이들 작용을 총칭하여 체온 조절기능이라 한다. 인간의 정상적인 체온은 개인차, 연령차, 성차, 계절차, 운동량 등에 의하여 약간의 변동은 있으나 대략 37°C를 중심으로 하여 그 변동폭이 2°C 이다[2].

체온 상승 시 인간의 생존한계는 45°C이다. 그렇지만 이보다도 낮은 온도 예컨대, 체온 42°C가 10시간 이상 지속되면 사망의 위험이 높아진다. 이 이상의 온도에서는 단백질이나 효소에 열 손상이 가해져 세포의 효소계에 불가역적 변화가 일어난다고 한다. 이 이하의 온도와 지속시간에서도 후술하는 열 피로나 울열 등 열 장애를 일으킨다(그림 4).

또한 체온 조절이 정상으로 기능한다면 35°C를 하한으로 하고, 상한은 41.5°C까지이며 그 이상이 되면 체온 조절기능이 고도로 장애를 받아 체온 조절반응은 불충분해진다. 체열 발산에 필요한 혈관확장이 일어나지 않고 반대로 수축하여 안면이 창백해진다. 또한 발한도 일어나지 않는다. 이러한 상태가 지속되는 것은 생존 유지를 위협하는 매우 위험한 상태이며 이들의

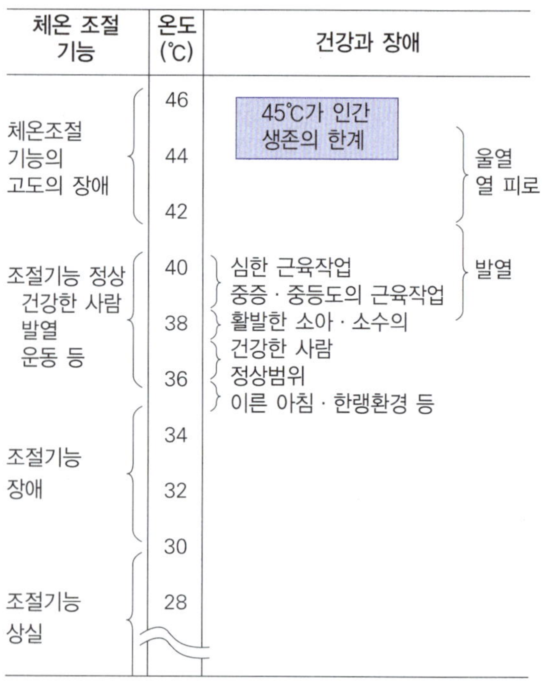

그림 4. 체온과 체온 조절기능 [문헌 2에서 수정]

징후를 간과하지 않아야 한다.

체온은 다양한 환경온도에 의해서 영향을 받는다. 물리치료의 적용 중 특히 전신에 온열을 적용하는 경우에는 주변환경에 대해서 충분한 고려가 필요하다. 옷을 벗고 생활을 할 때 체표면의 온도와 환경온도와의 온도차는 약 4°C가 이상적이라 한다[1].

체온과 마찬가지로 체 표면의 온도도 개인차, 성별, 운동량 등에 의해서 차이가 있으나 계절차도 있다. 다만 기화열의 항에서 보여준 것처럼 습도나 바람의 흐름은 땀의 증발에 밀접하게 관여하기 때문에 온도뿐만 아니라 이들의 정보도 고려에 넣어 환경온도를 설정할 필요가 있다.

표 2는 환경온도가 같아도 습도가 다르면 인간이 받는 온도감각이 어느 정도 달라지는가를 나타낸 것이다. 습도에 따라서 인간이 받는 온도감각이 크게 달라지는 것을 이해할 수 있다. 수치료실에서는 습도가 상당히 높아질 것이 예상되는데 이 때 실온이 지나치게 높으면 체온의 유지에 차질이 생겨 건강을 해칠 위험이 있다. 습도의 영향은 단순히 감각만의 문제가 아니라 체온의 유지와 밀접한 관계가 있다는 것을 잊지 말아야 한다. 일반적으로 수치료실의 습도를 50%로 한 경우, 25.5°C가 실온으로서 권장된다[3].

이와 같이 적정한 환경온도로부터 일탈하여 온열(한랭)이 가해지면 항상성을 유지하기 위하여 다양한 생리적 반응이 일어난다. 환경온도가 30°C가 될 때까지는 신체의 열은 주로 방사에 의해서 체외로 방출되지만, 그 이상이 되면 방사는 반대방향 즉, 환경으로부터 신체를 향해서 일어나게 된다. 이 때문에 환경온도가 높아지면 땀의 증발에 의해서 신체에서 만들어진 열을 냉각시킨다.

이 발한기전은 환경온도가 29°C이상이 되고 피부온도가 33°C이상이 되면 일어난다. 발한은 시상하부로부터 명령을 받은 교감신경에 의해서 지배되는 땀샘(sweat glands)의 작용에 의해서 야기되고, 피부 모세혈관의 확장과 서로 작용하여 효과적으로 체온을 조절한다(그림 5). 냉각시에는 떨림을 나타내는 골격근 운동이나 입모근 수축에 의한 열의 생산을 증가시켜 피부에서의 입모와 모세혈관 수축에 의해서 체열 발산을 억제하도록 작용한다.

또한 호흡기계도 체온조절에 관여한다. 체내의

표 2. 인체가 받는 온도감각과 외부 환경온도와 습도와의 관계

환경온도 (℃)	습도 (%)	사람이 느끼는 온도 (℃)
32.2	60	37.8
32.2	20	30.6
29.4	90	38.9
29.4	40	30.0
26.7	70	29.4
26.7	40	26.1

[문헌 1에서]

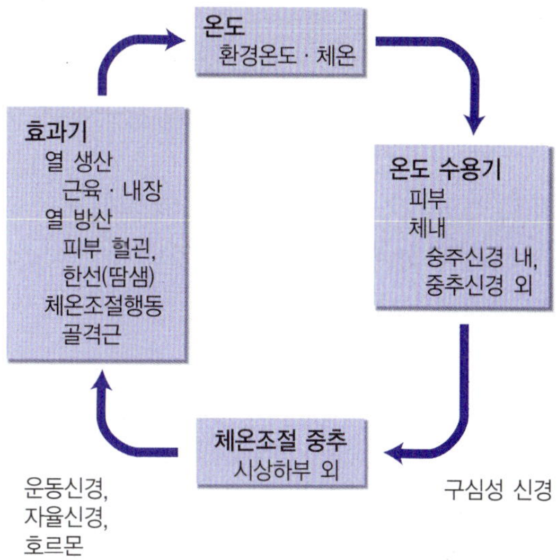

그림 5. 체온조절 기전 [문헌 2에서 수정]

온도가 비정상적으로 상승한 경우, 폐에서 데워진 호기를 배출하고 거듭 구강이나 기도에서의 수분의 증발에 의하여 체열을 방산하고 있다. 전신에 과도한 온열을 시행하였을 경우, 호흡수가 증가하여 입을 벌리고 호흡하게 되면 "열성 다호흡"이라 부르며 임상에서는 경고반응으로 파악해야 한다.

b. 호흡 · 순환기계에 미치는 영향

전신을 가열 또는 냉각을 할 때에 순환기능을 보다 효과적으로 작용시키기 위한 기전으로서 호흡수 · 심박수의 증가와 문합반응이 있다.

신체를 가열하면, 가열의 정도나 적용범위, 그리고 적용시간에 따라서 심박수와 호흡수가 증가한다. 이들의 호흡 · 순환기계의 활동의 증가는 가열에 의한 조직의 대사항진에 따르는 바가 크다. 조직대사의 항진은 조직의 세포의 활동이 활발해지고 있다는 것을 나타내는 것이며 이를 위한 산소 및 영양소의 보급과 활동에 의하여 만들어진 대사산물을 배제하기 위하여 호흡기능과 순환기능이 보다 강하게 활동할 것이 요구된다.

문합(shunt)이란 과도한 온열 또는 한랭에 의해서 조직이 손상될 위험성이 있는 부위에 대해서 그 위험성을 피하기 위하여 다른 부위의 혈류를 억제하고 동시에 손상의 위험이 있는 부위에는 혈류량을 증가시키는 시스템이다. 이것에는 크게 나눠서 동정맥 문합(shunt)과 심부 순환과 피부 순환과의 문합이 있다. 동정맥 문합에 대해서는 B.2.d항 「가열에 의한 국소 순환 반응」(☞ 58쪽)에서 언급한다.

심부 순환과 피부 순환의 문합은 가열에 의해서 상승한 체온을 내리기 위하여 신장 등 심부 장기의 혈액을 피부 순환계로 이동시켜 체외에 열을 방산시키는 경우와 같아 심부와 표재의 순환계가 서로 반대로 작용하는 시스템이다 [다스트레 모라(Dastre-Morat)의 법칙]. 신체 전체의 혈액량은 변화가 없기 때문에 어떤 부분의 혈액량을 증가시키려하면 당연하지만 어딘가의 부분의 혈액량을 감소시킬 필요가 있다. 예컨대, 40°C의 열탕 온도에 장시간 목욕할 때 피부의 혈류의 수요가 높아져 혈관확장작용 등에 의해서 혈류의 증가가 일어나지만, 그 반면에 신장이나 소화기계의 순환이 감소한다. 이 현상은 온열치료를 실시할 때 주의를 환기시킨다. 핫팩 등으로 복부를 가열하면 위장의 연동운동은 억제되고, 위장의 혈류량 및 위액의 분비가 저하한다는 연구결과가 보고되어 있다[4, 5]. 심부와 피부의 순환의 문합은 인체에는 필요한 생리적 작용이지만 문제도 제기되고 있다는 것을 잊지 말아야 한다. 전신에 대한 과도한 가열에 의하여 신장의 혈류 감소가 초래된다. 이것이 일시적이라면 문제가 없으나, 장시간에 걸쳐서 과도한 온열이 적용되거나 근육운동이 병용되거나 하면 신장의 순환은 보다 부족해진다. 대사산물의 배출이 방해를 받아 전해질의 이상이나 산독증(acidosis)을 유발할 가능성이 있다.

물리치료의 대상에는 쇠약자, 호흡 · 순환기계의 기능이 저하된 환자가 많다. 이러한 환자에 대해서 온열치료 또는 운동치료를 실시하게 되는데 온열치료와 운동치료를 병용하는 경우에는 환자의 호흡 순환기능에 대한 부담은 매우 커진다. 치료 중의 환자의 심박수를 측정하고 거듭 맥박의 세기를 파악할 필요가 있다. 호흡에서도 단순한 호흡수의 측정에만 그치지 않고 호흡의 양식에 대해서도 충분히 주의할 필요가 있다. 소변의 양을 파악하고 안색을 관찰하며 환자의 호소에 귀를 기울여서 위험관리를 하는 것도 물리치료사의 중요한 사명이다.

c. 온열의 과적용이 전신에 미치는 영향

과도하게 온열을 적용시키면 신체에 여러 가

지 문제가 발생한다. 우선 탈수증의 경우로 가열에 의해서 땀의 양이 증가하고, 체액이 부족하며 혈압의 저하와 빈혈을 일으킨다. 이들의 징후는 물을 마심으로써 개선된다. 그러나 수분의 감소, 전해질의 불균형, 그리고 근육의 염분의 부족 등이 서로 연관되어 발생하면 "장딴지의 쥐"로서 알려진 열 경련을 일으킨다. 이 증상을 개선하려면 물을 마시는 것만이 아니라 땀을 흘려 감소한 전해질이나 염분을 포함시켜 섭취할 필요가 있다. 또한 과도한 온열에 의해서 말초혈관이 확장하여 빈혈을 일으켜 뇌로 가는 혈액의 결핍에 의하여 실신하는 경우가 있다(열 발작). 이 밖에 심한 피로감, 탈력, 기분 저하, 불안, 판단력의 결여라는 신체의 소모상태를 일으킨다(열 피로). 이들에는 상기한 물을 마시는 등의 처치에 더하여 침상에 눕게 하여 양하지를 거상시킴과 동시에 머리를 심장보다 낮게 하여 뇌에 대한 산소의 공급을 증가시킬 필요가 있다.

게다가 체온이 상승하면, 위험한 울열이 유발된다. 대사의 항진에 의해서 심장은 어쩔 수 없이 많은 혈액을 말초에 보내게 된다. 이러한 심장의 작동에도 불구하고 보내야 할 순환혈액량이 부족해짐으로써, 각 조직의 산소 결핍상태와 대사성 산증(acidosis)을 초래하고, 두통, 현기증, 복부장애 등의 증상을 나타낸다. 안정이나 수액보충, 신체의 냉각 등 적절한 처치를 하지 않는 경우 혼수(coma) 등 위중한 증상을 유발하여 불가역적인 뇌손상, 더욱이 죽음에 이르는 경우도 있다. 이들은 물리치료사가 대상으로 하는 고령자나 쇠약한 사람, 영양부족인 사람, 심장질환 환자에게 일어나기 쉬우므로 주의가 필요하다. 대책으로는 열 피로(heat fatigue)의 처치에 더하여 체온을 신속하게 저하시킬 필요가 있다.

2. 국소의 온열작용

a. 가열이 피부 수용기에 미치는 영향

정상 피부에 온열을 가하면 피부에 국소적으로 존재하는 열 수용기가 흥분하여 중추에 열 감각을 전달하여 따뜻하다, 차갑다, 아프다 등을 지각한다. 그림 6은 온각 수용기와 냉각 수용기의 흥분 발사 빈도를 나타내고 있다.

온각 수용기의 흥분은 피부온도가 30°C에서 야기되고 50°C에서 정지한다. 냉각에서는 7°C부터 흥분을 시작하여 43°C에서 정지한다. 온각 수용기가 흥분하는 피부온도와 냉각 수용기가 흥분하는 그것과는 중복되는 부분이 있다는 것을 알 수 있다. 이는 따뜻하다든지 차갑다는 감각은 가해지는 온도에 의해서 야기되는 것이 아니라 신체와 온열(한랭) 물질과의 온도의 기울기에 의해서 상대적으로 야기되는 감각이라는 것을 말하는 것이다.

예컨대, 차가운 환경에 있었던 사람이 36°C의 목욕물에 들어가면 따뜻하게 느끼고, 고온의 환경에 있었던 사람이 같은 목욕물에 들어가면 차갑게 느낄 것이다. 즉, 피부(수용기)에 열이 들어가는 경우에는 따뜻함을 느끼고, 반대로 피부로부터 열을 빼앗기면 차갑게 느껴진다. 온각 수용기의 발사가 정점(peak)을 맞이하는 43~44°C의 무렵부터 열성 통각이 흥분을 시작하여 조직의 생리기능이 위험에 노출된 것을 중추에 알린다. 한랭에 대해서도 마찬가지로 피부온도가 15°C에서 한랭 통각 수용기가 흥분하게 되어 중추의 자율신경계나 체성신경계에 경고로 알린다.

또한 온열이나 한랭은 통증을 완화하기 위하여 사용되는 일이 있다. 피부의 온각 수용기의 흥분은 척수에 전달되고 척수 수준에서 통각 임펄스가 중추에 전달되는 것을 억제한다. 이를 관문조절설(gate-control theory)[Melzack and

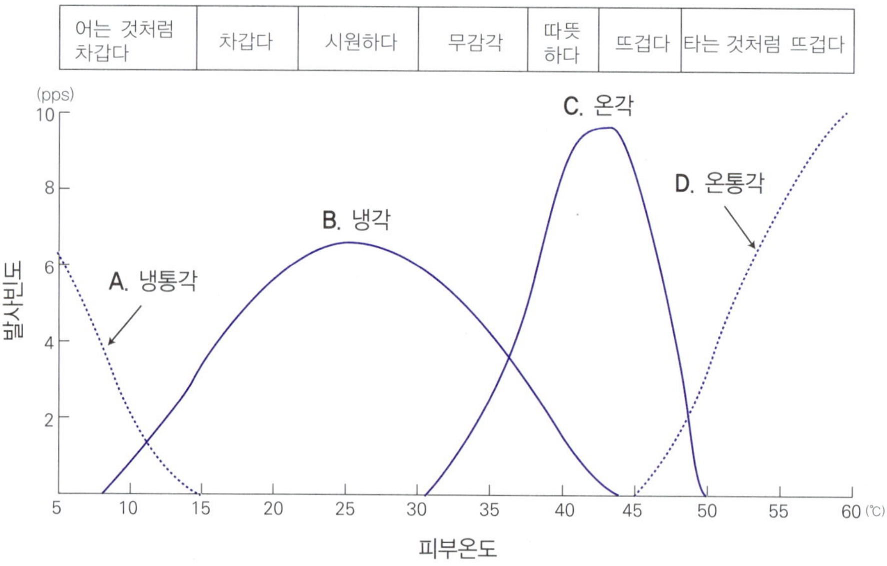

그림 6. 온도감각과 각 온도 수용기의 임펄스 발사빈도

A : 냉통각 수용기, B : 냉각 수용기, C : 온각 수용기, D : 온통각 수용기의 각 온도에서 발사빈도를 나타냈다. [문헌 1에서]

Wall, 1965]이라 한다[제6장 III항 그림 1, 2 (☞ 157쪽) 참조]. 이 이론을 이용한 진통이나 근 경축의 경감(이완)을 위한 온열치료에는 온화한 열 자극을 사용해야 하며 침해 자극성이 강한 열 자극을 주지 말아야 한다.

상기 신경을 통한 진통작용과는 달리 피부의 통각 수용기에 대한 온열과 한랭의 영향은 한랭에 의해서 그 역치가 상승하고, 온열에 의해서 하강한다는 것을 보여준다(그림 7).

피부 표면온도를 대략 8°C로 하강시키면 완전한 무통상태를 얻을 수 있다. 이러한 것으로부터 통각수용기 자극에 의한 통증에 대해서는 온열보다도 한랭을 가하는 것이 이치에 맞다 할 수 있다. 온열에 의해서도 진통효과를 얻을 수 있는 경우가 있으나 그 이유는 수용기의 역치의 문제라기보다는 순환개선에 수반되는 진통물질의 이동이나 관문조절설에 기초하는 이완의 효과에 의한 것이다. 어떠한 기전으로 진통을 가져오는가에 따라서 온열이나 한랭 또는 그 정도

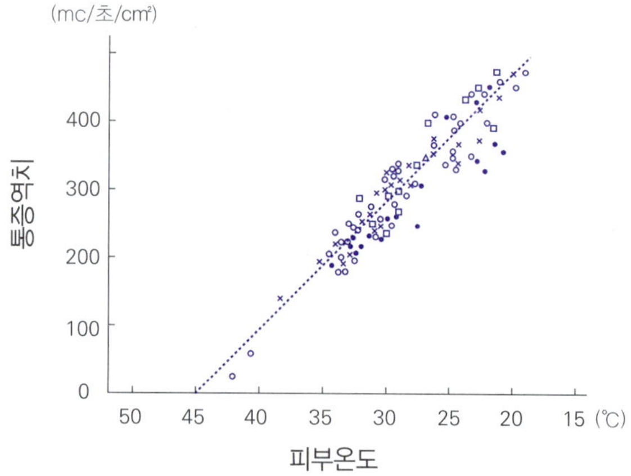

그림 7. 피부온도와 통증 역치

[福井 : 물리치료, 제2판(재활의학 전서 8)., p.144, 醫齒藥出版, 1981(문헌 4)에서]

를 결정할 필요가 있다.

b. 가열에 의한 조직대사의 항진

조직의 온도의 상승에 수반하여 그 세포의 활동은 활발해진다. 그 결과로 조직의 대사가 항진한다. 대사가 항진하는 비율은 조직온도가

10°C 상승하면 그 대사율은 2~3배 증가하거나 또는 1°C 상승할 때마다 13% 상승한다[반 호프(van't Hoff)의 법칙].

이러한 대사 항진은 가열된 조직의 부담을 강요하게 된다. 그 조직이 산소나 영양소의 수요에 따라갈 수 없는 경우에는 그 조직의 괴사를 초래한다. 또한 전신작용으로서 호흡 · 순환기계의 부담을 강요하게 된다.

그러나 한편에서는 가열된 조직의 영양이나 산소의 수요를 증가시키고 거듭 생성되는 대사산물과 열을 대류시키려고 그 부분의 혈관을 확장시켜 순환의 증가를 초래한다. 임상에서 사용되는 온열치료의 한 형태는 이 순환반응을 이용하여 병리상태에 있는 조직을 복구시킨다.

가열에 수반하는 조직 괴사의 위험성(금기 및 주의)이라는 마이너스의 요소와 순환반응의 촉진이라는 치료로서 플러스 요소가 상반하여 존재하는 것을 인식할 필요가 있다. 특히 순환장애가 있는 부위에 대한 온열치료는 주의해서 사용할 필요가 있다. 그 부분은 따뜻하게 보존해야 하지만, 정도가 심한 온열치료는 조직의 신진대사를 증가시켜 순환의 개선을 기대할 수 없는 경우에는 조직의 괴사를 야기한다. 또한 혈관장애는 정상적 보호기전을 방해한다. 즉, 순환에 의한 조직의 온도를 끌어내리는 효과가 유효하게 작동하지 않기 때문에 보다 신진대사를 증가시킨다.

c. 조직의 열성 장애 (괴사)

조직을 차츰 가열해 가면 어느 시점에서 심한 홍반과 함께 통증을 일으킨다. 이 현상은 가열에 의한 조직의 염증반응으로 유도되는 것이며 히스타민이나 브라디키닌의 해방에 의하여 초래된다. 조직의 온도를 거듭 약간 높게 45°C 이상으로 하면 세포의 효소 특성이 침해되어 단백질이 파괴되고, 그 조직은 기능이 장애를 받아 세포는 괴사한다. 다만 이러한 현상을 초래하는 데에는 높은 온도뿐만 아니라, 그 작용시간과도 연관성이 있다. 피부의 통증과 괴사를 일으키는 온도와 시간과의 관계를 그림 8에 나타냈다. 통증이나 심한 홍반은 조직이 파괴되는 바로 전에 나타나 위험성을 나타내기 위한 징후라는 것을 알 수 있다. 온열치료를 시행하기 전에 환자에게 온감의 유무 및 정도를 확인하여 두고 시행 중에도 환자에게 야기되는 감각을 질문하고 피부에 홍반 등이 관찰되는지 확인할 필요가 있다.

이 온열의 세포 파괴작용을 정상적인 인체의 조직보다도 열 응력에 뒤지는 병원균이나 악성 종양 등에 대해서 사용하는 일도 있다. 피부가 파탄하고 상처부위에 부착한 병원균을 살균하기 위해서 적외선을 사용하거나 체내의 바이러스를 체온의 상승에 의해서 사멸시키는 일도 있다. 그리고 종양부분에 열에너지를 집중시켜서 종양의 소멸을 도모하는 가열치료(hyperthermia)도 이에 해당한다. 이들의 치료법은 인체로서는 정상적인 조직을 파괴하지 않는 것이 필요조건이고 치료온도의 설정은 매우 신중하게 할 필요가 있

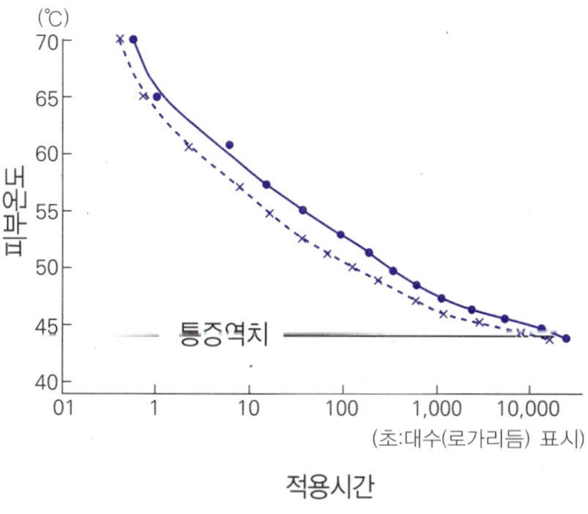

그림 8. 온열 적용에 의한 홍반과 피부손상 발생역치

실선은 조직 손상, 점선은 일과성 홍반의 역치를 나타낸다. [문헌 6에서 변경]

다. 악성 종양에 대한 가열치료에서는 악성 종양부의 대사가 격렬한 성질을 이용하여, 악성 종양부를 42℃이상의 온도로 높이고, 정상 조직에 대해서는 조직을 파괴하지 않는 정도의 그 미만의 온도가 되도록 가열한다.

d. 가열에 의한 국소 순환반응

가열에 의한 국소의 혈행동태에 대해서는 우선 가열에 의한 혈액의 점성의 저하를 들 수 있다. 이 점성의 저하에 의해서 혈액은 원활하게 흐르고 가열부분의 혈류는 증가한다. 이 혈액의 질적 변화와 순환반응에 의해서 국소의 혈류가 증가한다.

가열에 의한 조직의 혈관 확장은 위의 과정으로 야기된다(그림 9). 하나는 가열에 기초하는 염증반응으로 히스타민 등 화학물질의 해방에 의한 혈관확장 반응과정이며, 또 하나는 피부의 온도수용기 흥분에 의한 교감신경성 반사작용에 의한 아드레날린의 방출 억제와 평활근의 이완에 기초하는 혈관확장의 과정이 있다. 혈관확장은 이온 채널을 열어 모세혈관의 투과성을 항진시킨다.

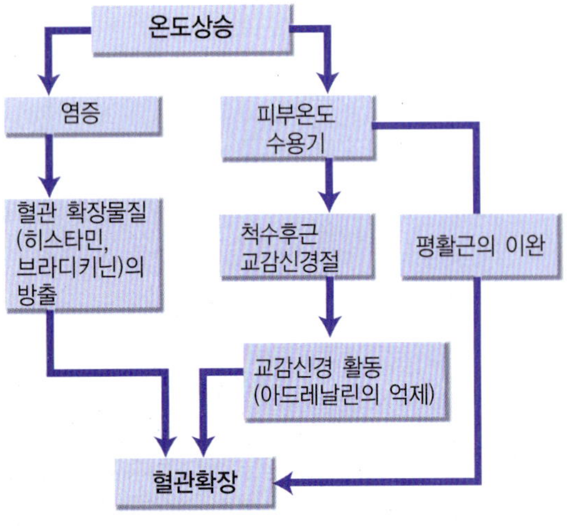

그림 9. 온열에 의한 혈관 확장 기전 [문헌 6에서]

모세혈관 투과성의 항진에 의하여 조직에 산소, 영양소, 백혈구가 고루 이동하여 대사산물의 배출이 촉진된다. 영양소의 보급부족이나 대사산물의 축적에 시달리던 조직의 기능은 다시 활성화되어 치유를 촉진한다. 또한 대사산물의 축적에 의해서 일어나는 통증을 경감하고 이로 인해 경축을 경감시킨다.

조직의 순환 향상은 상기와 같은 효과가 있으나 혈관이 파탄상태에 있는 경우에는 혈관 확장에 수반하여 혈액성분이 보다 혈관 밖으로 쉽게 유출되어 혈관 내 혈액량을 감소시킴과 동시에 국소의 염증을 촉진한다. 또한 보다 강한 온열을 작용시키면 그 부분에 열성 부종을 야기하여 오히려 순환을 나쁘게 하는 일도 있다. 이러한 것 때문에 출혈부위에 대한 온열은 금기로 되어있으며 냉각에 의한 혈관수축이 적응이 된다. 또한 부종이 있는 부분은 온화한 온열만이 권장된다.

국소 순환반응의 하나에 동정맥 문합이 있다. 동정맥 문합은 과도한 온열 또는 냉각에 의한 조직손상의 우려가 있을 때, 그 부위의 세동맥과 세정맥이 문합하여 혈류량을 증가시켜서 조직의 가열(냉각)에 의한 유해한 결과를 방지한다. 치료의 의미는 별로 없으나 유해자극의 방어 시스템으로 중요하다.

그 밖의 특이한 혈관반응으로 반사성 혈관확장작용이 있다. 이것은 신체의 어떤 부분을 가열함으로써 다른 부위의 순환 증대를 도모하는 치료기법이다. 이에는 ① 한쪽 사지의 가열에 의해서 다른 쪽 사지의 순환을 향상시킨다, ② 한쪽 하지의 가열이 같은 쪽 상지의 순환을 향상시킨다, ③ 배부나 복부의 가열에 의하여 하지의 순환을 향상시킨다는 세 가지 방법이 있다. 그러나 짧은 시간밖에는 그 효과를 바랄 수 없는 것이나 피부순환만 향상되고 심부 근육 및 관절 등의 순환은 바랄 수 없다는 의견도 많아 임상적

가치는 의문시되고 있다.

e. 가열이 신경에 미치는 영향

가열 · 냉각에 의하여 신경 전도속도는 변화한다. de Jong 등[7)]의 연구에 따르면, 23~36°C의 범위에서 종아리신경(비골신경)(운동신경섬유)의 온도를 1°C 상승시킬 때마다 그 신경전도속도는 약 2 m/초 빨라진다는 사실을 보고하였다(그림 10). 또한 이 신경전도속도의 변화는 무수신경섬유보다도 유수신경섬유 쪽이 크고 직경이 큰 섬유보다 작은 직경의 섬유 쪽이 크다고 하였다. 통각을 전달하는 작은 유수섬유 Aδ는 냉각에 의하여 신속히 전도속도를 저하시켜 진통작용이 일어난다고 한다.

냉각에 의해서 운동신경 전도속도를 느리게 하면 운동의 수행(performance)이 저하할 가능성이 있어 운동경기 전에 신경, 근의 냉각은 경기성적을 떨어뜨릴 가능성이 있다. 반면에 급성 외상부위에 대해서 냉각을 하는 것은 혈관 수축에 의한 지혈작용 · 항염증작용에 더해서 통각 수용기 역치의 상승과 함께 감각신경 전도속도의 저하에 따른 진통작용으로서 가치가 있다.

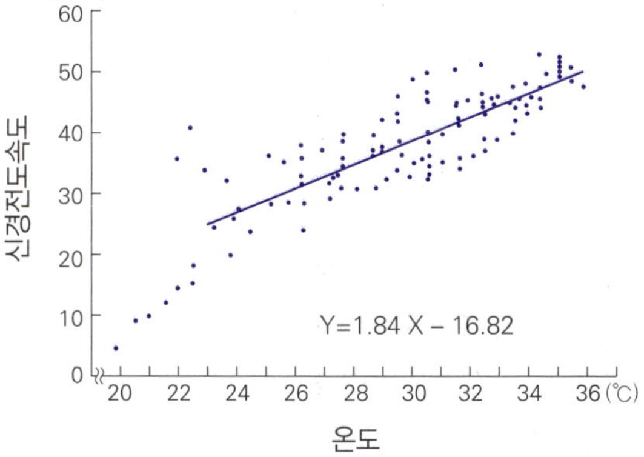

그림 10. 신경에 대한 가열 · 냉각에 의한 신경전도속도의 변화 (비골신경)
[문헌 7에서]

f. 가열에 의한 연부조직의 신장성 증가

가열에 의해서 인대, 건, 관절낭, 반흔조직 등의 섬유성 결합조직은 신장성을 높인다. 가열된 조직은 스트레칭에 의하여 신장되기 쉬워진다. 그림 11A에서는 건(tendon) 조직을 25°C의 물에 담그고 73 g의 힘으로 당겨 둔 것과 45°C

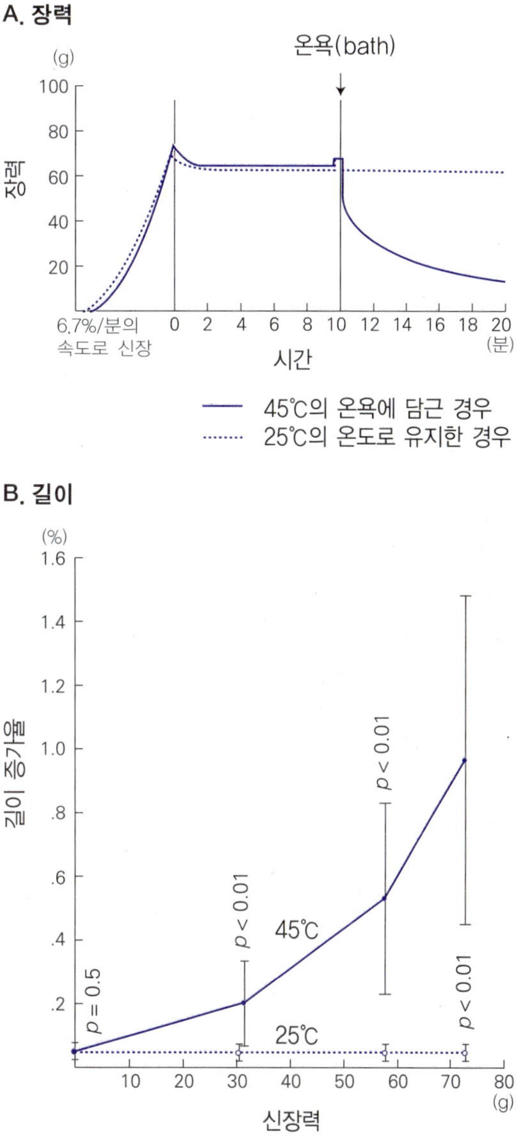

그림 11. 온도상승이 건(tendon)의 신장성, 길이에 미치는 영향
[문헌 8에서]

의 따뜻한 물에 담근 경우의 장력의 변화를 관찰한 것인데 45°C의 따뜻한 물에 담그면 그 장력을 급속히 저하시킨다는 사실을 알 수 있다. 길이의 변화에 있어서도 그림 11B는 25°C의 물에 담근 건의 길이에 대해서 45°C의 따뜻한 물에 담근 건의 길이 증가 정도를 보여주고 있다. 이러한 사실로부터 가열은 섬유성 결합조직의 신장성을 높인다는 것이 명백하다.

관절가동범위의 제한이 있는 경우, 그 회복을 위해서는 제한인자를 확인하고, 섬유성 결합조직이 그 인자라면, 그 조직을 효과적으로 가열할 수 있는 치료재료를 선택하여 올바른 치료 프로토콜 하에 실천하는 것이 바람직하다. 온열치료만으로 치료를 끝내면 섬유성 결합조직은 차츰 경화해감으로써 온열치료를 적용한 후에는 바로 스트레칭을 실시하여 온열치료에서 얻은 신장성, 길이를 유지할 필요가 있다.

● 인용문헌

1) Hecox, B., Mehreteab, T.A., Weisberg, J.: Physical Agents. A Comprehensive Text for Physical Therapists. Appleton & Lange, 1994.
2) 入来正躬：温熱・寒冷の生理学. 理学療法, 1:169–180, 1984.
3) Atkinson, G., Harrison, A.: Implications of the health and safety at work act in relation to hydrotherapy departments. *Physiotherapy*, 67:263–265, 1981.
4) 福井圀彦：リハビリテーション医学全書 8 物理療法. 第 2 版, p.144, 医歯薬出版, 1981.
5) 荻島秀男（編）：物理療法のすべて. 医歯薬出版, 1973.
6) Krusen, F.H., Kottke, F.J., Ellwood, P.M.: Handbook of Physical Medicine and Rehabilitation. 2nd ed., W.B. Saunders, 1971.
7) de Jong, R.H., Hershey, W.N., Wagman, I.H.: Nerve conduction velocity during hypothermia in man. *Anesthesiology*, 27:805–810, 1966.
8) Lehmann, J.F.: Therapeutic Heat and Cold. 3rd ed., Williams & Wilkins, 1982.

II 핫팩, 초(파라핀)욕

■ 학습목표

- 핫팩의 특징과 사용법을 학습한다.
- 파라핀의 특징과 사용법을 학습한다.

A 핫팩

1. 종류와 특징

핫팩은 따뜻한 물질을 환부에 덮음으로써 그 부분의 조직을 가열하여 치료에 유용하게 쓰려는 온습포(찜질)의 총칭이다. 이들에는 화로와 같이 내부에서 화학적으로 발열시켜서 지속적으로 가열하는 것, 뜨거운 물로 데운 타월 또는 핫팩(hydrocollator pack)을 교환하면서 환부에 가열을 하는 것, 그리고 전기 핫팩처럼 전기를 이용하여 지속적으로 열에너지를 주는 방식이 있다.

핫팩은 실리카겔을 두꺼운 무명 주머니에 넣어서 물을 충분히 함유시킨 온습포가 일반적이다(그림 1).

실리카겔은 다공질이고 비열이 매우 높은 물(비열 : 1.0 cal/g°C)을 많이 수용할 수 있는 물질이다. 또한 주머니 내부에서는 수분을 함유한 실리카겔을 겔(gel) 모양으로 반고형화 함으로써 물 분자의 대류를 방지한다. 비열이 높은 물을 많이 수용할 수 있다는 것은 열용량이 매우 크다는 것 즉, 열에너지가 풍부하다는 것을 의미한다. 또한 대류를 없앰으로써 이러한 열에너지를 천천히 신체에 전달할 수 있는 이점이 있다.

핫팩을 뜨거운 물 속에 담가 두고 충분한 열량을 확보한 후 이용한다. 물리치료실에서는 약 75~80°C로 자동 온도조절장치(thermostat)를 작동시킨 가열장치(hydrocollator) 안에 20분 정도 담그어 둔 후 끄집어내어 피부와의 사이에 여러 겹의 수건으로 열을 완충시켜서 온열치료로서 이용한다. 수건은 열전도율이 매우 낮은 공기(열전도율 : 0.0221 cal/cm · °C × 10^3) 층을 형성하므로 핫팩이 보유한 열에너지를 천천히 방출할 수 있다. 즉, 환자에게는 핫팩 내의 온도가 그대로 환자의 신체에 적용되는 것은 아니며 그 수건의 층에 따라서 피부온도가

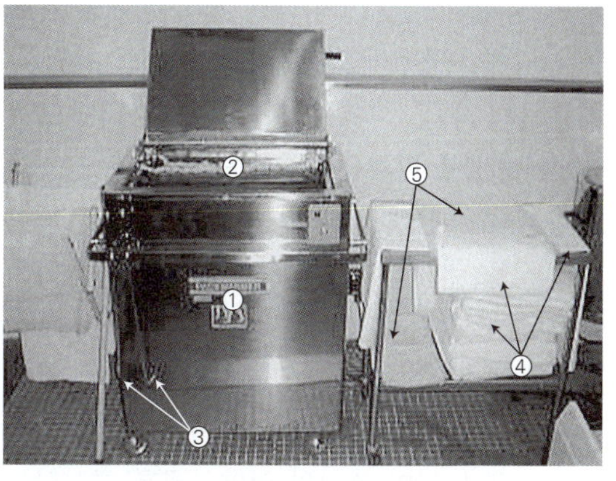

그림 1. 핫팩 치료에 필요한 기기 및 재료
① 가열장치(하이드로콜레이터), ② 핫팩, ③ 핫팩걸이 (pickup bar), ④ 수건, ⑤ 비닐

40~42°C로 유지될 수 있도록 조절되어 있다.

핫팩은 습열(wet heat)로 사용하는 것이 원칙이다. 습열과 건열(dry heat)을 비교하면 신체의 열 이동이 습열 쪽이 더 원활하다. 이 때문에 습열로 따뜻하게 된 사람은 온화한 열감을 느끼고 사람에 따라 따르지만 습열 쪽을 선호하는 경향이 있다. 그러나 습열도 사용법에 따라서는 결점이 있다. 각각의 습열과 건열 찜질의 특성을 잘 파악하여 이들의 사용법을 숙지하면 보다 안전하고 효과적으로 사용할 수 있다. 일부에서는 수건이 축축해지는 것을 싫어해서 건열에 의한 치료를 시행하는 경우도 있다. 각각의 찜질 사용법의 특성을 파악하면 보다 안전하고 효과적으로 사용할 수 있다.

2. 적응과 금기

a. 적응

① **체온의 유지** : 체온의 저하에 의한 신체 기능 이상이나 정신적 불쾌감이 관찰되는 경우 체온을 유지할 목적으로 사용된다.

② **정신적 또는 신체적(근육) 긴장의 완화(relaxation)** : 온화한 가열에 의해서 피부수용기를 흥분시키고, 그 자극이 척수를 거쳐 자율신경계나 중추에 작용하여 긴장이 완화된다.

③ **통증의 경감** : 피부수용기를 흥분시킴으로써 척수반사를 거쳐 진통작용을 도모하는 방법과 순환의 개선에 의하여 프로스타글란딘 통증물질을 배제함으로써 진통효과를 도모하는 방법이 있다.

④ **순환의 개선** : 만성기 염증상태에 있는 환부에 대하여 순환을 향상시켜서 조직의 회복능력을 높이며 조직의 영양상태를 개선하여 그 기능을 높이고 진통물질을 확산시켜서 통증을 완화한다.

b. 금기

① **급성 염증** : 염좌의 급성기와 같이 출혈, 염증, 종창이 있으면 손상 후 24~36시간은 실시하지 말아야 한다.

② **피부질환 및 감염부위**

③ **신장이나 심장장애 등에 의한 심한 부종이나 중증의 순환장애** : 강한 온열을 피한다.

④ **출혈의 우려가 있는 부위 및 혈우병 환자**

⑤ **혈관장애에 기인한 순환부전** : 가열에 의하여 그 순환의 향상을 기대할 수 없는 경우, 그 부분에 대한 가열은 조직의 괴사를 촉진함과 동시에 화상(burn)을 일으킬 위험이 있다.

⑥ **수축기 혈압이 90 mmHg 미만의 경우** : 혈관확장에 의해서 혈압을 지나치게 떨어질 위험성이 있다.

⑦ **악성 종양이 존재하는 부위** : 가열에 의하여 순환이 촉진되어 종양세포의 전이 우려가 있기 때문에 특수한 열치료(hyperthermia)를 제외하고 금기로 되어있다.

⑧ **방사선 치료에 의해서 비활성화된 조직**

c. 주의점

핫팩의 실시에 있어서는 다음의 주의가 필요하다.

① 온도감각이 결여된 사람, 온도감각을 호소할 수 없는 사람에게는 피부를 자주 점검하여 화상의 유무(피부의 색깔)에 충분히 주의하여 실시하여야 한다.

② 극단적으로 쇠약한 사람, 심 · 폐기능이 극도로 저하된 사람에게는 가열을 함으로써 조직의 대사가 활발해져 심장 · 폐, 기타에의 신체부담이 증가하므로 삼가하든지 또는 생명징후(vital sign; 체온, 호흡수, 맥박, 의식상태, 호소)에 충분히 주의를 하면서 시행한다.

③ 고령자나 유아는 체온 조절기능이 부족하므로

피부의 점검과 호소에 주의하면서 시행한다.

④ Addison병 등의 대사질환을 가진 사람은 체력의 소모가 빠른 경향이 있으므로 주의를 하면서 시행할 필요가 있다.

⑤ 강도가 강한 온열은 자극으로서의 효과(불쾌감, 통증, 공포)를 초래한다. 열성 통각이나 한랭통각을 일으킬 만큼 지나치게 강한 온냉 자극은 히스타민이나 아세틸콜린 등 혈관 확장 물질을 방출시켜 얼룩모양의 반점과 통증을 나타낸다. 그리고 강한 온열을 가하면 혈액 성분의 혈관 밖 유출을 나타내는 대리석 모양의 홍반을 일으키는 경우가 있다.

⑥ 장시간의 온열치료는 탈수증을 일으키는 일이 있다.

⑦ 개방창이 있는 경우에는 감염의 위험이 있으며 일반적으로는 금기가 되지만, 살균을 목적으로 하는 경우에는 적용온도에 주의한다.

⑧ 부종이 관찰되는 부위에 대한 강한 온열은 더욱 부종을 악화시키므로 온화한 온열만이 적응이 된다.

위와 같은 장애가 있는 사람에 대해서 핫팩을 시행하려는 경우 또는 가열에 의해서 그 증상이 더 나빠지거나 불쾌감을 호소한다면, 의사와 상의한다. 심장이나 호흡기계의 이상이 있는 사람들의 운동에 관한 안전기준(표 1)을 참고로 하여 이들 징후가 나타나면 핫팩을 중지한다.

표 1. 온열치료 적용의 안전기준

타각적 증상
- A. 절대적 중지
  1. 수축기 혈압이 20 mmHg 이상 하강한다.
  2. 수축기 혈압이 240 mmHg 이상이 된다.
  3. 심방성 빈맥
  4. 심실성 빈맥
  5. 방실 블록 (2도, 3도)
  6. 뇌혈관 부전의 징후 (창백, 차고 축축한 피부, 청색증, 비틀거리는 보행, 착란)
- B. 상대적 중지
  흉통 또는 호흡곤란을 수반하지 않는 S-T의 2 mm 이상의 하강

자각증상
1. 흉통 증가
2. 간헐성 파행
3. 호흡곤란
4. 현기증
5. 현저한 피로

[문헌 1에서]

3. 장점, 단점

a. 장점

① 열에너지가 증가하지 않으므로 화상 등 리스크가 적다 : 핫팩 시작 후 수 분 동안의 온도가 가장 높으므로 그 시점에서의 온도로는 위험성이 없으면 핫팩 적용 후에 신체에 미치는 위험 가능성은 적다(그러나, 환자에게는 안전버저(buzzer)를 휴대시키도록 하며 물리치료사는 피부 확인을 게을리하지 말아야 한다).

② 심부 온열치료 수단에 비해 금기사항 및 주의사항이 적다.

b. 단점

① 환부에 직접 닿게 된다 : 피부손상이 있는 부위에는 이용할 수 없다(접촉 감염의 위험).

② 표재성 온열이다(심부 조직에 대한 순환은 개선할 수 없다) : 근육의 순환을 증가시키려고 하는 목적으로 핫팩 등의 표재성 온열치료를 적용해도 심부근의 순환은 피부순환과 별개이기 때문에 심부성 효과는 얻을 수 없다(그림 2).

③ 옷을 입은 채로 핫팩을 적용할 수 없다(습열법) : 습열로서의 형태를 취하는 경우에는 적용 중에 옷을 적셔버려 핫팩을 떼어낸 후 옷의

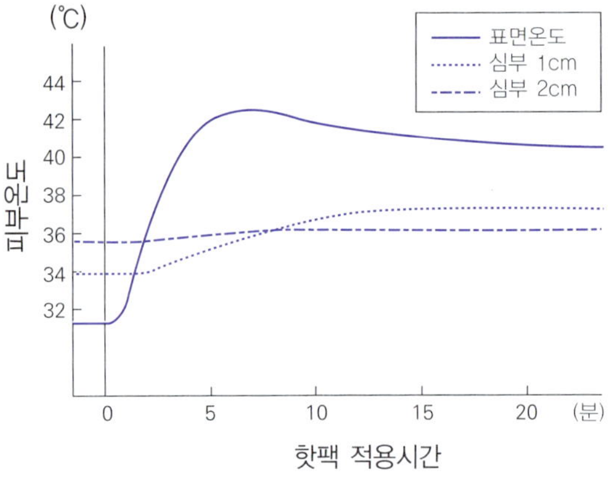

그림 2. 핫팩 적용 시 신체의 온도
[문헌 2에서 변경]

수분이 증발하여 기화열에 의하여 환자에게 추위와 불쾌감을 줄 우려가 있다.

4. 사용법

a. 핫팩의 크기 및 형태의 선택

핫팩은 신체 각 부위의 모양에 적합하도록 다양한 크기와 형태가 있다. 사용하는 범위 및 부위에 따라서 특대 · 대 · 중 · 소의 크기나 경부용, 어깨용이 판매되고 있다(그림 3).

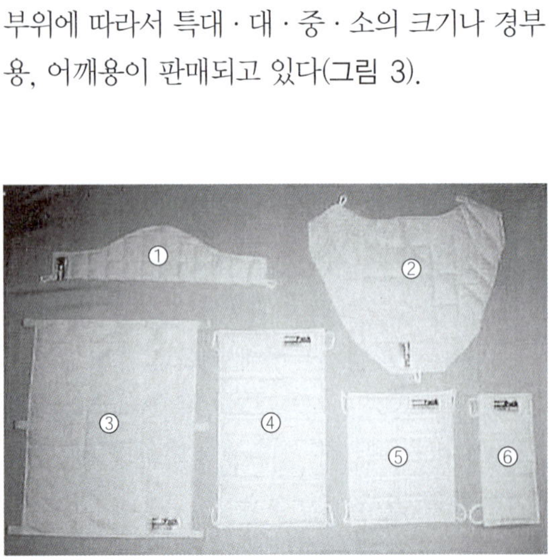

그림 3. 핫팩의 크기 및 형태 [문헌 2에서 변경]
① 경부용, ② 어깨용, ③ 특대, ④ 대, ⑤ 중, ⑥ 소

b. 핫팩의 가열방법

핫팩이 아주 새 것일 때는 가급적 많은 수분을 흡수시키기 위하여 적어도 24시간은 물에 담가 둘 필요가 있다. 그 후 팩을 약 75~80°C의 뜨거운 물에 담그고 충분한 열량을 확보하였을 때에 사용한다. 병원 등 빈번하게 사용하는 물리치료실에서는 자동 온도조절장치(thermostat)를 수온이 조절되는 스텐레스강 욕조에 담근다. 한 번 사용한 팩을 재사용하기 위해서는 그것을 적어도 15분 이상 욕조에 담그어 충분한 열용량을 확보해 둘 필요가 있다.

가정에서는 상기의 가열장치는 반드시 필요한 것은 아니다. 냄비에 핫팩을 넣고 물의 온도를 75~80°C로 약 20분간 끓여두면 병원과 동일하게 이용할 수 있다.

c. 핫팩 적용 전의 준비

① 환자에 대한 오리엔테이션
② 핫팩 적용 중 대상자의 안락함이 확보되도록 자세 · 사지의 위치를 배려한다. 또한 핫팩은 신체 위에 놓는 것이 일반적이며 그 중량으로 신체에 나쁜 영향을 주지 않는 것을 확인해 둘 필요가 있다(핫팩 위에 환부를 얹는 수건의 두께가 얇으면 신체에 보다 빨리 열전도가 일어나기 때문에 화상의 위험이 높고 동시에 핫팩이 파손되기 쉽다).
③ 핫팩통 부근에 팩의 크기보다 약간 넓은 두꺼운 수건과 비닐을 준비해 둔다(그림 4B 참조)(포개는 수건의 매수는 치료목적에 따라 결정된다. 대략 3~8매로 실시하지만, 수건의 재질이나 두께에 따라서 다르다).
④ 적용부위를 노출시키는 치료법이기 때문에 환자의 사생활과 실온(21~23°C)을 배려한다.
⑤ 환자의 적용부위는 노출시켜 피부에 이상(감각 둔화, 상처 등)이 없는지 체크한다(피부

이상이 있는 부분에 대한 가열은 통증을 증가시킨다).

⑥ 탈수증을 예방하기 위하여 음료수를 준비한다.

d. 핫팩의 준비와 적용

① 화상을 입지 않도록 핫팩을 욕조에서 끄집어 내어(그림 4A) 물기를 잘 빼고 뜨거운 물이 환자에게 튀지 않도록 시행한다(핫팩을 통에서 꺼내면 즉각 열에너지가 감소되므로 신속하게 싸서 환자에게 시행하는 것이 바람직하다).

② 이 팩을 두꺼운 목욕 타월과 비닐 위에 놓는다(그림 4B). 이 비닐은 수분의 증발에 따라 열이 흩어지는 것을 방지할 목적으로 사용한다. 또한 비닐 아래의 타월은 핫팩이 보유한 열이 외부로 발산되는 것을 방지하는 역할을 한다.

③ 그림 4C와 같이 수건의 양 끝 부분을 겹쳐 8겹의 타월을 형성한다. 이 겹으로 확보한 열량을 천천히 신체에 전도시킬 수 있다.

④ 준비한 핫팩을 대상자의 노출부위에 적용한다. 이때 비닐이 덮여있지 않은 부분을 신체에 적용해야 한다(습열법).

⑤ 핫팩이 떨어지지 않은 것을 확인한다. 필요하면 벨트 등으로 고정한다.

⑥ 타이머의 설정

⑦ 환자의 기분이 나빠졌을 때에 대비하여 안전 버저를 준비해 둔다.

e. 적용시간과 적용 중 점검

일반적 적용시간은 약 20~30분이다(핫팩은 신체의 국소에 온열을 적용하는 것인데 전신의 적용이 필요한 경우에는 치료시간을 짧게 할 필요가 있다). 적용 시작 후 잠시 뒤에 온도상승이 일어나므로(그림 2) 핫팩의 적용 약 5~8분 후에

A

B

C

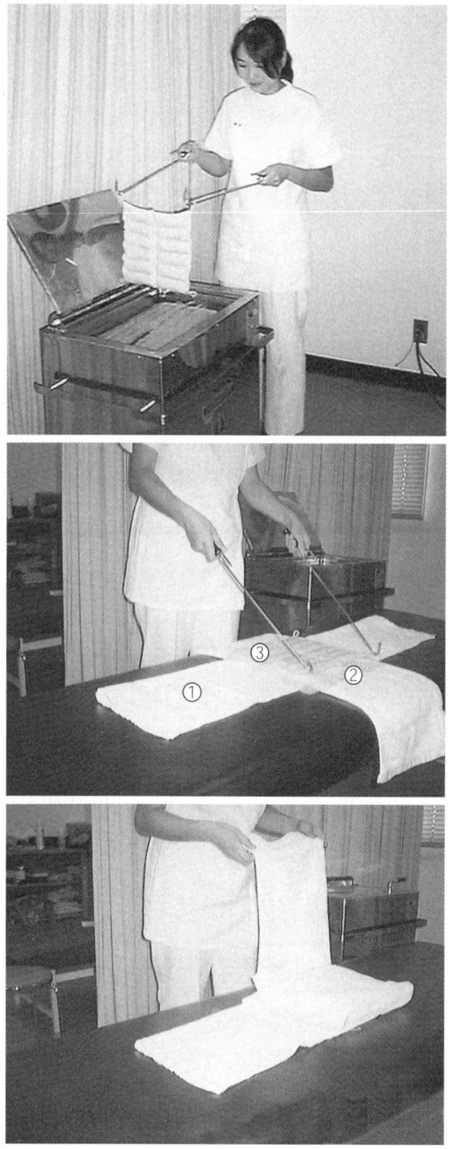

그림 4. 핫팩의 준비와 적용

A : 핫팩 끄집어내기
핫팩에 부착된 물기를 뺀다.

B : 핫팩싸기
① 2장의 수건을 절반으로 접은 2매 겹침으로 하여 서로 교차시켜 싼다.
② 타월의 중앙부에 핫팩보다 약간 넓은 비닐을 덮는다.
③ 비닐 위에 핫팩을 올려놓는다.

C : 핫팩 상면에 타월의 양끝 부분을 서로 겹쳐 여러 겹의 수건을 형성한다.

환자가 받는 감각을 체크하여 화상을 방지할 필요가 있다.

「뜨겁다, 따끔따끔하다, 아프다」 등의 호소가 있는 경우에는 즉각 치료부위에 새로운 수건을 삽입할 필요가 있다. 통증을 피하고 화상을 방지하기 위해서는 치료 중의 피부온도는 44°C를 초과하지 않는 것이 좋다.

f. 적용 후의 처치

적용 후에는 다음을 확인할 것.

① 피부 상태(피부의 색깔, 통증 및 불쾌감의 유무)를 체크한다.
② 피부를 건조시킨다.
③ 옷을 입는다.
④ 팩을 욕조 속에 다시 넣는다.
⑤ 사용한 목욕 수건을 건조시키고 환자의 피부에 밀착한 수건은 세탁기에 넣어 세탁한다.
⑥ 환자의 생리적 반응을 체크하여 이상이 있으면, 수 분간 휴식을 취하도록 한다.

g. 건열로서의 핫팩 이용

일반적으로 일컬어지는 핫팩은 습열로 이용하지만, 아무리해도 적용부위를 노출시킬 수 없을 때 또는 습열이 어떤 나쁜 영향을 미칠 가능성이 있는 경우에는 건열을 이용한다(이 경우에는 온습포라는 명칭은 부적절하다). 이 때 핫팩 전체를 비닐로 싸서 습열의 경우보다도 열전도율이 작아지므로 두꺼운 수건의 매수를 습열의 약 절반 정도로 적게 하여 이용한다. 이 방법에는 옷이 젖지 않고 적용 후의 추워짐이나 불쾌감이 적다는 것, 두꺼운 수건을 건조시킬 필요가 없다는 것 등의 이점이 있다.

h. 가열통의 관리

가열통은 매월 1회 청소할 필요가 있다. 모든 핫팩을 욕조에서 끄집어내서 양질의 금속 세정제를 사용하면 좋다.

B 초(파라핀)욕

1. 파라핀 치료에 필요한 재료와 물리적 성질

초욕은 고형 파라핀과 유동 파라핀(미네랄 오일)을 적절히 혼합시켜 열에 녹여서 신체에 도포하여 이용한다(그림 5).

고형 파라핀과 미네랄 오일의 비율에 대해서는 제품에 따라 약간의 차이가 있기 때문에 제품 설명서를 참조하면 된다(제품에 따라서는 융점이 낮은 고형 파라핀이 판매되고 있으므로 유동 파라핀은 미량이라도 좋은 경우가 있다). 미네랄 오일은 치료 후에 파라핀을 벗겨내기 쉽고 피부 미용을 목적으로 혼합시킨 것이다.

온도는 파라핀의 융점보다 약간 높게 설정하여, 뚜껑을 열고 있을 때에도 파라핀 표면에 피막이 형성되지 않을 정도의 온도를 설정한다. 파라핀 통의 온도는 목적에 따라서 자동 온도 조절장치에 의하여 바꿀 수 있으나 52~53°C가 일반적으로

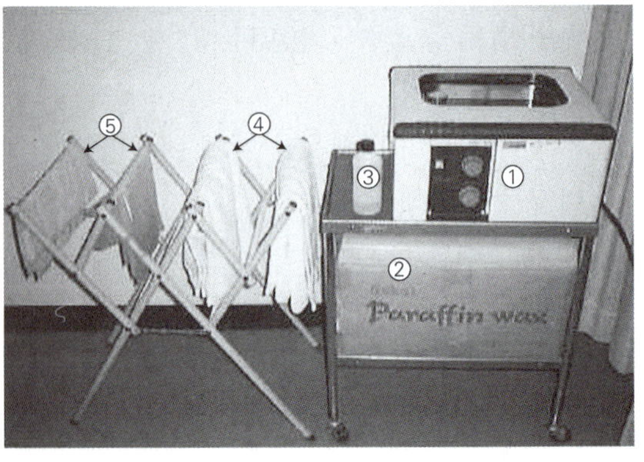

그림 5. 파라핀 치료에 필요한 기기 및 재료
① 가열장치, ② 고형 파라핀, ③ 유동 파라핀, ④ 수건, ⑤ 비닐

이용되고 있다.

이 치료는 피부에 직접 접촉시켜서 시행함에도 불구하고 높은 온도로 설정한다. 파라핀의 열전도율이 비교적 작기 때문에(열전도율 : 0.59 $\times 10^3$ cal/초 · cm · °C) 열에너지가 서서히 신체에 수용되어 환자의 열감도 온화하고 위험성도 적다. 융해열도 완만하게 신체에 방출되기 때문에 장시간에 걸쳐서 열에너지를 방출할 수 있다. 또한 피부와 파라핀의 사이에 얇은 공기층이 생겨 그 층에 의해 열전도가 온화하게 전달된다(공기의 열전도율 : 0.026×10^3/초 · cm · °C).

2. 적응과 금기

a. 적응

핫팩의 적응과 같다.

b. 금기

핫팩의 금기와 같다. 특히 피부염 및 피부손상이 있는 경우에는 감염이 일어나거나 더 악화시킬 위험이 있다.

3. 장점과 단점

a. 장점

① 요철(凹凸)이 심한 부위에서도 거의 균일한 열에너지를 줄 수 있다 : 파라핀은 신체에 적용될 때에는 액상의 성질이며 핫팩 등으로는 열이 도달하기 어려운 영역, 예를 들면, 손과 같은 뼈 돌출부나 윤곽이 평탄하지 않은 부위에도 균등하게 열을 줄 수 있다.

② 파라핀이 부착하는 성질과 낮은 열전도율에 의하여 매우 쾌적하게 열을 적용할 수 있다 : 파라핀의 경화에 의해서 대류에 의한 열의 이동이 방해를 받아 파라핀의 특징인 열전도가 낮으므로 환자에 대한 적용온도가 50°C를 초과하고 있어도 쾌적한 온감을 주고 동시에 화상을 일으키지 않는다.

b. 단점

① 치료 중에는 움직일 수 없다.

② 파라핀 통은 잡균의 온상이다. 가열장치에 충분한 가열기능이 있으면, 자동 온도조절장치를 때때로 100°C 정도로 상승시켜 파라핀 용액의 살균을 한다.

4. 사용법

파라핀 치료에는 글로브(glove)법, 욕중법, 딥(dip) 삽입법, 브러시법 등의 방법이 있다. 가장 일반적으로 사용되는 방법은 글로브법이다.

a. 글로브법

글로브법은 욕중법에 비하여 가열의 정도가 낮게 억제되어 안전성이 높다. 파라핀은 물을 함유하고 있지 않기 때문에 물질로서는 건열이지만, 글로브법에서는 온열에 의해서 신체로부터 나오는 땀이 파라핀 글로브에 갇혀 습열의 효과를 가져온다.

순서는 아래와 같다.

① 환자에 대한 오리엔테이션

② 대상자의 신체를 통에 담그기 전에 온도를 체크한다.

③ 적용부위의 피부 상태를 확인한다. 장식품을 제거한다.

④ 적용부위를 씻고 건조시킨다.

⑤ 환자의 안락한 자세를 확보한다.

⑥ 파라핀통에 신체를 넣었을 때에 신체를 움직이지 않도록 유지하고, 파라핀통의 바닥이나

열 테두리에 접촉하지 않도록 환자에게 지도한다 (파라핀통에서 파라핀의 피막을 파손하면 파손부위로부터 새로운 유동 파라핀이 들어와 화상의 위험이 있다).

⑦ 파라핀통에서 바로 꺼내 피막이 백색으로 흐려질 때까지 공기 중에서 건조시킨다(공중에서의 대기시간은 충분한 피막 형성을 위하여 30~40초 필요하다). 또한 공중에서 대기 중에도 피막이 찢어지지 않도록 적용부위를 움직이지 않도록 한다(그림 6A).

⑧ 두 번째의 삽입은 첫 번째 삽입부위보다도 원위(distal)까지로 한다. 이유는 피막 형성 끝에서는 파라핀에 의해서 피부온도가 상승하여 있는 상태에 있고, 새로이 높은 열에너지를 가진 파라핀을 덮으면 화상을 입을 위험이 있다.

⑨ 파라핀통에 넣고 빼는 것을 8~10회 정도 반복하여 두꺼운 피막을 형성하고 열용량을 크게 한다(담그는 횟수에 대해서는 기대하는 가열의 정도 및 시간에 따라서 설정한다).

⑩ 피막이 건조한 후 비닐주머니 등으로 싸고 수건으로 여러 층을 덮는다(그림 6B). 이 처치는 수건 내의 공기층에 의해서 열전도율을 적게 하여 파라핀이 함유하는 열에너지를 외부환경에 확산시키지 않기 위해서이다.

⑪ 치료시간은 치료목적에 따르지만 약 15분이다.

⑫ 치료 후 수건, 비닐 주머니, 파라핀을 떼어내고 피부 및 전신상태를 확인한다.

넘어질 위험을 피하기 위하여 파라핀을 바닥에 떨어뜨리지 않도록 주의한다.

A

B

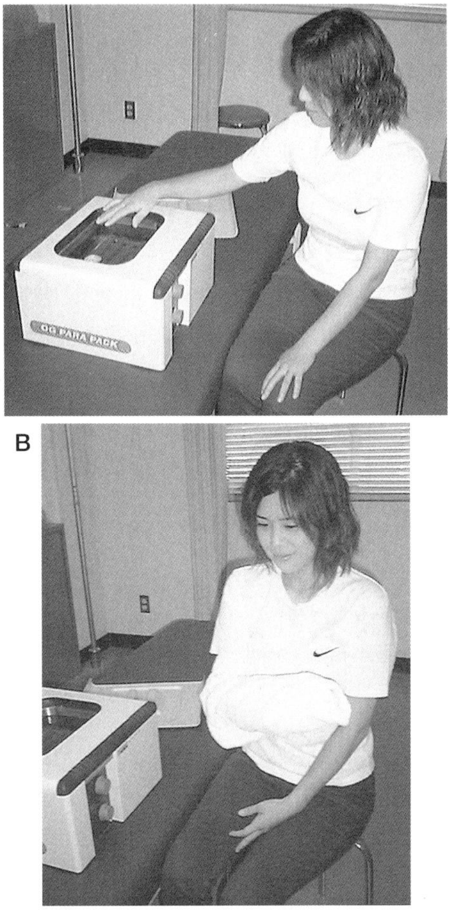

그림 6. 초(파라핀)욕 [글로브법]

A : 공중 지지에 의한 피막의 형성
두 번째 이후의 침지는 첫 번째 담근 부위보다도 원위에 (얕게) 할 것.

B : 목욕 타월에 의한 보온
이 경우에도 환부는 움직이지 않고 피막을 찢지 말것 (습열에 의한 열의 이동능력이 저하한다)

b. 욕중법

욕중법에서는 치료부위를 욕조에 담그고 약 15분간 그대로의 자세를 유지한다. 이 방법은 글로브법보다도 많은 열량이 치료부위에 적용된다. 파라핀통 안의 파라핀 온도는 50°C이상이지만 치료부분의 피부온도가 파라핀통 내의 파라핀의 온도보다도 낮기 때문에 피부 주변에 파라핀의 경화가 일어나 이 층의 형성에 의해서 파라핀의 열에너지가 신체에 들어가는 것을 완만하게 하고 있다.

이 방법은 욕조 내에서 사지(limb)를 움직일 수 없으므로 환자는 불만(frustration)이 생길지도

모른다. 또한 다른 방법에 비하여 가열의 정도가 크기 때문에 피막이 파손되면 화상을 일으킬 위험성이 높다. 치료 전에 충분한 오리엔테이션을 시행함과 동시에 치료 중에도 환자의 호소를 경청할 필요가 있다.

c. 딥 삽입법

글로브법과 마찬가지로 환부를 2~3회 담그어서 피막을 형성한 후 욕중법과 마찬가지로 파라핀통에 지속적으로 약 15분간 담그는 방법이다. 욕중법과 마찬가지의 주의가 필요하다.

d. 브러시법

브러시법에서는 욕조에 담그는 것이 어려운 치료부위(신체의 근위부)를 치료하기 위한 방법이다. 파라핀을 브러시로 치료 부위에 여러 층을 도포하여 글로브법에서의 방법과 마찬가지로 비닐과 수건으로 감싸서 약 15~20분간 유지한다.

e. 기타 방법

기타의 이용방법으로는 만성 관절류머티스 등으로 인한 손가락 장애에는 온도의 하강과 함께 파라핀이 차츰 경화해 가는 성질을 감안하여 데우면서 손가락의 치료적 운동을 하는 방법이 시도되고 있다. 병행치료로 효과적인 방법이다.

5. 가열장치의 관리

파라핀통 내에 침전물이 들러붙기 때문에 1년에 2~3회는 파라핀통의 청소와 파라핀의 교환이 필요하다.

● 인용문헌

1) 田村美枝子：虚血性心疾患. 細田多穂ほか（編）：理学療法ハンドブック 第 3 巻 疾患別・理学療法プログラム. 改訂第 3 版, pp.609–628, 協同医書出版社, 2000.
2) Lehmann, J.F.: Therapeutic Heat and Cold. 3rd ed., Williams & Wilkins, 1982.

● 참고문헌

1) Cameron, M.H.: Physical Agents in Rehabilitation. W.B. Saunders, 1999.
2) Behrens, B.J., Michlovitz, S.L.: Physical Agents—Theory and Practice for the Physical Therapist Assistant. F.A. Davis, 1996.
3) Krusen, F.H., Kottke, F.J., Ellwood, P.M.: Handbook of Physical Medicine and Rehabilitation. 2nd ed., W.B. Saunders, 1971.
4) Prentice, W.E.: Therapeutic Modalities in Sports Medicine. McGraw-Hill, 1998.
5) 荻島秀男（編）：物理療法のすべて. 医歯薬出版, 1973.

III 초음파 치료

■ **학습목표**

- 초음파 발생의 원리와 초음파 종파와 광선 등의 횡파와의 차이를 이해한다.
- 초음파의 물리적 성질과 생체 내에서의 반사, 투과, 굴절, 흡수의 성질을 이해한다.
- 열, 진통, 비온열, 작용 등 종합적 기전을 이해한다.
- 사용상의 주의점을 이해하여 초음파치료의 적응과 금기를 파악한다.
- 초음파의 단위나 측정방법을 이해한다.
- 규명되지 않은 부분의 해명에 도전한다.

Lippman이 이론적으로 존재를 예측하고 있었던 압전(피에조, piezo)효과를 1880년에 Currie가 발견하였다. 역압전 효과를 이용하여 Langevin이 1917년에 초음파의 공학적 발생에 성공한 후 1920년대가 되면서 초음파 연구가 성행하기 시작하였다.

1920~1930년대에는 일본에서도 초음파 연구가 성행하여 세계를 선도하고 있었다. 1930년대 후반에 Pohlman이 파괴작용을 최소화한 조직에의 심부 투과성을 중시하였기 때문에 생체 치료용에는 0.8~1.0 MHz가 최적이라 하였으나 3 MHz도 차츰 보급되어 현재에 이르고 있다.

초음파는 광선 등의 횡파와는 다른 종파가 있고 물질이나 분자를 통해서 진동을 전달한다. 분자의 진동은 열에너지의 크기를 반영하는 인자의 하나이다. 초음파 진동에 의한 열 변환의 정도는 진동수, 조직의 종류, 성질, 흡수 · 반사 · 투과 등의 특성이나 피부표면으로부터의 깊이, 조사시간이나 간헐률(duty cycle) 등에 따라서 다르다.

초음파 치료에서는 초음파를 신체에 조사하여 얻어지는 열작용을 주로 이용하고, 암 치료에도 응용되고 있으나 이 책에서는 물리치료 영역의 초음파에 대해서 소개한다. 열작용 이외의 비온열효과도 추측되고 있으나 명확하지는 않다. 온열치료 이외에는 최근 천연성 골절치료에도 응용되고 있다. 치료용 초음파는 흥미가 있는 자극법의 하나이다.

A 초음파의 발생원리

가청 주파수의 하한은 16~20 Hz, 상한은 16,000~20,000 Hz의 범위에 속한다. 이 항에서는 20,000 Hz 이상을 초음파 주파수로 하였다. 초음파 발생기는 전기적인 방법과 기계적인 방법으로 대별된다. 전기적인 발생방법에는 압전법(piezoelectric method), 전왜법, 자왜법, 전자법(elcetromagnetic method)이 있다. 물리치료에서는 압전법 즉, 전기적 일그러짐 진동법에 의한 초음파 치료기가 사용되고 있다.

압전 전기란 결정(crystal)에 힘을 가하여 변형

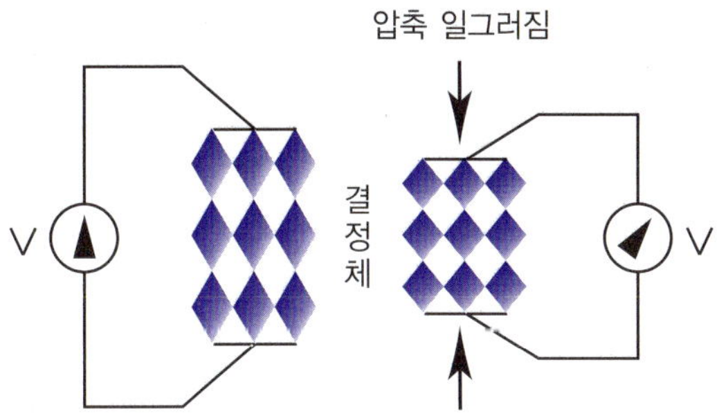

그림 1. 결정체의 압전효과 (현상)
화살표 방향으로 압축하면 결정체가 일그러져 전기가 발생한다.

시키면 발생하는 전기(그림 1)를 말하며 이 반대의 조작 즉, 결정에 전압을 걸면 결정이 변형을 일으키는 현상이 역압전(reverse piezo) 현상(효과)이다. 피에조(piezo-)는 "압"의 접두어이고 피에조 전기는 이온 결정이 외력에 의한 응력에 대응하여 전기 분극(➡ 심화학습 ①)을 일으켜 발생한다.

심화학습

❶ 전기 분극

전하 또는 자기량의 분포가 변화하여 쌍극자 [유한의 거리에 있는 플러스, 마이너스의 용출(유체가 시스템에 유입하는 점)의 한 쌍] 모멘트(moment)가 변화하는 현상

진동판 재료로서는 수정, 로쉘염, ADP(ammonium dihydrogen phosphate, 인산암모늄) 등은 제작상의 제약이 많기 때문에 1955년에 개발된 지르콘산 티탄산 납($PbZrO_3$-$PbTiO_3$)계 고용체 자기(세라믹스*1)가 많이 사용되고 있다.

이들의 압전판을 플러스, 마이너스의 전극 사이에 끼워 전기적 발진회로에서 발생하는 교류

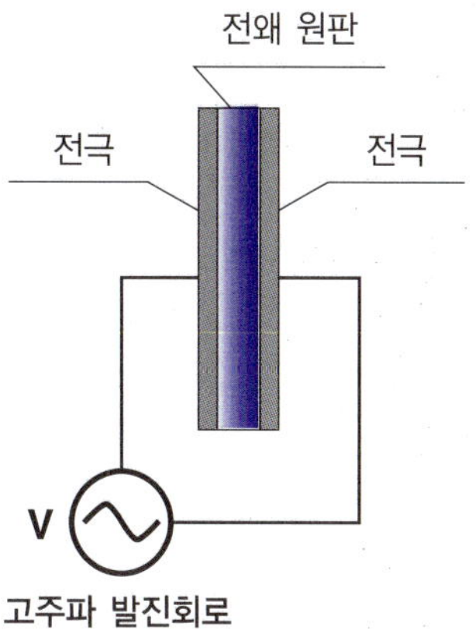

그림 2. 역압전식 초음파 발생법
두 전극 사이에 교류전압을 걸면, 전왜 원판이 두껍고 얇게 변형되면서 진동한다.

전압을 증폭하여 걸면 20 kHz 이상의 초음파 진동이 발생한다(그림 2).

B 초음파의 응용범위

초음파의 성질은 여러 가지의 공업 분야에서 이용되고 있다. 주된 용도는 액체의 분산 · 유화, 세정, 화학반응 촉진, 탈기, 세라믹스 등의 초음파 가공, 초음파 모터 등이다. 상세한 것은 공학계의 초음파 관련 서적을 참조하기 바란다. 특수한 용도로는 주파수 8 GHz(분해능 2×10^{-12} m)의 초음파현미경 등이 있다.

의료분야에서는 초음파진단용, 초음파치료용(물리치료)이나 의료기기 세정용에 응용되고 있다. 초음파진단용에서의 진보는 뚜렷하며 무침습으로 조직의 동적 평가도 가능하다는 것 때문에 앞으로 물리치료분야에서 평가에 대한 이용 증가가 기대된다. 최근 새로운 용도로 혈관 내 혈전용해법이 개발되고 있다(N항에서 후술).

*1 : 요업에서 생산되는 제품의 총칭

C 생물영역에서의 초음파의 응용

Wood, Loomis 또는 Harvey 등이 의학 · 생물학 영역에서 초음파 연구에 착수한 선구자다(1927년~1928년). 1933년 무렵까지는 연구가 폭발적으로 증가하였으나 연구업적 사이의 결과가 일치하지 않았거나 조직세포의 파괴작용, 기능 억제작용에 관한 보고가 증가하면서 서구에서의 초음파 연구는 한 때 침체상태를 벗어나지 못하였다.

그 후 앞에서 언급한 Pohlman이 제창한 이래 독일에서 초음파 치료가 시작되고, 10년 사이에 가속도적으로 보급되었다.

일본에서는 1930년대 초에 도호쿠대학에 초음파 발생기술이 도입되어 생물 · 의학적 연구가 시작되었다. 1950년대 전반에 오사카대학 음향과학 연구소가 실용적인 초음파 치료기를 개발하여 임상연구가 성행하였다.

일본의 초음파 치료기는 1 MHz의 것이 주된 것이었으나 최근에는 3 MHz의 기기도 시중에서 판매되고 있다. 1 MHz의 초음파 치료기는 심부의 치료를 목적으로 하고 3 MHz의 것은 천부(표층 부분)의 치료의 목적으로 나눠서 사용되고 있다.

D 음향공학 영역에서 사용되는 단위 (표 1)

1) 소리의 세기

W/m^2 : 단위면적을 매초 통과하는 에너지(출력밀도라고도 한다). 소리의 세기 수준을 나타내는 dB(데시벨)*2은 다음의 식으로 나타낸다.

$[10 \log_{10}(I/I_0)]$dB

$I_0 = 10^{-12}\ W/m^2 = 10^{-16}\ W/cm^2$

2) 음압

1 dyne*3$/cm^2 = 1\mu bar$

$1\ N/m^2 = 10\ dyne/cm^2 = 10\ \mu bar$

1 기압 $= 1\ kg/cm^2 = 1.013\ bar$

$= 1.013 \times 10^6\ dyne/cm^2$

$1\ bar = 10^6\ N/m^2 = 10^5\ Pa$

3) 음압 수준 (dB)

$[20 \log_{10}(P/P_0)]$dB

($P_0 = 1\ \mu bar$ 또는 $1\ dyne/cm^2$)

4) 음파의 에너지 밀도

단위체적에 존재하는 소리의 에너지

J(erg/cm^3 또는 $joule/cm^3$)

[I : 소리의 세기 ; W/cm^2, c : 음속 cm/초]

J = I/c[(erg/cm^3 또는 $joule/cm^3$)]

I = Jc[(에너지 밀도 $joule/cm^3$)

× 소리의 속도 cm/초]

= Jc[에너지 밀도 erg/cm^3)

× 소리의 속도 cm/초]

= Jc[erg/초/cm^2]

= Jc[W/cm^2]

5) 체적속도

탄성파에서 매질입자의 속도를 v라 하고 v에 수직인 면적을 S라 하면 vS를 말한다.

6) Young율

탄성률의 일종이고 신장 탄성률이라고도 한다.

*2 : dB은 단위수준(B)의 10분의 1이며 전력, 전압, 전류, 압력, 음압, 소리의 세기, 에너지 등의 비율을 나타내는 단위

*3 : dyne이란 질량 1 g의 물체에 작용하여 1cm/sec^2의 가속도를 일으키는 힘

표 1. 음향공학 영역에서 사용되는 단위

명칭	기호	CGS단위*1	MKS단위*2
길이, 전위	u	1 cm	10^{-2}m
시간	t	1 초	1초
밀도	ρ	g/cm^3	10^{-3}kg/m^3
음속	$c = \sqrt{K/\rho}$	1 cm/초	10^{-2}m/초
음압	$p = \rho cv$	1μbar = 1 dyne/cm^2	10^{-1}N/m^2
힘 (S : 면적)	f = pS	1 dyne	10^{-5}N
소리의 세기	$I = p^2/\rho c$	1(erg/초)/cm^2 = 10^{-7}W/cm^2	10^{-3}W/m^2
고유음향 임피던스*3	ρc	1(μbar/(cm/초)	10(N/m^2)/(m/초)
음향 임피던스*4	$z_a = p/w$	1μbar/(cm^3/초)	10(N/m^2)/(m/초)
기계 임피던스*5	$f/v = z_a S^2$	1 dyne/(cm/초) = (1 g/초)	10^{-3}N/(m/초)
Young율	E	10 dyne/cm^2	N/m^2
전단 탄성율	G	10 dyne/cm^2	N/m^2
체적 탄성율	k	10 dyne/cm^2	N/m^2
체적 속도	w = vS	1 cm^3/초	$10^{-6}m^3$/초

*1 : centimeter, gram, second의 기본단위로 표시하는 단위계
*2 : meter, kilogram, second의 기본단위로 표시하는 단위계
*3 : ρc로 나타내는 경우 음향공학 영역에서는 임의의 점에서의 음압과 입자속도의 비에 상당하는 고유음향저항(ρc)으로서 표시하는 것이 올바르지만, 의료영역에서는 ρc를 고유음향 임피던스로서 다루고 있기 때문에 이 항에서도 이에 준하였다.
*4 : 음압을 그 면을 통과하는 체적속도로 나눈 값
*5 : 진동물체의 1점에 작용하는 진동방향력과 그 점의 속도와의 복소수비

T : 축 단면의 인장응력
ε : 단위길이 당의 신장의 양
T = E 의 E가 Young율

7) 전단 탄성률 ["탄성" (용어해설 ☞ 329쪽)]

평행이고 상반되는 방향으로 작용하는 힘으로 발생하는 전단응역(τ)이며 뒤틀림 각도 θ의 전위 변형을 일으키는 경우의 $n = \tau/\theta$의 관계가 성립할 때의 n이고 강성률(rigidity modulus)이라고도 한다.

8) 체적 탄성률

체적 탄성률(χ)은 탄성률의 일종이다. 등방탄성체에 동일한 압력 p를 가하면 비례한도 내에서는 단위체적마다 p/χ의 비율로 압축된다.

E 초음파의 특징

1. 소리의 세기와 분포

a. 초음파 강도

진행방향의 음파의 세기 I(intensity)는 진행방향에 수직인 단위면적 당을 단위시간에 통과하는 에너지(W/cm^2 또는 erg/초/cm^2)로 나타낼 수 있다. 초음파의 세기 W/cm^2은 출력밀도라 부르는 경우도 있다.

ρ : 매질 밀도 (g/cm^3)

c : 매질 중의 전파음속 (cm/초)
f : 음파의 주파수 (cycle/초)
a : 매질 입자의 전위 진폭 (cm)
v : 매질 입자의 속도 (cm/초)
p : 음파의 압력 진폭 ($dyne/cm^2$)
P : 음압의 실효치 (➡ 심화학습 ②) ($dyne/cm^2$)
V : 매질 입자의 속도의 실효치
이라 하면, I는

$$I = 2\pi^2 \rho c(f \cdot a) = 1/2\ \rho c v^2 = p^2/2\rho c = PV = P^2/\rho c = \rho c V^2 \quad (1)$$

으로 나타낼 수 있다.

심화학습

❷ 실효치

진폭의 제곱에 비례하는 에너지나 전력 등은 진동량 제곱의 시간적 평균치의 평방근이다. 정현파에서는 최대치 (진폭 h)의 $1/\sqrt{2}$ 배가 된다.

b. 빔 불균등율

최대강도/평균강도의 비율을 빔 불균등률(beam non-uniformity ratio; BNR)이라 한다. BNR = 1은 초음파 강도가 균등하다는 것을 의미하고 생체에 균등한 초음파를 줄 수 있다. BNR이 크면, 국소 가열(에너지 집중)을 일으킬 위험이 높으므로 이동속도를 빠르게 하여 위험을 최소화할 필요가 있다.

c. 지향성

음원으로부터의 초음파는 전체 방향으로 균일하게 방사되는 것은 아니며 특정 방향으로 강하게 방사되는 성질인 지향성을 갖고 있다. 보통 음파의 지향성은 음압이 절반이 되는 반감각도(θ)로 나타낸다. 원판 음원의 지향성은 그 반경 R과 매질 중의 초음파의 파장 λ로 결정된다. 수중이나 생체조직 중에서의 λ는 약 1.5 mm이며 보급되고 있는 초음파 치료기의 반경 R은 보통 15 mm이므로 $\theta = \sin^{-1}(0.365\ \lambda/R)$로부터 반감각은 2°가 되어 상당히 지향성이 강한 초음파를 얻을 수 있다.

2. 초음파의 전파

초음파는 탄성 매질(medium)인 기체, 액체, 고체, 플라스마*4 속을 전파한다. 기체, 액체 중에는 종파뿐이고 고체 중에는 종파, 횡파, 표면파, 판파 등이 발생하여 전파한다. 종파는 **그림 3**과 같이 진행방향에 매질 입자밀도가 대 · 소가 되는 성긴 상(sparse phase) · 치밀 상(dense phase)이 전파하여 전달된다. 종파는 조밀파 또는 압축파라고도 일컬어진다. 종파는 매질 입자의 진동방향과 파동의 진행방향이 일치한다. 횡파는 고체와 같이 강성률(변화의 난이도)을 매개로 하여 전파하는 것에 반하여 종파의 전파에서는 강성률과 체적 탄성률(단위체적의 변형의 정도)의 양쪽이 관여한다. 강성률은 고체에서는 유한의 값을 취하고 액체에서는 제로(zero)가 되기 때문에 액체 중에서는 횡파는 전파할 수 없다. 많은 수분을 함유하는 생체 연부조직은 고체보다 액체의 성질에 가깝기 때문에 종파 전파라 생각된다.

초음파는 보통 음파와 마찬가지로 치밀하고 균질의 물질일수록 감쇠하지 않고 전파하여 심부까지 침투한다. 일반적으로 균질의 매체 중에서는 초음파의 산란은 일어나지 않고 감쇠도 적다. 생체조직은 균질하지 않기 때문에 흡수, 감쇠가 크다. 초음파의 흡수나 투과양은 생체조직이 종류나 두께(양)에 따라서도 다르지만 주파수, 강도나 간헐률에 따라서도 다르다.

*4 : 자유로이 운동을 하는 +, −의 하전입자가 공존하여 전기적 중성으로 되어있는 상태

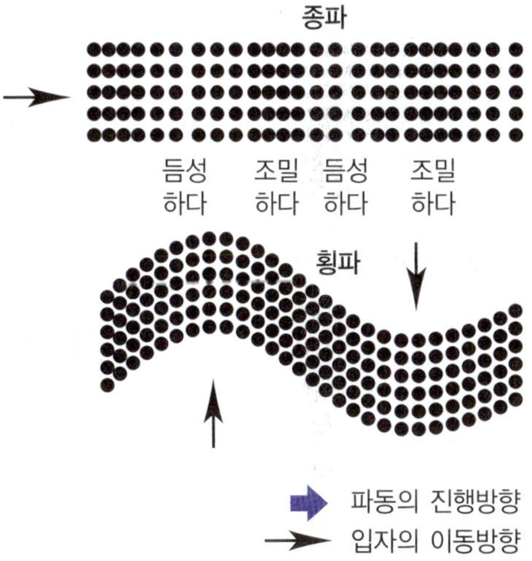

그림 3. 종파와 횡파의 차이

흡수율 등의 데이터가 제시되어 있는 주파수는 0.8, 1.0, 3.0 MHz가 많다.

음파가 매질 속을 전파할 때의 음속을 C, 파장 λ와 주파수 f와의 관계는 $C = f \cdot \lambda$가 된다. 뼈 이외의 인체조직의 초음파 전파속도는 약 1,500,000 mm/초이고 초음파 치료기의 진동수는 1,000,000 Hz이기 때문에 λ = 1.5 mm가 된다. 불용성의 미세분말(알루미늄가루, 녹말가루 등)을 섞은 물을 직경 1~2 cm의 유리관에 넣어서 수직으로 세워 아래에서부터 초음파를 조사하면 약 1.5 mm의 줄무늬 모양이 얻어지고 초음파의 종파를 확인할 수 있다.

초음파 조사 때의 매질 입자의 가속도를 측정하는 것은 어렵지만 f = 20 kHz, 진폭 = 20 μm라 가정하여 가속도 최대치를 계산하면 그 계산치는 3.2×10^4 G 즉, 중력가속도(G)의 약 3×10^4배나 된다. 별개의 계산에서는 분자의 이동진폭은 $1 \sim 6 \times 10^{-6}$ cm이기 때문에 속도는 10~26 cm/초이고 가속도는 $5 \sim 16 \times 10^7$cm/초^{2}가 되어 분자가 받는 가속도는 중력가속도의 105배에 도달한다는 기술도 있다.

3. 고유음향 임피던스

음향 임피던스는 음파 전달의 난이도의 지표의 하나이다. 일반적으로 밀도가 높은 물질 쪽이 초음파는 전달되기 쉽고 전파속도도 빠르다. 음파가 전달되는 방식은 매질에 따라서 다르고 생체조직과 같이 동일 기관 내에 밀도, 배열이나 방향이 고르지 않으면 난반사가 일어나 초음파는 분산된다. 또한 음파의 고유음향 임피던스가 다른 경계에서는 그 값의 차이가 클수록 반사가 커져 투과량은 감소한다(고유음향 임피던스의 값은 표 2를 참조할 것).

4. 초음파의 반사, 투과, 굴절, 흡수, 침투

a. 반사와 투과

반사란 어떤 매질을 통과하는 음파가, 접하는 다른 매질의 경계면에 반전해서 원래의 매질을 진행하는 현상이며, 투과란 접하는 매질의 경계를 음파가 통과하는 현상이다. 초음파를 조사하였을 때 생체조직 내에서의 반사는 복잡하며, 이상화된 경우의 반사이론이 제안되어 있는 실정에 불과하다.

두 종류의 매질 I(밀도 ρ_1, 음속 c_1)과 매질 II(밀도 ρ_2, 음속 c_2) 경계면에 초음파 평면파가 수직으로 입사하는 경우 음압의 반사율 Rp와 투과율 Tp는 각각 다음 식으로 주어진다.

음압 반사율 Rp = 반사파 음압/입사파 음압 투과율, 투과율 Tp = 투과파 음압/입사파 음압, Rp와 Tp를 ρ와 c로 나타내면,

$$Rp = (\rho_2 c_2 - \rho_1 c_1)/(\rho_2 c_2 + \rho_1 c_1)$$
$$Tp = 2\rho_2 c_2/(\rho_2 c_2 + \rho_1 c_1)$$

표 2. 매질의 고유음향 임피던스

매질명	밀도 ρ g/cm^3	전파 음속 c cm/초	고유음향 임피던스 ρc g/cm^2/초 (μbar/cm/초)	흡수계수 α dB/cm
대뇌	1.036	1.46×10^5	0.151×10^6	1.303
뇌	1.033	1.51×10^5	0.156×10^5	0.955(1 MHz)
사람 혈액	1.0	1.57×10^5	1.62×10^5	0.13(1 MHz)
사람 연조직(평균)		1.53×10^5	1.63×10^5	
근육	1.07	1.68×10^5	0.18×10^5	1.13(1 MHz)
근				0.8(? MHz)
지방				1.8(? MHz)
지방	0.97	1.44×10^5	0.14×10^5	0.43(1 MHz)
골	1.79	3.36×10^5	6.0×10^5	12.2(1 MHz)
사람 골		4.08×10^5	7.8×10^5	
골				8.4(? MHz)
공기(1 기압, 20℃)	1.22×10^{-3}	3.4×10^4	41.5	
물	1.0	1.41×10^5	1.41×10^5	
탈기 증류수	1.00	1.52×10^5	1.52×10^5	0.0022(1 MHz)
유동 파라핀	0.835	1.42×10^5	1.186×10^5	
철	7.7	5.85×10^5	4.5×10^6	
천연고무	0.95	1.55×10^5	0.147×10^6	155(1 MHz)

※ 이 표는 참고문헌 2, 5, 8에서 단위가 명시되어 있는 데이터를 발췌한 것이다. 흡수계수 α의 (? MHz)는 주파수가 명시되어 있지 않음을 나타낸다.

음압이 아니라 세기의 반사율 Ri와 투과율 Ti는 다음의 식으로 주어진다.

세기의 반사율 Ri = $(Rp)^2$
세기의 투과율 Ti = $4\rho_1 c_1 \cdot \rho_2 c_2 / (\rho_2 c_2 + \rho_1 c_1)^2$
ρc: 고유음향 임피던스 (g/cm^2 · 초)

근육($\rho_1 c_1 = 1.7 \times 10^6$ kg/m^2/초)와 골($\rho_2 c_2 = 7.8 \times 10^6$ kg/m^2/초)와의 경계에서의 반사와 투과의 계산치는,

세기의 반사율 Ri = $(Rp)^2 = (0.642)^2 = 0.142$

→ ∴근과 골 사이의 반사 계산치는 40%를 초과하게 된다. 매질이 같다면 Rp = 0이므로 Ri = 0이 된다.

세기의 투과율

Ti = $4 \cdot 1.7 \times 7.8/(7.8 + 1.7)^2 = 0.588$

→ ∴약 60% 세기의 초음파 에너지가 뼈에 도달하게 된다. 매질이 같다면 Ti = 1(100%)이 된다.

b. 굴절

초음파 평면파가 비스듬히 입사하는 경우에는 빛의 경우와 마찬가지로 스넬(Snell)의 빛의 굴절 법칙에 따른다(그림 4). 한쪽의 매질의 밀도와 전파속도를 각각 ρ_1과 c_1, 다른 쪽의 매질의 각각을 ρ_2와 c_1, 입사각을 θ_1, 굴절각을 θ_2라 하면 양자의 관계는 다음 식으로 나타낼 수 있다.

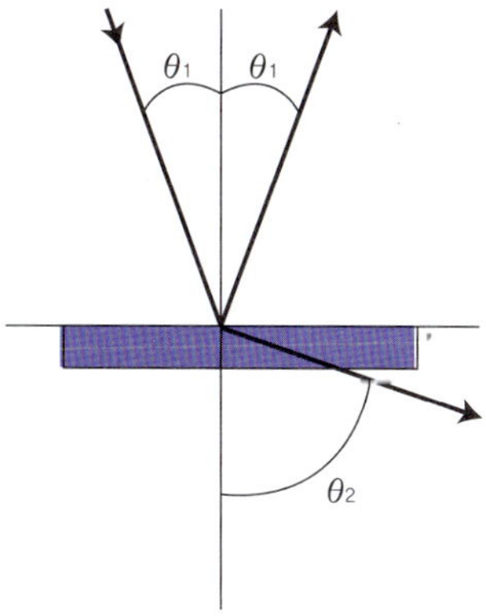

그림 4. 빛, 음파의 반사나 굴절에 관한 Snell의 법칙

θ_1 : 입사각, 반사각, θ_2 : 굴절각

$$\sin\theta_1/\sin\theta_2 = c_1/c_2$$

c. 흡수

흡수란 파동에너지가 다른 형태의 에너지로 불가역적으로 변환되는 것을 말하며 일반적으로 분자수준에서 일어난다고 생각된다. (1) 식(☞ 73쪽)으로부터 음압의 파고치(최대 진폭치) p(dyne)는 식 $p = \rho cv$로 나타낼 수 있다. 평행 평면파의 압력진폭 p는 $p = p_0e^{-2\alpha x}$의 관계가 성립한다. 이 때의 α를 단위길이당의 흡수(감쇠)계수(진폭흡수계수)라 한다. 별개의 설명을 소개하면 음파의 진폭은 거리와 함께 지수적 [exp(−ax)와 같이]으로 감쇠하는데 진폭이 1/e로 내려가기까지의 거리를 전파거리(=1/α)라 하고 이 역수가 흡수계수 α(단위는 neper/cm, 1/cm이라 표시)이다. 그러나 감쇠계수의 단위로서 dB *4/cm를 사용하는 일이 많고 양자의 관계는 1(neper/cm) = 8.686(dB/cm)로 표시된다.

단위 dB는 흔히 사용되지만 음압이나 전압 등으로 사용하는 경우와 에너지나 전력 등의 비율의 표시에 사용하는 경우에서는 dB의 계산식이 다르므로 주의가 필요하다.

초음파에서의 음압진폭의 감쇠와 강도의 감쇠는 아래와 같이 계산한다.

음압 : $20\log_{10}(P_2/P_1)$ (dB)

강도 : $10\log_{10}(I_1/I_2)$ (dB)

P_1, P_2와 I_1, I_2는 각각의 X_1, X_2점의 음압 진폭과 음파강도이다. l은 $l = X_2 - X_1$이다.

강도와 흡수계수의 관계는 아래의 식으로 나타낸다.

$$I = I_0e^{-2\alpha x} \qquad \alpha = (1/2\ell)\ln(I_1/I_2)$$

식 중의 α가 흡수계수이다.

d. 투과 반가층(semivalent layer)

파장이 긴 초음파는 흡수가 적어 심부까지 도달하지만 파장이 짧아지면 흡수가 커져 감쇠가 증대하기 때문에 심부까지 도달하기 어렵다. 초음파의 도달 심도는 조사 에너지의 1/2이 되는 깊이 즉, 투과 반가층(심도)으로서 나타낸다. 근육이나 연부조직의 초음파 투과 반가층은 2~7 cm의 범위로 표시되는데 책에 따라 다르다.

5. 초음파의 감쇠계수

초음파는 흡수, 반사, 굴절을 거쳐 어떤 점에 도달하고 그 점에 이르기까지의 초음파 강도의 감소를 감쇠라 정의하고, 그 정도를 감쇠계수로 나타낸다. 매질의 초음파 에너지의 흡수, 감쇠 특성은 α, α/f, α/f^2 등으로 나타낸다. 많은 매질의 초음파 흡수 특성은 일정 값을 나타내는 α/f^2의 값으로 나타내는 경우가 많다. 그러나 Pohlman 등이 "근육이나 지방 등의 생체조직 매질 중에서 일정치가 된다"라 한 α/f로 나타내는 일도 있다. 생체조직의 감쇠 특성은 α, α/f로 나타내는 서적이 많고 통일되어 있지 않지만 이 항에서는 α(dB/cm)로 나타냈다(표 2).

6. 초음파의 완화와 이력현상

초음파의 흡수 기전은 “완화현상”과 “이력현상(hysteresis)”에 의한 두 가지 설이 제안되고 있다.

완화현상이란 평형상태에 있는 물질계에 외부로부터 교란을 가하여 평형상태로부터 벗어났을 때 그 시스템의 내부운동에 의해서 시스템이 평형상태로 되돌아오는 현상을 말한다. 생체조직의 탄성요소나 체적 점성(➡ 심화학습 ③) 요소의 조합으로 완화흡수 모형이 제시되어 있고, 이 경우의 완화흡수량은 작은 진폭이면 진폭에 좌우되지 않고 진동수에 좌우된다 [「점성」(용어해설 ☞ 329쪽)].

이력현상이란 어떤 양 A의 변화에 수반해서 다른 양 B가 변화하는 경우에 A의 증가에 수반하는 B의 변화와 증가한 A의 감소에 수반하는 B의 변화가 일치하지 않고 A–B의 관계가 곡선을 그리고 게다가 폐곡선을 그리는 현상을 말한다. 이 폐곡선을 히스테리시스 루프(hysteresis loop)라 하고(그림 5A) 폐곡선의 내면적이 에너지 소비량과 밀접하게 관계한다. 직선을 그리는 A–B의 관계의 전형적 예가 탄성한계 내의 탄성이다.

그림 5B는 생체 연부조직의 역학 모델의 하나이고 S는 딱딱하지 않은 용수철, P는 용수철보다 저항이 강한 피스톤(piston)이다. (a)는 초기상태, (b)는 힘 F로 신장 직후의 상태 [P와 S2의 저항 때문에 신장력 F로 S1a가 S1b로 변형된다(용수철 길이 S1b > S1a)], (c)는 (b)를 일정시간 유지한 상태(① S1b의 용수철의 탄성에 의한 힘이 S2b와 Pb의 저항을 이겨내서 S2b는 S2c로, Pb는 Pc로 당겨서 제자리로 되돌려지고 S1b는 단축하여 S1c로 안정된다. ② 이 일련의 경시 변화 때에 S2b와 Pb의 저항이 에너지 손실로 보통은 열 손실의 열로 변환된다)이다.

심화학습

❸ 체적 점성

체적 점성이란 유체의 비체적 v가 변화하는 속도에 비례하여 체적 변화를 방해하는 압력 $\Delta p = -\eta v\, dv/dt$($\eta_v$는 비례상수)를 발생시키는 성질(점성 유체가 벗어남 변형의 속도에 비례하여 일어나는 저항력과 유사).

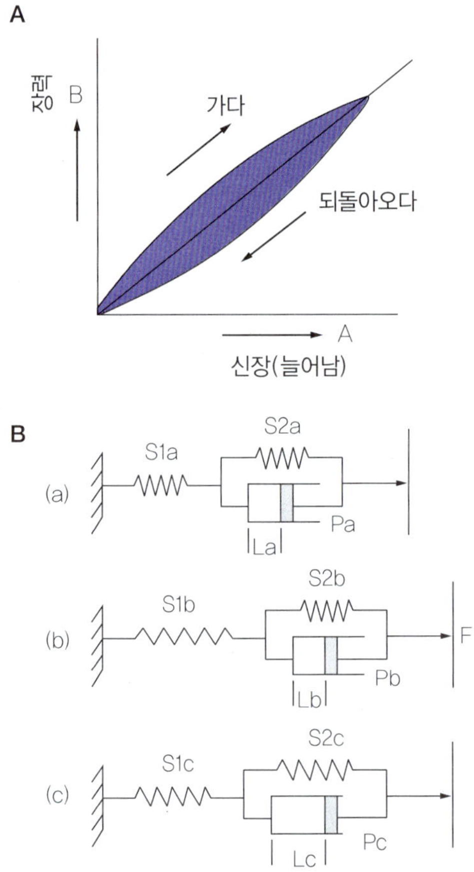

그림 5. 히스테리시스 루프 (A)와 힘-변형 모델 (B)

이 일련의 에너지의 변화는 히스테리시스 폐곡선 내의 면적에 상당하고, 초음파에 의한 전환열의 기전의 하나이다.

7. 초음파 공동현상

캐비테이션(cavitation)이란 액체 중에서 발생하는 "공동현상"을 말한다. 선박의 대형화와 고속화에 수반하여 프로펠러의 고속회전과 대형화가 발전하여 프로펠러의 둘레속도가 커짐에 따른 프로펠러의 침식이 문제가 된 것이 공동현상 연구의 발단이다. 프로펠러의 앞면은 물을 밀어낼 때에 양압이 되고, 뒷면은 물이 밀어제쳐져 음압이 된다. 용해하고 있는 기체가 음압이 된 액체 중에서 기포가 되어 공동이 생기는 것이 캐비테이션이다. 음압으로 생긴 공동이 주위의 수압으로 복원되어 찌부러질 때 액체끼리 격렬하게 서로 부딪쳐 발생하는 큰 충격적 압력이 프로펠러의 침식을 일으킨다고 생각된다.

액체 중에 강력한 초음파를 방사하면 액체 중에 양압상과 음압상이 발생한다. 이 음압에 의해서 액체가 찢기거나 기포가 발생하여 공동이 생긴다(그림 6). 이것이 초음파 캐비테이션이다. 액체 중의 기체 용해도, 온도, 정수압, 초음파의 주파수나 강도 등이 초음파 캐비테이션의 발생 역치(threshold)를 좌우하지만 그 값은 보고에 따라 다르다(1 MHz에서의 역치는 약 100 W/cm^{2}나 300 W/in^2 등). 또한 전문영역별의 연구자에 따라서도 역치의 판정기준이 일정하지 않은 것 같다.

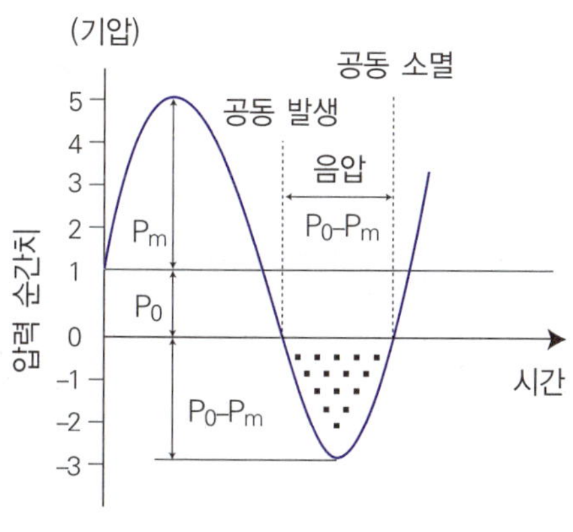

그림 6. 초음파에 의한 공동현상(cavitation) 발생

초음파 캐비테이션으로 발생한 기포는 초음파의 압력을 받아 압축되지만, 이것을 단열압축이라 가정하여 기포 내 압력상승을 계산하면 정수압이 1 기압이라면 기포 내 압력은 4,000 기압에 노날한다는 계산도 있다. 이 가정 하에 단열압축에 의한 온도상승을 계산하면, 기포 안은 순간적으로 10,000°K로도 된다. 실제로는 이것만큼 온도상승은 없다고 해도 국부적인 고온상승은 있을 수 있다고 생각한다.

초음파 캐비테이션 현상은 의료용에서는 초음파 네뷸라이저(nebulizer), 수술용 기구 세정기 등 많은 목적으로 이용되고 있다. 초음파 캐비테이션에 수반하는 여러 작용으로서는 파괴작용, 교반작용, 마이크로스트리밍(➡ 심화학습 ④), 화학작용, 소음발생 등을 들 수 있다.

캐비테이션의 동태는 복잡하고 해명이 되지 않은 부분도 많으며 세정기의 진동자의 표면이 장시간의 사용으로 침식되거나 혈액 내에서의 기포발생, 기포의 찌부러짐, 혈구파괴, 모세혈관 파탄 등의 위험성이 기술되어 있으나, 구체적인 데이터의 제시는 없다.

심화학습

❹ 미세 스트리밍

교반작용이나 다른 복잡한 각종의 현상이 가해져 액체 중의 여기 저기의 국소에 일어나는 소용돌이의 흐름을 마이크로 스트리밍(micro-streaming)이라 한다.

F 초음파 양의 측정법

1. 음속

매질 중의 초음파 전파속도의 측정방법은 몇

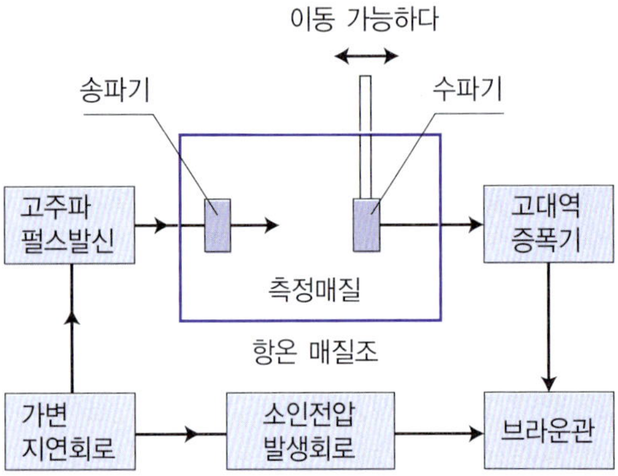

그림 7. 펄스법에 의한 음속 측정원리 모식도

가지가 있으나, 여기에서는 펄스법을 간단히 소개한다. 초음파 펄스를 송파하여 수파기에서 받은 초음파를 전기신호로 변환하여 브라운관 상에 기록한다. 이어서 수파기 위치를 바꿔서 같은 조작을 하여 수파기 이동거리를 최초의 신호와 두 번째의 신호의 어긋난 시간으로 나누면 속도를 구할 수 있다(그림 7).

2. 강도

매질 중의 초음파 강도를 표현하는 물리적 척도에는 ① 음압, ② 강도, ③ 입자속도의 3가지 요소가 있다. 입자 속도의 측정은 곤란하기 때문에 이 항에서는 음압과 강도의 측정법을 설명하겠다.

a. 음압 측정

초음파를 매질 중에 방사하면 매질은 초음파 방사압을 받는다. 이 매질 중에 적절한 물질(강철공, 원판 등)을 놓으면 이것에 힘이 작용한다. 그 힘의 크기를 측정하여 음압을 구한다. 압전 현상을 이용하여 측정하는 다른 방법도 있다(그림 8).

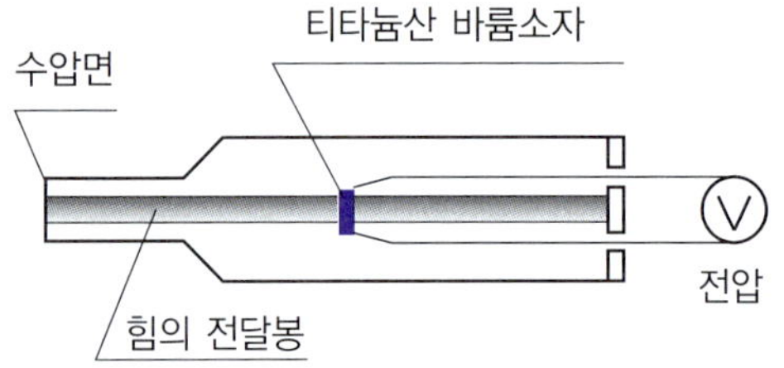

그림 8. 초음파 음압 측정원리 모식도

b. 강도 측정

초음파의 세기는 그 단위를 W/cm^2 또는 erg/초/cm^2으로 나타내고 단위면적 당의 에너지이기 때문에 일의 양으로 측정하면 된다. 높은 효율의 흡수 가열재료를 사용한 열량계를 사용하면 측정할 수 있다.

3. 진동수

초음파 음속 측정에 사용하는 것과 같은 송파기와 수파기 및 오실로스코프가 있으면 측정할 수 있다.

G 초음파의 생체 작용

생체조직 내에 흡수된 초음파의 진동에너지는 여러 기전에 의해서 열로 변환된다. 이들은 흡수 발열, 공동(cavity) 발열, 내부마찰 발열, 경계층 표면 발열 등이 있다. 조직 내에서 열 발생에 관여하는 최대 인자는 점탄성(visidity-elasticity)이다. 초음파가 조사된 부위나 그 주위 조직 온도는 흡수 발열의 양, 발생한 열의 이동, 확산 등에 의해 좌우된다. 따라서 흡수 발열량이 큰 조직이라도 열전도가 좋은 조직이나 혈류가 많은 조직에서는 열 확산이 커서 온도분포는 작아지게 된다.

초음파의 흡수가 큰 순서로 생체조직을 나타

내면, 뼈 > 피부 > 근육 > 지방 > 간장 > 폐 > 신장 > 신경이다.

1. 심부통

복부에 초음파를 지속적으로 조사하면 심부에 통증을 느낀다. 이 통증은 골막통이라 생각된다. 이 통증의 원인은 열성, 진동성, 공동현상의 것인지, 그 밖의 것에 의한 것인지 알 수 없으나 위험신호의 통증으로서 위험(risk) 관리에 이용되고 있다. 따라서 감각둔화나 마비가 있는 부위에 대한 조사는 주의를 필요로 한다.

만성 관절염 환부의 초음파 통증 역치가 0.2 W/cm^2 이상이나 그 이상 상승하는 사례도 있기 때문에 물리치료사는 자신의 위험관리 기준을 나름대로 갖고 있어야 한다. [K항 「초음파 치료량」(☞ 83쪽)도 참조].

2. 신경에 대한 작용

사람에게 초음파를 조사하면 통증을 느끼거나 진통을 경험하는 일도 있는데 이것은 체성 신경에 영향을 미친다는 것을 의미한다.

신경조직에 초음파를 조사하면 최초로 나타나는 가역성 마비는 일과성이고 회복 가능하다. 이 마비의 회복 후에는 매우 큰 흥분성이 지속되고 조사를 계속하든지 강도를 올리면 불가역성 마비가 출현한다.

중추신경에 0.75 W/cm^2 강도의 초음파를 12분간 조사하고 말초신경에 같은 강도의 초음파를 25분간 조사하면, 신경에 불가역적인 전도 차단이 일어난다는 보고가 있다.

개(dog)의 궁둥신경(좌골신경)을 가열하거나 초음파를 조사(가열과 진동)하면 신경활동 전위(potential)의 전도 차단이 일어나지만 양자의 신경조직 증상에는 다른 차이가 관찰된다. 가열만 한 경우는 손상부위의 전체 섬유에 균일하고 광범위하게 마이엘린(myelin)섬유가 변성되어 있으나, 초음파 조사의 경우에는 가열만의 경우에 비해 가벼운 마이엘린 변성 증상이 드문드문 분포하고 있다. 이것은 개구리나 가재에서도 마찬가지이다. 가열만이라면 40°C에서 신경마비가 일어나고, 초음파 조사에서는 30°C 전후에서 마비가 일어난다. 즉, 초음파 조사가 신경조직에 미치는 영향은 온도상승만이 아니라 초음파의 다른 성질이 관여하고 있다는 것을 짐작케 한다.

3. 순환계에 대한 작용

a. 심장

두꺼비의 목, 가슴, 허리, 복부 각 부위에 초음파를 조사하면 심장박동이 증가하여 박동수가 증가한다. 심장의 수축력이 증가한다는 연구 보고도 있다.

b. 혈관

약한 초음파의 조사로 혈관은 확장되고 강한 초음파 조사로는 축소된다. 초음파 조사로 모세혈관의 투과성은 증가한다. 사람의 전완 모세혈관으로부터 물이나 단백질의 혈관 밖 일탈이 증대한다. C3~C4의 피부수절에 초음파를 조사한 경우, 내시경 확인에 따르면 20~30초에서 폐 공동 내 모세혈관이 충혈되지만 조사 정지 직후에는 원상으로 되돌아간다. 초음파 조사에 따른 혈중 백혈구의 증가나 혈관 직경의 확대는 지속성(집토끼에서는 48시간이나 지속된다)이 있어 1차적, 2차적 효과에 의해서 혈관 확장이나 투과성 증대작용을 갖는 물질이 출현하기 때문이라고 생각된다.

H 초음파 치료용 기기

초음파 치료기의 사양을 아래에 나타냈다. 출력범위는 0~2 W/cm^{2}이고 주파수는 1 MHz와 3 MHz의 전환이 가능하며 진동자의 유효직경은 직경 0.7~4 cm의 범위에서 2~3종류의 치수로 교환 탈착할 수 있는 것 등이 시중에서 판매되고 있다. 연속파 발생과 단속파 발생의 전환이 가능하다.

I 물리치료에 초음파의 응용

물리치료 영역의 초음파 치료는 전기치료나 온열치료로 분류되어 있다. 초음파가 가장 기대되고 있는 치료적 작용은 온열작용이고, 두 번째로 진통작용, 세 번째로 아직 규명되지 않은 부분인 비온열작용을 들 수 있다.

1. 온열작용

온열에 의한 생리작용은 제4장 I 항 "열물리학 · 온열의 생리학적 작용" (☞ 50쪽)을 참조하기 바라며 이 항에서는 초음파에 의한 온도상승을 주로 한 보고를 열거한다.

- 0.1 W/cm^2 미만의 초음파 강도에서는 생물학적인 영향은 없다.
- 0.1 W/cm^{2}의 초음파를 5분간 조사하면 종아리(하퇴) 뒷면 피하 5 cm 부위의 조직은 평균 약 0.2°C/분의 속도로 온도가 상승한다.
- 집토끼 볼기부위 연부조직에 3 W/cm^2, 10분간 조사하면 깊이 0.5 cm에서 10°C, 1 cm에서 4°C, 2 cm에서 2.5°C, 3.5 cm에서 2°C 상승한다.
- 넙다리뼈(대퇴골) 주위조직에 3W/cm^2, 10분간 조사하면 골수 10°C, 초음파를 조사한 쪽의 뼈 표면 4°C, 초음파 반대(뒤)쪽 1°C 약으로 상승한다.
- 온도상승의 순서 : 골수 최대 > 두 번째로 조사한 쪽 뼈 표면 > 세 번째로 조사한 반대쪽 뼈 표면으로 한다는 기재가 있다.
- 뼈가 존재하는 연부조직의 온도상승은 뼈가 존재하지 않는 연부조직의 온도상승의 약 2배이다.
- 1 MHz, 1W/cm^2, 약 1분간 조사로 수중의 뼈 조각 온도가 10°C 상승한다.

2. 진통작용

온열에 의한 진통작용은 제4장 I 항을 참조할 것. 치료량의 초음파로 10분간 조사 후에 심부통각 둔화가 일어난다. 이유는 밝혀지지 않았으나, 온도 이외의 인자도 말초신경에 영향을 미치고 있기 때문이라고 생각된다.

3. 비온열작용

a. 진동작용

초음파치료의 작용효과의 하나에 마이크로 마사지 작용도 기대할 수 있으나 해명되지 않은 부분이 많다.

생체에 대한 초음파 조사로 세포가 작은 진폭으로 진동하고 초음파의 물리적인 압력이나 조직의 가속운동 등에 의해서 세포조직이 요동치는 것을 마이크로 마사지라 하고 있다. 초음파를 생체에 조사하면 생체 내에서 물리적 진동, 효소반등 촉진, 유화(emulsification), 온열, 혈관확장, 신진대사 촉진작용 등이 있다고 생각된다.

b. 공동화 작용

액체 중에 강한 초음파를 방사하면 안개가

발생하고 기포가 생성된다. "샤"하는 소리가 들리는 경우도 있다. 이러한 현상이 초음파 공동화(cavitation)현상이다. 여기에는 파괴작용이 있어 공업분야에서는 중요한 역할을 수행하고 널리 이용되고 있다 [E. 8항 「초음파 공동현상」(☞ 118쪽)도 참조].

1) 파괴작용

공동이 찌부러지는 순간은 수백~수천 기압의 고압이 가해진다는 계산도 있으며 금속에 침식이 발생하든지 유탁액이 되는 것은 액체의 입자가 두들겨 부서지기 때문에 발생한다고 설명되고 있다. 이들의 현상은 널리 알려져 있으나 상세한 기전은 해명되어 있지 않다.

1 MHz로 1,000 W/cm^{2}의 초음파를 종양에 5~10초 조사 후 3일에서 파괴병소가 명료해진다. 현미경 영상에서는 원형질이나 핵은 파괴되고 세포의 변형이나 공포화(空胞化)가 나타난다. 이들의 국소(focalized area) 온도상승은 별로 높지 않고, 평균 2.5°C의 상승에 불과하기 때문에 파괴작용의 주역은 물리적(진동) 작용이라 생각되고 있다. 이러한 실험에서 초음파의 파괴작용에 대한 저항성은 혈관에서 가장 크기 때문에 혈관은 파괴되기 어렵다.

사람의 뇌에 5 W/cm^2 강도의 초음파를 조사하여도 뇌파에는 전혀 영향을 주지 않는다. 1MHz, 0.5~2 W/cm^2, 5분 미만에서는 파괴소는 없으며 5~7 W/cm^2, 2분에서 확실한 뇌조직 변화가 관찰되고 10 W/cm^2, 2분에서 신경섬유가 파열하여 신경세포의 종창이나 비대 등 뚜렷한 조직변화가 관찰된다.

이들 파괴작용의 원인인자로서 진동작용, 열작용, 공동화(cavitation) 작용, 화학작용을 생각한 시기도 있다. 그러나 공동현상을 일으키지 않는 강력 초음파 조사실험이나 공동현상 발생 전에 파괴소가 출현한다는 것 때문에 공동현상 원인설은 부정적이다. 또한 상승온도는 파괴적 온도라고는 할 수 없다는 것 때문에 온도상승은 주된 원인이 아니라고 생각되고 있다.

2) 교반작용

공동화 작용에 의해서 생긴 미세 기포나 액체는 격렬하게 진동한다. 액체 중 국소에 생기는 압력분포에 따라 기포는 흡인되거나 날려버려지거나 하여 복잡한 운동이 일어난다. 이들은 발효, 양조에서의 숙성, 화학반응의 촉진, 세정작용 등에도 이용된다. 초음파의 교반작용에 의하여 탐식세포와 염증 회복기의 이물질과의 접촉성이 증가하기 때문에 이들의 흡수, 배설에는 효과적이라고 추측된다.

3) 미세 스트리밍

E. 8항 「초음파 공동현상」(☞ 118쪽)을 참조할 것.

4) 화학작용

공기가 녹아있는 물에서의 공동현상의 성장 초기에는 공동 내 기체가 초음파에 의해서 순간적으로 고압으로 단열 압축되기 때문에 기체 온도가 급상승하여 N_2, O_2가 발생한다. 약한 초음파의 경우는 상당히 강한 산화작용이 있고 강한 초음파에서는 약한 산화작용이 있다는 것이 밝혀졌다. 매질이 물이라면 H_2O_2, HNO_2, HNO_3, NH_3 등이 발생하고 주파수가 높을수록 뚜렷하다 한다.

c. 기타 작용

1) 혈관과 혈구

초음파 조사부위와 그 부근 부위의 작은 혈관의 구경이 약 2배 정도 확장한다. 초음파 조사 시작 후 10~15분 경과하면 백혈구 수가 1,000 정도 증가하지만, 초음파 조사를 정지한 후

30~60분에서 원래의 상태로 되돌아간다.

2) 관절통

목동맥(경동맥)에 초음파를 조사하면, 다발성 관절통이 진정되는데 이는 자율신경에 영향을 주고 있기 때문이라 생각된다.

3) 폐 실질

초음파를 흉벽에 조사하면 폐 실질 조직이 수축하는 경향이 있다.

4) 막 투과성

초음파를 조사하면 식물 세포나 인공 반투막의 막 투과성이 증가하고 조사강도를 강하게 하면, 막 투과성은 계속 증가하며 지속성도 확인되어 있다. 동물의 근육 내에 색소나 동위원소(isotope)를 주입하여 초음파를 조사한 경우 혈관에서의 흡수와 배설시간이 단축되기 때문에 혈관막의 투과성 증가가 확인되어 있다.

4. 인체에 대한 피해작용

초음파를 지나친 강도로 장시간 조사하면 부작용이 일어나지만, 조사강도와 시간이 적절하다면 생체에 바람직한 반응을 얻을 수 있다. 물리치료 분야에서는 안전과 위험, 유효와 무효

표 3. 초음파 조사조건에 따른 인체 부작용

조사조건	조직 변화
	(인체)
< 0.1 W/cm^2	생물학적 영향 없음
0~3 W/cm^2	위험은 없다
1 MHz, 5 W/cm^2	뇌파에 변화 없음
1 MHz, 5~7 W/cm^2. 2분	뇌조직 변화 명료
1 MHz, 10 W/cm^2, 2분	신경섬유가 파열하고 부풀음. 신경세포의 종창과 비대.
1 MHz, 1.3 W/cm^2, 30분	사람 성인 지골 골단부 골절 (일부 반론이 있음)
0.75 W/cm^2, 12분	중추신경 불가역적 전도 차단
0.75 W/cm^2, 25분	말초신경 불가역적 전도 차단
2.25 MHz, 3 W/cm^2	(작은 동물)
10분 × 1회	관절 변형 약간. 8개월에서 뼈 발육 억제 (6개월까지는 골 성장촉진 경향 있음) 뼈끝(골단) 연골 변형이 심함
10분 × 3회	조사 직후 조사부위 충혈 약간, 열감, 다음날 소실. 1~2주 후 조사부위 종창, 3주 후 무릎 내 외반, 관절운동 시 잡음, 무릎관절 굽힘자세 구축, 2주 무렵 뼈끝선 변화 (X선 사진에서) 2개월에서 뼈끝선 신연, 뼈끝 연골 파괴 흡수 6개월에서 변화가 다시 진행, 무릎관절 이상골 음영 8개월에서 넓적다리(대퇴골) · 정강뼈(경골) 발육억제 (적출 확인), 관절연골 파괴
30분×1회	1개월 후 뼈끝선 신연, 3개월 후 무릎관절 종창, 무릎 굽힘 구축이 뚜렷함, 뼈끝부분 병적 골절, 뼈 음영 이상. 8개월 후 넓적다리(대퇴골) · 정강뼈(경골) 직경의 성장 억제가 뚜렷함, 무릎관절 파괴.

의 경계영역의 초음파 조사조건이 명시되어 있지 않다. 표 3에 안전과 위험, 유효와 무효와 연관성을 열거하였다.

J 초음파의 사용방법

강도의 기준 설정으로는 위를 향하게 한 초음파 도자(conductor)에 떨어뜨린 물방울이 심하게 진동(약 0.5 W/cm^2)하기 시작하여 연무(mist)·증발(약 1 W/cm^2)하는 모양을 관찰하여 판단한다(증기성 공동현상법). 또는 초음파 도자에 기름이나 초음파 겔을 바르고 엄지손가락의 지복부에 대고 열감을 수반하는 따끔따끔한 느낌이 있으면 약 1 W/cm^{2}이고 불쾌감, 고통, 견디기 힘든 통증이 있으면 2 W/cm^{2}이라고 하는 우가(有賀)의 무지감각법 등이 소개되어 있다. 이런 간단한 조작으로 출력을 확인하는 습관을 익힘으로써 위험을 피할 수 있다.

1. 직접법(겔 커플링법)

a. 이동법 (그림 9)

이동법에는 회전이동, 지그재그 이동, 왕복이동 등이 있는데 이동법은 기본적으로 하퇴후면, 대퇴부, 요배부 등의 비교적 넓은 신체부위에 적용된다.

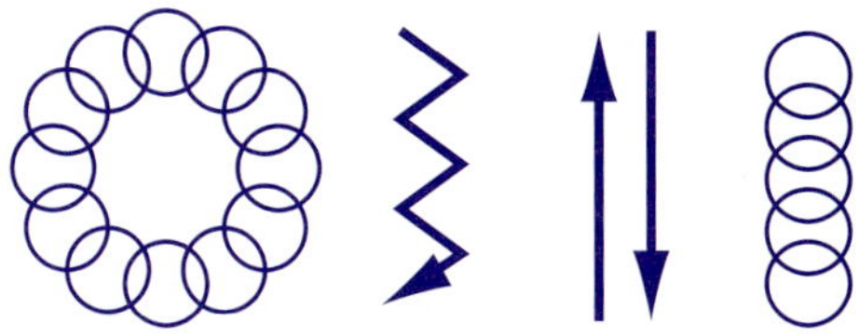

그림 9. 초음파 도자의 이동양식

1) 도자를 대는 방법 (그림 9)

초음파용 겔 등 매질을 피부 표면에 바르고 대상 부위가 좁은 경우, 초음파 도자를 대상 부위에 대고 진동면 크기의 원을 그리면서 이동시킨다.

대상 부위가 넓은 경우, 진동면 크기의 원 모양 이동부터 시작하여 조금씩 진동면의 원보다 큰 원을 그리면서 이동시킨다.

2) 초음파 강도

초음파 강도는 0.5~1.2 W/cm^2 사이로 한다. 초음파의 진동수나 진폭이 같아도 생체에 미치는 영향의 크기나 깊이는 강도와 이동속도에 좌우된다. 즉, 초음파의 출력의 크기와 이동속도의 조절로 초음파 흡수량을 조절할 수 있다. 초음파 조사부위의 흡수량은 고정법과 이동법에서 크게 다르다. 이동법에서는 강도·면적·속도와 흡수량과의 관계가 명시되어 있지 않기 때문에 합리적으로 사용되고 있는지는 의문이다.

3) 조사면적과 이동속도

이동속도와 흡수량에 관한 데이터는 제시되고 있지 않으나, 임상적으로는 2.5 cm/초, 4 cm/초 정도, 10초/체표 1 cm^2(속도 환산 3 cm/60초) 등이 권장된다. 그러나 원래는 이동속도가 단독으로 표시되는 것은 아니라, 초음파 강도와 이동면적의 상관관계로 표시되어야 한다. (필자의 실험에서는 초음파 흡수량에 대한 영향은 조사면적 쪽이 이동속도보다 크다).

b. 고정법

1) 도자를 대는 방법

초음파용 겔 등 매질을 피부 표면에 바르고 초음파 도자를 대상 부위에 대고 움직이지 않고 조사한다.

2) 초음파 강도

초음파 강도는 0.1~0.3 W/cm^2 정도로 한다(1 W/cm^2 까지 가능하다고 하는 문헌도 있으나 구체적인 자료 제시는 없다).

2. 간접법

a. 수중법

물주머니법(다음 항)보다 조작성도 좋으며 탈기한 수중이라면 초음파의 생체에 대한 투과, 침투도 직접법과 차이가 없다. 손가락과 발가락, 손목관절 주위, 족부 내외과(medial and lateral malleolus)나 그 주위의 초음파 치료의 경우는 탈기한 물을 가득 채운 용기에 대상 부위를 넣어서 초음파를 조사한다. 내벽에 흡음재를 붙인 용기에 체온에 가까운 물을 가득 채운다. 권장되는 조사 도자와 대상 부위와의 거리는 0.5~2 cm, 수 cm, 10 cm, 최대 10 cm로서 일정하지 않지만 초음파 강도의 안정성을 고려하면 이론적으로 계산된 위치로부터 조사해야 한다. 예컨대, 파장에 대한 음원(source of sound) 원반 직경과의 비가 커지면 안정영역은 음원으로부터 멀어지지만, 그 비가 19라면 9~10cm 이상이 안정영역이다.

b. 물주머니법

초음파 도자를 신체 표면에 적합시킬 수 없는 작은 요철(凹凸)부위에 조사하는 경우는 탈기한 물을 넣은 고무 주머니, 콘돔이나 폴리에틸렌 주머니를 통해서 조사한다. 치료시간이 소요되기 때문에 이 방법의 사용빈도는 적다.

K 초음파 치료량

치료에 필요한 초음파 치료기의 취급조건은 증상에 대해서 치료용 초음파의 조사강도, 고정법인지, 이동법인지, 이동법이라면 이동속도, 필요한 치료면적, 치료 부위와 깊이, 치료시간 등으로 결정된다. 기구를 이용한 물리치료 영역에서 사용하는 경우, 이들의 조건을 명백히 한 연구보고가 적기 때문에 위험과 안전영역의 경계나 유효와 무효의 경계조건이 애매한 상태에서 사용되고 있는 것이 현 상황이다. 초음파 치료는 물리치료사가 직접 실시하지 않는 경우에는 안전성에 문제가 된다.

표 4에 기구를 이용한 물리치료 관련 문헌에 기재되어 있는 초음파 치료에 관한 조건을 제시하였다. 조사조건을 재확인함과 동시에 앞에서 언급한 문제점을 고려할 때 참고로 하기 바란다.

L 적응

표 5에는 몇 가지의 문헌에 게재된 초음파 치료의 적응 예를 열거하였다. 초음파 조사는 이른바 신경통이나 근육통(어깨 결림, 요통 등)에 대해서는 효과적이라 하지만 효과의 유무가 분명하지 않은 것은 기타로서 게재하였다. 유효하다고 하는 것에 대한 이유와 작용이라 생각되는 것은 *부호를 부기하고 납득하기 어려운 것에는 ?부호를 표기하였다.

M 금기

표 6에 몇 가지의 문헌에 게재된 초음파 치료의 금기 사례를 열거하였다. 초음파를 생체조직에 조사하였을 때의 파괴소 발생의 역치는 초음파

표 4. 치료용 조사조건 (표준용량과 개별용량)

	대상 · 증상	US 강도 W/cm² (max W/cm²)	치료시간 분(max)	치료빈도 (max 횟수)	조사방법(이동속도) F : 고정, M : 이동	비고
일반적 기준		—	0.1~0.3	3~5		F
		—	0.5~1.5 (2)		3~5 (10)	M 직접법
		—	1.5~2 (2.5)		3~5 (10)	M 수중법
	* 석량 : 조사 중 고통 없음. 조사 후 피부면 약간 발적. 약 1시간 후 쾌감. 심장, 폐, 복부, 경부는 요주의.					
급성 · 만성기준	급성 초기	1~1.5	5~10	2-3회/주	M 직접법	
	만성기	1~1.5 (2.5)	5~10	1-3회/주	M 직접법	
심부 · 천부기준	심부	2~4 (5)	3~5	2-3회/주 (12~15회)	M 직접법	
		0.2~0.4 (3)	3~5	2-3회/주 (12~15회)	F	
	천부	1~2	3-5	2-3회/주 (12~15회)	M직접법	
		0.1~0.2	3-5	2-3회/주(12-15회)	F	
급성 · 만성 · 심부 · 천부기준	급성 심부	1~1.5	3~5	6회/주 (1주째) 3회/주 (2~4주), 15회	M 직접법	
	급성 천부	0.5~1	3~5	6회/주 (1주째) 3회/주 (2~4주), 15회	M 직접법	
	만성 심부	1.5~2	3~5	6회/주 (1주째) 3회/주(2-4주), 15회	M 직접법	
	만성 천부	1~1.5	3~5	6회/주 (1주째) 3회/주(2-4주), 15회	M 직접법	
	급성 심부	1.5~2	3~5	6회/주 (1주째) 3회/주(2-4주), 15회	M 수중법	
	급성 천부	1~1.5	3~5	6회/주 (1주째) 3회/주(2-4주), 15회	M 수중법	
	만성 심부	2~2.5	3~5	6회/주 (1주째) 3회/주(2-4주), 15회	M 수중법	
	만성 천부	1.5~2	3~5	6회/주 (1주째) 3회/주(2-4주), 15회	M 수중법	
개별용량 (예)	급성 하퇴근손상	0.5 (펄즈파)	5~6	—	M 직접법	한랭, 신장병용
	급성 힘줄염	0.5~1	3~6	—	M 직접법 (1cm/초)	한랭병용
	만성 힘줄염	1	4~6	—	M 직접법 (1cm/초)	
	어깨 결림	0.5~1.2	5~6	2~3회/주 (12회)	M 직접법 (0.5~1.5cm/초)	
	오십견	1	5~8	6회/주 (1주째) 후 2-3회/주, 10회	M 직접법 (1cm/초)	
	통증	1.2~1.5	4~5	2~3회/주	M 직접법(1~3cm/초)	
	관절, 압통점	0.1~1	3~5	—	F	

의 주파수, 진폭, 진동자 직경, 초점거리 등의 물리적 조건과 생체조직의 종류나 깊이 등, 그리고 매질의 조건에 영향을 받는다. 아래에 그 일부를 예시한다.

1) 뇌조직

① 100 KHz, 5~7 W/cm², 3~5분에서 전두엽 백색질 파괴

② 1.46 MHz, 진동자 직경 6 cm, 초점거리 9

표 5. 초음파 치료의 적응

A. 신경 · 근 · 연부조직통 관련 (많은 책에서 유효하다고 인정하는 것)
1. 신경통 (위팔, 궁둥뼈, 갈비사이, 진성 궁둥신경염, 목신경근 압박성 통증, 대상포진 등)*1, *2
2. 근육통[근섬유의 파열, 근내 혈종, 근간 혈종, 타박, 요통, 어깨 결림, 근경련 (경결) 등]*1, *2
3. 관절구축 · 염좌 · 좌상 (관절주위염, 사지관절 인대손상, 연부조직염 등)*1~*5
B. 기타 (많은 책에서 유효하다고 하는 것)
1. 구축 예방, 유착형성 방지*1, *4
2. 사마귀
C. 기타 (유효, 무효의 의견이 통일되지 않은 것)
1. 뼈 성장촉진 (천연 유합성 골절, 후유증의 통증, 부종 등의 경감)
2. 부종의 초기 흡수?1 (골절 후유증성 부종 등)
3. 말초순환장애?2 (간헐성 파행증, Raynaud병)
4. 화농성 염증질환?2 [봉와직염, 림프선염, 림프관염, 혈전성 정맥염, 전립선염]
5. 류머티스관절염
6. 뇌졸중 어깨통증

*1 : 온열작용
*2 : 진통작용
*3 : 막 투과성 촉진작용
*4 : 진동, 확산, 마사지 작용
*5 : 국소 대사촉진작용
*6 : 기타의 작용 (효소 분비작용, 전달물질 분비작용 등)
?1 : 막 투과성이 촉진되기 때문에 흡수된다는 해설이 있으나 정맥보다 동맥의 투과성 증가 쪽이 크다면?
?2 : 다른 책에서는 금기 취급을 한다.

표 6. 초음파 치료의 금기

1. 소아의 골단 연골부
2. 심장
3. 눈
4. 악성 종양
5. 출혈경향 질환 (혈우병 등)
6. 감염증 (결핵, 연부, 뼈 등)
7. 급성 염증기 (1, 2일~6, 7일)
8. 생식기, 임산부 (근거가 부족하다)
9. 내분비선
10. 허혈부
11. 말초순환 장애 (간헐성 파행증, Raynaud병, 심내막염 등)
12. 화농성 염증질환 (봉와직염, 림프선염, 림프관염, 혈전성 정맥염, 전립선염 등)
13. 심부 방사선치료, 라듐, 방사성 동위원소 치료 후의 부위
14. 뇌
15. 감각둔화, 마비 (요주의)

※ 각 금기사항에 대해서 데이터를 나타내야 하지만 여기서는 몇 가지의 문헌에 나타난 금기에 대해서만 게재하였다.

cm, 700 W/cm^2, 3초에서 6×3×3 mm 파괴

③ 1,000 W/cm^2×2초, 900 W/cm^2×3초, 700 W/cm^2×6초, 600 W/cm^2×7초에서 고양이 뇌 표면 아래 2 cm 회색질(대뇌 기저핵부)에 3.5 mm 파괴소

2) 안구

0.25 W/cm^2 × 5분, 1.0 W/cm^2 × 3분에서 눈에 장애

3) 뼈

① 0.8 MHz, 3 W/cm^{2}에서 어린 집토끼 정강뼈(경골)에 10분에서 뼈 성장 억제

② 0.8 MHz, 3 W/cm^2, 5분, 2회 이상에서 어린 집토끼 무릎관절(슬관절)에 조직학적 성장 장애가 있다.

③ 0.8 MHz, 5∼25 W/cm^2 뼈 결손부분을 만든 개의 넙다리뼈(대퇴골)는 뼈 성장이 없고 골피질 괴사, 병적 골절

N 문제점과 전망

초음파치료의 효과성에 관해서는 주관적 평가에서는 효과적이라 하는 보고도 볼 수 있으나 실시자와 효과 판정자가 동일하다는 보고가 많고 물리치료사에 의한 임상보고는 매우 적은 것이 현 상황이다.

그리고 현 단계에서는 치료용 초음파의 안전성과 위험성, 유효와 무효의 조건이 명확히 되어 있지 않기 때문에 실시에 있어서 적응과 금기의 판단이 어려워지는 일도 있다. 이러한 것은 자신감을 가지고 초음파치료의 적응과 금기를 판단할 수 없게 되어 유감스러운 일이다. 특히 위험한가 안전한가의 경계조건을 명확히 할 필요가 있다. 고정법에서의 강도와 시간, 이동법에서의 조사강도와 면적 · 속도 · 치료시간, 치료목적의 부위와 깊이 등과의 관계를 명확히 하면 위험을 회피하면서 치료효과를 올릴 수 있다고 생각된다. 초음파는 인체의 가장 깊은 부분에 영향을 미칠 수 있는 물리치료 수단이라는 것을 인식하고 물리치료사의 손으로 기초적 연구를 진행시켜 향후의 임상응용에 필요한 조건을 명백히 할 필요가 있다.

마이크로 버블(micro bubble) 기술의 진보에 수반하여 의료영역에서의 초음파의 새로운 용도로서 마이크로 버블 치료의 연구가 진전되어 머리뼈 통과 초음파 혈전용해법은 실용단계에 들어가고 있다. 연구단계이지만, 마찬가지의 수법이 유전자 조작으로 발전하고 있다. 원리는 수 μm의 마이크로캡슐에 공기나 치료제를 봉입하여 목적 부위에 초음파를 조사하여 캐비테이션을 발생시켜 마이크로캡슐을 파괴하여 약물을 국소에서 효과를 발생시키는 수법이다. 이 연장선상에는 경련이 심한 근육이나 국소통증 등의 치료에도 가까운 장래에 응용될 것이고, 크게 기대할 수 있다.

● 참고문헌

1) 服部一郎ほか:リハビリテーション技術全書. 第2版, pp.198–206. 医学書院, 1984.
2) 菊池喜充ほか（監）: 超音波医学. 第 2 版, 医学書院, 1973.
3) 川島正憲 : 超音波工学（理論と実際）. 工業調査会, 1977.
4) 荻島秀男ほか（訳）: KRUZEN リハビリテーション体系 上. pp.319–345, 医歯薬出版, 1974.
5) 斎藤正男 : 医用電子工学概論. pp.1–43, 講談社, 1979.
6) 和田八三九ほか（編）: 超音波スペクトロスコピー基礎編. 培風館, 1990.
7) 御子柴宣夫ほか（編）: 超音波スペクトロスコピー応用編. 培風館, 1990.
8) 荻島秀雄（編）: 物理療法のすべて. pp.205–244, 医歯薬出版, 1990.
9) 森 和ほか : 物理療法の実際. pp.114–123, 南山堂, 1973.
10) 高橋勘次郎（監）: 高周波の基礎と応用. pp.261–337, 東京電機大学出版局, 1990.
11) 国立天文台（編）: 理科年表. 丸善, 2006.
12) 玉虫文一 : 岩波理化学辞典. 岩波書店, 1998.

IV 극초단파치료

■ **학습목표**

- 극초단파치료와 그 생체에 주는 영향을 학습한다.
- 극초단파치료의 치료 기본수기를 학습한다.
- 극초단파치료의 향후의 과제를 학습한다.

A 극초단파치료의 역사

극초단파는 19세기의 고주파의 연구에서 비롯되었고 제2차 세계대전 후에 온열요법으로서 인정을 받게 되었다. 극초단파의 임상응용에 관해서는 1925년에 Stieböck이 언급하였는데 실제로 온열요법으로서 사용하여 실험보고를 한 것은 Krusen, Fredrick 등이다. 1947년 12월에 미국에서 물리치료의 국제회의가 개최되었고, 그 곳에서 전자파 조사 치료의 장치가 인가되어 2,450 MHz의 극초단파치료가 실용화되었다.

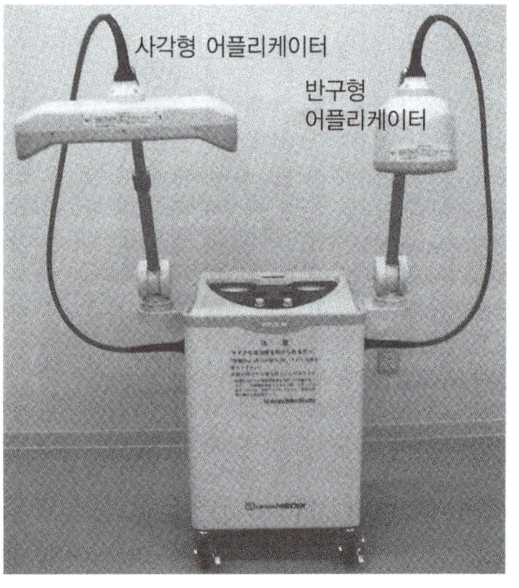

그림 1. 극초단파치료 기기

B 극초단파의 정의와 극초단파 치료의 자리매김

극초단파란 전자파의 분류에 들어가며 300 ~3,000 MHz의 주파수의 범위이다. 의료용의 극초단파치료 기기는 일본 후생노동성이 주파수 2,450 MHz(파장 : 12.25 cm)로 규정하고 있고 출력은 200 W 이내로 설정된 심부온열(발열) 기기이다(그림 1). 극초단파는 극초단파치료 기기 본체 내에서 상용 전원에서부터의 전류를 위상제어 회로로 제어하고, 고압 변압기로 승압하며 거듭 배전압 정류회로에서 약 2,000 V 정도로 하여 마그네트론을 통해서 발진한다. 그리고 이것은 동축 케이블을 통해서 반구형 타입 또는 사각형 타입의 어플리케이터로부터 환부에 조사하게 된다. 또한 가정용 전자렌지는 의료용과 같은 주파수(2,450 MHz)이고 출력은 500 W이다.

원래 전자파는 비전리 방사선이라 불리는 범주의 전기자극 치료에서 사용되는 저주파보다 파장

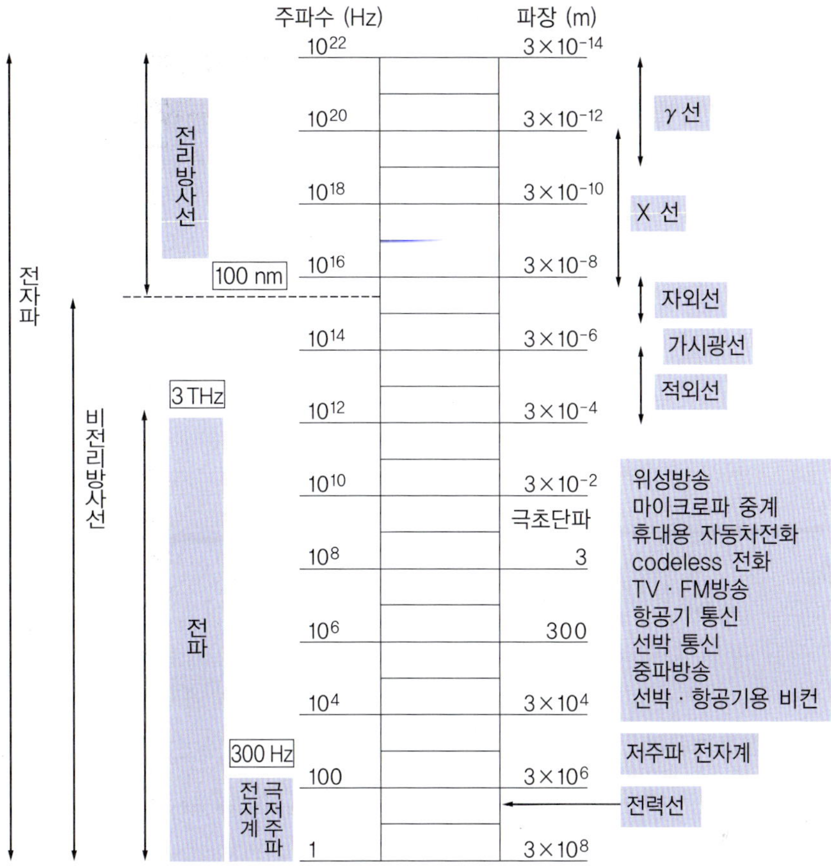

그림 2. 전자파의 주파수와 전파의 이용사례 [문헌 1에서부터 일부변경]

이 짧아짐에 따라 초단파, 극초단파, 원적외선, 중간적외선, 근적외선, 가시광선, 장파장자외선, 중파장자외선과 전리 방사선이라 불리는 단파장 자외선, X선, 선까지의 폭넓은 파장범위를 포함하고 있다. 특히 기구를 이용한 물리치료에서는 X선, 선, 단파장자외선을 제외한 저주파에서부터 중파장자외선까지의 비전리 방사선을 활용하여 왔다. 비전리 방사선은 생체의 분자에서부터 전자를 잡아떼는 에너지는 갖지 않아 직접적인 생체성분에 대한 영향은 없고 위험도가 낮다. 한편, 매우 큰 에너지를 가진 전리 방사선은 생체의 세포나 분자 등에 직접적 또는 화학적으로 불안정한 물질을 생성하여 생체성분에 영향을 준다는 간접작용에 의해서 DNA의 손상 등을 일으킬 가능성이 있다(그림 2).

C 극초단파치료가 생체에 주는 영향

1. 심부발열의 기전

생체조직의 약 70%는 수분이 차지하고 있다. 수분은 유전체(절연체)이지만 생체에는 전해질도 있으므로 전도성을 갖고 있는데 생체에 전자파를 조사하면 발열시킬 수 있다. 생체의 발열의 기전(mechanism)은 전자파의 주파수에 따라서 다르고 주파수가 낮을 때에는 줄열(용어해설

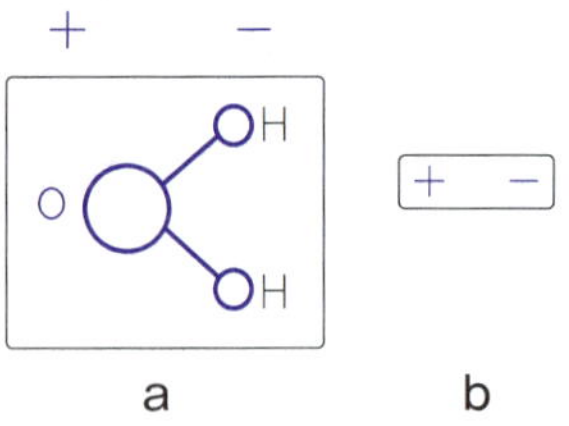

그림 3. 물분자의 구조와 등가전기 쌍극자
[문헌 2에서부터]

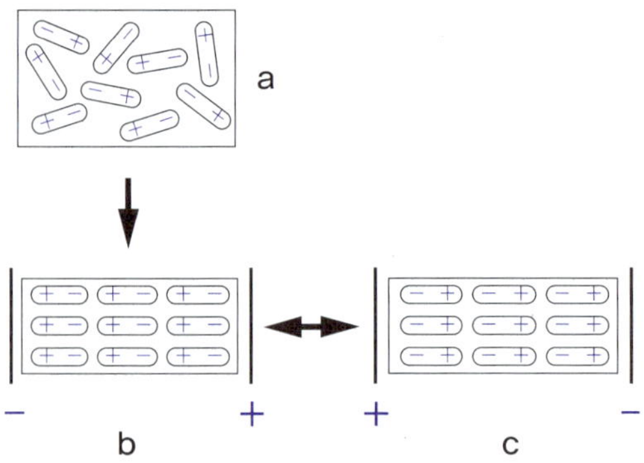

그림 4. 전장 중의 전기 쌍극자
[문헌 2에서부터]

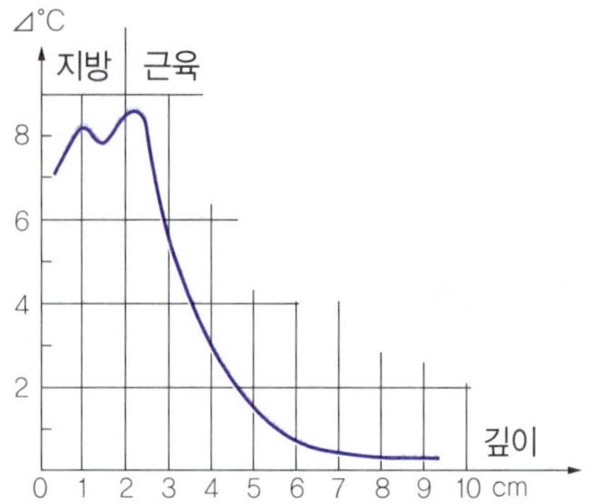

그림 5. 마이크로파 치료기에 의한 생체의 가온 패턴 [문헌 3에서부터]

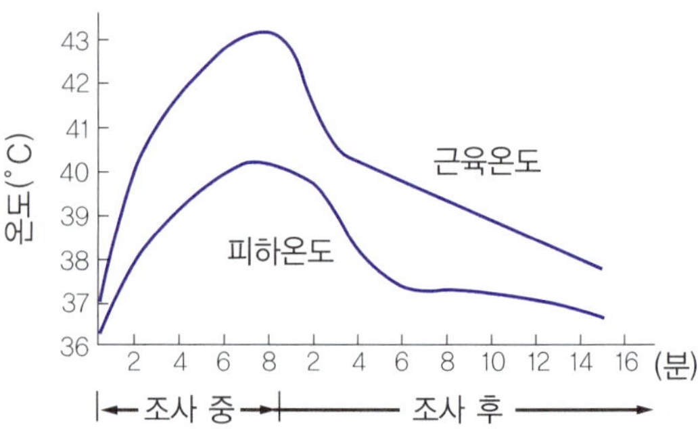

그림 6. 마이크로파 치료 중 및 치료 후의 조직온도의 경시적 변화 [문헌 4에서부터]

☞ 298쪽)에 의한 발열이며 주파수가 100 MHz 정도를 가하면 유전손실(용어해설 ☞ 300쪽)에 기초한 발열이 된다. 극초단파를 생체에 조사하면 주로 수분이 유전손실에 의해서 발열한다. 물분자는 1개의 산소원자(O)에 2개의 수소원자(H)가 결합한 것이다(그림 3a). 전기적으로는 +와 −로 분극을 하여 전기 쌍극자를 이루고 있다(그림 3b). 물분자는 전자장(electromagnetic field)이 존재하지 않을 때에는 물의 전기 쌍극자는 무작위의 방향을 향하고 있다(그림 4a). 전자장을 조사하면 그림 4b와 같이 전기 쌍극자는 일정한 방향으로 향하고 반대방향의 전자장을 조사하면 그림 4c와 같이 쌍극자는 반대가 된다. 교호의 전자파의 주파수를 많이 하면 분자 상호간의 마찰에 의해서 열이 발생한다. 이것이 유전손실에 의한 발열이다[2].

따라서 극초단파치료의 기전에 의한 발열작용에 의해서 심부에서 열을 내고 있음으로써 치료가 이루어진다는 것을 인식하는 것이 중요하다.

2. 심부온열(발열)의 투과 깊이 및 발열온도와 그 정도

극초단파의 심부온열(발열)의 효과를 기대할 수 있는 깊이는 피하 2~3 cm의 근육 층까지이다(그림 5). 또한 치료 후도 심부온열효과는 10~15분간 지속한다(그림 6).

심부온열(발열)의 정도는 수분을 많이 함유하는 조직(근육, 혈액)이 크고 지방조직에서는 적어진다. 이것은 유전율이 클수록 발열정도가 크고 그 큰 쪽에서부터 작은 쪽으로 혈액 · 근육 ·

표 1. 신체조직의 유전율

조직	유전율
혈액	80
근육	72~76
뇌	68
지방	15
피부 · 뼈	5~16
단백질 등 개체 함유물	5~16

[문헌 5에서부터]

지방 · 피부 · 뼈라는 순번인 것에 따른다[5, 6] (표 1). 근육의 깊은 부분 2~3 cm의 온도상승은 2°C에서부터 5°C 정도이다[7].

3. 생리학적 작용

a. 진통

온열은 통증 역치(threshold)를 상승시키는 것에 크게 관여한다. 이것은 말초혈관의 확장에 의한 대사가 항진함으로써 통증물질의 배출에 의한 제거가 이루어져 근육의 이완효과, 내인성 진통물질을 통한 통증억제계의 관여를 생각할 수 있다.

b. 혈류의 증가

온열작용에 의해서 혈관은 피부온도 수용기의 흥분에 의한 교감신경 반사작용 때문에 아드레날린의 방출억제와 민무늬근육(평활근, smooth muscle) 이완이 일어나 확장한다. 더욱이 혈관확장물질인 히스타민, 브라디키닌 등의 작용에 의해서 혈관확장작용이 일어난다. 말초혈관의 확장에 수반하여 조직순환은 개선되고 이온채널을 열어 모세혈관의 투과성을 높여서 조직 내의 대사를 활발하게 한다. 또한 조직온도의 상승에 의해서 세포가 활성화되어 효소 활성이 높아져 대사가 항진하게 된다.

c. 피부 · 근육 등의 연부조직의 점탄성 저하

피부 · 근육 등의 연부조직은 온열효과에 의해서 부종, 국소정맥 영양장애, 근경련(spasm) 등이 개선되어 점탄성이 저하함으로써 신장성이 커진다.

D 치료적응

① 만성염증성의 관절질환 : 변형성관절증(척추, 무릎, 발목, 팔꿈치 등), 어깨관절주위염, 관절류마티스
② 아급성기 이후의 외상 : 타박, 염좌, 탈구
③ 아급성기 이후의 근육 · 근막성 질환 : 요통, 힘줄집염(건초염)
④ 구축(contracture)
⑤ 근경련
⑥ 경축

E 금기

1) 금속

줄열 발생에 의한 금속 접촉부위의 화상의 원인이 될 가능성이 있다.

2) 급성염증질환

염증을 악화시킬 가능성이 있다.

3) 안구, 남성생식기, 핍혈, 울혈, 부종

순환부전, 방열 불충분으로 백내장, 무정자증, 조직손상의 원인이 될 가능성이 있다.

4) 감각장애

화상의 원인이 된다.

5) 출혈부위, 출혈의 위험성이 있는 부위

혈관확장작용에 의해서 출혈의 증가 또는 출혈을 일으키는 원인이 된다.

6) 악성종양

혈류의 증가에 의한 전이를 촉진할 가능성이 있다.

F 치료 기본수기를 실시함에 있어서의 극초단파의 조사강도 특성 (전자파 일반의 공통특성)

a. 조사강도와 에너지 출력과의 관계

조사강도는 발생원으로부터의 에너지 출력에 비례한다[8].

b. 역제곱의 법칙

조사강도는 발생원으로부터의 거리의 제곱에 반비례한다[9] [제7장 I항 그림 2 (☞ 210쪽) 참조].

c. Lambert의 여현(cosine)의 법칙

조사강도는 발생원과 치료부위를 연결하는 선과 체표 면에 대한 수직 축과 이루는 각도의 여현(cosine)에 비례한다[9] [제7장 I항 그림 2 (☞ 210쪽) 참조].

따라서 극초단파의 조사강도를 효과적으로 설정하기 위해서는 a~c를 고려하여 어플리케이터를 치료목적으로 하는 환부의 면에 대해서 일정 거리(역제곱의 법칙과 연관성이 있다)이고 동시에 수직 [Lambert의 여현(cosine)의 법칙과 연관성이 있다]으로 설치하여 적절한 조사강도(조사강도와 에너지 출력과 연관성이 있다)를 조사하는 것이 중요하다.

G 임상적 적용

1. 치료설정 조건

아래의 사항이 현 상황에서의 적정한 설정 조건으로 되어 있다.

① 어플리케이터와 피부와의 거리 : 5~10 cm
② 출력 : 80~120 W
③ 치료시간 : 10~15분

2. 치료설정 조건에 관계되는 주의사항

a. 어플리케이터의 설치 위치와 방향

극초단파치료 기기의 어플리케이터에 의한 조사를 위한 설치위치와 방향은 어플리케이터의 조사방향이 가능한 한 환부의 방향으로 향하도록 설정하고 얼굴 쪽으로 향하지 않도록 눈높이보다 낮은 위치에서 환자는 어플리케이터로부터 눈을 돌리도록 하여 백내장의 예방에 노력한다. 더욱이 생식기의 방향으로도 향하지 않도록(특히 남성에서는 무정자증의 예방) 피하도록 궁리하여 조사하는 것이 중요한 주의점이다. 그림 7에는 신체 각 부위에 대한 권장하는 방법을 제시하였는데 극초단파치료 기기를 가동하고 있을 때 그 주위에 있는 환자 또는 치료자는 반구형의 어플리케이터에서는 1 m 이상, 사각형의 어플리케이터에서는 0.5 m 이상 떨어지게 할

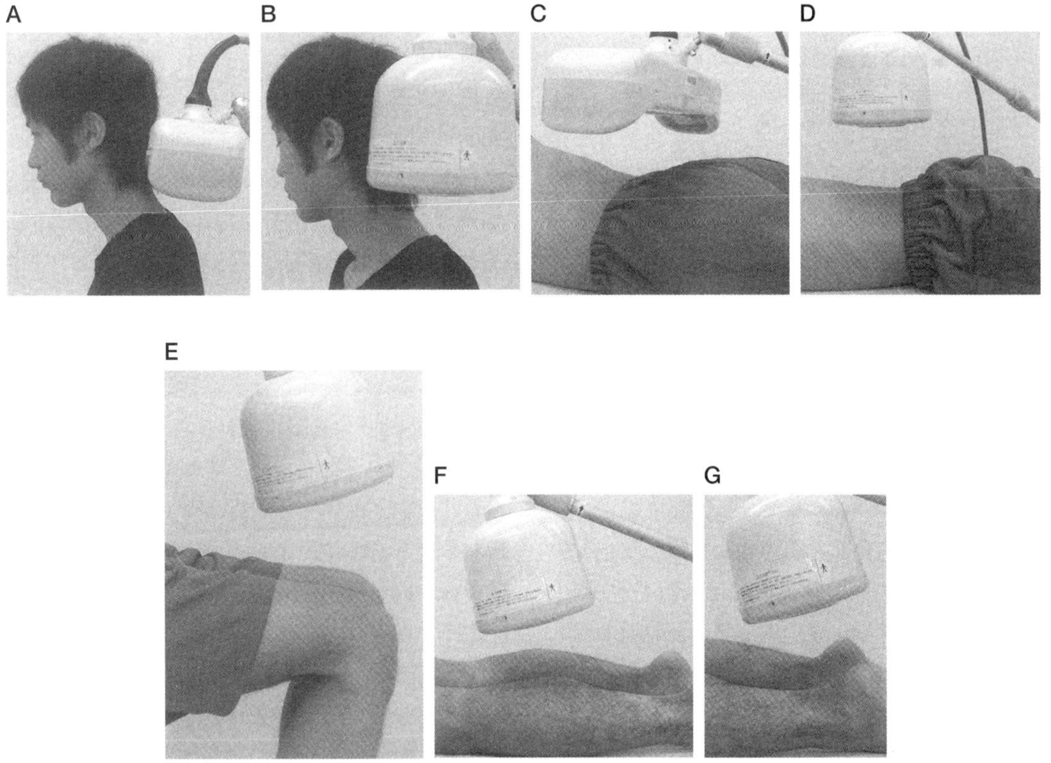

그림 7. 각 부위에 대한 극초단파치료 장면
A : 목, 양 어깨에 대한 극초단파치료 장면. B : 왼쪽 어깨에 대한 극초단파치료 장면.
C : 사각형 어플리케이터를 사용한 허리부위에 대한 극초단파치료 장면. D : 반구형 어플리케이터를 사용한 허리부위에 대한 극초단파치료 장면. E : 오른쪽 무릎에 대한 극초단파치료 장면 (생식기의 방향으로 향하지 않는다). F : 왼쪽 종아리(하퇴) 뒷면에 대한 극초단파치료 장면. G : 왼쪽 발목관절 뒷면에 대한 극초단파치료 장면 (생식기의 방향으로 향하지 않는다).

필요성이 있다[10]. 오카사키 등[11, 12]도 극초단파치료 기기의 반구형의 어플리케이터를 사용해서 마찬가지의 연구를 시행하고 있는데 극초단파치료 기기와 치료자 및 다른 환자, 관계자 등의 물리치료실에 있는 사람과의 거리를 1 m 이상 떼어놓을 것을 권장하고 있다. 적응부위에 대해서 금기사항을 엄수하여 다른 환자, 의료종사자에게 폭로되지 않기 위한 배려[10–13]가 중요하다.

후지다 등[14]은 극초단파치료 기기와 생체정보 모니터와의 거리에서 좋지 않은 상태를 일으키지 않는 거리를 측정한 결과 심전도 모니터 수신기에서는 1.5 m, 펄스옥시미터는 0.5 m이고 인공 전자장 환경의 관리체제의 중요성을 언급하였으며 다른 생체정보 모니터나 의료전자기기의 좋지 않은 상태를 일으키지 않기 위한 충분한 배려가 반드시 필요하다.

b. 적절한 조사량(출력)의 현 상황에서의 기준

1) 자각적 온감에 기초한 조사 적응량

주관적인 조사 적응량인 중간량(기분 좋게 따뜻하게 느끼는 정도)을 기준으로 조사량을 결정하는 방법이 경험법칙에 기초하여 시행되어 왔다(표 2).

표 2. 극초단파의 조사 적응량

1) 미량 : 따뜻함을 느끼는 역치 이하의 양
2) 소량 : 가까스로 따뜻함을 느끼는 양
3) 중간량 : 기분 좋게 따뜻한 양
4) 대량 : 뜨거움에 견딜 수 있을 정도의 양

[문헌 3에서부터]

2) 피부발열온도 · 심부발열온도

120 W의 극초단파를 8분간 조사하였을 때의 온도변화는 피하온도가 40°C까지 상승이 가능하고 종료 후 저하하여 15분 정도까지는 1~2°C의 온도상승은 유지할 수 있었다(그림 6). 이러한 것은 표재열에 의해서 피부를 통하여 전도열의 기전으로 치료하는 경우와 유사한 피부온도의 변화인 피부온도 38~42°C에 상당하였다. 한편 심부의 근육온도는 43°C까지 상승 가능하고 종료 후 15분 정도까지는 1~3°C의 온도상승은 유지할 수 있었다[4]. 이것에 의해서 120 W는 치료를 위한 하나의 기준이 되는 출력이다.

3) 일본 총무성의 전파방호 지침에 기초한 적정 조사량

일본의 총무성에 의한 전기통신기술심의회 답신에서 책정한 전파방호 지침(1990년 책정[15], 1997년 추가[1])에서는 International Commission on Non-Ionizing Radiation Protection (ICNIRP)의 가이드라인[16] 및 세계보건기구(WHO)의 국제 전자계 프로젝트[17] 등의 견해를 배려한 다음에 전파방호에 대한 올바른 이해를 통해서 전파 이용의 건전한 발전을 도모하기 위해서 전파 이용에서의 인체의 방호 지침을 제시하였다. 이 방호지침은 ① 인체가 전자계에 노출될 때 인체에 일어나는 각종 생체작용(체온상승작용에 수반하는 열 스트레스, 전류자극, 고주파 화상 등)에 기초하여 인체의 안전성을 평가하기 위한 지침인 "기초지침"과 ② "기초지침"을 충족시키기 위한 실측할 수 있는 물리량(전계강도, 자계강도, 전력밀도, 전류 및 비흡수율)으로 나타내는 "관리지침"(전자계 강도 지침, 보조지침, 국소흡수 지침)으로 구성되어 있다.

한편 주목해야 할 부분은 "전자파를 의료목적으로 사용하는 경우는 의료종사자가 전자계에 노출되는 상황은 이 지침의 적용 대상이 되지만 환자에 관해서는 의료효과를 고려하여 판단해야 하고 의사가 이 지침에 제시된 안전성의 한계를 충분히 인식한 다음에 사용하는 경우에 한하여 적용의 대상으로 하지 않는다. 예컨대 무릎의 관절의 치료에 효과적인 전파도 눈에는 유해하게 되는 가능성이 있다는 것으로부터 필요 이상으로 광범위하게 전자파를 조사하는 것을 회피함과 동시에 누설 전자계에는 충분히 주의할 필요가 있다"라고 주의사항에서 언급되어 있는 것으로 환자와 환자 이외의 의료종사자, 일반의 사람과는 전자계에 대해서 상이한 견해에 기초한 대응을 생각하고 있는 현 상황이다.

또한 전자파 치료기의 전자파에 의한 생체작용(주로 심부 온열효과)은 원방계(전자파 방사원과 방사되는 부위와의 거리가 파장의 약 1/6 정도의 거리 이상 떨어진 장소)에서는 이들의 지침을 사용할 수 있는 것으로 되어 있다. 극초단파는 파장이 12.25 cm이고 그 1/6은 약 2cm이다. 임상장면에서는 어플리케이터와 주위의 치료자 또는 주위의 사람과의 거리는 1~2 m 떨어져 있어 앞에서 언급한 2 cm보다 많이 떨어져 있어 이들의 지침은 활용할 수 있게 된다.

H 극초단파치료 기기의 사용실태와 향후의 과제

일본물리치료의학회의 물리치료기기 이용실태 조사(1994)에서의 대상 1,308 시설(대학병원,

공적 병원, 사립병원, 진료소 등)에서의 실태조사의 결과에서는 물리치료기기의 90% 이상의 시설에서의 설치기기는 저주파, 극초단파, 핫팩, 견인치료기기이고 25% 이하의 시설에서의 설치기기는 초단파, 레이저, 자외선, 저온치료기기였다. 다음으로 사용빈도가 높은 기기는 핫팩, 견인, 극초단파, 저주파치료기기이고 사용빈도가 낮은 기기는 자외선, 초음파, 적외선, 파라핀, 저온치료기기이었다[18]. 이와 같이 많은 시설에 극초단파치료 기기가 설치되어 많이 이용된 실적이 있다.

한편, 극초단파치료를 향후 적극적으로 치료수단으로 실천해가기 위해서는 많은 임상경험과 의학 · 사회과학 · 공학 · 심리학 등의 다각적인 임상 데이터와 기초 데이터가 반드시 필요하다. 그러나 유감스럽게도 기구를 이용한 물리치료에 관계되는 임상 데이터 및 기초 데이터의 집적은 많다고는 할 수 없는 현 상황이다. 최근 물리치료를 진행시키는 데에 있어서 evidence-based medicine(EBM)을 어떻게 활용하는지가 큰 문제로 되어있다. EBM은 임상상의 의문에 대해서 문헌을 음미하여 최대의 효과성과 효율성을 추구하는 의료의 하나의 수단으로 생각되고 있다. EBM에서는 임상경험, 병태생리학적 관점에서가 아니라 환자로부터 얻은 임상 데이터를 중시하여 판단하는 것이고 연구 디자인은 무작위화 비교대조시험(randomized controlled trial : RCT)을 사용하고 가능한 한 메타분석을 시행하는 것이다. 앞으로는 EBM의 개념의 이점인 "최대의 효과성과 효율성을 추구하는 의료의 하나의 수단"의 중요성을 염두에 두고 많은 시설 사이에서의 공동연구를 시행하여 임상 데이터를 축적하고 환자 주체의 기구를 이용한 물리치료를 전개하는 것이 급선무이다.

앞으로 극초단파치료를 더욱 전개하기 위해서는 그 명확한 평가 및 치료기술, 다각적으로 분석된 치료효과 등이 집적됨으로써 종합적으로 인지된 치료방법으로서 확립되어 가는 것이라 생각한다.

인용문헌

1) 電気通信技術審議会答申（諮問第 89 号）「電波利用における人体の防護の在り方」, 1997.
2) 大森豊明（監）：マイクロ波の医療への応用：生体物理刺激と生体反応. pp.514–529, フジ・テクノシステム, 2004.
3) 森 和, 高橋晄正：物理療法の実際. 第 6 版, 第 2 刷, pp.106–114, 南山堂, 1988.
4) 福井圀彦：リハビリテーション医学全書 8 物理療法. 第 3 版, pp.159–163, 医歯薬出版, 1995.
5) 嶋田智明, 田口順子ほか：エネルギー変換熱：物理療法マニュアル. pp.18–27, 医歯薬出版, 1996.
6) 電気学会高周波電磁界の生体効果に関する計測技術調査専門委員会（編）：電磁界の生体効果と計測. pp.51–60, コロナ社, 1996.
7) Lehmann, J.F., Johnstom, V.C., et al.: Comparison of deep heating by microwaves at frequencies 2456 and 900 megacycles. *Arch. Phys. Med. Rehabil.*, 46:307–314, 1965.
8) Cameron, M.H.（編著）, 眞野行生, 渡部一郎（監訳）：EBM 物理療法—根拠・意思決定・臨床適応. pp.303–344, 医歯薬出版, 2004.
9) 荻島秀男（責任編集）：輻射温熱療法：物理療法のすべて. pp117–133, 医歯薬出版, 1978.
10) 川村博文, 藤田峰子, 鶴見隆正：極超短波治療器のアプリケータタイプの相違による人工電磁場環境の比較検討—半球形と長方形のアプリケータを用いて. 理学療法学, 33(Suppl):439, 2006.
11) 岡崎大資, 川村博文ほか：物理療法場面における超短波・極超短波治療器から発生する人工電磁場の測定. 日本物理療法学会会誌, 9:7–10, 2002.
12) 岡崎大資, 鶴見隆正ほか：温熱療法の有効性とリスク管理. 理学療法ジャーナル, 40:117–124, 2006.
13) 三浦正悦：電磁界の健康影響 工学的・科学的アプローチの必要性. pp.147–148, 東京電機大学出版局, 2004.
14) 藤田峰子, 川村博文, 鶴見隆正：極超短波治療器から発生する電磁波による電磁場環境が生体情報モニターへ及ぼす影響. 日本物理療法学会会誌, 14:50–52, 2007.
15) 電気通信技術審議会答申（諮問第 38 号）「電波利用における人体の防護指針」, 1990.
16) International Commission on Non-Ionizing Radiation Protection（ICNIRP）: Guideline for limiting exposure to time-varying electric, magnetic, and electromagnetic fields（up to 300 GHz）, 1998.
17) WHO 国際電磁界プロジェクト 資料番号 181「電磁界と公衆衛生」.
18) 吉田正樹ほか：物理療法機器利用実態調査. 理学診療, 6:232–238, 1995.

제 5 장
한랭치료

I 한랭치료의 정의, 역사, 분류

■ **학습목표**

- 한랭치료의 정의와 역사를 이해한다.
- 한랭치료의 방법과 적응의 변천을 이해한다.
- 한랭치료의 종류와 분류를 이해한다.

A 정의와 역사

한랭치료(cryotherapy)란 얼음, 냉수, 플루오르메탄(fluoromethane) 등에 의해서 국소 및 전신 표면에 한랭 자극을 주는 치료법이다.

한랭치료는 온열치료와 함께 기원전부터 사용되어온 치료법이며 Hippocrates는 외상 직후의 치료로써 한랭을 권장하였다. 한편 온습포 또는 온욕이 급성 외상의 치료에 적용되는 일도 있으며 한랭과 온열의 임상효과에 관한 논의가 계속되어 왔다.

1950~1970년대 한랭치료는 근 경축(spasm)의 경감이나 외상 직후의 응급처치로서 적용되었고, 또한 국소의 냉각과 운동을 조합한 한랭운동치료(cryokinetics)도 시행하게 되었다. 특히 일본에서의 한랭치료에서는 극저온 가스(-180°C)의 전신 폭사(瀑射)와 운동치료를 조합한 만성 류머티스 환자에 대한 극저온 운동치료로 시행되어왔다.

최근에는 한랭치료의 적용도 일반화되어 급성 외상의 응급처치나 운동 후의 cooling down 등 다양한 상황에 사용하게 되었다. 그러나 각종 한랭치료에 의한 생리학적 작용의 차이나 임상효과에 관한 과학적 실증은 아직도 불충분한 점이 있다.

B 분류

1. 열전도의 형태에 의한 분류

한랭치료는 열전도의 형태에 따라 일반적으로 다음 세 가지로 대별된다.

① 전도 냉각법 : 얼음, 냉수 등을 직접 또는 용기에 넣어 냉각하는 방법.

② 증발 냉각법 : 플루오메탄(fluoromethane), 에틸크로라이드(ethyl chloride), 에타놀(ethanol) 등의 휘발성 액체를 도포 또는 분무하여 그 기화열에 의해서 열을 빼앗는 방법.

③ 대류 냉각법 : 선풍기 등으로 열을 빼앗는 방법.

이들 중 임상에서 흔히 사용되는 것은 ①, ②의 방법이다.

2. 한랭치료의 종류

1) 아이스 마사지 (ice massage)

얼음으로 환부를 직접 마사지한다. 얼음은 사용 부위에 따라서 여러 가지의 형태가 사용된다. 값이 싸고 간편한 방법이다(그림 1).

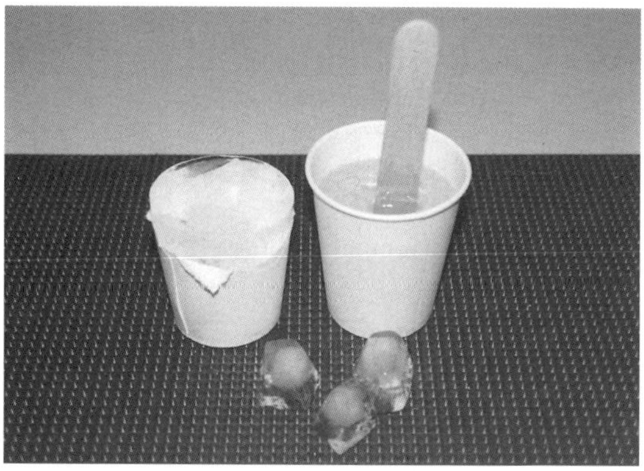

그림 1. 아이스 마사지에 사용되는 여러 형태의 얼음

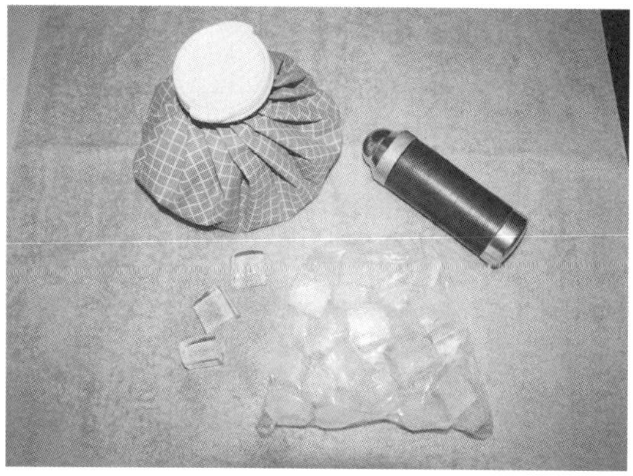

그림 3. 아이스팩 (그림 아래)과 아이스백 (그림 위)
그림 위의 오른쪽은 크리커

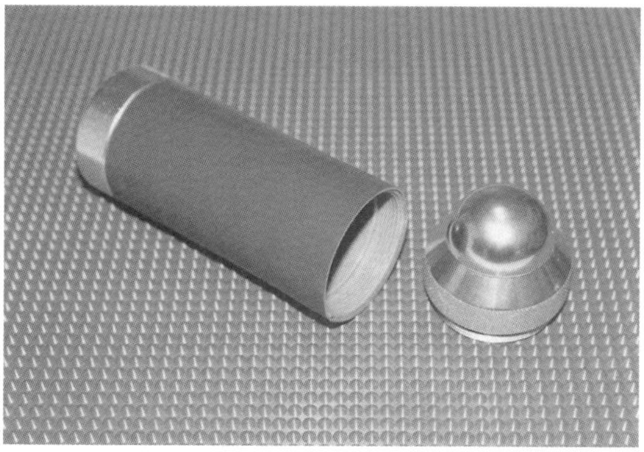

그림 2. 크리커

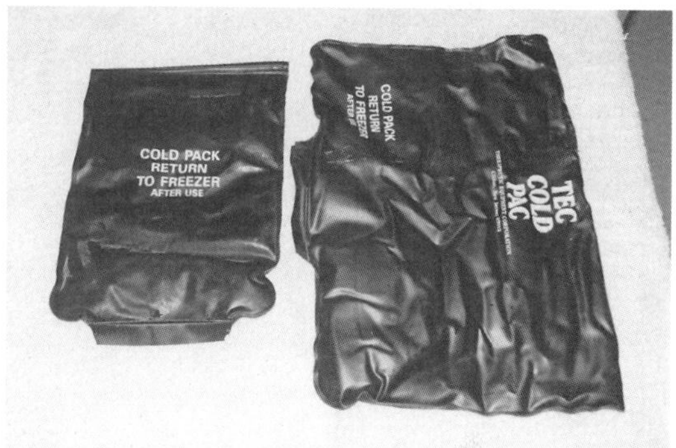

그림 4. 콜드팩

2) 크리커

크리커에 얼음과 소금을 3 : 1의 비율로 넣고 섞는다. 헤드(head)의 온도는 −10~−15°C 정도가 된다. 헤드를 직접 환부에 대면서 마사지한다(그림 2).

3) 아이스 팩 (ice pack)

아이스 팩은 얼음 덩어리 또는 잘게 분쇄한 얼음 조각을 비닐주머니나 전용 아이스 백에 넣어 환부에 직접 또는 적신 수건으로 대는 방법이다(그림 3).

4) 콜드 팩 (cold pack)

콜드 팩은 튼튼한 비닐 주머니에 겔(gel)모양의 보냉제가 채워진 것으로 냉장고에서 −5~−15°C로 냉각시켜 수건으로 싸서 환부에 대는 방법이다. 사용 후는 냉장고에서 냉각함으로써 반복 사용이 가능하다(그림 4).

5) 냉수욕 (ice immersion)

얼음과 물을 넣은 용기에 환부를 담그는 방법이고 주로 손이나 발과 같은 사지 말초의 냉각에 적합하다. 수온은 2~15°C의 범위에서 적용하는 것이 일반적이다(그림 5).

6) 콜드 스프레이 (cold spray)

플루오메탄(fluormethane), 에틸크로라이드(ethyl chloride) 등을 국소에 분무하여 그 기화

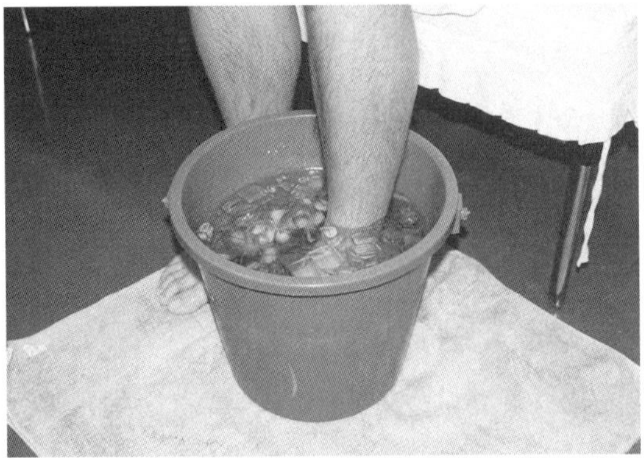

그림 5. 발(족부)의 냉수욕

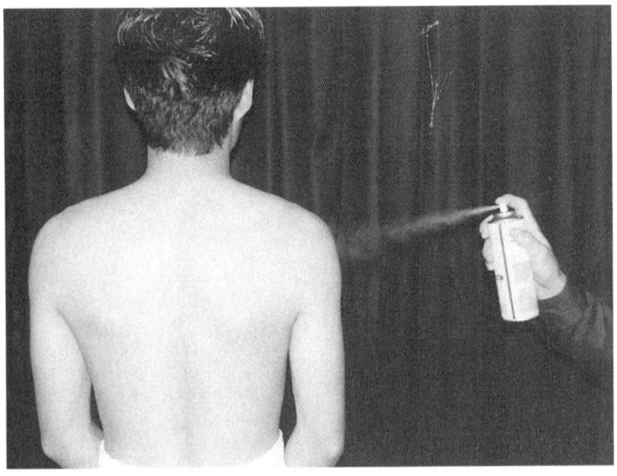

그림 6. 콜드 스프레이

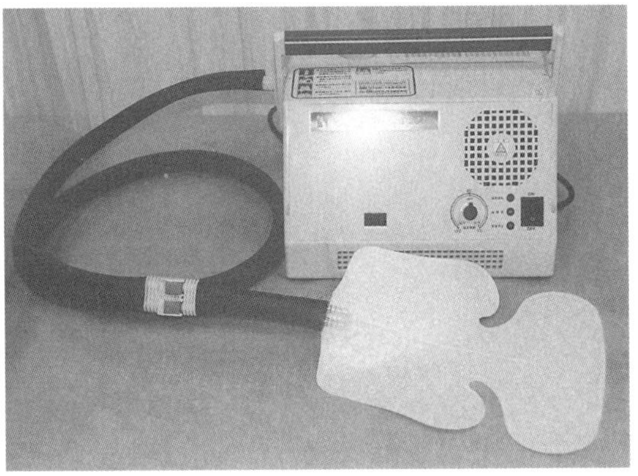

그림 7. 지속적 냉각장치

Icing System [일본 시그맥스 제]

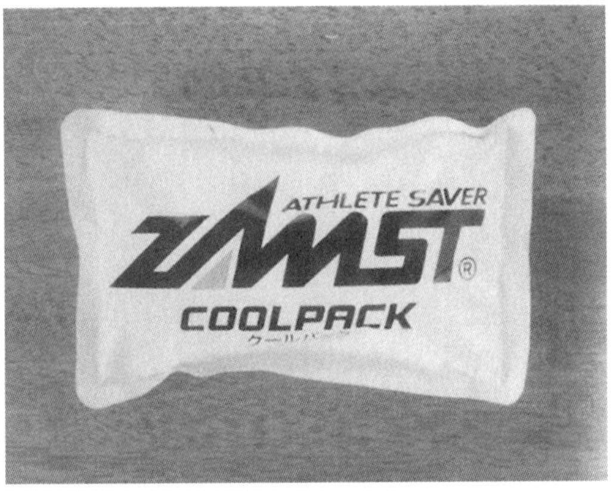

그림 8. 휴대용 급냉 팩

팩 중앙을 구부리면 안주머니가 찢어져, 약제가 혼합되어 냉각이 시작된다.

열로 냉각하는 방법이다(그림 6).

7) 지속적 냉각장치

(continuous cold therapy device)

본체에 접속한 호스 및 패드에 냉각한 냉매액을 순환시켜 일정 온도로 지속적인 냉각이 가능한 장치(그림 7).

8) 휴대용 급냉팩

팩 내에 충전된 질산암모늄, 알칼리토류 금속 화합물, 고분자 응집제의 화학반응에 의해서 냉각 가능한 것으로 여러 종류가 있다(그림 8). 팩을 구부림으로써 화학반응이 시작되어, 팩 표면은 -10~15°C까지 저하한다. 외부의 환경 온도에 따라 다르지만, 사용 시작부터 1시간 후 팩의 온도가 10°C로 30~40분 동안은 냉각 효과가 지속된다. 1회용이고, 팩을 다시 사용할 수 없다.

9) 극저온 치료 (ultra cold therapy)

액체질소의 기화열을 이용하여 제습한 공기를 -180°C까지 냉각하여 적용한다 [제5장 V항「극저온 치료」(☞ 119쪽) 참조].

II 생리적 작용

■ **학습목표**

- 한랭치료에서 냉각작용에 영향을 미치는 인자를 이해한다.
- 냉각방법에 의한 생리적 작용의 차이를 이해한다.
- 냉각방법에 의한 생체의 반응을 이해하여 치료로 응용한다.

한랭치료에 의한 생리적 변화는 냉각부위의 온도변화에 의한 반응으로서 일어나기 때문에 사용하는 냉각매체와 온도, 냉각하는 부위와 범위, 냉각시간과 빈도, 피부온도, 실온이나 계절 등의 영향을 받는다. 또한 열 전도도나 열 흡수율은 피부 · 피하지방의 두께나 혈행상태에 따라 다르기 때문에 냉각에 의한 생리적 변화에는 개인차가 있다. 일반적으로 한랭치료는 다음과 같은 생리적 작용을 목적으로 하여 사용된다.

① 1차적 혈관수축과 2차적 혈관확장
② 신진대사의 저하
③ 모세관 투과성의 저하
④ 통각 수용기의 역치 상승
⑤ 근방추 활동의 저하

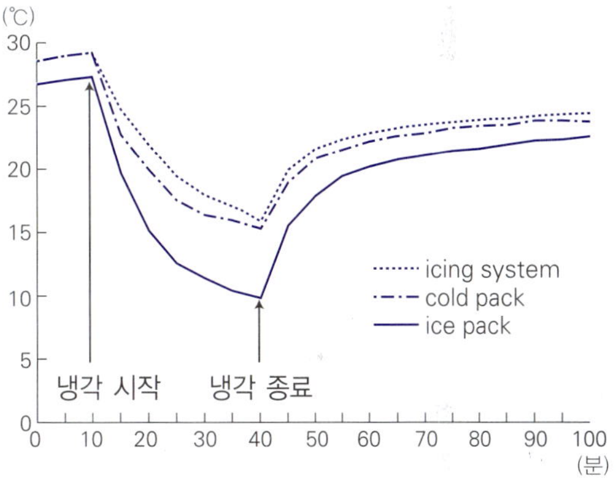

그림 1. icing system, cold pack, ice pack에 의한 무릎부위의 냉각 시 피부온도 변화

A 조직온도

한랭치료 적용에 의하여 냉각부위의 피부 표면온도는 급격히 떨어진다(그림 1). 이어서 열 전도에 의한 피하조직, 심부조직의 온도 저하가 일어난다. 다만 콜드 스프레이에서는 심부조직의 온도 저하는 거의 인지되지 않는다. 피하조직의 반응은 온도 변화의 정도가 작을 때를 제외하고 피부 표면의 반응과 유사하다. 심부조직의 온도 변화는 피부 및 피하조직온도의 변화보다 느리고 냉각 적용 후 수 분동안은 거의 일정하고 그 후 완만한 저하를 나타낸다. 냉각 종료 직후부터 피부온도 및 피하조직의 온도는 상승하지만 심부조직의 온도는 잠시 계속해서 떨어지고, 이 후 서서히 상승한다(그림 2). 그러나 냉각 종료 후 조직온도의 상승은 냉각에 의한 온도 저하보다도 훨씬 완만하고 수십 분에서 수 시간은 회복되지 않는다.

피부온도는 −0.5°C까지 저하하면 동결하여

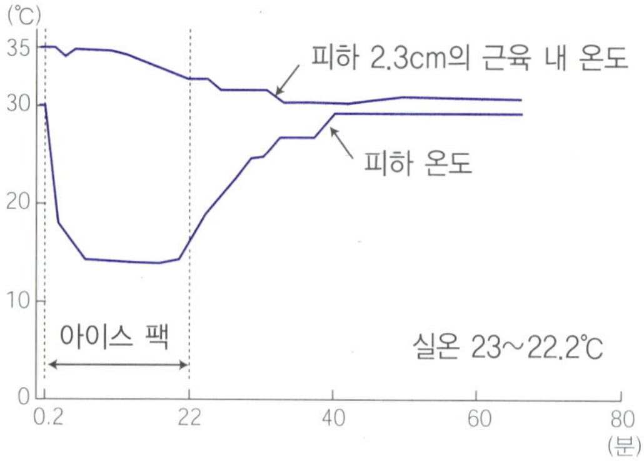

그림 2. 아이스 팩 적용에 의한 피하 및 근육 내 온도의 변화 [문헌 1에서 일부 변경]

세포는 파괴된다. 그러나 전완부의 피부온도를 −2.2°C까지 냉각해도 피부는 동결하지 않았다는 보고도 있다. 동상의 발생은 냉각부위의 조직온도 뿐만 아니라 냉각의 적용시간, 냉각부위, 냉각방법, 외압, 혈액순환 등의 요소가 연관되어 있다.

B 순환계

체표면의 국소적 냉각에 의하여 냉각부위에서는 얕은 혈관의 부분적 수축이 일어난다. 20°C 이하의 냉각에서는 전체적인 혈관수축이 완만하게 일어난다. 냉각부위의 조직온도가 10°C 이하가 되면, 반사작용에 의하여 급속하고 전체적인 혈관수축(1차적 혈관수축)을 초래한다. 산소 헤모글로빈의 해리는 거의 일어나지 않게 되어 조직의 산화활동은 억제된다. 이 현상은 냉각된 동맥으로부터 환류하는 정맥 내 산소 포화량의 측정에 의하여 확인되고 있다. 또한 한랭에 의한 혈관수축으로 림프액의 생성 감소, 부종의 형성이 억제된다. 이러한 생리적 작용은 외상 직후 응급처치로서 중요한 부종의 억제에 대해서 응용된다.

얼음물에 손가락을 담그는 것 같은 급격한 냉각의 경우에는 급속한 혈관수축에 이어서 혈관의 확장(2차적 혈관확장)이 일어난다. 냉각 시작 후 8~16분 후에 2~6°C의 진폭으로 불규칙한 피부온도 변화를 나타내는 난조반응(hunting reaction)이 관찰된다(그림 3). 이 반응은 동정맥 문합부에서의 혈관 확장이며 아마도 신경성 반사기전에 의한 것이라 생각된다.

국소적인 한랭에 의한 혈관수축은 다른 신체부위에도 마찬가지의 반사성 혈관수축을 일으키게 하는 경우도 있다. 그러나 근육에서는 냉각

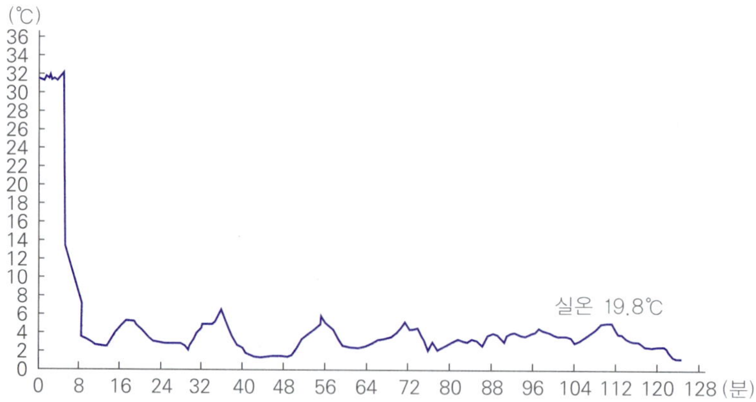

그림 3. 난조반응 (hunting reaction)

분쇄된 얼음(crushed ice)에 의한 냉수욕 중의 손가락의 온도. 냉수욕 시 피부온도의 진폭은 "난조반응"(hunting reaction)이라 부른다. [문헌 2에서 일부 변경]

부위에서의 혈류 저하가 관찰되지만, 근육 전체의 혈류에는 변화가 없다(반대측 피부에는 혈류 감소가 일어난다). 또한 관절에서는 냉각부위의 혈관수축에 의하여 혈류가 감소한다. 그러나 관절 내 온도 변화에 대해서는 상승한다는 보고와 저하한다는 보고가 있다.

체표면의 광범위한 냉각이나 신체 중심부의 온도(핵심 온도)가 저하하면, 신체에 떨림이 일어난다. 이것은 근 수축에 의하여 열의 발생을 증가시켜 체온을 올리려는 생리적 반응이고 신체의 다른 부분에도 피부혈관의 반사성 수축을 일으킨다. 사람에 따라서는 동맥압의 상승을 일으키는 경우도 있다. 한편 말초혈관의 수축에 대해서 심부의 내장 혈관은 보상적으로 확장한다.

C 신경 · 근육

냉각(cooling)에 의한 신경 · 근육에 대한 영향은 수용기나 신경섬유의 역치 상승, 신경전도속도의 감소, 신경 · 근육 접합부에서의 활동 저하 등을 들 수 있다.

근방추의 임펄스 발사빈도는 38~28°C의 냉각으로 급격히 저하하여 50~80% 감소한다. 더욱이 25°C 이하에서는 발사가 불규칙해지고 20°C 이하에서 정지한다고 한다. 냉각에 의한 사람의 말초신경 전도속도의 감소는 피부온도의 저하와 직선적인 관계를 나타내며 그 비율은 1°C 저하마다 1.1~2.4 m/초 낮아진다(그림 4). 고양이의 복재신경에 의한 실험에서는 가느다란 무수신경섬유 쪽이 굵은 유수신경보다 냉각(cooling)에 의한 신경차단에 대해서 강하고 γ운동섬유는 α운동섬유에서 보다 용이하게 차단되었다.

냉각에 의한 신경계의 활동 저하는 촉각 · 냉각(cold sense) → 근력 → 혈관수축 → 통증과 투박하고 큰 압박감의 순서로 일어난다.

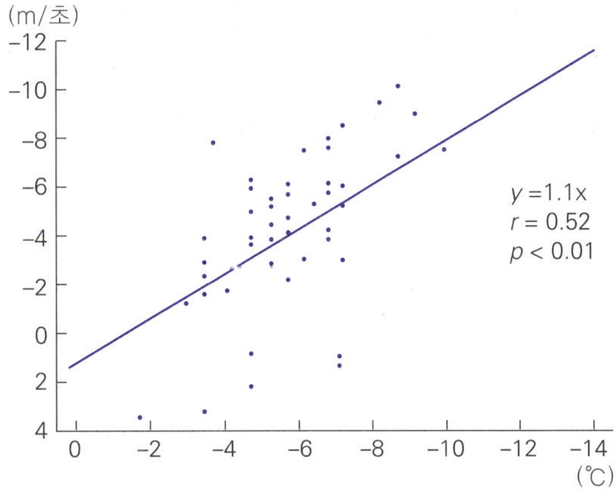

그림 4. 사람의 정강뼈 운동신경 전도속도와 피부온도와의 관계
직선은 회귀분석에 의한다. [문헌 3에서 일부 변경]

신경-근육의 흥분전도에 관한 실험에서 쥐에서는 15°C의 냉각에서 장애를 받고 5°C에서 전도가 차단되었다. 그러나 5°C에서는 신경섬유의 전도가 유지되어 있고 미세한 신경종판 전위를 기록할 수 있다. 신경-근육의 전도가 차단된 후에도 근육은 직접 자극으로 반응하였다. 이러한 결과로부터 냉각에 의해서 신경-근육의 흥분 전도에 관여하는 화학반응의 저하가 일어나고 있다고 생각된다.

이상과 같은 신경-근육의 생리적 변화로부터 냉각(cooling)은 근 긴장에도 영향을 미친다. 중추신경질환 환자의 족부간대성 경련(ankle clonus)에 관한 보고에서는 수온 15.6~18.3°C의 냉욕에 종아리 부위(하퇴부)를 15분간 적용하여 최고 12시간 발목간대성 경련이 경감하였다. 또한 종아리세갈래근(하퇴삼두근)에 대한 20분간의 아이스 팩, 30분간 냉욕에 의한 아킬레스건반사의 감소도 보고되어 있다. 이들은 냉각에 의한 γ운동신경의 억제와 근방추의 흥분저하, 관절 주위조직의 점성 증가에 의한 것이라 한다.

한편 짧은 시간 급격한 아이스 마사지의 적용에서는 피부로부터 구심성 자극을 높여 피부분절과 같은 수절 지배근의 반응을 촉진한다.

D 대사

냉각에 의하여 대사는 저하하고 조직세포의 산소 수요는 감소한다. 냉각에 의한 대사 저하는 온도가 10°C 저하할 때마다 반감한다. 대사 저하에 수반하는 세포의 산소 수요 저하는 외상 후에 발생하는 부종이 손상 조직주위를 압박함으로써 일어나는 정상 세포의 2차적 파괴를 방지시킨다. 급성 외상에 대한 한랭치료의 가장 중요한 효과는 대사의 억제에 있다.

E 결합조직 및 관절

냉각에 의하여 조직의 점성은 높아지고 신장(elongation)에 대한 저항은 증가한다. 관절 주위의 냉각에서는 근육, 인대, 관절주머니의 점성이 높아지기 때문에 관절의 운동저항의 증가와 운동속도의 저하를 초래한다. 또한 냉각에 의한 관절 내 활액 점성의 증가도 관절운동의 변화와 연관되어 있다. 이들은 신경·근육의 항에서 언급한 한랭에 의한 아킬레스건 반사의 경감이나 근력의 저하에도 관여하고 있다.

F 근력

냉각은 근력이나 근 지구력에도 영향을 준다. 전완부를 10~15°C의 냉수욕에서 30분간 냉각시키면, 냉각 직후의 악력은 반대쪽의 60~80%로 저하한다. 근 수축의 지구성에 관해서는 18°C의 냉각에 의한 근육 온도 25~29°C의 조건하에서 장시간의 수축 유지가 가능해진다. 이보다 높은 온도 또는 낮은 온도의 냉각에서는 근지구력은 저하한다고 한다.

G 자각적 감각

냉수욕이나 아이스 마사지의 적용 중에 자각하는 감각은 시간의 경과와 더불어 변화한다.

냉각 적용 직후 감각은 :

① 차가움

이지만 그 후

② 심부의 통증

③ 따뜻하다

④ 바늘로 찔리는 것 같은 통증

⑤ 감각이 사라진다

라는 과정을 거친다. 이러한 감각 변화의 순서는 거의 일정하지만, 변화가 일어나기까지의 시간은 개별적으로 다르다.

● 인용문헌

1) Hartviksen, K.: Ice therapy in spasticity. *Acta. Neurol. Scand.*, 38:79–84, 1962.

2) Lewis, T.: Observations upon the reactions of the vessels of the human skin to cold. *Heart*, 15:177–208, 1930.

3) Halar, E.M.:Nerve conduction velocity relationship of skin, subcutaneous intramuscular temperatures. *Arch. Phys. Med. Rehabil.*, 61:199-203, 1980.

III 한랭치료의 적용, 금기, 주의사항

■ **학습목표**

- 한랭치료의 생리학적 작용으로부터 임상 적응 및 목적을 이해한다.
- 한랭치료의 생리학적 작용으로부터 임상에서의 금기 및 주의 사항을 이해한다.

한랭치료를 임상에서 적용할 때에는 기법의 특성 및 생리학적 작용을 고려하여 선택하는 것이 중요하다. 전반적인 한랭치료의 적응, 금기, 주의사항을 아래에 서술하였다.

A 적응

한랭치료의 주된 적응으로는 외상 후 응급처치로 조직 내에의 혈액이나 혈장성분의 누출을 감소시켜 외상부위의 부종, 염증을 억제하는 것을 목적으로 흔히 사용된다. 또한 통증이나 이에 수반하는 근 경축(spasm)의 경감, 중추성 신경질환에서 볼 수 있는 경련 등의 근 긴장의 완화, 신경근 반응의 촉진에 사용된다. 그러나 한랭자극에 의한 1차적인 반응과 이러한 반응에 수반하는 2차적인 효과, 예컨대, 통증의 경감 → 근 경축의 감소 → 가동성의 증가 등을 고려함으로써 한랭치료의 적응을 더욱더 확대할 수 있다.

① 급성기의 염증 완화
② 국소의 통증 경감
③ 통증이 있는 근 경련의 경감
④ 중추성 신경질환의 경련 경감
⑤ 신경근의 반응 억제 및 촉진

이들 적응 중 통증의 감소 및 근 경축의 경감과 기능장애 개선과의 관계를 그림 1에 나타내었다.

B 금기

한랭치료에 대해서 과민한 반응을 나타내는 사람들이 있는데 이들 대부분은 말초혈관의 반사장애와 한랭 알레르기반응이다. 이러한 반응이 예측되는 질환 환자는 금기가 된다. 또한 동상 발생의 원인이 되는 감각장애가 있는 부위, 한랭 반응도 금기가 된다.

간단한 한랭 과민의 검사로는 아이스 큐브테스트(ice cube test)가 있다. 각빙으로 피부에 홍반이 생길 때까지 약 3분 정도 마사지를 하고 홍반부위가 5~10분 후에 발진으로 변화하면 양성이다. 정상적인 경우에는 5분 정도에서 홍반은 소실된다. 주된 금기를 다음과 같다.

① 순환기계 질환을 갖는 것
② 레이노(Raynaud) 병
③ 한랭 알레르기
④ 감각장애가 있는 부위
⑤ 심장 및 흉부

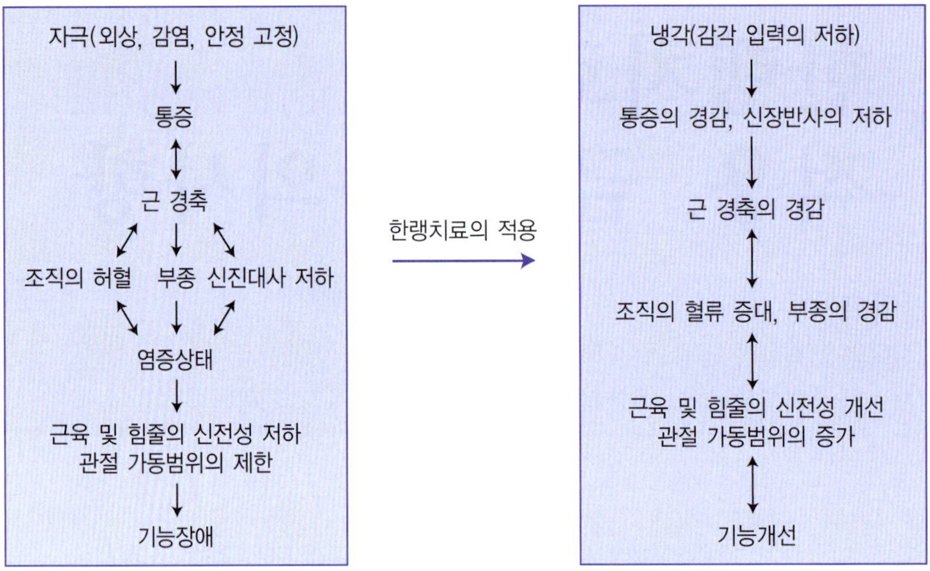

그림 1. 통증의 악순환에 대한 한랭치료의 적용과 효과

⑥ 한랭에 대해서 거부적인 사람(특히, 고령자)

C 주의사항

한랭치료에서 가장 주의해야 할 것은 동상이다. 동상을 방지하기 위해서는 치료의 설명, 적용 중 및 적용 후 환부의 관찰이 중요하다.

① 고령자 및 소아에게는 충분한 설명과 건측에서 시험해 본 후에 적용하는 등의 배려가 필요하다.

② 적용 중의 감각 변화에 대해서 충분히 설명한다. 어느 한랭치료에서도 감각이 없어진 시점에서 치료를 종료한다.

③ 적용 부위 상태를 적절히 체크하여 동상에 주의한다.

④ 가정용 냉장고(-10~-20°C)에서 꺼낸 얼음, 콜드팩은 빙점 이하로 되어있는 일이 있어 동상을 일으킬 위험이 있으므로 직접 피부에 대지 않도록 주의 한다.

⑤ 국소적인 반응뿐만 아니라, 전신적인 반응도 관찰한다.

IV 한랭치료의 실제

■ **학습목표**

- 각종 한랭치료를 학습한다.
- 한랭치료의 특징을 이해하고 임상에서의 적응을 고려한다.
- 한랭치료의 실시상 주의사항을 이해한다.
- 각종 한랭치료의 치료방법을 이해하여 수행할 수 있다.

A 아이스 마사지

아이스 마사지(ice massage)는 얼음이나 크리커를 국소에 대면서 마사지를 하는 방법이며 간편하고 효과적인 한랭치료의 하나이다. 얼음은 적용부위에 따라서 몇 가지 큰 것을 준비해 두면 편리하다. 주로 근육 및 인대의 좌상, 급성 요통의 근 경련, 근 경결 등 비교적 국한된 부위에 적용한다.

1. 준비

1) 얼음 (그림 1)

얼음은 일반적인 각빙(ice cube), 종이컵으로 제빙한 얼음을 준비한다. 종이컵으로 제빙할 때에 설겸자를 세워두면 사용 시에 편리하다. 종이컵은 얼음이 1~2 cm 정도 노출되도록 컵의 끝을 찢으면서 사용한다.

2) 크리커 (그림 2)

크리커 안에 얼음과 소금을 3 : 1의 비율로 넣고 마개를 닫고 잘 흔든다. 금속제 헤드(head)는 −10°C까지 저하해 성애가 끼어 하얗게 된다.

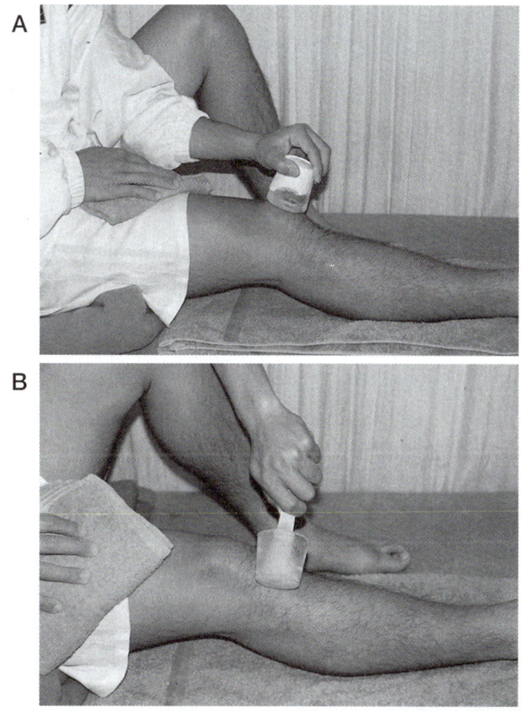

그림 1. 아이스 마사지

A : 종이컵에 얼음을 만들고 컵을 상단으로부터 1~2cm 찢어서 사용한다. B : 종이컵에 얼음을 만들 때 설겸자를 세울 것. 종이컵에서 꺼내어 사용한다.

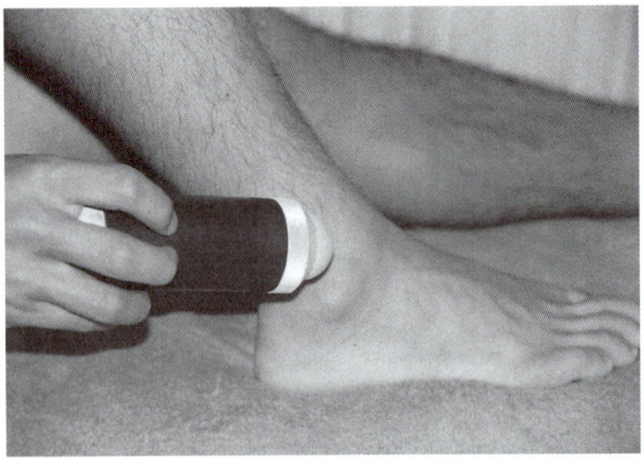

그림 2. 크리커에 의한 아이스 마사지
가쪽 복사(lateral malleolus) 주위를 마사지하고 있는 모습.

3) 수건

각빙을 사용할 때에 손으로 잡는 부분에 수건을 감싼다. 또한 적용부위가 젖으므로 수분을 닦아내는 데 사용한다.

4) 목욕 수건, 시트, 모포

치료부위는 노출시키지만, 이외 부위는 목욕 수건, 시트, 모포 등으로 보온에 힘쓴다.

5) 환자에 대한 설명

환자에게 치료 순서, 치료 중의 감각 변화에 대해서 설명한다.

2. 치료방법

1) 치료의 시작

치료부위를 노출시키고 준비한 얼음 또는 크리커로 환부를 마사지한다.

2) 치료 중

치료부위의 수분을 수건으로 닦아내면서 가볍게 압박을 가하여 천천히 마사지를 반복한다.

3) 치료의 종료

보통 치료 시작 후 수십 초부터 차가운 느낌에서 따뜻한 느낌 · 작열감으로 바뀐다. 그 후 1~3분에서 찌르는 것 같은 통증으로 바뀌고, 4~5분부터는 감각이 없어지는 과정을 거친다. 감각이 없어진 시점에서 종료한다.

4) 치료 후

피부에 이상이 없는지 확인한다.

3. 실시상 주의사항

1) 얼음

가정용 냉장고는 −10~−20°C로 되어 있기 때문에 꺼낸 얼음(하얗게 성애가 낀 얼음)을 바로 사용하면 동상을 일으킬 위험이 있다. 얼음 표면이 녹은 후에 사용하도록 한다.

2) 적용부위

뼈의 융기부는 혈행 장애를 일으키기 쉬우므로 주의를 요한다.

3) 마사지를 하는 방법

국소에 적용하지만 한 곳에 집중시키지 않고 환부 전체에 균등하게 시행한다.

4. 기타 임상적용

신경-근 활동을 촉진시키는 기법의 하나로서 아이스 마사지를 응용할 수 있다. Rood에 의한 방법의 하나로서 국소에 얼음을 단단히 대고 짧은 스트로크(stroke)로 3~4회 신속하게 마사지하면 그 피부분절과 같은 지배근에서 반응이 촉진된다. 이 방법은 상하지 근육뿐만 아니라, 복부에 대한 자극에 의한 호흡의 촉진, 구강 주변에 대한 자극에 의한 연하(삼키는 것), 발성

(말하는 것) 촉진에도 적용된다. Rood에 의한 촉진법의 상세한 것은 다른 장에서 다룬다.

B 아이스 팩

아이스 팩(ice pack)은 얼음 덩어리 또는 잘게 분쇄한 얼음 조각(crushed ice)을 비닐주머니나 전용 아이스 팩에 넣어 환부에 직접 또는 적신 수건으로 대는 방법이다. 주로 급성 외상 후 통증이나 부종의 경감, 중추성 신경질환의 경련성 억제에 적용된다.

1. 준비

1) 얼음과 비닐주머니 또는 전용 아이스 팩

치료부위를 덮는 데에 필요한 양의 얼음 조각을 비닐주머니에 넣는다. 분쇄한 얼음을 사용하면 환부 전체에 밀착시키기 쉽다. 비닐주머니를 밀봉할 때에는 주머니 안의 공기를 빼어둔다(그림 3A).

2) 탄력 붕대, 수건, 시트, 모포

아이스 팩의 고정에 사용한다. 치료부위는 노출시키지만, 이외 부위는 목욕 수건, 시트, 모포 등으로 보온에 노력한다.

3) 환자에 대한 설명

환자에게 치료 순서, 치료 중의 감각 변화에 대해서 설명한다.

2. 치료방법

1) 치료의 시작

치료부위를 노출시키고(필요에 따라 수건을 댄다). 준비한 아이스 팩을 환부에 댄다.

A
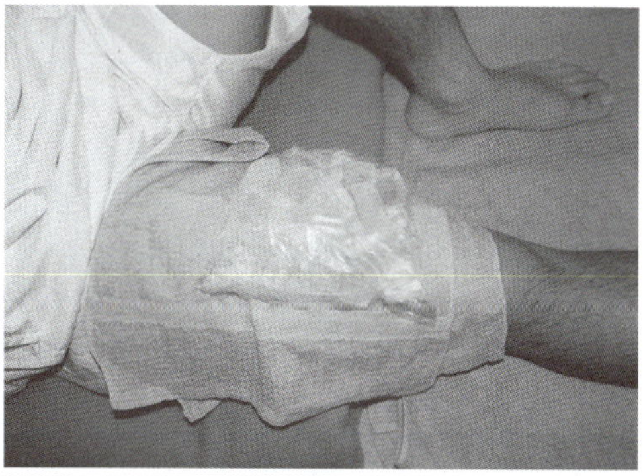
B
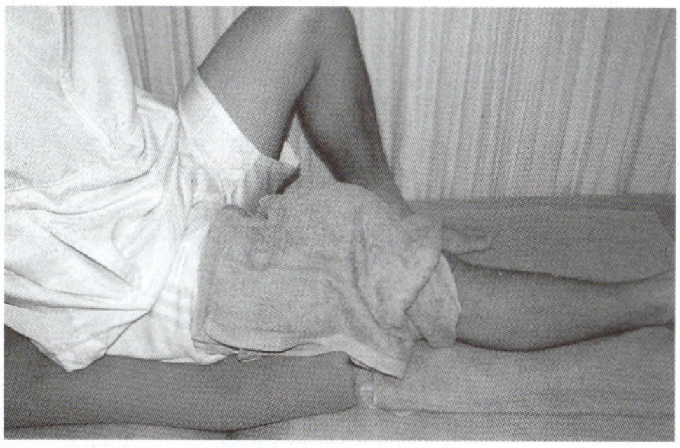
C
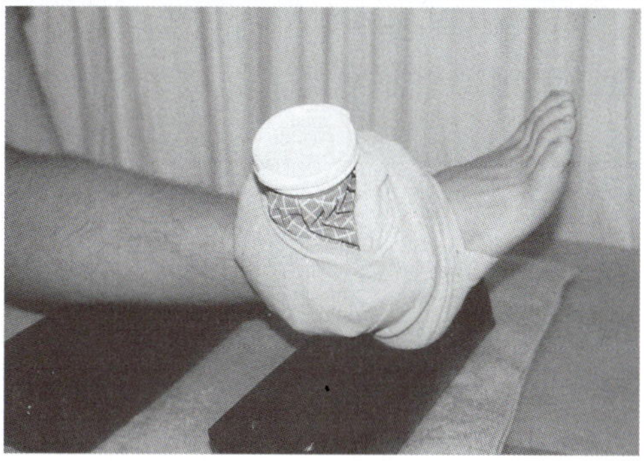

그림 3. 아이스 팩

A : 비닐주머니에 얼음을 넣고 안의 공기를 빼면서 주머니를 밀봉한다. B : 수건 등으로 고정한다. C : 발목관절(족관절)에 대한 아이스 팩. 아이스 팩을 사용하고 탄력 붕대로 고정한 모습.

2) 고정

탄력 붕대, 수건 등으로 아이스 팩을 고정한다. 탄력 붕대를 사용할 때는 지나치게 압박하지 않도록 주의한다(그림 3 B, C).

3) 치료의 종료

치료시간은 보통 20분 전후지만 환자의 감각의 변화를 점검하여, 감각이 없어진 시점에서 종료

한다.

4) 치료 후

아이스 팩을 제거하고 환부를 잘 닦아낸다. 피부에 이상이 없는지 확인한다.

3. 실시상 주의사항

1) 얼음

분쇄한 얼음을 준비하지 못하여 아이스 큐브를 사용할 때에는 얼음에 의한 국소적 압박을 피하기 위하여 가볍게 두드려서 주머니 안의 얼음이 평탄해지도록 한다.

2) 적용부위

뼈의 융기부는 혈행 장애를 일으키기 쉬우므로 압박에 주의한다.

3) 고정

무릎 및 팔꿉관절 주변에서는 말초신경 압박에 주의한다.

C 콜드팩

콜드팩은 다양한 치수, 형태의 것이 판매되고 있다. 보냉제와 수분 함유량에 따라서 냉동에 의하여 딱딱해지는 것과 딱딱해지지 않는 것이 있다. 수분의 양이 많은 것은 −15°C 전후로서 보냉성은 좋지만, 딱딱해져 환부의 형상에 맞추기가 어렵다. 수분 함량이 적은 것에서는 −5°C로서 보냉성은 낮으나 팩은 비교적 부드러워 환부의 형상에 맞추기 쉽다.

콜드팩의 적용은 아이스 팩과 마찬가지이지만 아이스 팩에 비하여 적용부위의 피부온도 저하는 완만하다 [제5장 II항 그림 1 (☞ 103쪽) 참조]. 따라서 냉각효과는 아이스 팩보다 약간 떨어지지만 고령자나 어린이에게는 적용하기 쉽다.

1. 준비

1) 콜드팩의 냉각

콜드팩을 냉각장치 또는 냉장고에서 냉각한다. 처음 사용할 때에는 2시간 전후의 냉각이 필요하다. 한 번 사용한 팩을 다시 사용할 때에는 적어도 30분 이상의 냉각시간이 필요하다.

2) 수건, 시트, 모포

콜드팩의 고정에 사용한다. 치료부위는 노출시키지만, 이외 부위는 수건, 시트, 모포 등으로 보온에 노력한다.

3) 환자에 대한 설명

환자에게 치료 순서, 치료 중의 감각 변화에 대해서 설명한다.

2. 치료방법

1) 치료의 시작

치료부위를 노출시키고 준비한 콜드팩을 환부에 댄다. 딱딱해지는 형태의 콜드팩을 사용할 때에는 동상의 위험이 있으므로 피부와의 사이에 반드시 수건을 1~2장 넣는다. 굳지 않는 형태의 콜드팩도 필요에 따라 수건을 1장 정도 넣는다(그림 4A).

2) 고정

수건 등으로 콜드팩을 고정한다. 일반적으로는 탄력성붕대에 의한 고정은 피한다. 부득이하게 사용할 때는 지나치게 압박하지 않도록 주의한다(그림 4B).

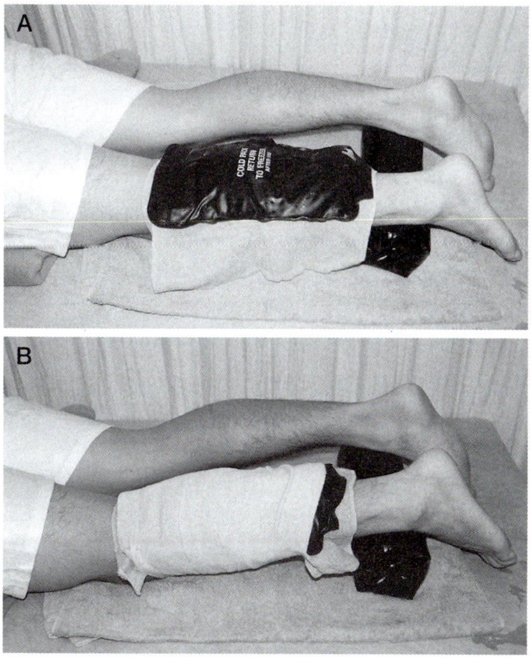

그림 4. 종아리부위(하퇴부)에 대한 콜드팩
A : 필요에 따라 수건을 넣는다.
B : 사지는 탄력 붕대로 고정하고 있으나 지나치게 압박하지 않도록 주의한다.

3) 치료의 종료

치료시간은 보통 20분 전후지만 환자의 감각 변화를 체크하여 감각이 없어진 시점에서 종료한다.

4) 치료 후

콜드팩을 제거하고 환부를 잘 닦아낸 후, 피부에 이상이 없는지 확인한다.

3. 실시상 주의사항

1) 팩

콜드팩은 0°C 이하에서 냉각한 것을 사용하므로 동상에 주의한다. 운동선수 등에게는 딱딱한 형태의 팩을 직접 피부에 대는 일이 있으나, 일반 환자에 적용할 때에는 수건을 넣어서 사용하는 편이 안전하다.

2) 적용부위

뼈의 융기부는 혈행 장애를 일으키기 쉬우므로 충분히 주의한다.

3) 고정

무릎 및 팔꿉관절 주변은 말초신경의 압박에 주의한다.

D 냉수욕

냉수욕(ice immersion)은 얼음, 물, 치료부위가 들어가는 용기를 준비함으로써 사용 가능한 간편한 한랭치료의 하나이다. 발, 발목관절, 손가락, 손목관절, 팔꿉관절 등 요철(凹凸)이 많은 부위에 적합한 방법이며 적용부위 전체를 균일하게 그리고 심부까지 냉각시킬 수 있는 것이 최대의 특징이다. 주로 급성 외상 후의 통증, 부종의 억제, 중추성 신경질환의 경련 억제에 적용된다. 적용 온도는 2~4°C, 10~15°C 등 전문가에 따라 다르지만, 후자는 하지 전체 등 비교적 광범위한 부위를 냉각할 때에 사용된다. 하지의 냉각에 2~4°C의 수온을 사용하면 환자의 발가락 끝에 강한 통증을 호소하여 충분한 냉각시간을 얻을 수 없는 일이 있다. 이러한 경우는 발가락 끝에 발가락캡(toe cap)을 씌우면 좋다.

1. 준비

1) 용기

시중에서 판매하는 플라스틱통 등 환부를 담그는 데에 충분한 크기의 용기를 준비한다 [그림 5A 및 제5장 I 항 그림 5 (☞ 102쪽)도 참조].

2) 얼음, 물

수온을 일정하게 유지하기 위하여 여분의 얼

A

B

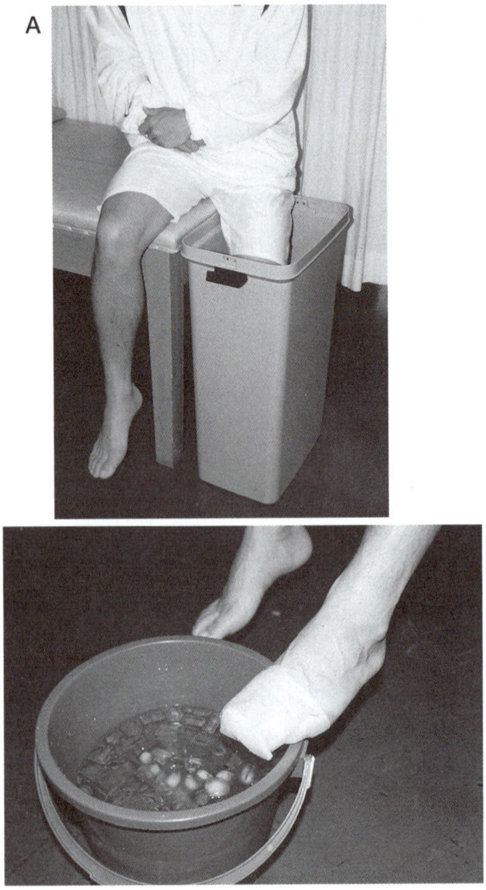

그림 5. 냉수욕

A : 종아리부위에 대한 냉수욕 (적용부위 전체를 담그는 용기를 준비한다)

B : 발가락캡(toe cap) (테이핑용 언더 랩으로 대용 가능)

음을 준비해 둔다.

3) 수건

적용 후 환부를 닦아내기 위한 것.

4) 의자, 테이프 등

환자가 편안하게 치료받을 수 있는 침대, 높이를 조절할 수 있는 의자, 테이프 등을 준비한다.

5) 환자에 대한 설명

환자에게 치료 순서, 치료 중의 감각 변화 등에 대해서 설명한다.

2. 치료방법

1) 준비

편안한 자세로 치료할 수 있도록 침대나 의자 등의 높이를 조절한다. 물과 얼음을 용기의 1/2~2/3 정도까지 넣는다. 수온이 적용온도가 되도록 얼음의 양을 조절한다. 발을 담그는 경우에는 발가락 끝에 발가락캡(toe cap)을 부착한다(그림 5B).

2) 치료 시작

환부를 천천히 담근다. 환부 전체가 잠기도록 얼음의 양을 조절한다. 적절하게 얼음을 넣어 수온을 조정한다.

3) 치료 종료

냉각에 견딜 수 없게 되면 환부를 용기에서 꺼낸다.

4) 치료 후

수건으로 환부를 즉시 닦아 건조시킨다. 피부에 이상이 없는지 확인한다.

3. 실시상 주의사항

1) 용기의 선택과 물의 양

치료부위와 용기의 치수, 물의 양 조절에 주의한다. 너무 깊은 용기를 사용하면 팔꿈치에 적용하는 경우에는 용기 모서리가 겨드랑부위를 압박하는 경우가 있다.

2) 발가락캡 (toe cap)

발가락캡이 없는 경우에는 테이핑용 언더 랩을 감든지 양말을 씌우든지 해서 발가락을 보온한다.

3) 수온 조절

용기 내의 수온을 균등하게 유지하기 위하여 적절하게 물과 얼음을 교환한다.

E 콜드 스프레이

콜드 스프레이(cold spray)는 플루오르메탄(fluoromethane), 에틸크로라이드(ethyl chloride) 등을 국소에 분무하여 그 기화열에 의해서 냉각시키는 방법이다. 스프레이 가스는 분무 후에 바로 증발하므로 냉각작용은 매우 빠르나 냉각효과는 표피적이고 단시간이다. 주로 국한된 부위의 통증과 근 경직의 경감을 목적으로 사용한다.

1. 준비

1) 콜드 스프레이

각종 콜드 스프레이가 시판되고 있다.

2) 수건

적용부위 이외를 덮는다. 특히 경부, 어깨 주위에 분무할 때에는 스프레이 가스가 눈에 들어가지 않도록 얼굴을 덮는다.

3) 치료부위

치료부위의 감각 및 혈행 체크를 한다.

4) 환자에 대한 설명

치료 중의 감각에 대해서 환자에게 설명한다.

2. 치료방법

1) 분무 거리

환부로부터 30 cm 이상 떨어져 치료부위에 직각이 되도록 분무한다[제5장 I항 그림 6(☞102쪽) 참조].

2) 분무 범위

한 곳에 스프레이 가스가 집중되지 않도록 매초 10 cm 정도의 비율로 상하(좌우)로 율동적으로 분무한다.

3) 분무의 종료

피부의 표면이 하얗게 되기 직전에 종료한다.

4) 치료 후

피부 표면을 수건으로 닦고 피부에 이상이 없는지 확인한다.

3. 실시상 주의사항

1) 가스의 분출

환자, 치료사 모두 스프레이 가스가 눈에 들어가지 않도록 주의한다.

2) 동상

한 곳에 집중하여 분무하면 심한 통증을 호소하고, 동상을 일으키는 경우가 있으므로 주의한다.

3) 화기

인화의 우려가 있으므로 화기 근처에서는 사용하지 않는다.

F 지속적 냉각장치

지속적 냉각장치(continuous cold therapy device)에는 냉각수를 탱크에 넣어 수동으로 냉각수를 순환시키는 것과 전기적 제어에 의하여 냉각액을 자동적으로 순환시키는 방법이 있다. 후자는 장치 본체에 접속한 호스 및 패드에 냉각한 냉매액을 순환시켜 임의로 설정한 온도(5~13°C)로 지속적인 냉각이 가능한 장치이다 [제 5장 I 항 그림 7 (☞ 102쪽) 참조].

아이스 팩이나 콜드팩처럼 얼음이나 팩을 교체할 필요가 없기 때문에 최근에는 급성 외상이나 수술 후에 지속적 한랭치료로 이용되고 있다. 수술 후 24~72시간에 걸친 지속적 냉각으로 통증의 경감, 종창의 경감, 출혈량의 감소, 진통제 투여량 경감 등에 효과가 있다.

1. 준비

1) 장치의 준비

장치 본체의 탱크에 냉각액을 넣는다. 냉각액은 약 1년간 사용 가능하다. 적용부위에 따른 냉각 패드를 선택하여 호스에 접속한다. 콘센트에 접속 및 온도 설정(5~13°C)을 한다. 냉각액을 최저온도인 5°C까지 냉각하려면 전원 투입 후 30분 걸린다. 치료에 사용하는 온도 설정은 최저온도 설정인 5°C로 하는 경우가 대부분이다.

2) 패드 랩, 탄력 붕대, 수건, 모포

패드 랩은 냉각 패드를 고정하기 위하여 여러 종류의 형태가 준비되어 있다. 필요에 따라서 탄력성붕대로 고정한다. 냉각부위 이외를 수건, 모포 등을 사용하여 보온에 노력한다.

3) 환자에 대한 설명

환자에게 치료 순서, 치료 중 환부 및 장치에 이상이 있으면 알리도록 설명한다.

2. 치료방법

1) 치료 시작

미리 사용온도로 설정해 둔 냉각 패드를 치료부위에 덮는다. 상처부위에 적용할 때에는 냉각 패드를 멸균한 패드 커버로 덮는다(그림 6A).

2) 고정

패드 랩으로 냉각 패드를 고정한다. 탄력성 붕대를 사용할 때에는 지나치게 압박하지 않도록 주의한다(그림 6B).

3) 치료 중

적절하게 환자의 상태를 체크한다. 또한 장치 본체, 호스, 냉각 패드를 체크한다.

A

B

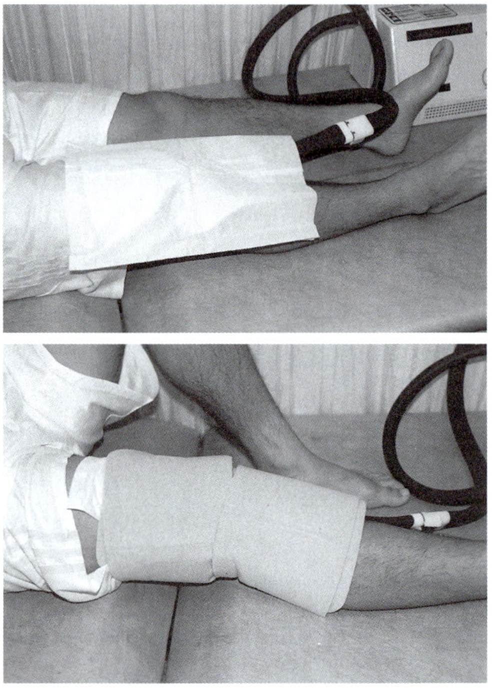

그림 6. 지속적 냉각장치

A : 멸균한 패드 커버로 냉각 패드를 덮는다.

B : 패드 랩으로 고정.

4) 치료 후

냉각 패드를 제거하고 환부에 이상이 없는지 확인한다.

3. 실시상 주의사항

1) 상처 주위에 적응

이 장치는 최저 설정온도가 5°C이기 때문에 동상의 위험성은 적으나, 상처 주변의 감각장애가 있는 경우는 주의를 요한다.

2) 장치

냉각 패드, 호스의 고정위치에 주의한다. 특히 호스가 압박되어 냉각액의 순환이 방해를 받지 않는지 확인한다.

3) 사용환경

사용환경(실온, 습도)에 따라 호스에 결로가 생기는 일이 있기 때문에 필요 시 호스 커버를 사용한다.

4) 고정

무릎, 발목관절, 팔꿈관절의 주위에서는 말초신경 압박에 주의한다.

G 휴대용 급냉팩

휴대용 급냉팩은 여러 종류가 판매되고 있다. 팩 안의 화학반응에 의한 냉각 때문에, 사용은 1회 한도이다. 냉각효과는 아이스 팩과 같으며, 피부 표면온도는 10°C 전후까지 냉각시키고 30~40분간 지속된다.

휴대용 급냉팩과 에어 스프린트를 병용함으로써, 스포츠 현장 등에서 RICE 처치*1를 간단히 시행할 수 있다. 이 항에서는, 발목관절 염좌의 RICE 처치 사례를 보여준다.

1. 준비

1) 팩의 냉각

팩을 강하게 꺾어 팩 안의 주머니가 찢어져 팩 안의 충전물질이 충분히 섞이도록 흔든다.

2) 가제, 수건

팩을 직접 피부에 고정하면 동상을 일으킬 위험성이 있으므로, 가제나 수건으로 싼다.

3) 에어 스프린트

에어 스프린트 전체가 조금 팽창할 정도로 공기를 넣어둔다.

4) 환자에 대한 설명

환자에게 치료순서, 치료 중의 감각변화에 대해서 설명한다.

2. 치료방법

1) 치료 시작

치료부위를 노출시키고, 준비한 휴대용 급냉팩을 가제로 싸서 환부에 댄다(그림 7A).

2) 고정

부츠형 에어 스프린트로 발목관절을 덮고 전면의 조임기를 잠근다. 공기 펌프로 스프린트에 공기를 넣어 고정 · 압박한다(그림 7B). 지나치게 압박하지 않도록 주의한다.

3) 치료 중

환부의 통증이나 족부의 저림 등 감각 이상이

---

*1 : Rest(안정), Ice(아이스), Compression(압박), Elevation(거상)으로 응급처치 때에 필요한 네 가지 처치의 머리문자를 따서 RICE라 부른다.

A
B
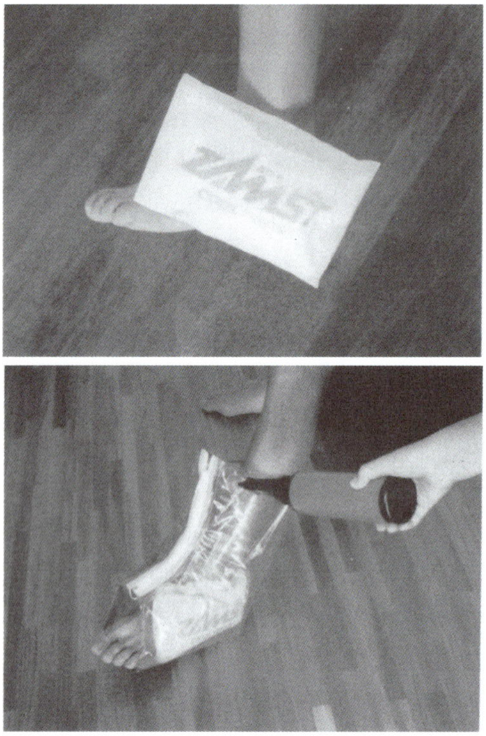

그림 7. 휴대용 급냉팩과 에어 스프린트의 RICE 설치

A : 휴대용 급냉팩을 구부려 환부에 댄다,
B : 부츠형 에어 스프린트로 압박고정

없는지 확인한다. 압박이 지나치게 강한 경우에는 공기를 빼서 조정한다.

4) 치료 종료

냉각 효과는 30~40분간이지만, 감각이 없어진 시점에서 종료한다. 에어 스프린트의 공기를 빼고 팩을 떼어낸다.

5) 치료 후

피부에 이상이 없는지를 확인한다.

3. 실시상 주의사항

1) 휴대용 급냉팩

각 제품의 사용상의 주의를 확인하고 환자에게도 설명한다.

2) 적용부위

뼈가 융기한 부분은 혈행장애를 일으키기 쉬우므로 충분히 주의한다.

3) 냉각빈도

냉각과 압박에 의해서 환부의 혈행이 감소하기 때문에, 연속 사용에서는 동상발생의 위험성이 커진다.

● 참고문헌

1) Knight, K.L. (著), 田渕健一 (監訳) : クライオセラピー. pp.145–203, ブックハウス HD, 1997.
2) Chanmugam, P.P.A. ほか (著), 荻島秀男 (編) : 物理療法のすべて. pp.245–255, 医歯薬出版, 1973.
3) 嶋田智明ほか : 物理療法マニュアル. pp.65–106, 医歯薬出版, 1996.
4) 服部一郎ほか : 寒冷療法. リハビリテーション技術全書, 第2版, pp.191–196, 医学書院, 1984.
5) Krusen, F.H. (著), 荻島秀男ほか (訳) : 温熱と寒冷療法. Krusen リハビリテーション体系 普及版, pp.279–292, 医歯薬出版, 1981.

V 극저온 치료

■ **학습목표**

- 극저온치료의 치료방법을 이해한다.
- 국소 폭사법에서의 기법을 이해한다.
- 극저온치료의 적응과 금기를 이해한다.

극저온 치료는 야마구치(山口) 등이 일본의 독창적인 한랭치료로 개발한 냉치료법이다. 1977년 야마구치 등은 −18°C의 얼음주머니로 류머티스 환자의 무릎을 냉각 마사지하였다. 그 결과로 동상이 생기기 직전인 8°C 정도까지 피부온도를 저하시키면 온열치료보다 혈류 개선, 진통효과가 우수하다고 보고하였다. 이후 드라이아이스 + 에타놀(−65°C)에 의한 냉각, 액화질소 + 액화산소에 의한 냉각(−180°C)으로 발전하여 왔으나, 현재는 자연 공기를 이용한 냉각법이 채택되고 있다. 1980년대에 낮은 비용으로 −50~−30°C의 저온 공기 발생장치가 개발되어 한랭치료로서 임상적용을 하게 되었고, 극저온 치료는 기구를 이용한 물리치료에서 한랭치료의 대표적 수단으로 위치를 차지하게 되었다고 볼 수 있다 [「극저온」(용어해설 329쪽)].

A 원리

극저온 공기발생장치에는 인공 액체공기를 이용하는 것과 자연공기를 이용하는 장치의 두 종류가 있다. 전자는 액체질소의 기화온도를 이용하여 −180°C~−150°C의 냉각공기를 방출하는 방법이며, 기본적인 냉각장치의 구성은 액화질소 및 액화산소 용기, 혼합기, 가습기, 분사기로 구성된다.

액화질소와 액화산소를 3 : 1의 비율로 혼합하여 증발기를 통해서 발생한 기화 냉각공기를 분사 노즐로부터 분사한다. 산소 농도는 항상 20~25%로 유지하도록 조절되어 있다. 또한 습도는 0%가 되도록 설정되어 있다. 인공 냉각공기의 이점으로는 ① 매우 저온의 냉각공기(−180~100°C)를 얻을 수 있다는 점 ② 단시간에 냉각효과를 얻을 수 있다는 점이 있다.

그러나 이 방식은 결점이 많아 ① 설비비용이 높다, ② 치료실 내의 산소농도가 높아지면 폭발의 위험성이 생긴다, ③ 반대로 산소농도가 낮아지면, 산소 결핍으로 인한 현기증, 오심, 두통이라는 산소결핍증이 나타나기 쉽다는 점 등이다.

한편 자연공기를 이용한 냉각장치는 자연공기를 그대로 냉매로서 사용하기 때문에 인공 냉각공기보다 인체에 대한 위험성은 적다. 이 냉각장치에서는 −50~−30℃의 냉각공기를 150ℓ/분 분출 가능하다. 이 장치에서 발생하는 냉각공기는 완전히 액의 방울(mist)이 없는 극저온 공기이기 때문에 동상의 위험성도 적다(그림 1).

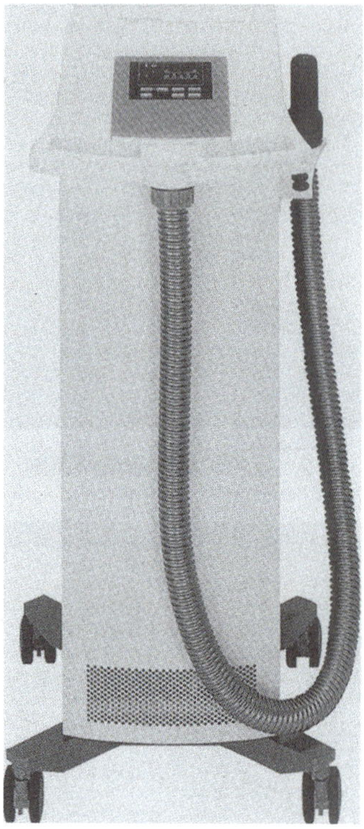

그림 1. 극저온 치료기 [OG기연 제품]

B 치료방법

1. 전신 폭사법

당초 야마우치(山内) 등이 고안한 극저온 치료는 류머티스 환자의 전신을 −160°C의 극저온 공기에 노출시키는 방법이었으며, 이 방법은 현재도 사용되고 있다.

a. 치료실 설비

극저온 공기의 전신 폭사(瀑射)를 시행하기 위해서는 전용 치료상자가 필요하다. 표준적인 치료 상자 크기는 1.4 × 1.4 × 2.2 m이고, 한 번에 2~3명의 환자를 동시에 치료할 수 있다. 치료상자는 외부에서 내부를 감시할 수 있도록 창을 설치한다. 또한 극저온 치료기의 조작을 상자 밖에서 할 수 있도록 인접한 예비실에 치료기를 설치해야 한다. 치료실 내와 예비실의 연락은 항상 마이크를 통하여 할 수 있도록 해둔다.

b. 전신 폭사방법

치료로서 사용되는 극저온 공기는 −160°C의 인공 공기로 하고 습도 1 ppm, 압력 2기압으로 설정한다. 환자는 미리 생명징후(vital sign; 혈압, 맥박 등) 체크를 받는다. 그 후 수영복을 착용하고 동상방지 목적으로 마스크, 헤드폰, 장갑, 운동화를 사용한다. 이 상태에서 큰 치료 상자 안에 3명의 환자가 들어가 2분간 극저온 공기의 전신 폭사를 받는다. 폭사시간, 횟수 등은 환자의 전신상태를 항상 체크하면서 신중하게 결정할 필요가 있다. 기본적으로 치료의 첫 번째는 30초로 시작하여 2회째 이후 30초씩 증가시킨다. 치료 횟수는 1일 1회, 5회/주로 하고 1쿠루(Kur)를 3개월로 한다.

치료 종료 후 환자의 전신상태를 충분히 체크한다. 특히 안색, 입술 색깔, 손톱의 색깔 변화를 확인한다. 또한 환자의 호소를 청취하여 이상이 없는지를 조사한다. 치료 중에 자각하는 환자의 호소 대부분은 피부의 통증, 두통, 현기증이며 이들 증상이 진정될 때까지 주의가 필요하다. 치료 종료 직후는 ① 기분이 상쾌해진다, ② 신체의 내부(core)가 따뜻해진다, ③ 전신에 힘이 넘친다, ④ 관절통이 사라진다 라는 자각증상의 개선을 나타내는 호소가 많다.

c. 전신 폭사법의 유의사항

전신 폭사법에서는 당연하지만 전신에 주는 영향이 크며, 사전에 환자의 위험성이나 금기증을 조사할 필요가 있다. 특히 심장 기능에 이상이 있는 경우나 고혈압 환자(최고 혈압 160 mmHg 이상, 최저 혈압 110 mmHg 이상), 스테로이드 호르몬의 장기 사용에 의해 부신피질 기능이 저하된 경우는 치료 대상에서 제외한다. 매일 치료를 할 때에도 사전에 환자의 전신 평가를 시행하고, 치료경험이 2주 이하의 환자, 전신 권태감, 발열, 두통, 불면 등의 증상이 있는 경우는 중지한다.

d. 전신 폭사법의 치료효과

전신 폭사에 의한 효과로서 전신에 활력을 주는 작용을 기대할 수 있다. 그 중에서 ① 내인성 부신피질호르몬의 증가, ② 갑상선호르몬의 증가에 의한 체온상승, ③ 카테콜아민의 증가에 의한 일시적 혈압 상승과 이에 따른 혈관운동 중추에서의 반사성 혈관 확장에 의한 혈압 저하 등이 알려져 있다.

이들 요인은 전신 폭사가 일시적이지만, 신체의 생체 항상성(homeostasis)을 조정하여 생체에 자극 작용하는 것으로 알려져 있다.

2. 국소 폭사법

앞에서 언급했듯이 전신 폭사법에서는 환자의 관리가 어려워 물리치료사 혼자만으로 치료를 안전하게 시행하는 것은 매우 어렵다. 반면, 국소 폭사우는 인공 액체공기보다 고온의 −50~−30°C의 자연공기를 사용할 수 있다.

인공공기를 사용하는 경우는 전용 치료실을 준비해 둘 필요가 있다. 그 이유는 앞서 언급한 것처럼 액체질소와 액체산소의 혼합공기이기 때문에 화기가 있는 곳에서는 폭발 위험성이 있기 때문이다. 그러나 자연공기를 이용한 극저온 발생장치를 사용한 경우는 그 범위에 들지 않아 폭발 등의 위험성은 없으므로 어디서나 사용할 수 있다.

치료실의 실온은 미리 따뜻하게 해둔다. 환자에게 오리엔테이션을 한 후 환부를 노출시킨다. 환부의 피부상태를 체크하고 땀이나 수분이 있는 경우는 수건으로 닦아준다. 이어서 치료기를 1~2 cm 떼어서 3~5분간 노즐을 원모양으로 이동시키면서 폭사한다. 폭사 중에 치료부위의 피부상태를 충분히 관찰하고, 하얀 성애가 끼지 않도록 치료사의 손으로 성애를 제거하도록 한다. 또한 동일부위에 3초 이상 고정하여 극저온 냉각을 하지 말아야 한다. 이것은 동상 방지를 위함이다. 치료시간은 발목관절에 대해서는 3분 정도(그림 2), 어깨관절부위에 대해서는 5분 정도로 한다(그림 3). 치료는 1일 2~3회, 5회/주로 하고 1 쿠루는 1개월로 한다.

국소 폭사법의 특수한 치료기법으로는 역-자극(counter irritation)법, 냉-신장(cryo-stretch)법, 냉-운동(cryo-kinetics)법 세 종류의 방법이 있다.

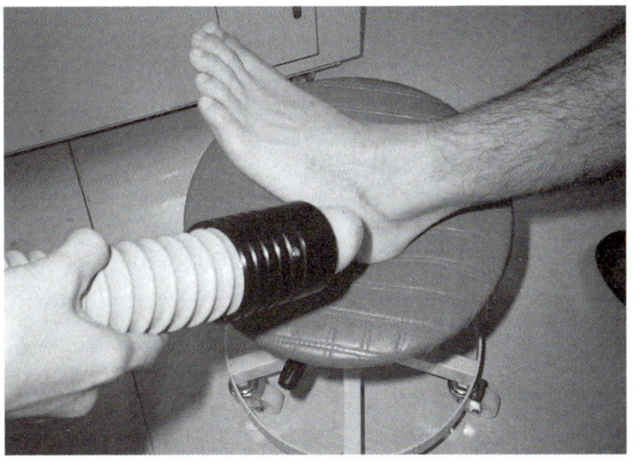

그림 2. 발에 대한 국소 폭사

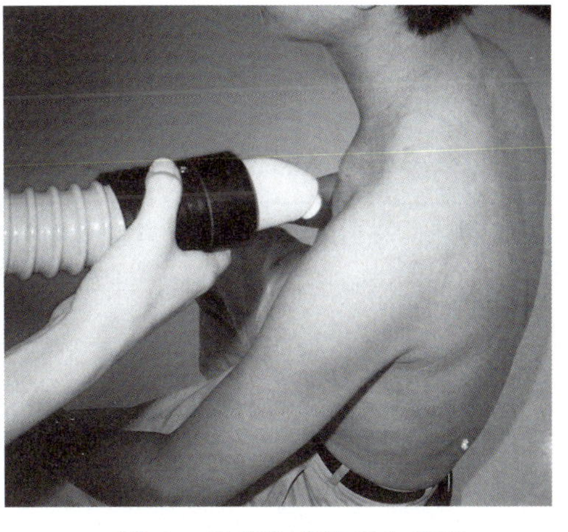

그림 3. 어깨에 대한 국소 폭사

a. 역-자극(counter irritation)법

이 방법은 통증 완화를 목적으로 한 방법이고 반자극법이라고도 부른다. 통증유발점(trigger point)이나 경혈을 냉각하는 기법이다. 즉 이들 부위에 대해서 1~2분간, 작은 원을 그리면서 폭사를 여러 번 반복하여 역자극을 준다.

b. 냉-신장(cryo-stretch)법

크리오 스트레치법은 극저온 공기에 의한 냉각과 수동적 신장을 병용하는 방법인데 환부를 3~5분간 폭사한 후, 수동적 신장을 5회 정도 시행한다. 이어서 같은 시간 다시 냉각하고 그 후 다시 수동적 신장을 가한다. 이것을 3, 4회 반복한다. 이 때 과도한 신장을 가하면 관절이나 힘줄의 손상을 일으킬 위험성이 있으므로 매우 주의한다. 이 기법은 관절통을 수반한 관절 구축이나 근 단축에 대해서 효과적이다.

c. 냉-운동(cryo-kinetics)법

크리오 키네틱스법은 냉각과 능동운동을 병용하는 기법인데 기본적으로 크리오 스트레치법과 마찬가지 순서로 시행한다. 다만 능동운동은 단계적으로 확대하도록 하여야 한다. 즉, 최초는 가벼운 관절가동범위 내에서의 능동운동을 하고 다시 냉각 후 저항부하를 서서히 올리면서 능동운동을 시행하도록 계획할 필요가 있다.

d. 국소 폭사법의 치료효과

국소 폭사법의 치료효과는 일반적인 한랭치료의 효과와 동일하다. 그 중에서도 극저온 공기에 의한 국소 폭사는 단시간에 환부를 급격히 냉각할 수 있기 때문에 다른 한랭치료에 비해서 냉각효과는 높다고 할 수 있다. 진통에 관한 필자의 경험으로는 −30°C에서 5분간 폭사한 경우 피부온도를 8.5°C까지 내릴 수 있어 감각신경의 일시적인 전도 억제가 일어났다(그림 4). 또한 경련 억제에 관한 동일한 냉각실험에서는 H파 진폭이 31.76% 저하하였다(그림 5).

극저온 냉각의 또 하나의 효과는 역자극(카운터 이리테이션) 효과를 기대할 수 있다는 것이다. 이것은 경혈이나 통증유발점(trigger point) 등 환부에서 떨어진 부위를 간접적으로 냉각함으로써 내인성 통증제거 물질의 생산을 기대할 수 있다는 점이다.

C 적응과 금기

1. 적응

전신 폭사법에서의 적응증으로는 표 1에 나타낸 것처럼 다발성 관절류머티스, 요통, 강직성

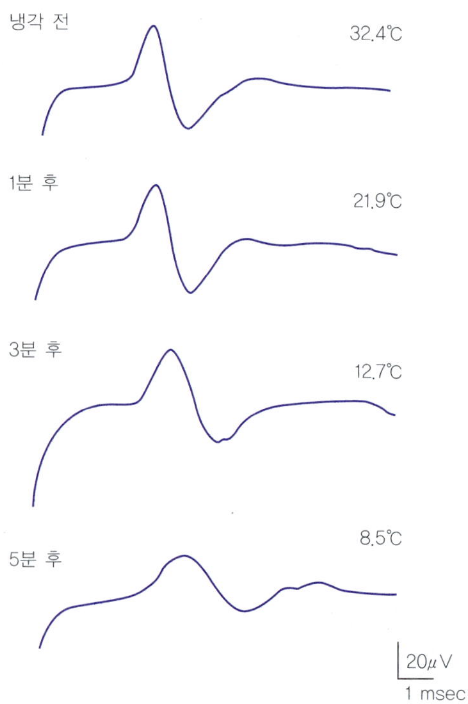
냉각 전
32.4℃
1분 후
21.9℃
3분 후
12.7℃
5분 후
8.5℃
20μV
1 msec

그림 4. 국소 폭사에 의한 정중신경 감각 유발전위의 변화 (건강한 성인의 예)

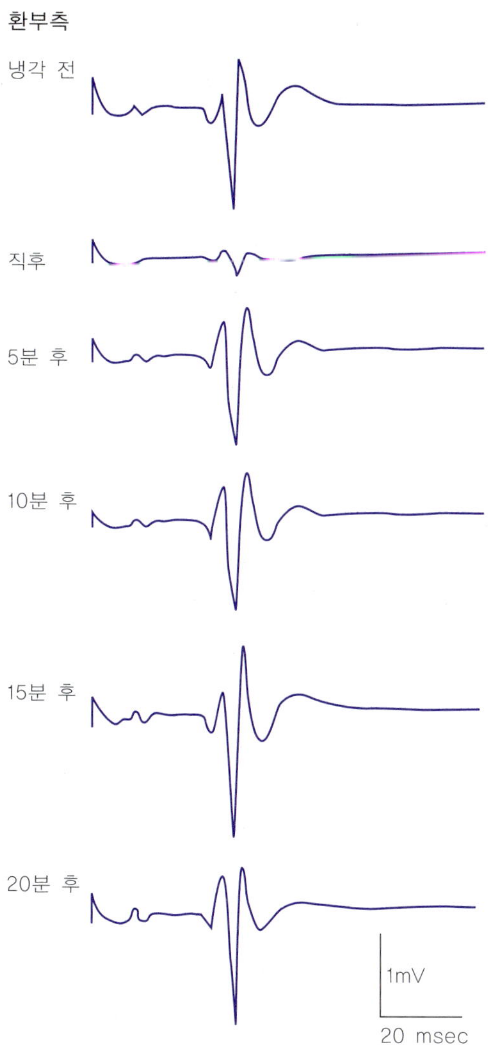

그림 5. 국소 폭사에 의한 H파의 변화 (편마비 환자의 예)

척추염, 교원병 등을 열거할 수 있다. 한편 국소 폭사법에서는 다발성 관절류머티스, 변형성 무릎관절증, 어깨관절 주위염 등 뼈·관절질환, 급성기 이후의 일반 외상(염좌, 타박 등), 신경통·근육통 등이 적응이 된다.

인공 무릎관절치환술 후나 무릎인대재건술 후 부종 예방, 통증 방지를 목적으로 한 냉각은 수술 후 조기부터 시행하여야 한다. 한편 만성 다발성 관절류머티스에 대해서는 혈행 촉진을 목적으로 하여 사용하는데 극저온 냉각은 2차적인 반발현상(rebound phenomenon)에 의한 혈행 증대효과가 있기 때문에 종전의 한랭치료에서는 대상이 되지 않는 만성기 상태에서라도 적응이 된다. 중추신경질환(뇌혈관 장애, 척수 손상 등)에서의 근육경련도 극저온 치료의 좋은 적응이다.

표 1. 극저온 치료의 적응

전신 폭사
1. 다발성 관절류머티스
2. 요통, 강직성 척추염
3. 교원병(피부근염, 강피증)

국소 폭사
1. 다발성 관절류머티스
2. 변형성 슬관절증
3. 경견완 증후군, 오십견
4. 일반 외상 (염좌, 타박)
5. 신경통, 근육통
6. 근 경련
7. 혈관성 부종

2. 금기

극저온 치료에서도 일반적인 한랭치료가 금기로 하는 질환은 마찬가지로 금기이다. 그러나 극저온 치료는 다른 한랭치료에 비하여 급격한 온도변화를 일으키기 때문에 특히 ① 한랭 심마진(두드러기), 한랭 단백혈증 등의 한랭 과민증, ② 갑상선 기능저하증, ③ 고혈압, ④ 콩팥질환, ⑤ 심장질환 및 호흡기질환, ⑥ 폐쇄성 동맥 혈행 장애 등이 금기가 된다(표 2).

표 2. 극저온 치료의 금기

1. 한랭 심마진 (두드러기)
2. 한랭 단백혈증
3. Raynaud 병
4. 폐쇄성 동맥성 질환
5. 진동병
6. 중금속 중독 (납, 비소)
7. 사지마비
8. 점액수종

● 참고문헌

1) 嶋田智明ほか：物理療法マニュアル. pp.58–65, 医歯薬出版, 1996.
2) 濱出茂治：寒冷療法. PT ジャーナル, 27:697–700, 1993.
3) 濱出茂冶ほか：極低温療法の H 波に及ぼす影響. PT ジャーナル, 24:122–124, 1990.
4) 山内寿馬ほか：極低温療法の応用と運動療法—慢性関節リウマチを中心として. 理・作・療法, 15:497–501, 1981.
5) 北原 宏ほか：Cryotherapy（寒冷療法)—基礎研究および臨床例の検討. 総合リハ, 12:209–215, 1980.

제 6 장
전기치료

I 원리와 생리학적 작용

■ **학습목표**

- 전기자극치료의 생리적 작용과 자극의 기본사항에 대해서 이해한다.
- 각종 전기자극치료와 사용되는 자극장치에 대해서 이해한다.
- 전기자극치료를 실시하기 위한 순서와 안전 확보에 대해서 이해한다.
- 전기자극치료의 적응과 금기를 이해한다.

전기치료(electrotherapy)/전기자극 치료(electrical stimulation)는 그 기원을 전기가오리(일본어명 : 시비레에이)가 발생하는 전류를 통증의 치료에 사용한 것에 찾을 수 있는 것처럼 예부터 지금까지의 자연계의 물리 에너지를 치료에 응용하는 물리치료의 하나의 분야이다. 전기자극 치료란 생체에 전류를 흘림으로써 어떠한 치료효과를 얻으려고 하는 것이며 주된 대상조직은 신경·근육이다. 신경·근육의 활동은 분극을 하고 있는 세포막의 전위(electric potential)가 변화하여 역치를 넘어서 탈분극을 함으로써 발생하는 활동전위의 전파에 의해서 시행된다. 전기자극 치료에서는 피부 위에 놓은 자극전극을 사용해서 전류를 흘림으로써 탈분극을 시켜 그 결과 일어나는 생리적 반응의 과정을 치료에 응용하고 있다. 현재의 전기자극 치료는 **그림 1**에 나타내는 것처럼 운동기능 개선, 진통작용만이 아니라, 배뇨기능 등에 이르기까지 넓은 범위에 적응되고 있다. 또한 창상치유에 대한 전기자극 치료 등 신경·근육 이외의 조직을 대상으로 한 전기치료도 있다.

이 항에서는 오늘날의 전기(electricity)의 의료에서의 적응범위를 정리하여 전기자극 치료의 원리나 생리학적 작용에 대해서 언급한다.

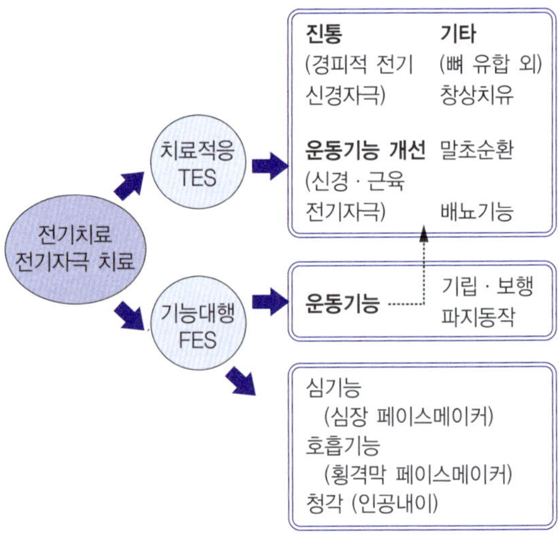

그림 1. 전기자극 치료의 개념

A 전기치료의 용어와 분류

일본재활의학회의 1997년판 "재활용어집"에서는 "저주파치료", "전기치료", "경피적 전기자극", "기능적 전기자극"이 기재되어 있다. 또한 마찬가지로 일본재활의학회 기구를 이용한 물리치료기기 검토위원회의 "기구를 이용한 물리치료에 관한 용어(안)"(1996)에서는 전기치료기기라는 대분류 안에 "전류치료기"와 "전압치료기"가 분류되어 있다. 이것에 따르면 현재 임상에서 사용되고 있는 전기치료기기는 전류치료기로서 분류되고 이른바 저주파치료기의 총칭이라 하고 있다.

한편 저주파치료(low frequency current therapy)에 대해서는 어느 주파수까지가 저주파인가라는 문제가 있고, 또한 최근의 간섭자극이나 버스트(burst) 자극 등의 새로운 자극법의 등장도 있어 완전한 통일은 이루어져 있지 않다고 생각한다. 이 책에서는 가능한 한 2000년의 미국물리치료협회의 용어집(이하 APTA 용어집이라 한다)에 준거한 용어 및 분류를 사용하기로 한다.

이 단원에서 다루는 전기치료의 내용은 주로 생체조직을 전류로 자극하여 그 반응을 치료에 응용한다는 것이다. 이 경우 "전기자극" 또는 "전기자극 치료"라는 용어가 적합하다고 생각되며 영어로는 electrical stimulation이 적합하다고 생각한다. 이 항 및 제II항 "신경근육 전기자극/치료적 전기자극", 제IV항 "기능적 전기자극(FES)"에서는 전기자극 또는 전기자극 치료라는 용어를 주로 사용하기로 한다.

다음으로 전기자극은 최근에는 의료 중에서 다양한 형태로 응용되고 있기 때문에 그 목적에 따라 치료적 전기자극(therapeutic electrical stimulation : TES)과 기능적 전기자극(functional electrical stimulation : FES)으로 대별하여 생각하는 것도 필요하다.

FES는 중추신경계의 장애에 의해서 상실된 회복불능의 생체의 기능을 전기자극을 사용해서 대행 · 보상하려고 하는 것이다. FES는 일반적

표 1. 전기자극치료의 분류와 적응

치료적 전기자극
- 운동기능 개선
- 진통
- 말초순환
- 창상 치유
- 배뇨기능
- 골 유합 촉진
- 기타

기능적 전기자극
- 운동기능 : 기립 · 보행, 파지(grasp)동작 등
- 호흡기능 : 횡격막 pace maker
- 심장기능 : 심장 pace maker
- 청각 : 인공 내이
- 시각
- 기타

으로는 운동기능장애를 대상으로 하지만 표 1에 나타낸 것처럼 넓게 파악하면 심장 페이스메이커도 일종의 FES이다. 또한 구미에서는 호흡 페이스메이커도 보급되어 있고 더욱이 전기자극을 사용한 인공내이도 제품화되어 있다. 운동기능장애에 대한 FES는 시중에서 판매 또는 실용화되는 시스템이 증가하고 있기는 하지만, 보급에는 과제도 많다. 한편 FES를 어떤 일정기간 적응함으로써 치료효과를 얻을 수 있는 일도 있다(그림 1의 점선). 따라서 우선 기본적인 개념으로서 재활의료 영역에서의 전기자극에는 치료적인 적응(TES)과 기능대행의 적응(FES)의 2개의 개념이 있다는 것을 파악해둘 필요가 있다고 생각한다.

TES는 전기자극을 치료로서 사용하는 경우의 총칭이라고 생각되지만 중추신경질환에 전기자극을 적응하는 경우의 용어로서 한정적으로 파악되는 일도 있다(같은 중추신경질환에 FES가 적응되므로 FES에 대해서 TES라는 용어가 대비되어 사용된다).

이 단원에서는 운동기능장애에 대한 전기자극

및 이에 관련된 기타의 적응에 대해서는 제II항 "신경근육 전기자극/치료적 전기자극"에서 다루고 진통을 목적으로 한 전기자극을 제III항 "경피적 전기 신경자극(TENS)"에서 다룬다. 그리고 "기능적 전기자극(FES)"에 대해서는 제IV항에서 다룬다. 그리고 전기진단법 등에 대해서는 제V항 "전기진단과 바이오피드백"에서 해설하고 머리뼈 통과(경두개) 전기자극법에 대해서는 제VI항에서 각각 해설한다.

B 치료전류의 기본사항

전기자극에 사용되는 치료전류(therapeutic currents)는 직류(direct current), 교류(alternative current) 및 펄스전류(pulsed current)이다. 펄스전류는 단속하는 박동성의 전류이며 단상성과 2상성으로 나뉘고 다시 2상성은 대칭성과 비대칭성으로 나뉜다(그림 2). 여기서는 우선 전기자극을 생각하는 경우에 고려해야 할 기본적 요소·자극조건에 대해서 펄스전류를 예로 운동기능 개선을 목적으로 한 신경·근육 자극법을 중심으로 언급한다(그림 3).

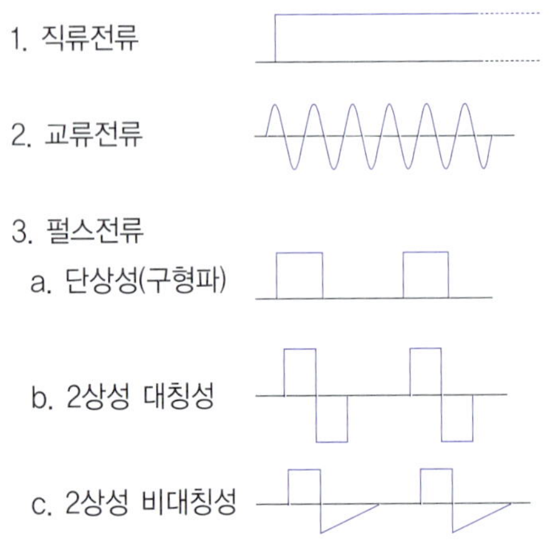

그림 2. 대표적인 치료전류 파형

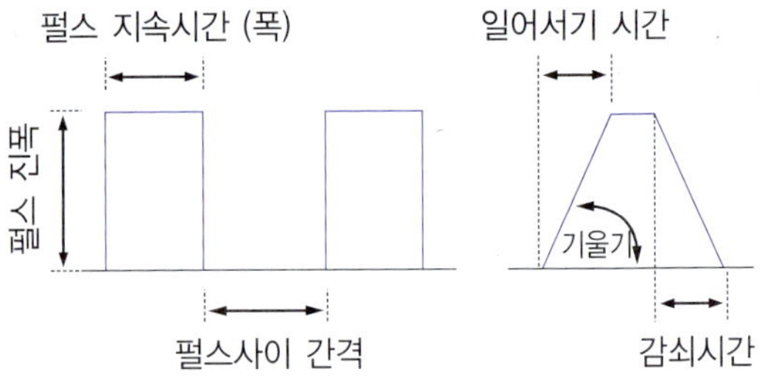

그림 3. 펄스전류 파형의 파라미터

1. 펄스 진폭

신경·근육을 흥분시키려면 그 세포막에 전위변화를 일으키기 위한 일정 이상의 전류강도(intensity)가 필요하다. 이 전류의 강도는 다음에 언급하는 펄스의 지속시간과 펄스진폭(pulse amplitude)의 곱으로 나타낸다. 즉, 자극파형의 전기에너지의 양은 펄스 진폭(전압/전류) 펄스 지속시간으로 결정된다. 펄스 진폭이 클수록 자극효과는 높지만 불쾌감이나 통증의 원인이 된다.

일반적으로 치료전류의 출력은 펄스 진폭의 조절로 이루어지고 전압수치로 설정하는 방법과 전류수치로 설정하는 방법이 있으며 각각 정전압식 또는 정전류식이라 불린다. 보통의 표면전극에 의한 자극에서 전압을 규정하는 경우에는 최대 80~100 V 정도의 출력의 기기가 많다. 또한 옴의 법칙(용어해설 329쪽)에 의해서 전극 및 피부를 포함한 생체조직의 저항의 정도에 따라 정전압식의 경우는 흐르는 전류수치가, 정전류식의 경우에는 전압수치가 변화하게 된다.

2. 펄스 지속시간 · 펄스 폭

전류를 흘려서 신경·근육을 흥분시키기 위해서는 앞에서 언급한 펄스 진폭과 함께 자극 펄스의 지속시간·펄스 폭(pulse duration)이 관계한다. 이것은 통전시간이라 불리기도 한다. 일반적으로 펄스 지속시간이 길어지면 자극 강도도 강해진다. 한편 긴 펄스폭에서는 통증이 유발되기도 한다. 구형파의 경우 보통 200~300 μsec(0.2~0.3 msec) 정도의 펄스 지속시간이 사용된다.

펄스 지속시간과 자극강도와의 사이에는 일정한 관계가 있으며 앞에서 언급한 것처럼 전기에너지양은 펄스 진폭(전압/전류) 펄스 지속시간으로 결정되므로 펄스 진폭이 작으면 긴 펄스 지속시간이 필요하고, 펄스 진폭이 크면 짧은 지속시간으로 근육수축이 얻어진다. 이 관계를 "세기 - 시간곡선"이라 부른다. 그리고 펄스 지속시간을 아무리 길게 해도 일정 이하의 약한 전류에서는 근육수축이 일어나지 않는다. 이 전류의 세기를 "기전류"라 하고 기전류의 2배의 진폭의 전류로 자극하였을 때에 근육수축을 일으키는 데에 필요한 최단시간의 펄스 지속시간을 "시치"라 부르고 말초신경 손상의 진단에 사용된다. 이에 대해서는 제6장 V항 "전기진단과 바이오피드백"(☞ 177쪽)에서 해설한다.

한편, 진통을 목적으로 한 경피적 전기신경자극(transcutaneous electrical nerve stimulation; TENS)의 고빈도 자극법에서는 근육수축을 유발하지 않도록 짧은 펄스 지속시간의 자극파형이 사용된다.

3. 자극 펄스 파형과 기울기

신경 · 근육을 흥분시키려면 전기적 에너지양과 함께 일정 이상의 가파른 전류변화가 필요하다. 이것을 파형의 기울기라 한다(그림 3). 큰 펄스 진폭일지라도 강도가 매우 천천히 상승하는 경우에는 정상 신경근육에서는 순응에 의해서 자극이 되지 않는다. 파형의 기울기는 실제로는 자극파형의 종류에 관계하고 있고 구형파의 경우 기울기는 직각이라 생각된다.

신경지배가 있는 근육을 자극하는 경우는 단상 구형파 또는 2상성(쌍방향성) 구형파가 사용되는 일이 많다. 말초신경 손상의 경우는 순응이 일어나지 않으므로 기울기가 있는 삼각파나 사다리꼴 파형 등도 사용된다. 이 경우 진폭은 최대로 되기 까지를 일어서기 시간(rise time), 최대에서부터 제로(zero)로 되돌아오기까지를 감쇠시간(decay time)이라 한다.

이상의 ① 펄스의 진폭, ② 펄스 지속시간, ③ 파형의 기울기는 자극의 3요소라 불린다.

또한 **그림 2**에 나타낸 2상파 구형파는 같은 극성으로 장시간 자극하면 전극 하의 조직에서 화학반응이 일어나는 것을 방지하기 위해 양쪽의 극성(쌍방향성)으로 자극하기 위해서도 사용된다. FES와 같이 장시간 게다가 장기간에 걸쳐서 전기자극을 주는 것 같은 경우는 이와 같은 파형이 사용된다.

4. 자극 주파수

자극 주파수(frequency)란 1초간에 출력되는 펄스의 수를 말한다. 펄스 지속시간과 펄스 사이 간격(interpulse interval)으로 규정되고 헤르츠(Hz) 또는 pps(pulse per second)로 표시된다(그림 3).

1발의 자극 펄스로 자극한 경우 근육은 단수축을 일으키지만, 강축(tetanus)은 일으키지 않는다. 원활한 강축을 유발하려면 일정 이상의 주파수의 반복자극을 줄 필요가 있다. 강축을 일으키는 주파수는 근육조직 형태에도 따르지만 보통은 15~20 Hz 이상이다. 자극 주파수를 서서히 올려 가면 불완전 강축에서부터 완전 강축에 이르고 근육수축력(발생장력)도 상승한다. 한편 높은 주파수로 자극할수록 빨리 근육 피로를 일으키게 된다.

이상으로부터 전기자극에 의해서 발생하는

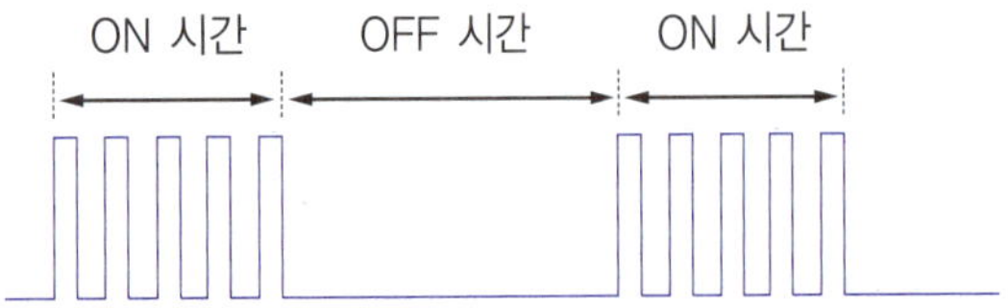

그림 4. ON/OFF 시간

근육수축력을 조정하는 방법을 정리하면 ① 펄스 진폭, ② 펄스 지속시간, ③ 주파수의 3개 요소로 조정할 수 있다는 것을 이해할 수 있다.

5. ON 시간과 OFF 시간

전기자극을 시행하는 경우 1회의 치료시간 내에서 자극하고 있는 시간(on 시간)과 휴지하고 있는 시간(off 시간)의 비율을 고려해야 한다. 전기자극에서는 근육피로가 큰 문제이며 off 시간에 대해서 on 시간이 지나치게 길면 용이하게 근육피로를 초래한다. 따라서 자극강도나 주파수에도 관계되지만, 일반적으로 on · off 비율(on : off ratio) 1 : 1 이상으로 하고 off 시간을 길게 할 필요가 있다(그림 4). [주 : APTA 용어집에서는 on 시간과 off 시간의 비는 on · off 비율(on · off ratio)이라 하고 "on 시간"과 "on 시간 + off 시간"의 비를 duty cycle라 하여 구별하고 있다].

6. 전기 전극의 종류와 극성

생체에 전류를 흘리려면 1쌍(2개)의 전극(도자라 부르는 경우도 있다)이 필요하다. 단극 자극(통전)법에서는 운동점에 자극효과를 기대하는 전극을 자극 전극 또는 활성전극(stimulating electrode 또는 active electrode)이라 부르고 전류 밀도를 크게 하기 위해서 가능한 한 면적이 작은 것을 사용한다. 한편 자극효과를 기대하지 않는 전극은 무관전극(indifferent electrode 또는 reference electrode)이며, 자극효과를 갖게 하지 않게 하기 위하여 큰 면적의 것을 사용하여 전류밀도를 작게 한다. 이들에는 그림 5A에 나타낸 것 같이 금속성의 평판전극을 가제나 스펀지로 덮은 것이 사용된다. 또한 직류를 수동으로 단속하여 자극하는 경우에 사용하는 Mayer형 단속 도자를 그림 5B에 나타냈다.

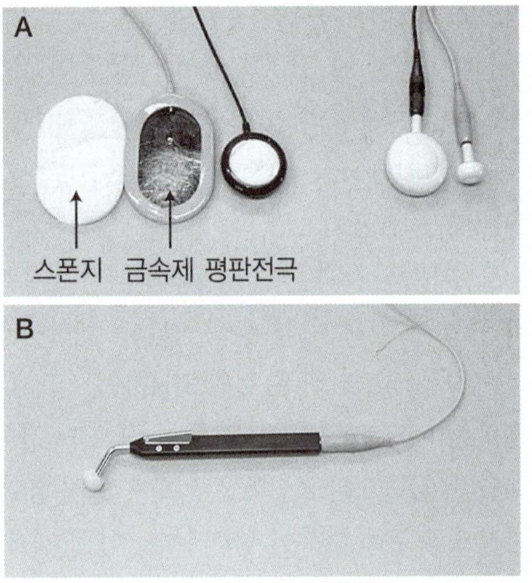

그림 5. 각종 전극의 예
A : 금속성 전극 B : Mayer형 단속 도자

같은 면적의 전극을 사용해서 운동점을 끼우는 것처럼 설치하거나 근육 전체에 전류가 흐르도록 하는 경우는 쌍극 자극(통전)법이라 부른다. 쌍극법에서는 전도성이 있는 탄소(carbon)성의 고무전극과 점착성 겔 패드를 사용해서 생체에 붙이는 방법을 채택하는 경우가 많다 [그림 8 (☞ 133쪽)].

일반적으로 단극 자극법으로 신경근을 자극하여 근육 수축을 유발하는 경우에는 자극 전극을 음극으로 한다.

이것은 단속 평류로 근육을 자극하는 경우, 음극 폐쇄자극의 자극효과가 큰 것에 따른다. 쌍극 자극법에서는 극성의 영향이 적다. 또한 2상성(쌍방향성) 파형이나 정현파 또는 간섭파 자극(두 종류의 주파수의 교류전류를 생체 내에서 간섭시키는 방법) [C. 3항 「간섭교류치료(간섭파 자극법)」(☞ 134쪽) 참조] 등 극성이 교대하는 경우에는 전극의 극성은 불문한다.

7. 운동점

표면전극을 사용하여 근육을 전기자극하는 경우 근육마다 전기자극에 대해서 가장 반응하기 쉬운 부위가 있다. 이것을 운동점(motor-point)이라 부른다. 운동점은 근육을 지배하고 있는 신경의 근지(rami musculares)가 근육에 들어가 있는 부위이고, 신경근 접합부가 모여있는 장소라 생각된다.

전기자극은 근육 수축을 일으킬 목적으로 사용하는 일이 많지만, 근섬유 그 자체를 자극하기 보다도 그 근을 지배하고 있는 신경을 자극하는 쪽이 훨씬 용이하게 반응한다. 신경의 주된 줄기가 체표면 가까이 뻗어 있는 경우[예 : 자신경(척골신경), 온종아리신경(총비골신경) 등]에는 신경자극은 용이하지만, 신경의 주된 줄기는 일반적으로 신체부위의 심부로 뻗고 있기 때문에 자극은 용이하지 않다. 운동점은 이 신경의 근지가 심부로부터 표층의 근육으로 들어가는 부위이며 이 부위 위의 피부에 전극을 두고 자극함으로써 근육 수축이 얻어진다. 특히 단극법으로 자극하는 경우에 자극 전극을 운동점 위에 놓지 않으면 반응을 얻을 수 없다(그림 6).

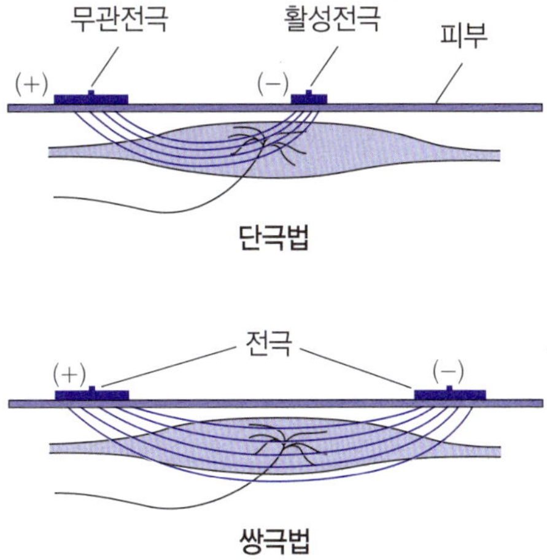

그림 6. 운동점과 자극법

신경의 주된 줄기가 피하 표층에 있는 경우에는 신경자극이 가능하다. 이 신경의 주된 줄기를 자극할 수 있는 부위는 수 cm에 걸쳐 있는 경우가 많기 때문에 이 부위를 운동선이라 한다. 그러나 신경의 주된 줄기 자극의 경우, 그 신경에 의해서 지배를 받는 근육 모두가 반응하므로 선택적으로 특정 근육을 자극하려고 하는 경우는 운동점 위를 자극할 필요가 있다. 한편 그 신경이 지배하고 있는 모든 근육을 자극하려고 하는 경우에는 신경의 주된 줄기를 자극할 수 있으면 1쌍의 전극으로 효율적으로 자극을 할 수 있다.

그림 7에 운동점의 주된 것을 나타냈다. 운동점은 개인에 따라서 그 위치에 차이가 있으므로 이 그림만이 아니라 해부학 서적에서 근육의 위치를 잘 확인한 다음, 증상 사례마다 운동점을 탐색할 필요가 있다.

8. 전류밀도

전류밀도는 단위면적당 전류의 세기이며 보통 mA/cm^2으로 표시한다. 전류밀도가 높은 편이 자극효과는 크다. 한편 전류밀도가 지나치게 높으면 조직손상의 원인이 된다. 전류밀도는 전류의 세기에 비례하고 전극의 크기에 반비례한다. 따라서 전극의 전류밀도는 면적이 큰 전극은 전류밀도가 작고 면적이 작으면 전류밀도는 커진다. 단극 자극법에서는 자극효과를 기대하는 전극을 작게 하고 무관 전극은 크게 한다는 것은 앞에서 언급하였다. 조직 내에서의 전류밀도는 전극 하에서는 천층의 조직 내가 높다. 전극 사이

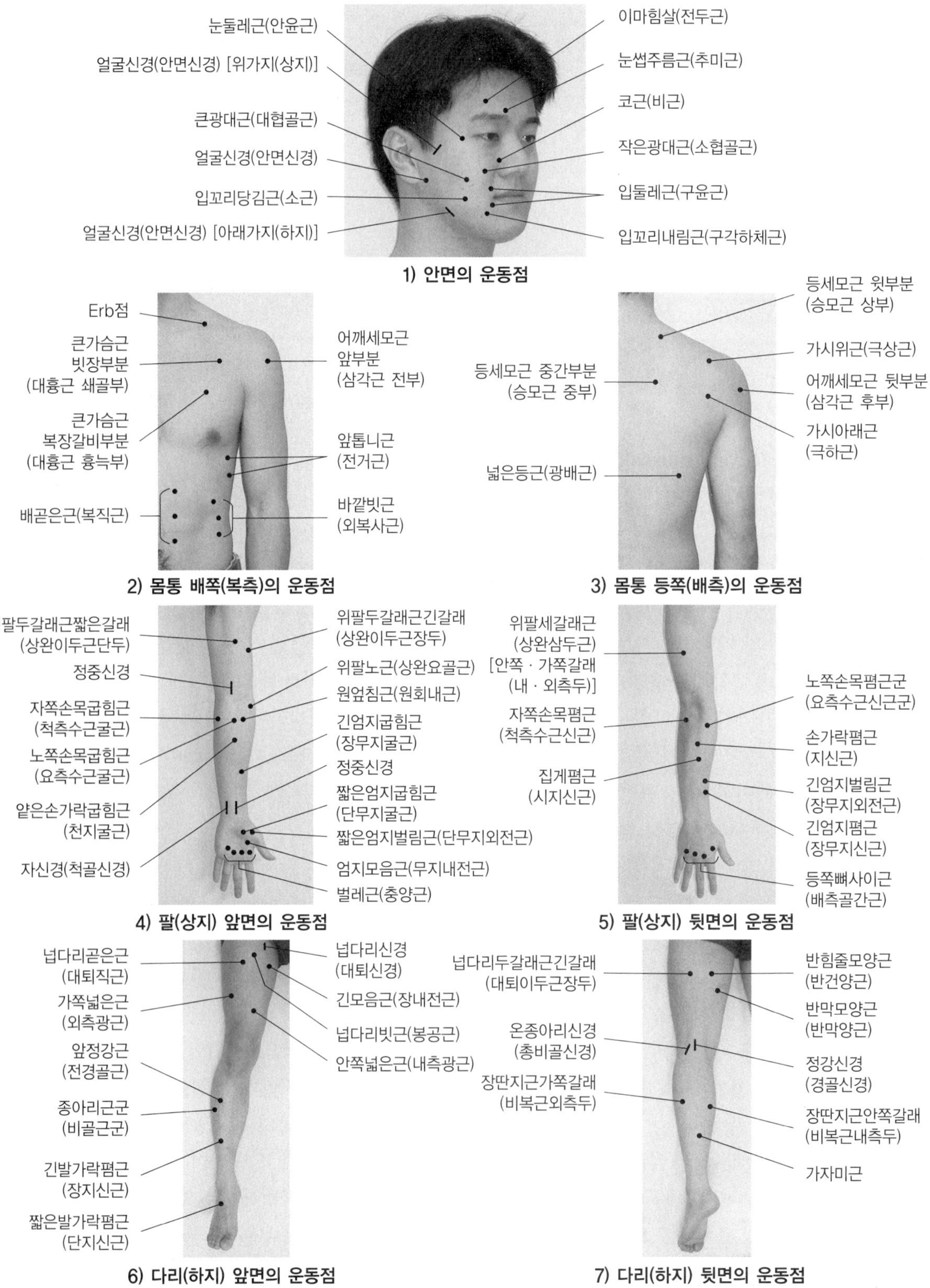
눈둘레근(안윤근)
얼굴신경(안면신경) [위가지(상지)]
큰광대근(대협골근)
얼굴신경(안면신경)
입꼬리당김근(소근)
얼굴신경(안면신경) [아래가지(하지)]
이마힘살(전두근)
눈썹주름근(추미근)
코근(비근)
작은광대근(소협골근)
입둘레근(구윤근)
입꼬리내림근(구각하체근)
1) 안면의 운동점
Erb점
큰가슴근 빗장부분 (대흉근 쇄골부)
큰가슴근 복장갈비부분 (대흉근 흉늑부)
배곧은근(복직근)
어깨세모근 앞부분 (삼각근 전부)
앞톱니근 (전거근)
바깥빗근 (외복사근)
2) 몸통 배쪽(복측)의 운동점
등세모근 윗부분 (승모근 상부)
가시위근(극상근)
등세모근 중간부분 (승모근 중부)
어깨세모근 뒷부분 (삼각근 후부)
가시아래근 (극하근)
넓은등근(광배근)
3) 몸통 등쪽(배측)의 운동점
위팔두갈래근짧은갈래 (상완이두근단두)
정중신경
자쪽손목굽힘근 (척측수근굴근)
노쪽손목굽힘근 (요측수근굴근)
얕은손가락굽힘근 (천지굴근)
자신경(척골신경)
위팔두갈래근긴갈래 (상완이두근장두)
위팔노근(상완요골근)
원엎침근(원회내근)
긴엄지굽힘근 (장무지굴근)
정중신경
짧은엄지굽힘근 (단무지굴근)
짧은엄지벌림근(단무지외전근)
엄지모음근(무지내전근)
벌레근(충양근)
4) 팔(상지) 앞면의 운동점
위팔세갈래근 (상완삼두근) [안쪽 · 가쪽갈래 (내 · 외측두)]
자쪽손목폄근 (척측수근신근)
집게폄근 (시지신근)
노쪽손목폄근군 (요측수근신근군)
손가락폄근 (지신근)
긴엄지벌림근 (장무지외전근)
긴엄지폄근 (장무지신근)
등쪽뼈사이근 (배측골간근)
5) 팔(상지) 뒷면의 운동점
넙다리곧은근 (대퇴직근)
가쪽넓은근 (외측광근)
앞정강근 (전경골근)
종아리근군 (비골근군)
긴발가락폄근 (장지신근)
짧은발가락폄근 (단지신근)
넙다리신경 (대퇴신경)
긴모음근(장내전근)
넙다리빗근(봉공근)
안쪽넓은근(내측광근)
6) 다리(하지) 앞면의 운동점
넙다리두갈래근긴갈래 (대퇴이두근장두)
온종아리신경 (총비골신경)
장딴지근가쪽갈래 (비복근외측두)
반힘줄모양근 (반건양근)
반막모양근 (반막양근)
정강신경 (경골신경)
장딴지근안쪽갈래 (비복근내측두)
가자미근
7) 다리(하지) 뒷면의 운동점

그림 7. 주된 운동점

에서는 전극 사이의 거리가 짧은 측, 즉 전극 사이의 내측이 높다.

주의해야 할 것은 큰 면적의 전극이라도 피부면에 대한 고정방법이 불충분하여 전극의 일부만 접촉하면 그 부분의 전류밀도가 높아져 위험하다는 것이다. 또한 창상이 있는 부분에는 전류가 집중하기 쉽고 전류밀도가 높아진다. 자극장치 그 자체는 생체에 위험한 전류량이 흐르지 않도록 설계되어 있으나 전극의 고정 또는 피부의 상태에 따라서 피부손상의 위험성이 있으므로 주의해야 한다.

9. 피부의 전기저항

전기자극을 시행하는 경우, 피부의 전기저항 크기가 문제가 된다. 피부의 전기저항은 직류 또는 저주파 전류에 대해서는 높고 교류 또는 고주파는 이보다 낮다. 또한 피부의 건조 또는 피지(sebum)에 의해서 저항이 높아지고 온도에 의한 영향도 받는다. 피부의 전기저항이 높은 상태에서 자극하면 전류 강도를 높게 해야 하고, 통증 또는 불쾌감의 원인이 된다. 또한 부종이 있어도 높아지므로 주의를 요한다.

C 전기자극법과 자극장치

전기자극치료를 사용하는 자극장치에는 이상의 각 요소가 가변적이고 상황에 따라 설정 가능한 것이 바람직하다. 모든 요소에 대해서 가변적일 필요는 없으나, 사용하는 목적에 따라서 설정이 가능하고 그 가변범위도 큰 것이 바람직하다. 물리치료실에서 보유하고 있는 자극장치의 설정 가능한 자극조건과 그 범위를 확인해 볼 것을 권장한다.

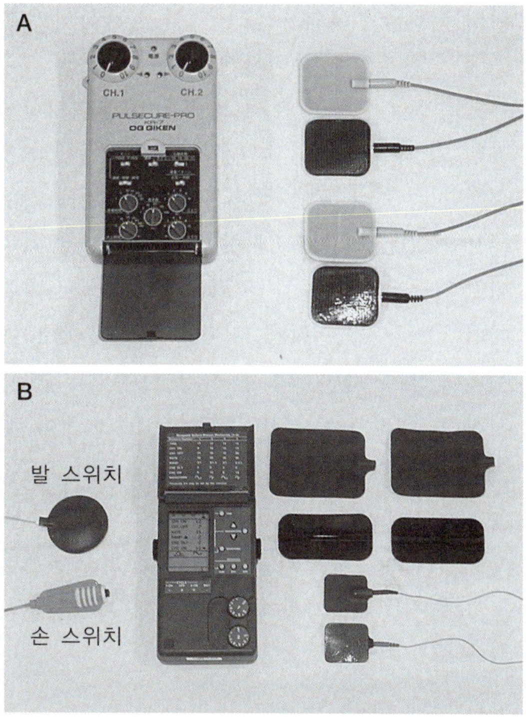

그림 8. 휴대형 자극장치의 예

1. 운동기능장애에 대한 전기자극 — 신경근 자극

신경근을 자극하여 운동기능의 개선을 도모하는 경우 최근에는 휴대 가능한 소형 장치를 사용하는 경우가 많다. 그림 8에 대표적인 휴대형 장치를 나타냈다. 두 장치 모두 출력 채널 수는 2채널이다.

그림 8A의 장치에서는 자극 파형이 신경근 자극용과 경피적 전기 신경자극용의 두 종류가 있다. 신경근 자극용의 파형은 단상 구형파(실제는 비대칭성 2상성 파형이다)이며, 펄스 폭은 300μsec, 자극 강도는 0~80 V(500Ω 부하 시)에서 임의로 가변이고, 주파수 1~100 Hz에서 임의로 가변이며, ON시간 30초까지, OFF시간 60초까지의 범위에서 각각 임의로 가변이다. 또한 오르는 시간(점증시간)과 내려가는 시간(점감시간)도 설정할 수 있다. 이 그림에

나타낸 전극 이외에도 큰 근육을 자극하기 위한 큰 전극도 별도로 준비하게 되어 있다.

그림 8B 장치의 자극 파형은 비대칭 2상성 파형 및 대칭 2상성 파형(쌍 방향성 구형파)을 선택할 수 있다. 펄스 폭은 300μsec, 자극 강도는 0~100 mA(1 KΩ 부하 시)에서 임의로 가변이고 자극 주파수는 1~80 Hz에서 임의로 가변이며, ON시간 2~60초 및 OFF시간 2~120초에서 임의로 가변이다. 또한 오르는 시간(점증시간)과 내려가는 시간(점감시간)도 설정할 수 있다. 이 장치는 발 스위치(foot switch) 또는 손 스위치(hand switch)의 이용이 가능하며 발 스위치(foot switch)를 이용한 FES보행이나 손 스위치(hand switch)를 이용해서 기립동작의 보조가 가능하다.

2. 경피적 전기 신경자극

진통의 목적으로 시행되는 전기자극이며 관문조절(gate control)설에 기초한 자극방법(고빈도 자극법), 내인성 오피오이드에 기초한 자극법(저빈도 자극법), 그리고 여러 가지 파라미터의 조합에 의한 변조 자극법 등으로 분류된다 [제6장 III항 "경피적 전기 신경자극(TENS)"(☞ 146쪽)을 참조할 것].

3. 간섭전류치료(간섭파 자극법)

주파수가 다른 두 종류의 전류를 조합하여 통전하면 전도체 내에서 간섭에 의해 새로 합성된 전류가 발생한다. 이것을 간섭전류라 부른다. 이제까지 언급하여 온 것처럼 전기자극을 할 때에 피부의 전기저항이 문제가 된다. 피부의 전기저항은 직류 또는 저주파 전류에 대해서 높고 교류 또는 고주파는 이보다 낮다.

그래서 피부저항이 낮은 4,000 Hz 정도의 높은 주파수 정현파 두 종류를 반송 주파수로서 통전하고, 그 주파수의 차이에 의하여 생체 내에서 1~100 Hz의 간섭파를 발생시켜 이것을 치료에 이용하는 것이 간섭전류치료(interferencial current therapy)이다(그림 9). 전극은 보통 2조가 사용되고, 이것을 직각으로 교차하도록 배치한 경우, 각각을 연결하는 선으로부터 45° 회전한 방향에서 변조도가 100%가 되어 전류강도가 최대가 된다.

전극에는 평판전극, 점착 겔 전극(고무전극) 이외에 흡입 컵 전극이 사용된다. 흡입 컵 전극은 흡입기능을 가진 자극장치에 사용되는 전극이며, 고무컵 내에 원판모양의 금속전극이나

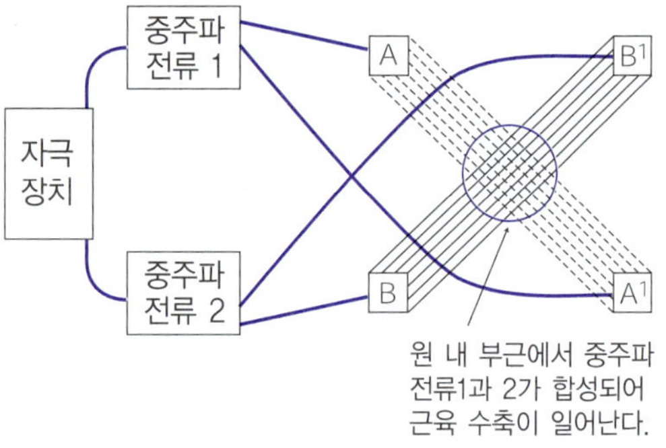

전극설치와 간섭부위

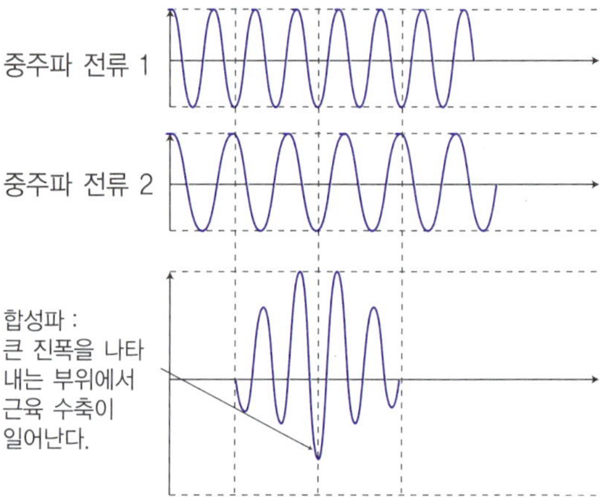

중주파 전류의 합성

그림 9. 간섭파 자극법 [문헌 1에서]

고무전극이 설치되어 있는 구조로 되어 있다. 컵 내를 음압으로 함으로써 치료부위에 고정되도록 되어 있다(그림 10).

간섭전류 치료에서는 생체 내의 목적 조직 부위에서 간섭전류가 발생하도록 전극의 배치를 고안하여야 하며, 전극 배치를 바꾸면서 조정할 필요가 있고 이에는 시간을 필요로 하는 경우가 있다. 그림 11의 장치는 타겟 패드를 사용해서 전극 위치를 이동시키지 않고 간섭전류의 발생부위를 바꿔 목적 부위를 특정하여 치료할 수 있는 구조를 갖추고 있다.

간섭전류치료는 진통을 목적으로 사용되는 일이 많지만, 간섭파를 발생시키는 부위 또는 주파수, 자극강도 등을 조정함으로써 신경근 자극 등 치료적 전기자극의 대부분의 적응에 이용

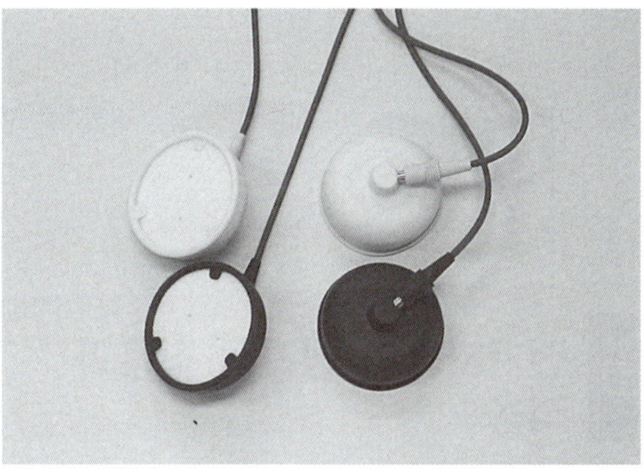

그림 10. 컵 모양 전극

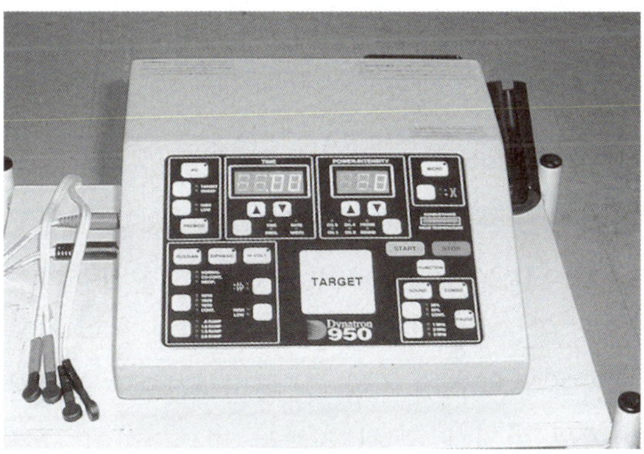

그림 11. 간섭전류 치료장치

할 수 있다. 또한 장치에 의해서 자동적으로 간섭주파수가 변동하는 기능 또는 전류강도를 변화시킴으로써 간섭전류의 발생부위가 변동하는 기능이 있어, 치료 목적에 따라서 적절히 선택하여야 한다.

4. 버스트 모드 자극

버스트 모드 자극(burst mode)은 중주파수의 연속된 전류나 교류저류를 단속적으로 출력하여 연속된 자극전류군에 단일 자극전류와 같은 자극효과를 갖게 하는 자극법이다(그림 12). 일본에서는 "중주파 자극법" 이라 불리는 일도 있다.

5. 변조 모드 자극

같은 자극 파라미터의 자극을 지속하면 신경계의 순응에 의해서 치료효과가 저하하는 일이 있으며 이것을 피하기 위해서 자극 파라미터를 여러 가지로 변동시키는 방법이 변조 모드 자극(modulation)이다(그림 13). 펄스 진폭, 자극주파수 등을 자동적으로 변화시키는 기능을 갖춘 자극장치를 사용한다. 자연계에 존재하는 "1/2 흔들림"을 이용하는 일이 많다. 펄스 전류나 간섭전류를 변조하여 사용된다.

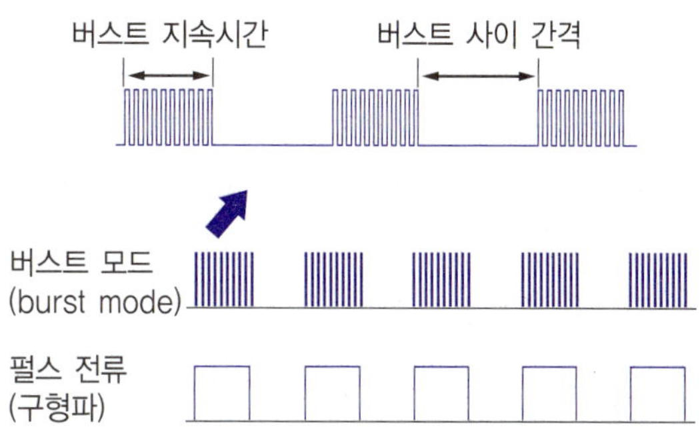

그림 12. 버스트 모드 자극

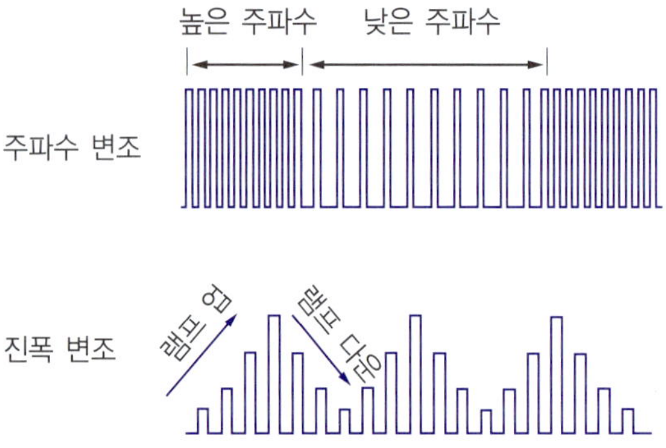

그림 13. 변조 모드 자극의 예

진통 목적으로 변조 모드에 더해서 침술의 개념을 도입하여 경혈점을 전기자극 하는 방법도 보급되어 있다. 이것은 놋쇠에 은도금을 한 원기둥모양의 전극을 사용하는 SSP치료로서도 알려져 있다.

6. 고전압 전기자극법

일반적으로 전기자극 치료에 사용되는 것은 100 V 이하의 전압의 전류이다. 고전압 전기자극법(high voltage stimulation; HVS)은 매우 짧은 펄스 지속시간의 파형을 사용하고 150 V 이상의 최대전압으로 자극하는 방법이다. 현재 사용되고 있는 고전압 전기자극 장치의 대부분은 쌍둥이 피크파(twin peak)라고도 불리는 매우 짧은 펄스 지속시간의 파형을 사용하고 300~500 V 고전압의 주된 출력을 가진 것이 많다. 자극전압은 매우 높지만, 극히 짧은 펄스 지속시간 때문에 흐르는 총 전류가 낮게 억제되어 있어 조직손상의 염려가 없으며 피부의 전기저항도 낮기 때문에 통증이나 불쾌감도 낮아져 있다(그림 14).

고전압 전기자극법의 적응은 TENS와 마찬가지의 진통효과, 순환개선효과, 창상 치유효과 등을 들 수 있다. 또한 신경근육 자극에 의한

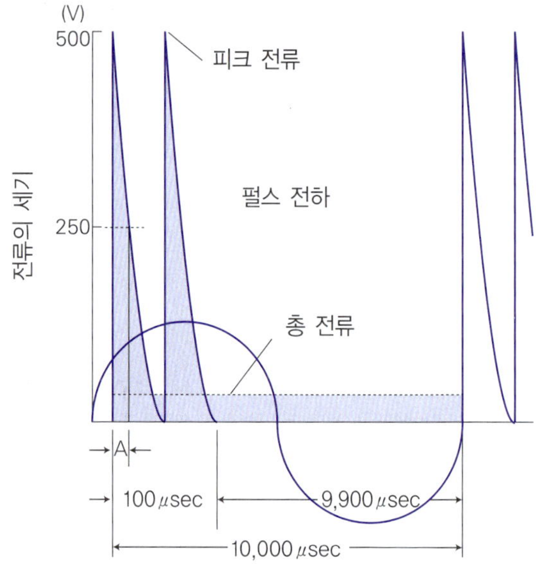

그림 14. 쌍둥이 피크(twin peak)펄스파 (고전압 전기자극법) [문헌 2에서]

근력강화효과도 적응의 하나이다.

그림 15에 나타내는 장치는 여기서 소개한 자극법이나 기타의 자극법을 갖춘 종합 자극 장치의 예이다.

D 전기자극의 생리적 작용과 적응

1. 생체에 대한 전류의 작용

a. 전열학적 작용

전류에 의한 생체 내의 소립자가 진동하여 열이 발생한다. 줄(joule)의 법칙에서는 발열량은 $H = 0.24 \times I^2 \times R \times T$ (H : 발열량, I : 전류, R : 저항, T : 시간)이므로 강한 전류, 자극부위의 높은 조직 저항, 긴 통전시간으로 국소적 발열이 커진다. 특히 직류는 피부저항이 크므로 통전에 있어 화상을 입지 않도록 주의를 요

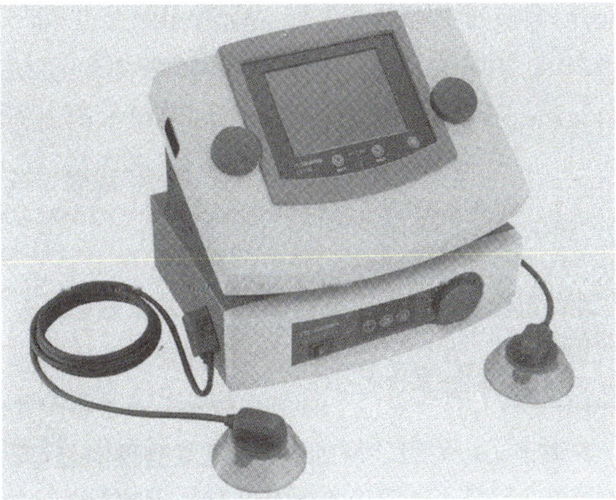

그림 15. 종합 전기자극 장치의 예

한다.

b. 전기화학적 작용

전류에 의하여 생체조직 내에 화학반응이 일어나 화학물질이 생성된다. 조직 내의 나트륨 또는 염소가 화학변화를 일으키고, 그 결과 음극 하에서는 조직의 pH (용어해설 297쪽)가 알칼리로 되고 양극 하에서는 산성이 된다.

혈류에 의하여 확산 또는 중화가 일어나지 않을 정도의 큰 변화가 일어난 경우는 조직손상을 일으킬 가능성이 있다. 극성이 전환하는 전류라면 조직손상이 일어나지 않지만, 단상의 구형파로 장시간 자극하는 경우는 고려하여야 한다. 따라서 앞에서 언급한 것처럼 단상 구형파라는 사양의 표시일지라도 실제로는 자극효과가 없는 반대 극성의 전류가 흐르도록 되어있는 것도 있다.

c. 전기물리학적 작용

전류에 의해서 야기되는 전기물리학적 작용이 치료에 사용된다. 구체적으로는 말초신경에 전류를 흘림으로써 세포막 내외의 나트륨 이온과 칼슘 이온이 이동하여 탈분극이 일어남에 따른 신경의 흥분이며 이것이 치료에 이용된다.

운동신경의 흥분은 신경근 접합부를 통해서 근섬유막을 흥분시켜 최종적으로는 필라멘트의 활주(gliding)에 의한 근육 수축이 일어난다. 그리고 전기적으로 유발된 근육 수축일지라도 수축을 수반하는 대사과정이 야기된다. 그 결과 근 위축의 개선이나 근력 강화가 일어난다. 또한, 감각신경의 흥분은 중추에 전달되어 척수 그리고 상위 수준에서 신경계의 촉진과 억제작용을 일으킨다. 이것에 의하여 통증의 억제 또는 경련의 억제가 일어난다. 이들은 체성 신경계뿐만 아니라 자율신경계에서도 일어난다.

신경을 통하지 않는 물리학적 작용도 있고 골 유합 촉진 등에도 사용된다. 그리고 섬유아세포의 단백질 또는 DNA 합성에 영향을 주어 조직손상의 치유 촉진에도 효과적이라고 한다.

2. 전기자극의 적응

a. 운동기능

운동기능장애에 대한 전기자극에 대해서는 제6장 II항 「치료적 전기자극 (TES)」(☞ 142쪽)에서 상세히 언급하므로 여기서는 개괄적으로 서술한다.

1) 말초신경 마비

말초신경 마비에 의하여 탈신경된 근육에 대해서 신경의 재지배가 일어날 때까지 전기자극에 의해서 근육 수축을 유발하여 근 위축을 예방하려 하는 것이다. 완전한 탈신경근에 대한 전기자극은 실제로 수축을 일으키는 것이 어려운 경우도 있으며, 그 적응과 효과에 대해서는 논란의 여지가 있다. 또한 불완전마비의 경우는 수축을 일으킬 수는 있으나, 치료적 운동 쪽이 좋을 경우도 있다.

2) 중추신경 마비

최근에 전기자극치료에 대한 적응은 뇌혈관 장애나 불완전척수손상 등의 중추성 마비가 주로 되어있다. 중추성 마비에서는 말초신경 · 근은 정상이고 전기자극에 대해서 반응한다. 이 특성을 이용하여 근력강화나 경련 억제의 효과를 기대할 수 있다. 경련성 억제는 운동점에서 말초신경의 근지(rami musculares)를 자극하여 근육 수축을 일으키는 경우, 근지에 포함되어 있는 구심성 신경(감각신경)도 자극하게 되어, 이것이 중추에 전달되어 억제를 일으키는 것이다.

3) 폐용성 근력저하

비마비근의 폐용성 근 위축이나 근력저하에 대해서도 전기자극의 근력강화 효과를 볼 수 있다. 또한 관절 외과 후에 수의적 근육수축이 약한 시기에도 응용되고 있다.

4) 기타

의료 이외에서는 운동선수의 근력강화운동에 전기자극을 응용한 예가 있다.

b. 진통

진통에 대한 생리학적 작용에 대해서는 제6장 III항「경피적 전기 신경자극 (TENS)」(☞ 156쪽)에서 상세히 서술하므로 여기서는 그 개략을 언급한다. 아래의 작용을 생각할 수 있다.

1) 관문조절(gate control)설

일반적으로 신경섬유의 전기자극에 대한 역치는 직경이 굵은 신경섬유 쪽이 낮다. 즉, 굵은 신경섬유부터 먼저 자극된다는 특성이 있다(이것은 수의운동에서의 운동단위의 동원과 반대이다). 한편 통증의 임펄스를 전달하는 것은 가느다란 신경섬유이다.

통증의 임펄스는 척수 뒤뿔(후각, posterior horn)에서 T세포(transmission cell)를 통해서 중추에 전달되는데 이에 반해서 아교질 중의 아교질세포(SG세포)는 항상 시냅스 전 억제를 하고 있다. 통증을 전달하는 가느다란 신경섬유는 SG세포에 대해서 억제적으로 작용하고 통증을 전달하려고 한다. 한편 굵은 신경섬유는 SG세포에 대해서 촉진성으로 작용한다. 그래서 전기자극에 의해서 흥분하기 쉬운 굵은 신경섬유를 자극함으로써 SG세포를 활성화하여 통증 전달의 문을 닫은 상태로 한다는 사고방법이다. 이것은 Melzack와 Wall(1965)에 의해서 제창된 이론이다. 근육수축을 유발하지 않도록 짧은 펄스 지속시간의 파형에서 높은 주파수로 자극한다(고빈도 자극법).

2) 내인성 통증제어 기전

전기자극에 의해서 뇌척수액 중의 오피오이드(opioid) 물질(엔도르핀, 엔케파린)이 증가한다는 것이 보고가 되어 있다. 이 내인성 오피오이드 물질에 의해서 뇌 및 척수에서의 통증 전달경로가 억제된다고 생각된다. 근육수축을 유발하기 쉬운 펄스 지속시간의 파형을 사용하여 낮은 주파수에서 수축을 확인할 수 있을 정도의 강도로 자극한다(저빈도 자극법).

3) 과분극성 및 탈분극성 블록

통증을 전파하는 신경 위에 놓은 전극의 양극(anode) 하에서는 과분극이 일어나 흥분성이 저하하고 통증의 전파가 억제된다(과분극성 블록). 반대로 음극(cathode) 하에서는 흥분성이 높아지는데 강한 전류를 흘리거나 장시간 통전하면 흥분성이 저하한다(탈분극성 블록).

c. 말초순환

근육 수축에 의한 펌프작용으로 말초순환이 개선된다. 이로인해 부종의 경감을 도모할 수 있다. 또한 고전압 전기자극법에서는 근육 수축에 의하지 않고 전류 그 자체에 의해서 미세한 순환이 개선된다는 이론에 기초하여 치료에 응용되고 있다.

d. 창상의 치유

앞에서 언급한 고전압 저기자극법을 사용함으로써 창상 주위의 순환을 개선하여 치료효과를 기대하는 것이다. 또한 창상조직에 정전위를 가함으로써 조직의 재생을 얻을 수 있다는 견해도 있다.

e. 배뇨기능

서구에서는 특히, 요실금의 치료에 골반저의 근육에 대한 전기자극을 이용하고 있으며 앞으로 발전이 기대되는 분야이다. 이에 대해서는 제6장 II항 「신경근육전기자극/치료적 전기자극 (TES)」(☞ 142쪽)에서 언급한다.

f. 골 유합 촉진

전기자극에 의해서 골아세포의 증식을 촉진함으로써 골 유합을 도모하는 것이며, 주로 치유가 지연되는 골절에 임상적으로 응용되고 있다.

E 기본적인 방법

1. 기기의 준비와 안전 확인

① 치료목적에 적합한 자극장치 및 치료에 필요한 물품을 준비한다.
② 교류 전원을 사용하는 경우는 접지 설치를 확인한다.
③ 전극 및 코드의 파손 유무를 확인한다.
④ 금속판 전극을 사용하는 경우는 금속판 전극을 싸고 있는 가제 또는 스펀지를 적신다. 이 때 온수를 사용하는 배려가 필요하다.
⑤ 전원을 넣고 작동상황을 확인한다.
⑥ 치료사 본인의 신체를 자극하여 자극 출력 상황을 확인한다.

2. 자극조건의 설정

치료목적에 따라서 자극조건을 설정한다. 이를 위해서는 이용할 수 있는 자극장치의 사양, 자극조건 설정가능 항목과 그 범위를 충분히 파악해 둔다.

3. 오리엔테이션

전기에 대한 공포심을 갖고 있는 환자도 있으므로, 특히 처음으로 전기자극치료를 받는 환자에게는 알기 쉽게 설명하여, 불안을 제거하는 것이 중요하다. 물리치료사가 자신의 신체에 통전을 하여 시범으로 보여주는 것도 때로 필요하다. 한편 치료 중에 일어날 수 있는 위험성에 대해서도 설명하고 치료 중에 이상을 느끼면 즉시 보고하도록 지도한다.

4. 피부 사전처치

피부의 전기저항이 높으면 충분한 자극효과를 얻을 수 없다. 또한 자극효과를 얻기 위해서 자극 강도를 올리게 되면 통증을 일으키는 경우가 많다. 이 때문에 피부의 사전처치가 중요하다. 비누나 알코올 솜으로 피지(sebum) 또는 더러운 이물질을 충분히 닦아내도록 한다. 또한 필요하다면 사전에 핫팩을 시행하여 피부온도를 상승시키고 동시에 습윤을 주는 등의 처치를 한다. 창상, 반흔, 부종 등의 피부 상태를 확인한다.

5. 전기자극의 실시

신경근을 전기자극하는 실시방법을 다음에 나타내었다.

① 환자의 체위를 설정한다. 치료목적에 부합하고 동시에 편안한 자세로 한다.
② 전극을 설치하기 전에 출력이 0으로 되어 있는 것을 확인한다.
③ 신경근 자극의 경우 목적으로 하는 근육이 가장 잘 반응하는 운동점을 탐색한다. 운동점의 탐색에서는 전극을 이동할 때에 출력을 0으로 되돌린 후 이동시킨다. 출력을 올린 채로 이동시키면, 전극의 일부만 피부에 접촉하여 전류가 집중하여 전류밀도가 올라가 위험하다.
④ 운동점의 탐색에서는 근육 피로 또는 통증을 고려하여 낮은 주파수로 수축을 일으키면서 시행하고, 목적으로 하는 주파수로 전극 위치를 결정한 후 치료하도록 한다.
⑤ 전극을 설치한다. 금속판 전극의 경우는 고무밴드로 적절히 고정한다. 점착 겔 전극의 경우도 필요에 따라서 밴드를 사용하여 고정한다.
⑥ 자극 강도는 반응을 확인하면서 천천히 변화시켜 설정한다.
⑦ 통전 중에도 반응을 잘 관찰하고 통증이나 불쾌감 등에도 충분히 주의한다.
⑧ 치료를 종료할 때에는 출력을 0으로 되돌린 후 전극을 떼어낸다. 전류가 흐르고 있는 상태에서는 전극을 떼어내서는 안 된다.
⑨ 전극을 떼어낸 후, 그 부위의 피부 변화를 관찰한다.

F 금기와 주의사항

1. 금기사항

① 심장 심박조율기를 삽입한 환자 및 중증성 심장 질환이 있는 환자에게는 금기이다.
② 근육 수축이 금기로 되어 있는 병태에 대한 전기자극은 금기이다. 예컨대, 근육 수축에 의해서 혈전의 박리가 예측되는 정맥 혈전 또는 수술 후에 근육 수축이 수술 부위에 나쁜 영향을 미칠 것이 예측되는 경우.
③ 창상, 반흔, 피부질환이 있는 부위는 금기이다.
④ 경부 또는 후두부(larynx)에 대한 전기자극도 금기로 되어 있다.
⑤ 악성 종양 부위에도 금기이다.

2. 주의사항

적응에 있어서 충분히 주의해야 할 사항은 아래와 같다.

① 임신 중의 환자
② 경련 발작의 과거력이 있는 환자 또는 발작이 예상되는 환자
③ 감각 소실이 있는 부위
④ 심장을 횡단하는 전극 배치에서의 통전
⑤ 생리 중 복부 또는 골반부에 대한 통전

● 인용문헌

1) 篠原英記：物理療法機器—多用途経皮的電気刺激装置ダイナトロン 650. PT ジャーナル, 33:394-401, 1999.
2) 濱出茂治：電気刺激療法の過去と現在. PT ジャーナル, 32:911-916, 1998.

● 참고문헌

1) American Physical Therapy Association: Electrotherapeutic Terminology in Physical Therapy. APTA, Alexandria, VA, 2000.
2) Cameron, M.H. : Physical agents in rehabilitation form research to practice. 2nd ed., Saunders, 2003. 渡辺一郎 (監訳) : EBM 物理療法. 原著第 2 版, 医歯薬出版, 2006.
3) 伊橋光二 : 電気刺激療法. 石川 齊ほか (編) : 図解理学療法技術ガイド, 第 2 版, pp.299–304, 文光堂, 1997.
4) 石田 暉 : 電気刺激の生体に及ぼす影響. 理学療法, 14:520–525, 1997.
5) Basford, J.R.: Electrical Therapy. In Kottke, F.J., et al. (eds): Krusen's Handbook of Physical Medicine and Rehabilitation, pp.375–401, W.B. Saunders, Philadelphia, 1990.
6) 嶋田智明ほか : 物理療法マニュアル. pp.120–163, 医歯薬出版, 1996.
7) 内田成男 : 高電圧電気刺激療法. 理学療法学, 17:23–227, 1990.
8) 岩谷 力 : 物理療法機器の分類と用語の整理. リハ医学, 32:557–558, 1995.
9) 日本リハビリテーション医学会物理療法機器検討委員会 : 物理療法機器分類, 用語集, 性能表 (案) 作成について. リハ医学, 33:515–521, 1996.
10) 奈良 勲 (監訳) : 物理療法実践ガイド. 医学書院, 2001.

II 신경근육 전기자극/치료적 전기자극

■ **학습목표**

- 말초신경 장애에 대한 전기자극치료의 현황과 한계에 대해서 이해한다.
- 중추신경 장애에 대한 전기자극치료의 기전과 적응, 최근의 동향에 대해서 이해한다.
- 전기자극치료가 근골격계 뿐만 아니라, 순환이나 배뇨 등 자율신경기능에 대해서도 적응이 된다는 것을 이해한다.

전기자극의 치료적응의 대표는 운동기능 개선과 진통이다. 이 책에서는 진통을 목적으로 한 전기자극을 제6장 III항 「경피적 전기신경자극(TENS)」에서 다루고 운동기능 장애에 대한 전기자극 및 이것과 관련된 기타의 적응에 대해서 이 항에서 다룬다.

운동기능 장애에 대한 전기자극 치료는 시경근육 전기자극(neuromuscular electrical stimulation : NMES)이라 불리는 일이 많다. 말초신경 손상에 의한 신경원성 근육위축, 중추성 신경장애에 의한 마비나 경련의 개선, 관절 외과 후의 폐용성 위축의 예방 · 개선 등이 적응으로 되어 있고, 운동치료와 병용함으로써 치료효과를 촉진하는 것이 기대된다.

용어에 대해서는 기능을 대행하는 것인 기능적 전기자극(FES)에 반해서 치료목적의 전기자극을 치료적 전기자극(therapeutic electrical stimulation : TES)으로서 총칭하는 사고방법도 있다. 한편 TES를 중추신경 질환에 대한 치료목적의 전기자극에 한정하여 사용하는 일도 있다(같은 중추신경 질환에 FES가 적응되므로 FES에 반해서 TES라는 용어가 대비되어 사용된다). 또한 APTA 용어집에서는 말초신경 손상에 의한 탈신경근육에 대한 전기자극을 electrical muscle stimulation(EMS)라 기재하고 있다. 이와 같이 용어에 대한 통일이 불충분하므로 주의가 필요하다.

A 말초신경 마비에 대한 전기자극

말초신경 마비에 대한 전기자극은 말초신경 마비에 의하여 탈신경이 된 근육에 대해서 신경의 재지배가 일어날 때까지 전기자극에 의해서 근육 수축을 유발하여 근 위축을 예방하려는 것이다. 탈신경상태가 되어 수의적 수축이 불가능한 근육에 수축을 일으킬 수 있는 것은 전기자극뿐이며 중요한 치료방법의 하나이다.

한편 완전한 탈신경근에 대한 전기자극은 신경에 비해서 역치가 높은 근섬유 자체를 자극하여야 하며 실제로 수축을 일으키는 것이 어려운 경우도 있다. 그리고 전기자극의 치료효과에 대해서는 효과를 명확히 입증한 연구가 적어 논란의 여지가 있다. 또한 불완전마비의 경우는 전기자극에 의하여 수축을 일으킬 수는 있으나, 수의적 수축도 가능하므로 치료적 운동 쪽이 적응인 경우도 많다. 아래에 말초신경 손상에 대한 전기자극치료에 대해서 언급한다.

1. 전기자극의 자극조건

현재 말초신경 손상의 진단과 평가에는 신경전도속도나 근전도 등의 전기진단학적 방법이 사용되고 있다. 물리치료 영역에서는 시치 [크로낙시(chronaxie)]와 강시곡선(SD곡선)이 회복 정도의 평가에 사용되어 왔다. 또한 전기 변성 반응에 의해 사용하는 전기자극의 조건을 판단하는 방법을 채택하고 있다[제6장 V.A.6항 「강시곡선 (SD곡선)」](☞ 190쪽) 참조].

탈신경근에 대한 전기자극의 조건은 표 1에 나타냈다. 자극 파형에는 구형파가 사용되는 일이 많다. 탈신경근은 정상 근육과 달리 짧은 펄스 지속시간(펄스 폭 통전시간)에서는 반응하지 않고 100~2,000 msec라는 긴 지속시간이 필요하다. 한편 긴 펄스 지속시간의 자극은 강한 통증을 수반하여, 감각이 잔존한 영역으로부터 적응하는 것은 곤란한 경우가 많다. 다른 한편, 탈신경근은 순응하지 않으므로 기울기가 작은 삼각파도 사용된다. 또한 탈신경근은 피로하기 쉽기 때문에 펄스와 펄스의 간격 즉, 휴지기를 길게 잡을 필요가 있으며, 이는 700~3,000 msec로 하고 있다(펄스 지속시간에 대해서는 50 msec 이상 및 휴지기는 100~200 msec로 한다는 보고도 있다).

자극 주파수는 보통 10~20 Hz라 하지만, 근육 수축을 얻는 데에 긴 펄스 지속시간이 필요한 경우 휴지기를 길게 하는 것을 고려한다면 상당히 낮은 주파수가 되지 않을 수 없다. 따라서 이상과 같은 자극 파형, 펄스의 지속시간(통전시간) 및 휴지기, 주파수 그리고 자극시간과 휴지시간의 관계(duty cycle) 등의 자극조건을 임의로 동시에 상세하게 설정할 수 있는 자극장치가 필요하다.

이들을 설정할 수 없는 경우는 직류를 수동으로 단속시키는 방법(단속 평류)을 적용한다. 이 경우는 펄스의 지속시간(통전시간) 및 휴지기를 일정하게 유지하는 것이 곤란하다.

아무튼 이용할 수 있는 기기의 설정 가능범위 내에서 환자의 고통을 최소한으로 하면서 최대 근육 수축을 얻을 수 있는 자극조건을 탐색하여 결정해야 한다. 또한 피로 등의 징후에 충분히

표 1. 말초신경 손상에 대한 전기자극의 조건

	완전 탈신경근	정상 근육
파형	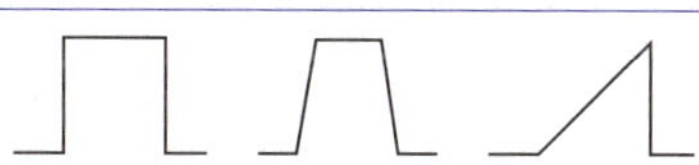 구형파 대상파 삼각파	특별한 규정 없음 (구형파, 정현파 등)
펄스 폭	1msec 이상, 100~2,000msec	1msec 이하
휴지기	750~3,000msec	5~20msec
주파수	10~20Hz	50Hz 부근
기타	도자의 음, 양 배치에 대해서는 정설이 없다. 절대 변성은 반응 없음.	

[문헌 1에서 변경]

주의하여 설정 사이클(duty cycle), 치료시간, 빈도 등을 조정해갈 필요가 있다.

2. 탈신경근에 대한 전기자극의 효과

탈신경근에 대한 전기자극 효과 연구에는 여러 가지가 있다. 동물실험에서는 전기자극에 의하여 근 위축 또는 근육 중량의 감소를 억제하는 등의 효과를 보고한 연구가 많다. 그러나 임상연구에서 효과를 입증한 것은 적다.

Boonstra[2]는 부상 후 평균 7주일이 되는 척골신경, 정중신경, 상완신경총, 비골신경 손상 환자 73명을 치료군과 대조군으로 나눠, SD곡선에 기초한 전기자극을 시행하고, 근전도, 근력, CT검사와 초음파에 의한 근육 단면적을 측정 검토하였으나 효과는 인지할 수 없었다 한다. 또한 Balliet[3]는 안면신경 마비에 대한 미국에서의 조사에서 효과가 인지되지 않았다 한다. 이와같이 동물실험과 임상연구가 일치하지 않는 것은 동물실험에서 사용하는 자극조건 및 방법과 임상에서 허용되는 것과의 차이에 있다고 추정된다[4].

또한 신경 재생에 미치는 전기자극의 효과에 대해서는, 신경 수복수술 후의 신경 재생을 포함하여 부정적인 보고가 많다 한다. 그러나 Kim[5]은 상완신경총 손상에 대한 신경 수복수술 후 환자에 대해서, 신경 회복 부위의 근위에 매립한 전극을 삽입하여 전기자극을 한 결과, 대조군에 비하여 근력 회복에 효과가 있었다고 보고하고 있다.

이와 같이 탈신경근에 대한 전기자극의 효과는 명확하게 확정되어 있지 않으며 여러 가지 논란의 여지가 있다. 그러나 각 증상 사례에서 아래 항에 나타내는 사항을 고려하면서 적응을 찾아낼 수 있다면 전기자극을 치료방법의 하나로서 선택하여야 한다고 생각한다.

3. 말초신경 마비에 대한 물리치료와 전기치료의 자리매김

말초신경 마비에서 수의적 수축이 불가능한 시기에 근육 수축을 일으킬 수 있는 것은 전기자극뿐이며 그 의미는 크다고 생각되지만, 한편 효과가 명확히 검증되지 않은 채 산만하게 장기간 적응하는 경향이 있다는 것도 부정할 수 없다. 앞에서 언급한 것처럼 말초신경 마비에서는 신경전도속도나 근전도검사 등 전기진단학적 검사, SD곡선, 전기변성 반응검사로부터 예후 정보와 경과를 파악하면서 전기자극을 적응해야 한다. 즉, 전기진단학적 검사에 의하여 회복이 기대되는 소견이 있고 동시에 전기자극에는 반응하지만 수의적 수축이 불가능하거나 매우 약한 경우(시기) 전기자극을 시행하면서 근 위축을 예방하도록 노력한다.

신경손상의 회복을 기대할 수 없는 경우 신경이행술 등 기능 재건수술이 필요하다. 신경 이행술의 수술 후에는, 앞에서 언급한 것과 마찬가지의 근거로 전기자극치료를 적응한다. 기능 재건술의 적응이 없는 경우는 보장구 등 기능을 대상(compensation)하는 방법을 검토해야 한다. 따라서 이 경우는 전기자극의 적응은 없다. 근육이 이미 완전히 변성되어 있다면(절대 변성) 전기자극의 적응은 이미 완전히 없다는 것은 말할 것도 없다.

물리치료의 경과 중에서 마비 근육의 수의적 수축이 명확하게 되면 근력강화운동을 시작한다. 이 때 근전도 바이오피드백 기기를 이용할 수 있으면 이를 이용하여 치료한다. 근력강화운동이 가능해지면 전기자극은 종료해도 되지만, 전기자극에 의한 근력강화를 목적으로 처방되는 일도 있다. 이 경우, 근육 피로에 충분히 주의할 필요가 있다. 근력 회복의 진전이 없다면 전기자극을 휴지하고, 과부하가 되어 있지 않은지를 확인하는 것도 필요하다. 아무튼 경과의 충분히 관찰하고 목적을 명확히 하면서 전기자극을 실시하여야 한다.

이 밖에 물리치료로서는 ① 근육의 단축 예방, 혈류의 확보와 부종의 예방과 치료를 목적으로 한 마사지, ② 구축 예방을 위한 관절가동범위 운동, ③ 통증의 완화 또는 순환 개선을 위한 온열치료 등이 전기자극과 병용된다.

이상과 같이 목적을 명확히 하고 경과를 파악한 다음, 다른 물리치료 수단과 병용하면서 정기적으로 효과를 확인하여 치료를 실시한다. 또한 효과를 기대할 수 없을 때는 방법을 신속히 변경할 필요가 있다.

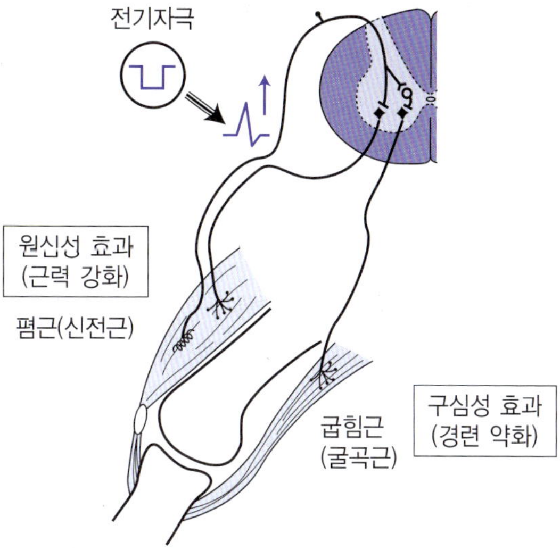

그림 1. 중추신경마비에 대한 전기자극의 효과
(모식도)

B 중추신경 마비에 대한 전기자극

최근에 전기자극치료의 운동마비에 대한 적응은 뇌혈관장애 편마비 또는 불완전 척수마비 등 중추성 마비가 주로 되어 있다. 중추성 운동마비에서는 말초신경 · 근이 유지 · 보존되어 있으면 전기자극에 용이하게 반응한다. 이 특성을 이용하여 근력강화나 경련 약화의 효과를 기대할 수 있다.

1. 중추신경 마비에 대한 전기자극의 효과

중추성 마비에 대한 전기자극치료의 효과는 그림 1에 나타낸 것처럼 다음 두 가지 관점에서 생각할 필요가 있다. 전기자극으로 근육 수축을 유발하려면 근육을 지배하는 신경의 근지가 근육 내에 들어가는 부분, 즉 운동점을 자극한다. 말초신경의 근지에는 운동신경(원심성 신경)뿐만 아니라, 근육으로부터의 감각신경(구심성 신경)이 포함되어 있다. 따라서 전기자극에 의하여 양쪽 신경섬유를 흥분시키고 있는 것이 된다. 이 구심성 신경에 대한 자극효과가 중추성 마비의 전기자극에서는 중요하며, 전기자극의 효과를 원심성 효과와 구심성 효과로 나눠서 파악할 필요가 있다.

a. 원심성 효과

원심성 효과는 운동신경을 흥분시켜 근육을 수축시킴으로써 얻어지는 효과이다. 즉, 근 위축의 방지 및 개선 또는 근력강화이다. 이것은 말초신경 마비 또는 폐용성 위축에 대한 효과와 마찬가지이다. 또한 근 위축에 의하여 말초순환이 개선되어 부종에도 효과가 있다. 순환이 개선됨으로써 통증이 경감되는 일도 있다. 원심성 효과에 의한 근력강화가 나타나려면 수 주일에서 수 개월의 기간이 필요하다고 생각한다.

중추성의 불완전마비에서는 일정 기간의 전기자극치료에 의해서 근 위축이 개선되고 근력도 강화할 수 있다. 한편 완전마비 또는 잔존하여 있는 수의성이 매우 낮은 경우 근 위축이 개선되고, 전기자극에 의해서 발휘되는 근력이 강화되어도 이것을 수의적인 것으로서 얻을 수 있는지의 여부는 앞으로 풀어야 할 과제이다.

b. 구심성 효과

구심성 효과는 운동점에서 말초신경 근지 중 감각신경을 자극하는 것에 의한 효과이다. 즉, 근방추로부터 Ia섬유, II섬유, 건기관으로부터 Ib섬유를 자극하기 위한 효과이다.

1) 경련근의 길항근 자극(상반 억제)

Ia섬유의 흥분은 길항근을 상반성으로 자극한다는 것이 알려져 있으며 경련근의 길항근을 자극함으로써 경련을 약화시킬 수 있다. 예컨대, 아래팔(forearm)의 손목 폄근군 또는 손가락 폄근 등 폄근군을 자극함으로써 손목 굽힘근군 또는 손가락 굽힘근군의 경련 경감을 얻을 수 있다. 이 구심성 효과는 자극 중에서부터 나타난다. 주동근(자극을 가하고 있는 근육)에 수의적 수축이 있으나, 길항근의 경련이 수의적 운동을 저해하고 있는 경우는 전기자극 직후에 수의운동의 현저한 개선을 보이는 증상사례도 많다.

그리고 이 효과는 자극 종료 후 일정 시간 지속된다. 이것은 반입(carry over)현상이라 부르고 있다. 반입(carry over)현상은 전기자극을 반복해서 줌으로써 그 지속시간을 연장해 가는 경향에 있다. 따라서 중추성 운동마비에서는 전기자극치료를 이용하여 경련을 억제 · 약화시켜 운동을 하기 쉬운 상태에서 정상 운동패턴을 학습시키는 치료적 운동을 실시함으로써 보다 높은 물리치료의 치료효과를 기대할 수 있다.

경련성에 대한 전기자극치료의 효과는 마비의 정도에 따르지 않고, 어떠한 증상사례에도 어느 정도 기대할 수 있다. 마비가 중증이라도 경련성 감소로 동작패턴 또는 동작속도가 개선되는 증상사례도 있다. 또한 척수손상자의 완전마비에서, 하지의 폄근(신전근) 경련에 의해서 매트 위 동작이나 이동(transfer) 동작이 제한되어 있는 경우에도 전기자극에 의한 경련 감소에 의하여 동작이 가능해지는 일이 있다. 한편 수의성(능동운동 능력)의 개선은 그 근육의 수의성의 잔존 정도에 의존하며, 길항근의 경련이 감소되어도 수의적 운동이 개선으로 연결되지 않는 일도 많다. 다만 장기간의 전기자극에 의한 원심성 효과에 의해서 근력의 개선이 얻어지면 수의적 운동도 개선된다.

2) 주동근 길항근 교대자극

Shindo 등[6)]은 주동근과 길항근 사이를 번갈아 자극함으로써 척수마비에 의한 경련을 감소시킬 수 있다고 보고하고 있으며, 그 기전으로서 시냅스 전 억제의 재수축이라는 가설을 보여주고 있다.

3) 경련근 Ib 자극에 의한 자기억제

최근 Chen 등[7, 8)]은 경련근 Ib섬유를 선택적으로 자극함으로써 경련을 억제할 수 있다고 보고하고 있다. 이에 대해서는 B.3.e항 「중추성 운동마비에 관한 최근 이슈」(☞ 151쪽)에서 후술한다.

4) 기타

이 밖에 전기자극의 구심성 효과로는 피부신경의 자극효과도 보고가 있으며 이에 대해서도 마찬가지로 B.3.e항 (☞ 151쪽)에서 후술한다.

c. 기타 효과

경련근 자체를 자극하는 효과가 고려되고 있다. 이 효과의 하나는 경련근을 높은 주파수로 자극하여 근육 피로를 일으킴으로써 그 긴장도를 저하시키려는 것이다. 또한 추내근섬유의 자극역치가 추외근 섬유보다도 높기 때문에, 추외근만을 자극하는 강도로 하여 근방추를 흥분시키지 않고 추외근 수축에 의하여 발생한 장력으로 건기관을 흥분시켜, 자기억제를 가한다는 접근 방법도 있다. 그리고 경련근 자체의 자극에서는 운동신경의 역행성 전도에 의하여 척수 수준에서 어떤 억제효과가 있다는 가설도 있다.

2. 전기자극의 방법

a. 전기자극 조건

말초신경 및 근육은 정상이므로 구형파(펄스 전류), 정현파(교류전류), 버스트 자극 또는 간섭파 등 다양한 치료전류로 자극할 수 있다. 구형파를 사용하는 경우, 펄스 지속시간은 200~300 μsec로 충분히 반응한다. 자극 주파수는 목적에도 따르지만, 20~50 Hz 사이의 주파수가 주로 사용된다. ON시간과 OFF시간의 비는 1대 1 이상의 휴지시간을 설정하지만 자극주파수나 적응에 의해서 조정한다. 즉, 낮은 주파수라면 피로는 발생하기 어려우므로 OFF 시간은 짧아도 된다. 또한 낮은 주파수에서 자극하여 근육의 지구성을 개선할 목적이라면 OFF시간을 점감시켜 가는 자극방법이 좋다고 생각된다. 반대로 근력을 높이고 싶은 경우는 높은 주파수로 자극하여 높은 장력을 발생시키고 OFF시간을 길게 설정한다.

전극 배치로서는 쌍극자극이 사용되는 일이 많고 전극에는 카본성의 전극에 점착 젤 패드를 사용해서 첨부하는 것이 편리하다. 길항근군 사이를 번갈아 자극하거나 팔꿈치 폄근과 손가락 폄근(수지신근)을 동시 자극하는 것 등이 가능하도록 2 채널 이상의 출력이 있는 것이 바람직하다.

1회의 치료시간은 15~20분간으로 하는 일이 많다. 경련의 억제를 목적으로 한 전기자극의 경우 carry over 현상과의 관계로부터 1일 여러 회 실시하는 것이 바람직하다. 즉, carry over 현상의 지속시간이 문제이며 carry over 현상이 소실하기 전에 다음의 치료를 시행하면 항상 경련이 약화된 상태에서 ADL이 가능하다.

b. 전기자극 장치의 예

1) 표면전극을 사용한 전기자극 장치의 예

신경근육을 자극하여 운동기능의 개선을 도모하는 경우 최근에는 휴대 가능한 소형의 장치가 사용되는 경우가 많고 휴대형 장치가 사용하기 쉽다[제6장 I항 그림 7(☞ 132쪽) 참조]. 두 장치의 사양의 개략적인 것은 마찬가지로 제6장 I.C.1항「운동기능 장애에 대한 전기자극 신경근육 자극」(☞ 133쪽)을 참조하기 바란다. 그리고 최근에는 다양한 자극 모드를 갖춘 종합 전기자극 장치도 개발되어 있다.

2) 경피전극을 사용한 장치

기능적 전기자극(FES)용으로 개발된 경피전극과 다채널 자극장치에 의한 시스템이 TES에도 응용되고 있다. 시스템의 상세한 것은 제6장 IV.C.2항 「센다이 FES 연구 그룹에 의한 시스템」(☞ 169쪽)을 참조하기 바란다. 이 시스템을 사용하는 경우는 수술에 의한 전극의 매립이 필요하며 적응의 결정에는 신중한 판단이 필요하다.

c. 전기자극의 예

1) 발목관절 등쪽굽힘근군

그림 2에 발목관절 등쪽굽힘근군의 자극 사례를 나타냈다. 자극에 의하여 앞정강근(전경골근)에 등쪽굽힘(배굴, dorsal flexion)과 내반(inversion)이 유발된다. 온종아리신경(총비골신경)의 자극에서는 종아리근군(비골근군)도 자극되므로 등쪽굽힘과 외반(eversion)이 유발된다.

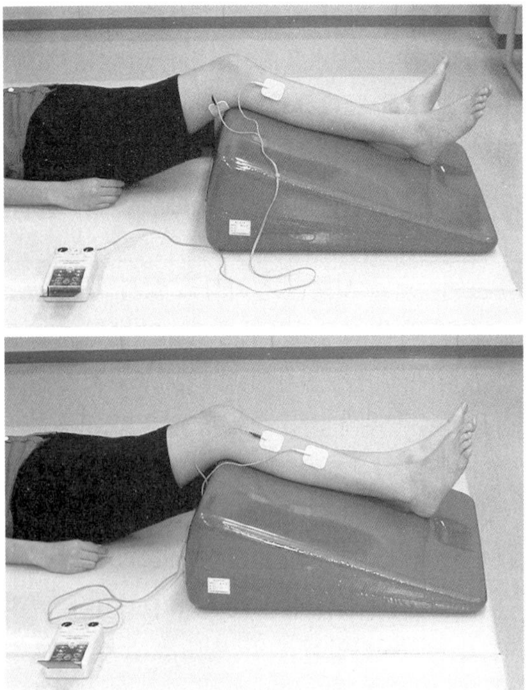

그림 2. 발목관절 등쪽굽힘근군의 자극 사례
왼쪽 : 온종아리신경(총비골신경)의 자극,
오른쪽 : 앞정강근(전경골근)의 자극

2) 아래팔 폄근군(전완 신전근군)

그림 3에 아래팔 폄근군(전완 신전근군)의 자극 사례를 나타냈다. 사용하는 전극의 크기나 첨부하는 위치에 따라서 자극되는 근육이 다르다. 또한 아래팔 폄근군의 자극에서 손허리 손가락관절(중수지절관절)의 과신전이 일어나는 경우 뼈사이근군(골간근군)을 동시에 자극하는 것이 좋다.

3. 중추성 운동마비에 대한 전기자극 치료의 효과

아래에 자가 실험 예를 소개한다. a~c항은 앞에서 언급한 경피(관통)전극과 다채널 자극장치에 의한 시스템을 사용한 예이지만, 전기자극 치료의 가능성을 나타내는 것으로서 제시하고자 한다. 표면전극을 사용해도 기본적으로 마찬가지의 효과를 기대할 수 있다. 팔(상지), 다리(하지) 모두 폄근군 및 굽힘근군에 복수의 전극을 매립하여 자극을 시행하고 있으며 두 근육군을 번갈아 자극하는 방법을 사용하고 있다. d항은 표면전극 자극에 의한 예이며 임상응용을 참고하기 바란다.

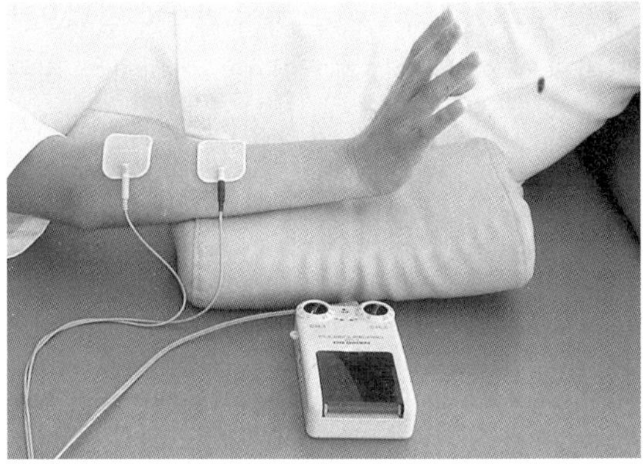

그림 3. 아래팔 폄근군(전완 신전근군)의 자극 사례

a. 증상 예 1 : 손가락 경련 감소 사례

25세 여성, 뇌출혈 우측 마비이고 발병 후 1년 8개월에서 전기자극치료를 시작하였다. 그림 4는 마비측 손가락을 수의적으로 펌시키려고 노력하였을 때, 2차원 동작 해석장치에 의한 손가락 운동과 표면전극에 의한 근전도의 결과이다. 전기자극 전에는 폄 노력에 의하여 아래팔 폄근군(전완 신전근군)의 근 방전이 일어나지만, 아래팔 굽힘근군(전완 굴곡근군)에도 연합반응 모양으로 과잉 방전이 일어나 결과적으로 손가락은 굽혀버린다. 1주일간의 전기자극에 의하여 굽힘근군(굴곡근군)의 과잉 수축은 격감하여 손가락의 폄이 가능해졌다. 수의성은 잔존하여 있는 길항근의 경련에 의하여 관절운동이 저해되고 있는 증상 예에서는 단기간의 전기자극치료에 의해서 수의적 운동의 개선을 얻을 가능성이 있다.

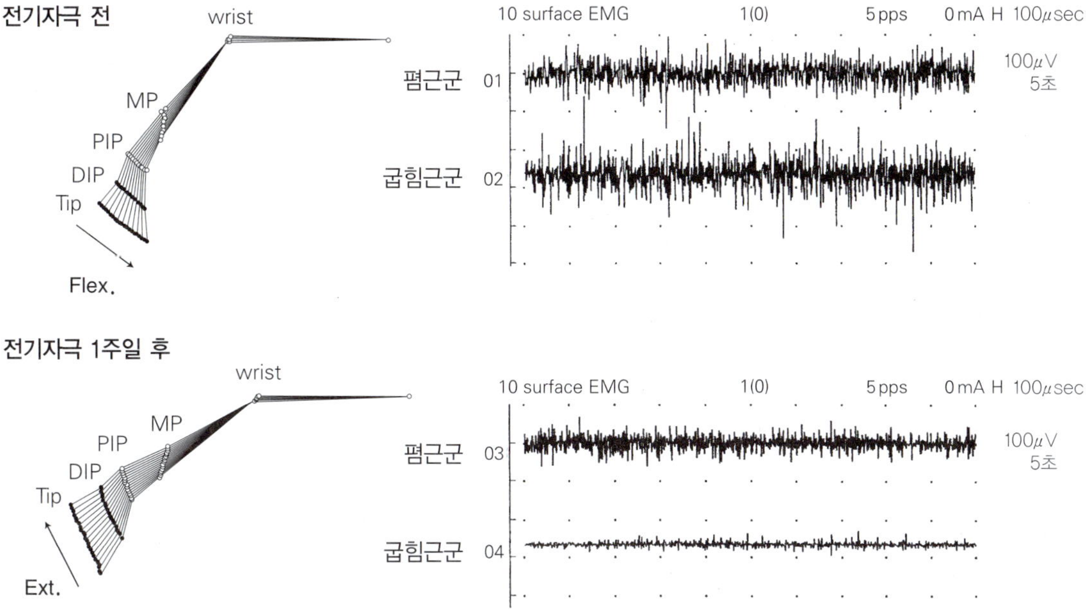

그림 4. 증상 예 1 : 수의적 손가락 폄운동

b. 증상 예 2 : 장기간에 걸쳐 근력이 개선된 사례

18세의 남성, 뇌동맥 기형에 의한 뇌출혈 좌측 마비. 손가락의 브룬스트롬(Brunnstrom) Stage는 III～IV이었으나 경련이 심하고, 특히 엄지가 심하게 굽혀진 이른바 thumb in palm의 상태였다. 발병 후 8개월에서 전극을 삽입하는 수술을 하고 전극자극치료를 시작하였다. 이 증상사례도 전항의 증상의 예와 마찬가지로 전기자극 시작 직후에 수의적인 손가락 폄과 엄지의 외전 운동 개선이 관찰되었다.

그 후 전지자극을 계속한 결과 손가락 기능에 현저한 개선을 보였다. 악력은 수술 전 측정 불능이었으나, 8개월 후에는 14.8 kg으로 증가하였다(그림 5). 또한 ADL 상으로도 밥공기나 주스 캔을 잡는 것이 가능해졌고, 3개월 후에는 집기동작도 가능해졌다. 이것은 초기의 구심성 효과에 더하여 원심성 효과에 의한 근력강화나 수의성의 촉진효과가 가해진 것으로 생각되었다.

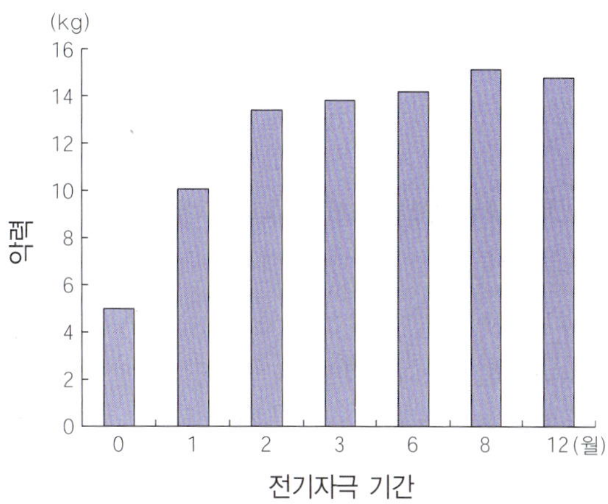

그림 5. 증상 예 2 : 악력의 변화

c. 증상 예 3 : 편마비 중증 경련성 첨족 사례

증상 예는 61세의 남성, 뇌경색에 의한 좌측 편마비이고 발병 후 5년 10개월이 경과하였다. 하지 폄근군에 매우 심한 경련이 있고 말발내반(첨족내반)이 뚜렷하여, 아킬레스힘줄 연장술의 적응도 고려하였으나 전기자극치료를 시행하여 개선을 얻은 증상사례이다. 하지 Brunnstrom Stage는 III이었으나 폄근군에 매우 심한 경련이 있어 금속지주가 부착된 신발형 단하지 보장구(short leg brace, SLB)를 사용하여 보행하고 있었다. 맨발 보행도 가능하였으나 말발내번(첨족내번)이 심하여 발의 앞가쪽만이 바닥에 닿아 실용적이 아니었다. 그림 6A에 2차원적 동작해석장치에 의한 수술 전 맨발보행 시 곧은 양상(stick picture)을 보였다. 접지기의 발끝 접지, 입각(stance phase) 중기의 발꿈치 접지 불가 및 무릎관절 젖힘 위치 고정(locking), 유각기(swing phase)의 무릎 폄위치에서의 앞으로 내딛기 등 이상보행 패턴이 관찰되었다.

그림 6B는 상기 증상의 전기자극치료 시작 후 1개월의 보행이며 입각기(stance phase)의 발목관절 발등굽힘의 개선, 입각기의 무릎관절 젖힘위치 고정의 소실, 유각기의 무릎관절 굽힘 등 보행패턴의 개선을 얻었다. 보행속도도 1개월간에서 지팡이 및 SLB착용 보행으로 0.61 m/초에서 0.71 m/초로 개선되고, 지팡이 사용 SLB 없는 보행에서도 0.40 m/초에서 0.48 m/초로 개선되었다.

이 증상 사례에서 얻어진 보행의 개선은 전기자극치료 시작 1개월내 단기간에서 얻어졌으며 전기자극의 구심성 효과라 생각된다. 이와 같이 집중적인 전기자극을 실시할 수 있다면, 중증의 경련에 대해서도 어느 정도 효과를 얻을 수 있는 가능성을 보여주고 있다.

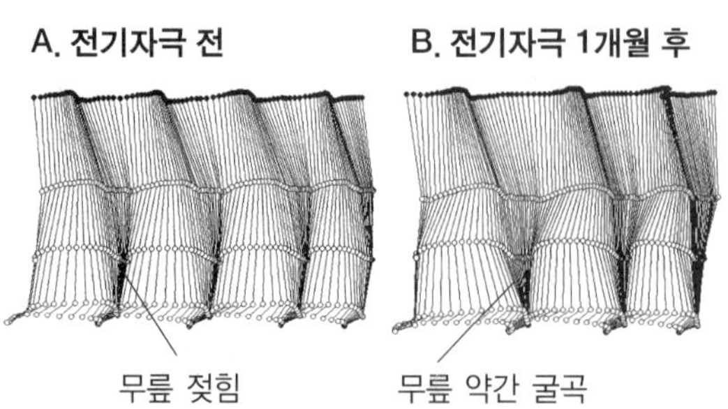

그림 6. 증상 예 3 : 보행 패턴

d. 편마비 어깨관절 불완전 탈구에 대한 전기자극

다음으로 표면자극장치를 이용한 전기자극을 소개한다. 편마비의 어깨관절 불완전 탈구에 대한 전기자극치료는 Baker나 Faghri 등이 가시위근(극상근, supraspinatus)과 어깨세모근(삼각근, deltoid) 후부섬유를 대상으로 하여 실험하였는데, 어느 쪽 근육에 자극 효과가 있었는지는 분명하지 않으며 또한 자극조건이 일정하지 않는 등의 연구과제가 남아 있다. Kobayashi 등[9]은 가시위근 자극군, 어깨세모근 중부섬유 자극군, 대조군의 세 그룹으로 나눠 자극조건을 일정하게 하여 비교 검토하였다. 또한 불완전 탈구의 정도뿐만 아니라, 근육 활동의 변화 · 개선을 평가하기 위하여 와이어(wire) 전극을 사용하여 가시위근 및 어깨세모근의 근육 활동을 측정하였다. 전기자극에는 OG의 제품 KR-7을 사용하였다. 자극 파라미터는 자극 펄스폭 300 μsec의 마이너스성 구형파, 자극 주파수 20 Hz, 자극시간 15초이고 설정사이클(duty cycle)은 1 : 1로 하였다(그림 7).

1일 2회의 전기자극치료를 6주간 시행한 결과 가시위근 자극군, 삼각근 중부섬유 자극군 모두 부하를 건 X선 평가에서 불완전 탈구의 개선이 인지되었고(그림 8), 또한 각각의 근육 활동이 증가하고 있는 것이 확인되었다(그림 9). 이것은 전기자극의 원심성 효과이며 어깨관절의 지지성이 높아진 때문이라 추측되었다.

e. 중추성 운동마비에 관한 최근의 이슈

여기서는 최근의 중추성 마비에 대한 전기자극치료의 동향에 대해서 논의한다. 우선 적응 대상에 대해서 언급한다. 하나는 중증 마비환자에 대한 응용이고 Bogataj 등[10]이 보조보행 수준의

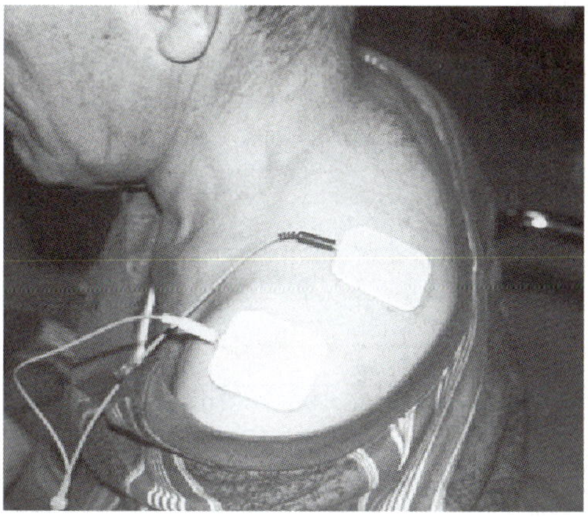

그림 7. 표면전극에 의한 극상근 자극

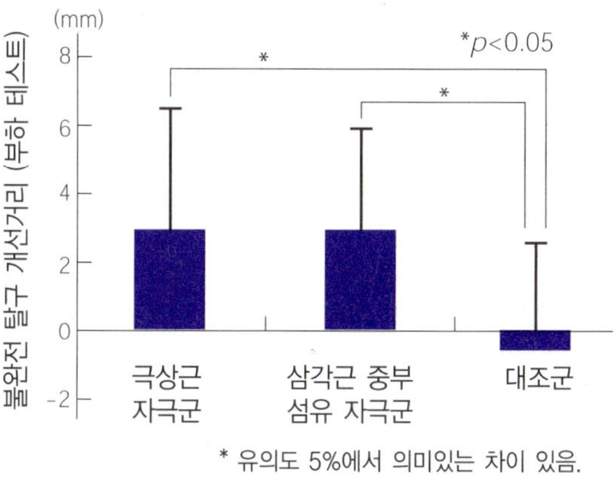

그림 8. 편마비 어깨관절 불완전 탈구에 대한 전기자극의 효과

중증 편마비에 다채널의 표면자극 장치를 사용한 전기자극의 효과를 보고하였다. 또한 Malezic 등[11]이나 Hesse 등[12]은 보행불능의 편마비환자에 대해서 다채널의 표면자극 장치와 체중을 매달아 지지해서 하는 트레드밀에 의한 보행연습에 의해서 보행능력의 대폭적인 개선을 얻었다고 보고하고 있다. 이들은 종전의 물리치료만으로는 보행능력의 획득이 어려운 중증 마비사례의 보행 재획득의 가능성을 보여주는 것이다. 다음으로 뇌혈관장애 편마비에 대한 보다 조기부터의 전기자극 치료의 적응이 있다. Macdonell 등[13]은 발병 후 기간이 평균 25일의 뇌경색 편마비 환자를 물리치료만의 그룹과 전기자극 치료를 더한 그룹으로 나눠서 치료를 시행하여 전기자극 치료를 더한 그룹의 기능 개선율이 높았다는 것을 보고하고 있다. 발병 후 조기부터의 전기자극 치료의 도입도 검토되어야 할 것이다. 또한 뇌성마비에 대해서도 전기자극 치료가 시도되고 있고 Carmick[14, 15], Hazlewood 등[16]이 그 효과를 보고하고 있다. 일본에서도 아사카이 등[17]이 경직형 뇌성마비에 대한 전기자극 치료의 효과를 보고하고 있으며 이 영역에서의 거듭나는 진전이 기대된다.

자극방법에 대한 연구에서는 Chen 등[7, 8]이 뇌졸중 편마비환자의 종아리세갈래근(하퇴삼두근)의 근육힘줄 이행부분과 아킬레스힘줄부위에 표면전극을 놓고 근육수축이 일어나지 않는 강도로 자극한 결과 경련의 약화와 보행속도의 개선을 얻었다고 보고하였으며 Ib섬유를 선택적으로 자극한 효과라고 추찰하였다. 길항근 자극에 의한 상반성 억제만이 아니라, Ib섬유 자극에 의한 자기억제도 전기자극의 효과로서 고려할 수 있다. Potisk 등[18]은 장딴지신경(비복신경)을 TENS용의 기기로 근육수축이 일어나지 않도록 자극하고, 그 결과 발목관절(족관절)의 수동운동 시의 저항이 감소하였다고 보고하였다. 또한 Wong 등[19]은 발병 후 조기의 편마비 환자에 대해서 acupuncture point 상에 표면전극을 사용해서 근육수축이 얻어지는 강도로 전기자극을 하여 대조군보다도 운동기능의 개선이 얻어졌다고 보고하였다. 이와 같이 Ib섬유 자극, 피부자극, acupuncture point 자극 등 다양한 전기자극방법이 시도되고 있으며 이들의 가능성을 임상에서 시도해보는 것도 필요하다고 생각한다.

최근의 EBM(evidence-based medicine)의 관점으로부터는 Glanz 등[20]이나 de Kroon 등[21]은 무작위화 비교 대조시험(randomized

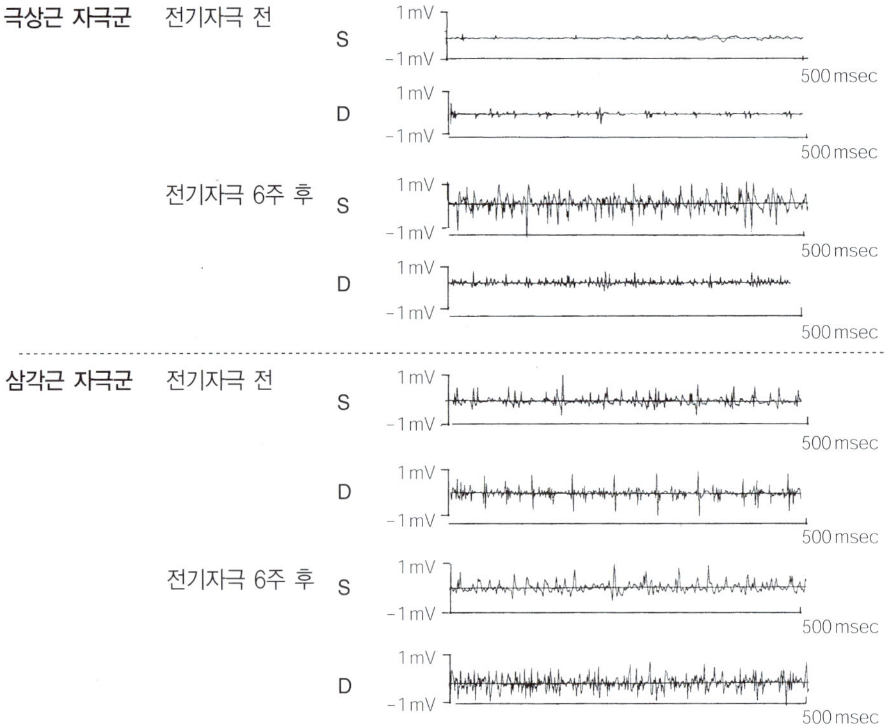

그림 9. 어깨관절 불완전 탈구에 대한 전기자극 전후의 근전도
S : 극상근, D : 삼각근

controlled trial : RCT) 문헌의 메타분석에 의해서 신경 전기자극이나 TENS 등이 운동기능 개선에 효과적이라 보고하고 있다. 또한 일본 뇌졸중학회의 가이드라인에서도 여러 가지의 전기자극이 경련 개선, 팔(상지) 기능개선, 어깨의 불완전 탈구 개선, 보행능력의 개선에도 효과적이라 하여 권장되고 있다[22].

f. 장기간 FES 적응에 의한 치료효과

중추성 운동마비에서는 전기자극에 대해 용이하게 반응하여 쉽게 흥분하고 근육 수축을 잘 일으킨다. 이 근육 수축을 이용하여 특정 목적 동작을 달성하려는 것이 기능적 전기자극(functional electrical stimulation; FES)이다. 이 FES를 불완전마비 환자의 기능 대행에 장기간 적응한 경우, 전기자극에 의한 치료효과가 나타나 운동기능이 개선될 가능성이 있다. 전기자극을 FES로 하여 일상생활동작에서 매일 반복하고, 또한 장기간에 걸쳐 적응함으로써 TES로서 전기자극치료를 시행할 때보다 훨씬 많은 전기자극을 줄 수 있다. 자극량이 많다는 것이 이러한 효과를 가져온다고 한다. 이들에 대해서는 제6장 IV항「기능적 전기자극 (FES)」(☞ 167쪽)에서 언급한다

C 기타의 적응

1. 비마비근의 근력저하의 개선과 예방

비마비근의 폐용성 근육위축이나 근력저하에

대해서도 전기자극의 근력강화 효과를 적응할 수 있다. 우치다[23]는 고전압 자극을 사용한 전기자극에 의한 근력강화 효과가 건강한 사람에서 14.0%의 증가이었던 것에 반해서 폐용성 근육위축 환자에서는 23.2%의 증가가 인지되었다고 보고하였다. 또한 적응으로서 ① 고령지 및 의욕저하가 있는 증상사례, ② 폐용성 근육위축의 예방 및 개선(특히 수술 후 조기에 수의적인 근육수축이 현저하게 제한되어 있는 경우), ③ 고유수용감각의 저하 등이 있는 증상사례(보상운동이 현저한 경우나 extension lag 등이 존재하는 경우) 등을 들고 있다.

최근에는 무릎관절 수술 후에 통증 등으로 근력발휘가 억제되어 있는 시기에 전기자극에 의해서 근육출력이 증가한다는 것으로부터 수술 후의 이른 단계부터 전기자극을 적응하여 폐용성 근육위축을 예방하고 더욱이 근력을 강화할 목적으로도 실시되는 일이 있다[24]. Fitzgerald 등[25]은 ACL 재건술 후 증상사례의 넙다리네갈래근(대퇴사두근)에 신경근육 전기자극을 사용하여 대조군에 비하여 근력과 기능 면에서 의미 있게 개선이 관찰되었다고 보고하였다. 그리고 Stevens 등[26]은 양쪽 TKA 수술 후 증상사례에 대해서 근력이 약한 쪽의 넙다리네갈래근에 신경근육 전기자극을 적응하여 그 효과를 보고하였다. 이들의 전기자극에는 펄스 전류나 버스트 모드 자극이 사용되고 있다.

2. 배뇨장애

서구에서는 특히 요실금의 치료에 골반저 근육에 대한 전기자극이 이용되고 있으며, 또한 효과를 보고 있다. 이것은 출산 후 또는 고령자의 골반저 근육의 근력저하에 대해서 전기자극으로 근력을 개선한다는 것이다. 시중에서 판매되는 전용기기도 있다. 이들 장치의 대부분은 항문이나 질 내에 플러그 모양 도자(전극)를 삽입하는 것이다. 최근에 표면전극에 의한 간섭파를 사용하여 자극하는 방법도 채택하고 있다. 이 경우도 전극을 음부나 항문부에 삽입하여야 한다.

Namima 등[22]은 표면전극을 천골부에 첨부하여 음부신경을 통해서 골반저 근육을 자극하는 방법을 사용하여 무억제성 방광에 의한 요실금 환자의 치료를 하고 있다. 이것은 양측 제 2 및 제 4 뒤엉치뼈구멍(sacral foramina, posterior) 위 피부에 표면전극을 놓고 전기자극을 함으로써 앞엉치뼈구멍(sacral foramina, anterior)에서 나오는 음부신경(S2∼S4)을 자극하는 것이다. 그림 10에서는 자극의 on-off에 따라 요도(urethra) 내압이 상승하는 것을 보여주고 있으며, 이 방법으로 음부신경을 자극할 수 있다는 것을 확인시켜주고 있다. 한편, 이 방법은 전극 첨부위치에 따라 음부신경 자극의 성공 여부가 달라지며, 바른 위치에 첨부하지 않으면 요도 내압이 변화하지 않는다는 사실도 알 수 있다. 따라서 전극의 위치를 결정하는 방법이나 전극 형상, 음부신경을 효과적으로 자극하기 위한 조건 등이 확립되면 한층 유용한 방법이 될 수 있다고 생각한다.

이 방법은 질 또는 항문에 플러그 모양의 전극을 삽입하거나 음부나 항문부에 표면전극을 놓는 방법에 비하여 매우 용이한 자극방법이며, 환자에게 부담이 적은 방법이다.

3. 순환장애

근육수축에 의한 펌프작용으로 말초순환이 개선된다. 이것에 의해서 부종의 경감을 도모할 수 있다. 또한 고전압 자극법에서는 근육수축에 의하지 않고 전류 그 자체에 의해서 미소순환이 개선된다는 설에 기초하여 치료에 응용되고

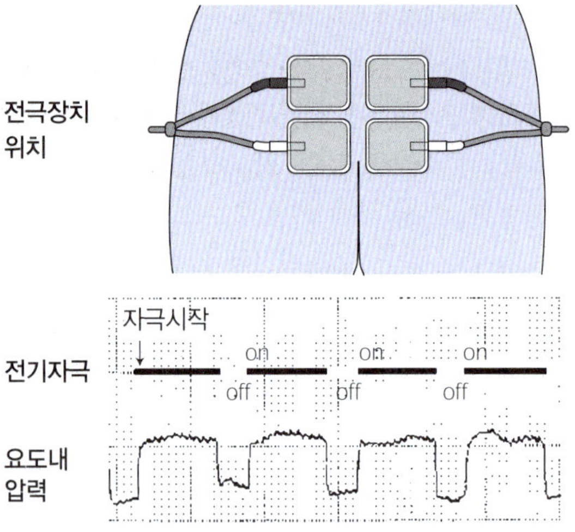

그림 10. 천골부 표면자극에 의한 배뇨장애 치료

있다. 고전압 자극법은 종창이나 부종의 형성을 억제하기 위해서도 사용된다. 이들은 고전압 자극법이 미소혈관의 혈장단백의 투과성을 변화시키기 때문이라고 생각된다.

4. 창상 치유

전기자극에 의해서 염증이나 조직 수복에 관여하는 호중구, 큰포식세포(macrophage), 섬유아세포 등을 그 하전을 띠고 있는 성질을 이용하여 창상부분에 돌아다니게 해서 치료할 수 있다. 또한 섬유아세포의 분열을 촉진하고 DNA와 콜라겐 합성을 촉진한다는 것도 보고가 되어 있다. 고전압 전기자극, 저전압 직류전류, 교류전류 및 TENS의 모든 방법에서 조직 수복의 촉진에 효과적이었다고 한다.

● 인용문헌

1) 内田成男：麻痺に対する物理療法―電気刺激療法を中心に. 理学療法, 8:183–191, 1991.

2) Boonstra, A.M., et al.: The effect of low-frequency electrical stimulation on denervation atrophy in man. *Scand. J. Rehab. Med.*, 19:127–134, 1987.

3) Balliet, R.: Facial Paralysis and Other Neuromuscular Dysfunction of the Peripheral Nervous System. In Payton, O.D.(ed): Manual of Physical Therapy, pp.175–213, Churchill Livingstone, New York, 1989.

4) 椿原彰夫ほか：末梢神経・骨格筋に対する電気刺激. 総合リハ, 17:13–17, 1989.

5) Kim, S.S., et al.: The effects of electrical stimulation on nerve regeneration in brachial plexus injuries using implantable electrodes. Proceedings of the 4th Annual Conference of the International Functional Electrical Stimulation Society, 203–206, 1999.

6) Shindo, N., et al.: Reciprocal patterned electrical stimulation of the lower limbs in severe spasticity. *Physiotherapy*, 73:580–582, 1987.

7) Chen, S.C., et al.: The therapeutic effect of long-term surface electrical stimulation on stroke spastic hemiplegic limbs. Proceedings of the 4th Annual Conference of the International Functional Electrical Stimulation Society, 177–178, 1999.

8) Chen, S.C., et al.: Suppression of spasticity by needle electrode activating Ib fiber. Proceedings of the 4th Annual Conference of the International Functional Electrical Stimulation Society, 181–183, 1999.

9) Kobayashi, H., et al.: Reduction in subluxation and improved muscle function of the hemiplegic shoulder joint after therapeutic electrical stimulation. *J. of Electromyography and Kinesiology*, 9:327–336, 1999.

10) Bogataj, B., et al.: The rehabilitation of gait in patients with hemiplegia: A comparison between conventional therapy and multichannel functional electrical stimulation therapy. *Phys. Ther.*, 75:490–502, 1995.

11) Malezic, M., et al.: Restoration of standing, weight-shift and gait by multichannel electrical stimulation in hemiparetic patients. *Int. J. Rehab. Research*, 17:169–179, 1994.

12) Hesse, S., et al.: Restoration of gait by combined treadmill training and multichannel electrical stimulation in non-ambulatory hemiplegic patients. *Scand. J. Rehab. Med.*, 27:199–204, 1995.

13) Macdonell, R.A., et al.: Functional electrical stimulation to the affected lower limb and recovery after cerebral infarction. *J. Stroke Cerebrovasc. Dis.*, 4:155–160, 1994.

14) Carmick, J.: Clinical use of neuromuscular electrical stimulation for children with cerebral palsy, part 1: Lower extremity. *Phys. Ther.*, 73:505–513, 1993.

15) Carmick, J.: Clinical use of neuromuscular electrical stimulation for children with cerebral palsy, part 2: Upper extremity. *Phys. Ther.*, 73:514–527, 1993.

16) Hazlewood, M.E., et al.: The use of therapeutic electrical stimulation in the treatment of hemiplegic cerebral palsy. *Develop. Med. Child Neuro.*, 36:661–673, 1994.

17) 朝貝芳美ほか：痙直性脳性麻痺に対する電気刺激療法の検討. 整形外科（別冊), 24:32–35, 1993.

18) Potisk, K.P., et al.: Effects of transcutaneous electrical nerve stimulation(TENS) on spasticity in patients with hemiplegia. *Sacnd. J. Rehab. Med.*, 27:169–174, 1995.

19) Wong, A.M., et al.: Clinical trial of electrical acupuncture on hemiplegic stroke patients. *Am. J. Phys. Med. Rehabil.*, 78:117–122, 1999.

20) Glanz, M., et al.: Functional electrostimulation in poststroke rehabilitation: A meta-analysis of the randomized controlled trial. *Arch. Phys. Med. Rehabil.*,77:549–553, 1996.

21) de Kroon, J.R., et al.: Therapeutic electrical stimulation to improve motor control and functional abilities of the upper extremity after stroke: A systematic review. *Clinical Rehabil.*, 16:350–360, 2002.

22) 篠原幸人ほか：脳卒中治療ガイドライン 2004. 協和企画, 2004.

13) Macdonell, R.A., et al.: Functional electrical stimulation to the affected lower limb and recovery after cerebral infarction. *J. Stroke Cerebrovasc. Dis.*, 4:155–160, 1994.

14) Carmick, J.: Clinical use of neuromuscular electrical stimulation for children with cerebral palsy, part 1: Lower extremity. *Phys. Ther.*, 73:505–513, 1993.

15) Carmick, J.: Clinical use of neuromuscular electrical stimulation for children with cerebral palsy, part 2: Upper extremity. *Phys. Ther.*, 73:514–527, 1993.

16) Hazlewood, M.E., et al.: The use of therapeutic electrical stimulation in the treatment of hemiplegic cerebral palsy. *Develop. Med. Child Neuro.*, 36:661–673, 1994.

17) 朝貝芳美ほか：痙直性脳性麻痺に対する電気刺激療法の検討. 整形外科（別冊), 24:32–35, 1993.

18) Potisk, K.P., et al.: Effects of transcutaneous electrical nerve stimulation(TENS) on spasticity in patients with hemiplegia. *Sacnd. J. Rehab. Med.*, 27:169–174, 1995.

19) Wong, A.M., et al.: Clinical trial of electrical acupuncture on hemiplegic stroke patients. *Am. J. Phys. Med. Rehabil.*, 78:117–122, 1999.

20) Glanz, M., et al.: Functional electrostimulation in poststroke rehabilitation: A meta-analysis of the randomized controlled trial. *Arch. Phys. Med. Rehabil.*,77:549–553, 1996.

21) de Kroon, J.R., et al.: Therapeutic electrical stimulation to improve motor control and functional abilities of the upper extremity after stroke: A systematic review. *Clinical Rehabil.*, 16:350–360, 2002.

22) 篠原幸人ほか：脳卒中治療ガイドライン 2004. 協和企画, 2004.

23) 内田成男：筋力増強のための電気刺激療法. 理学療法, 14:536–540, 1997.

24) Minzer, R.L., et al.: Voluntary activation and decreased force production of the quadriceps femoris muscle after total knee arthroplasty. *Phys Ther.*, 83:359–365, 2003.

25) Fitzgerald, G.K., et al.: A Modified Neuromuscular Electrical Stimulation Protocol for Quadriceps Strength Training Following Anterior Cruciate Ligament Reconstruction. *J. Orthop. Sports Phys. Ther.*, 33:492–501, 2003.

26) Stevens, J.E., et al.: Neuromuscular Electrical stimulation for Quadriceps muscle Strengthening after Bilateral Total Knee Arthroplasty: A case series. *J. Orthop. Sports Phys. Ther.*, 34:21–29, 2004.

27) Namima, T., et al.: Acute effect of sacral surface therapeutic electrical stimulation on the lower urinary tract in urinary disturbance. Proceedings of the 4th Annual Conference of the International Functional Electrical Stimulation Society, 235–238, 1999.

28) 横塚美恵子ほか：難治性尿失禁に対する仙骨部表面電気刺激の長期効果. 総合リハ, 29:1131–1136, 2001.

29) Gardner, M.A., et al.: Effect of electrical stimulation on chronic wound healing: A meta-analysis. *Wound Rep.*

참고문헌

1) 伊橋光二：中枢性運動麻痺に対する電気刺激療法. 理学療法, 14:546–552, 1997.

2) 古山智子ほか：治療的電気刺激により歩行時の尖足改善を認めた 1 症例. 東北理学療法学, 8:34–38, 1996.

3) Dumoulin, C., et al.: Pelvic-floor rehabilitation, part 1: Comparison of two surface electrode placements during stimulation of the pelvic-floor musculature in women who are continent using bipolar interferential currents. *Phys. Ther.*, 75:1067–1074, 1995.

4) Dumoulin, C., et al.: Pelvic-floor rehabilitation, part 2: Pelvic floor reeducation with interferential currents and exercise in the treatment of genuine stress incontinence in postpartum women—a cohort study. *Phys. Ther.*, 75:1075–1081, 1995.

III 경피적 전기 신경자극 (TENS)

■ **학습목표**

- TENS에 의한 진통 기전을 이해한다.
- TENS의 종류와 그 특징을 학습한다.
- TENS의 적응과 금기에 대해서 학습한다.
- TENS의 기본기법을 파악한다.

경피적 전기신경자극(transcutaneous electrical nerve stimulation : TENS)은 체표면 위에서 신경을 전기자극함으로써 통증의 경감을 목적으로 하는 전기치료이다. TENS는 1965년 Melzack와 Wall에 의해 발표된 관문조절설(gate-control hypothesis)을 임상응용으로 발전시켰다. Shealy는 1967년 외과적으로 매립한 전극에 의해서 척수후삭자극(dorsal column stimulation : DCS)을 시행하여 전기자극이 진통효과를 가져온다는 사실을 입증하고 다음해에 경피적 전기자극으로도 진통효과를 얻을 수 있다고 보고하였다. 이들의 연구에 기초하여 미국에서 TENS가 개발되어 통증에 대한 관리의 하나로 이용되어 왔다.

A 원리

1. TENS에 의한 진통 기전

TENS에 의한 진통효과를 설명하는 기전으로 관문조절설과 내인성 통증 억제기전을 들 수 있다.

a. 관문조절설

관문조절설은 1965년 Melzack와 Wall에 의해서 제창된 통증 제거기전에 관한 이론이다. 말초로부터의 감각자극은 굵은 신경섬유(Ab섬유)와 가는 신경섬유(Ad, C섬유)를 경유하여 척수후각 내의 아교질세포(substantia gelatinosa cell : SG세포)에 전달된다. SG세포로부터의 임펄스는 전달세포(transmission cell : T세포)를 경유하여 상위 중추로 전달된다. 척수후각 내의 SG세포는 T세포에 대해서 항상 문을 닫도록 작용한다. 가는 신경섬유를 전도하여 온 통증자극은 SG세포에 대해서 억제적으로 작용하여 문을 열도록 작용하지만, 굵은 신경섬유를 전도하여 온 임펄스는 SG세포에 대해서 촉진적으로 작용하여 문을 닫도록 작용한다.

한편, 하행성 척수로에 의해서도 SG세포는 촉진되어 문을 닫도록 작용한다. 즉, 관문조절설이란 척수후각 내의 SG세포에 들어오는 통각을 전달하는 가느다란 신경섬유로부터의 구심성 자극이 굵은 신경섬유로부터의 구심성 자극이나 하행성 척수로에 의해서 조절되어 상행 척수로의 전달이 차단된다는 가설이다(그림 1).

이 이론에 따르면, TENS의 치료는 역치가

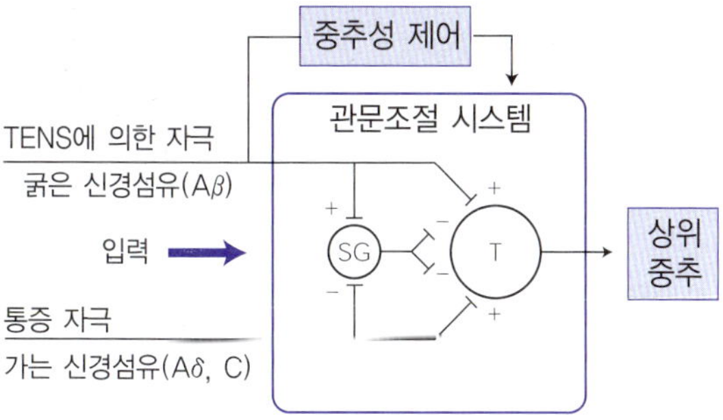

그림 1. 관문조절설
SG : 아교질 세포 T : 전달세포, + : 촉진효과
− : 억제효과

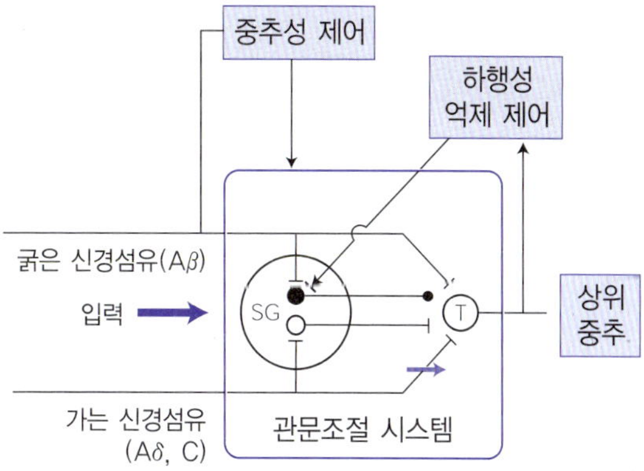

그림 2. 수정된 관문조절설
SG : 아교질 세포, T : 전달세포

낮은 Ab섬유를 선택적으로 전기자극함으로써 SG세포를 흥분시켜 T세포의 흥분을 억제하여 Ad섬유와 C섬유에 의해서 전달되는 통증을 등쪽 뿔(horn) 레벨에서 조절하여 통증 제거효과를 얻게 된다는 치료법이다.

현재는 초기 모델을 수정한 관문조절설 II형으로 발전되었다(그림 2). 수정된 관문조절설은 굵은 신경에 대한 자극이 문쪽 복측 수질(rostral ventral medulla)의 신경원(neuron)들을 활성화시켜 이것에 의해 등쪽 뿔(dorsal horn) 유해수용성 신경원의 활동을 억제한다는 것이다. 아무튼 TENS에 의한 전기적인 자극이 유해자극을 억제하게 되는 TENS의 생리학적 작용을 나타내고 있다.

b. 내인성 통증 억제기전

TENS의 진통효과를 설명하는 또 하나의 이론은 CNS(center nervous system)에서 내인성 오피오이드(endogenous opioids)의 방출에 의한다는 설이다. 내인성 오피오이드는 내인성 마약 유사물질의 총칭이다.

1979년 Cheng과 Pomeranz는 동물 실험에서 전기 침구에 의한 진통효과가 오피오이드 길항제(opioid antagonist)인 날록손(naloxone)에 의해 차단되는 것이라고 보고하였다. 날록손의 영향은 자극빈도에 따라 다르고, 저주파 자극(4 Hz)의 진통효과는 날록손에 의해서 쉽게 소실되었으나, 고주파 자극(200 Hz)에 의한 진통효과를 차단하려면 날록손의 양을 늘릴 필요가 있었다.

사람 모델의 최근 연구에서는 저주파 TENS에서는 메텐케팔린(metenkephalin)과 b엔도르핀(beta-endorphin)이 뚜렷하게 증가하고, 고주파(100 Hz) TENS에서는 디노르핀 A(dynorphin A)이 의미있게 증가하는 것을 보여주고 있다. 앞에서 언급한 동물실험과 마찬가지로 저주파 자극에 의한 진통효과는 오피오이드 길항제인 날록손에 의해서 쉽게 소실되었으나, 고주파 자극에 의한 진통효과를 차단하기 위해서는 보다 다량의 날록손이 필요하였다. 저주파 자극에 의한 진통효과에는 날록손 감수성 μ수용기(naloxone-sensitive mu-receptors)가 관여하고 고주파 자극에 의한 진통효과에는 항날록손-디노르핀결합성카파(κ)수용기(naloxone-resistant dynorphin-binding kappa-receptors)가 관여하고 있다고 생각된다.

표 1. 경피적 전기신경 자극장치

형	자극 주파수 (Hz)	자극 폭 (μsec)	자극강도	치료시간
① conventional TENS	50~100	1~200	약	30분~수 시간
② acupuncture-like TENS	1~10	200~300	강	30~60분
③ hyper-stimulation TENS	50~150	100~200	강	15~30분이내
④ pulse trains TENS (burst mode)	50~100 * 1~10**	75~100	강	30~60분
⑤ modulated TENS	불규칙	1~200	불규칙	30~60분

* carrier frequency
** burst frequency

2. TENS의 종류

TENS는 자극 파라미터에 의해서 ① conventional TENS, ② acupuncture-like TENS, ③ hyperstimulation TENS, ④ pulse trains TENS, ⑤ modulated TENS의 5개로 분류된다(표 1).

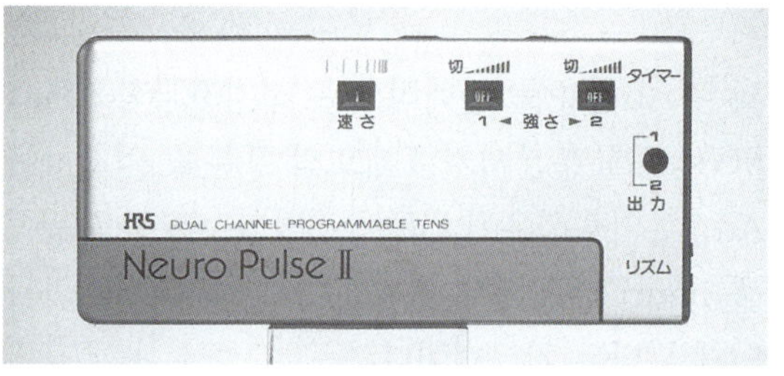

그림 3. conventional TENS장치의 예
neuropulse II EX (히로세 전기 제품)

1) 재래형 TENS (conventional TENS)

가장 일반적인 TENS이다. 이 형태의 장치는 고주파수, 저강도 자극(high-frequency, low-intensity stimulation)을 공급한다. 사용되는 주파수는 50~100 Hz이고 자극 폭(pulse width)은 1~200 μsec이다. 자극 강도는 자극이 약간 지각될 정도로 0~100 mA의 사이에서 조절된다. 보통 자극 시작으로부터 10~15분부터 진통효과가 나타나지만 자극 종료 후의 진통효과의 지속시간은 짧다. 일반적으로 치료시간은 30분에서 수 시간이다.

그림 3에 conventional TENS장치의 한 예를 나타냈다. 이 장치의 출력은 10 mA이하이고 정전류(constant current) 스파이크(spike)파를 사용하며, 주파수는 1.0 Hz~150 Hz에서 가변으로 되어 있다. 사용 전원은 1.5 V의 단3 건전지를 3개 사용하여 연속 100시간 이상 사용이며 장치에는 15분 타이머가 있고 시간이 경과하면 자동적으로 치료가 종료되도록 되어 있다. 중량은 전지를 포함하여 약 200그램이고 휴대성이 우수하다.

2) 침형 TENS (acupuncture-like TENS)

저주파수, 고강도 자극(low-frequency, high intensity stimulation)을 제공한다. 사용되는 주파수는 1~10 Hz, 자극 폭은 200~300 μsec이다. 자극 강도는 불쾌감 또는 근육 수축이 시각적으로 확인되는 강도를 사용한다. 자극 시작부터 진통효과가 나타나기까지는 수 시간을 필요로 하지만 자극 종료 후 진통효과가 수 시간 지속한다. 치료시간은 30~60분간이다.

그림 4에 침형 TENS(acupuncture-like TENS)의 한 예를 나타냈다. 이 장치는 silver

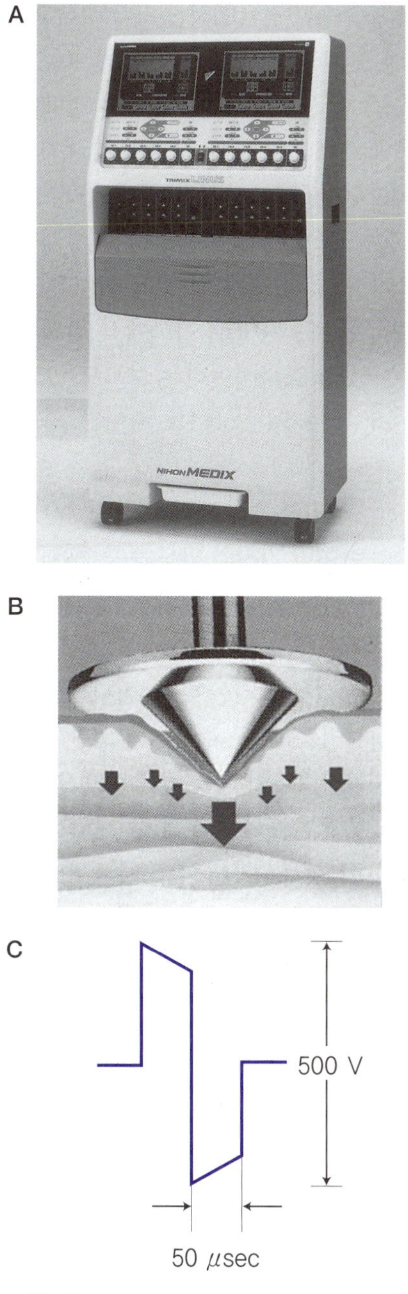

그림 4. acupuncture-like TENS의 예
A : 트리믹스 505H (일본 메딕스사 제품)
B : SSP (silver spike point) 전극
C : 자극 파형 (쌍방향성 대칭파)

spike point (SSP)라는 놋쇠에 은도금을 한 금속제의 원추모양의 전극이 특징이고 일반적으로는 SSP치료로 알려져 있다. 전극 중앙부는 원추모양으로 되어있기 때문에 전극의 첨단부가 피부에 밀착할 때에 압력이 집중하여 피부저항이 큰 각질을 변형시켜 고밀도 통전이 가능하다. 출력 파형은 펄스 폭 50 μsec의 쌍방향성 내칭파이고 출력 전압은 500 V이다.

3) 강자극 TENS (hyperstimulation TENS)

고주파수, 고강도 자극(high-frequency, high-intensity stimulation)을 제공한다. 자극 주파수 50~150 Hz, 자극 폭 100~200 μsec이고 반대자극(counter-irritation)으로서 C섬유를 활성화시키기 위하여 고강도 자극이 사용된다. 치료시간은 다른 TENS와 비교하면 짧고 15~30분 이내이다.

4) 변조형 TENS (pulse trains TENS)

방출형 TENS(burst mode TENS)라고도 하며, 저빈도 간격(burst frequency)이고 고주파(carrier frequency) 자극을 한다. 즉, 저주파 자극과 고주파 자극을 조합한 자극이며 50~100 Hz(carrier frequency)의 고주파 자극을 1~10 Hz(burst frequency)로 방출하여 자극한다. 침형 TENS(acupuncture-like TENS)와 마찬가지로 진통효과는 수 시간 후에 나타나며, 진통효과는 수 시간 지속한다. 자극시간은 30~60분간이다.

5) 모듈형 TENS (modulated TENS)

반복자극에 의해서 신경계가 반응성을 감소 또는 억제하는 기전에 맞춘 TENS이다. "신경의 익숙해짐(neurohabituation)"을 피하기 위하여, 자극주파수 및 자극강도를 변화시켜서 자극한다. 자극주파수는 200 Hz 이하이고 자극 폭, 자극강도는 자동적으로 변화하게 되어 있다. 앞에서 언급한 침형 TENS(acupuncture-like TENS)

에서는 해변에 밀려드는 파도 소리, 나무 사이를 빠져나가는 기분 좋은 바람의 리듬처럼 자연계 현상에 존재하는 "1/f 흔들림"을 전기자극에 반영시키는 자극 모드가 설정되어 있다.

3. 최적의 자극 파라미터

진통작용을 얻기 위한 최적의 자극 파라미터는 정확한 것은 아니지만, 자극강도, 자극 주파수, 사용시간 및 사용기간을 최적화시킬 필요가 있다.

a. 자극강도

앞에서 언급한 것처럼 TENS의 종류에 따라 자극강도는 다르다. 관문조절설에 따르면 TENS가 통증 감소 효과를 야기하기 위해서는 직경이 굵은 신경을 선택적으로 흥분시킬 필요가 있다. 일반적으로, 굵은 신경쪽이 가는 신경보다도 역치가 낮고 흥분성이 높기 때문에 역치가 높은 가는 신경을 흥분시키지 않고 역치가 낮은 굵은 신경만을 선택적으로 흥분시켜야 한다. 이론적으로는 흥분성의 차이를 이용하여 굵은 신경만이 흥분하고 가는 신경이 흥분하지 않는 강도를 선택하는 것이 최적의 자극강도이지만, 임상적으로는 재래형 TENS(conventional TENS)로 환자가 불쾌감을 느끼거나 근육 수축을 일으키지 않을 정도의 자극강도를 사용하며, acupuncture-like TENS, hyperstimulation TENS, pulse trains TENS에서는 불쾌감이나 근육 수축이 나타나는 정도의 자극강도가 사용된다.

b. 자극 주파수

일반적으로 저주파 자극은 즉효성이 있지만, 자극 종료 후의 효과는 지속되지 않는 편이다. 이에 반해 고주파 자극에서는 자극 시작부터 진통효과가 나타나기까지 긴 시간을 필요로 하지만 자극 종료 후 진통효과가 지속되는 경향이 있다. 따라서 TENS치료에서 즉효성을 유지하면서 그 후의 효과를 지속시키기 위해서, 저주파수와 고주파수를 조합시켜서 치료하는 방식을 고려할 필요가 있다. 최초에 70~100 Hz라는 고주파수로 자극한 후, 30 Hz 이하에서 잠시 통전을 계속하는 것이 효과적이라는 보고도 있다.

Limzer 등은 14~60 Hz 사이가 가장 효과적이고 15~180 Hz라는 약간 높은 주파수는 포진(herpes)의 신경통에 적합하며, 60 Hz까지의 주파수는 여러 가지의 만성 통증증후군에 효과적이었다고 한다. 임상적으로는 질환, 병태, 개개의 신경 등에 따라 반응이 다르므로 진통효과의 즉효성, 지속성을 고려한 다음, 하나의 자극 주파수를 결정하여 그 자극 주파수에 의한 생체의 반응을 재평가함으로써 자극 주파수를 변화시키는 시행-재평가 접근(trial and reassessment approach)[E항 「TENS치료의 진행 방법」(☞164쪽) 참조]이 필요하다.

c. 치료시간 및 치료기간

TENS의 치료시간, 1일 치료 횟수, 치료기간에 관한 명확한 규정은 없다. TENS의 치료시간은 강자극 TENS(hyperstimulation TENS)에서는 과반응의 우려가 있기 때문에 15~30분을 선택하는 이외에는 30~60분의 치료시간을 선택하는 경우가 대부분이다. Lipton은 TENS의 적정 치료는 1회 3시간이고 1일 최저 3회, Long은 1회 2~4시간이고 1일 3~4회, Mehta는 1일 30분이고 1일 6회를 권하고 있다.

B 적응과 금기

1. 적응

TENS의 적응은 체성 구조 또는 신경계 조직에 기인한 통증 전반에 사용가능하다. 재래형 TENS(conventional TENS)는 신경성 통증에 대해서 적응이 있으며, 침형 TENS (acupuncture-like TENS)는 근골격계 통증에 대해서 사용된다고 하지만, 실제로 어느 형태의 TENS가 효과적인지에 대해서는 명확하지 않다.

아래에 주된 적응증을 나타냈다.

- 만성 요통
- 변형성 관절증
- 만성 류머티스 관절염
- 척수손상 후 만성통증
- 절단에 의한 환지통
- 기타 통증성 질환

2. 금기

TENS의 금기는 다른 전기자극과 동일하다. 일반적으로 고전압장치는 경동맥동(sinus) [총경동맥의 외경동맥과 내경동맥으로의 분기점에 있는 확장부이며 압각 수용기를 포함하고 자극을 받으면 심장의 완서, 혈관 확장, 혈압 저하를 초래한다], 점막, 개방창에 사용하지 말아야 한다. 또한 임산부, 심장 심박조율기를 사용하고 있는 환자에게도 사용해서는 안 된다. 감각장애가 있는 경우에는 금기사항은 아니지만, 통전에 의한 피부 이상을 환자 자신이 지각하기 어려우므로 주의가 필요하다.

아래에 주된 금기사항을 나타냈다.

- 심장 심박조율기 사용자
- 임산부
- 목동맥동 또는 점막
- 개방창이 있는 경우

C 기본기법

TENS에 의한 치료는 ① 통전 전의 체크, ② 치료기기의 준비, ③ 오리엔테이션, ④ 포지셔닝(positioning), ⑤ 전극의 첨부, ⑥ 기기의 조작이라는 순서로 시행한다.

1. 통전 전 점검사항

a. 지시 · 처방의 점검

의사의 지시, 처방내용을 확인하고 치료부위, 치료목적을 확인한다. 통전 목적에 따라 통전 파라미터를 결정한다.

b. 금기사항, 주의사항 점검

차트 및 초기 평가에서 개방창, 심장의 심박조율기 장착 유무 등의 금기사항이나, 감각장애, 도포한 약물의 유무, 통전 시 자세의 제한점 등 TENS치료 상 주의사항을 파악하여 위험관리를 한다.

2. 치료기기의 준비

a. 접지, 전원의 확보

AC 전원을 사용하는 기기에서는 접지 및 전원 코드가 바르게 접속되어 있는 것을 확인한다. 휴대용 기기에서는 전지나 축전지가 바르게 들어가 있는지를 확인한다.

b. 치료용 접속 코드의 접속

치료목적, 치료부위에 적합한 치료용 접속

코드를 선택하여 치료기기에 접속한다.

c. 주된 전원을 넣는다

출력 손잡이 및 타이머 손잡이가 0을 가리키고 있는지 확인하고 전원을 넣는다. 주 전원을 넣으면 보통 파일롯 램프에 불이 들어온다. 전지 및 축전지를 상용하는 기기에서는 충분한 전력 공급이 되는지를 확인한다.

d. 출력 손잡이 등의 확인

출력조절 손잡이와 전압계의 표시가 제대로 작동하는지를 확인하고, 다시 0 위치로 되돌린다.

3. 오리엔테이션

a. 통전에 대한 불안감 해소

일반적으로 대상자는 과거 경험이나 짐작으로 전기치료에 대한 막연한 불안감이나 공포심을 품고 있는 일이 많으므로 TENS치료의 목적과 안전성을 설명한다. 필요에 따라서 물리치료사 자신의 신체를 사용하여 시범을 보여주어 안전성 및 통전 감각을 설명한다.

b. 통전 중 주의사항

① 통전 중에는 불필요하게 움직이지 않을 것
② 통전 중에 치료기기를 만지지 않을 것
③ 통전 중에 이상이나 불쾌감이 나타난 경우는 즉각 보고할 것의 세 가지를 알려준다.

4. 치료자세

좋은 자세, 안락한 자세를 고려하여 통전에 적합한 자세를 선택한다. 필요에 따라서 치료시간 중 선택한 자세가 유지되도록 베개, 쿠션, 수건 등을 사용하여 포지셔닝시킨다.

5. 전극의 부착

a. 전극의 선택

치료목적, 치료부위에 맞춰서 전극을 선택한다.

b. 전극 배치의 결정

치료목적, 치료부위에 맞춰서 전극의 부착 위치를 결정한다. 오른손, 왼손에 부착하는 것과 같이 심장을 횡단하는 전극의 배치는 과전류가 흘렀을 때 위험하므로 피한다. 또한 근 자극을 수반하는 통전에서는 전극이 근수축을 방해하지 않도록 한다.

c. 전극 부착 부위의 청결

통전 시 저항을 감소시키기 위해서는 알코올을 적신 솜으로 피부를 깨끗이 닦는다. 고령자 또는 장기 와병 중의 환자는 피부 각질화가 있기 때문에 특히 유념해서 피부를 깨끗하게 처리할 필요가 있다. 기기에 따라서는 통전효율을 높이기 위하여 겔모양의 페이스트(paste)를 사용하는 경우도 있다.

d. 전극의 부착

전극을 치료부위에 밀착시킨다. 전극을 고정할 때에는 과도하게 압박하거나, 다른 조직에 영향을 주지 않도록 한다. 그리고 양전극이 겹치지 않도록 부착한다. TENS에서 전극을 어떠한 위치에 부착하는지에 대해서는 명확한 규정은 없으나, 다음과 같은 부착방법이 있다(D항 「임상응용」 참조).

- 통증 부위를 사이에 끼는 것처럼 전극을 붙이는 방법
- 통증 부위에 관계된 말초신경이 뻗는 것을 따라서 전극을 붙이는 방법

- 통증 부위와 같은 척수수준에 지배되는 피부 표면 즉, 피부분절(dermatome)에 부착하는 방법
- 통증부위를 지배하는 척수분절을 자극하기 위해, 척주 가시돌기 양측에 부착하는 방법

전극을 부착한 후, 전극과 치료용 접속코드를 접속한다.

6. 기기의 조작

통전에 사용하는 치료기기의 취급설명서(manual)에 따라서 조작한다.

a. 치료 모드(mode)의 선택

기기의 메뉴얼에 따라서, 자극 주파수 등 최적의 치료 모드를 선택한다.

b. 지각 강도의 설정

통전에 수반하는 통증, 불쾌감 등의 주관적 반응과 근육수축 등의 객관적 반응에 주의하면서, 출력을 서서히 증가시킨다. 첫 번째 치료에서는 통전에 수반하는 위화감을 통증과 혼동하는 일이 많으므로 주의한다. 근육수축을 수반하는 통전에서는 목적 근의 수축, 이완을 시진 및 촉진으로 확인한다.

c. 전극 위치의 수정

필요에 따라 전극 위치를 수정하는 경우에는, 반드시 출력을 0으로 되돌린 후에 시행한다. 되돌리지 않고 전극을 이동하면, 환자에게 불쾌감을 줄 뿐만 아니라 위험하다.

d. 통전

최적의 치료시간을 선택하여, 타이머(timer)를 설정한다. 통전 중 필요에 따라 주관적, 객관적 반응을 체크한다.

e. 통전 종료 후의 점검

출력조절 손잡이를 0의 위치로 되돌린다. 타이머와 연동시켜 치료 종료 후 자동적으로 출력조절 손잡이가 0으로 복귀하는 기기도 있으나 확인이 필요하다. 이어서 전극을 떼어낼 때에 통전부의 피부 이상을 체크한다. 약간의 발적(reddening)은 정상범위이지만, 심한 발적이나 수포, 화상(burn)이 인지된 경우에는 처치의 의뢰, 보고, 기록을 한다.

치료부위는 알코올을 적신 솜으로 깨끗이 닦고 페이스트(paste) 등을 제거한다. 치료 후 주관적, 객관적 반응을 체크한다.

D 임상응용

TENS용 자극장치는 미국에서 개발된 이래 다양한 통증질환에 응용되어 급성, 만성 통증의 관리에 중요한 도구가 되었다. TENS의 장점은 ① 비침습적으로 자극이 가능하다는 것, ② 장치가 소형으로 휴대하기 용이하다는 것, ③ 환자 자신에 의하여 조작이 가능하다는 것 등을 들 수 있다. 따라서 치료장소, 치료시간을 자유로이 설정할 수 있으므로 재가 서비스나 재가치료(home therapy)의 하나로서 환자 자신에 의한 치료 등 재가 환자의 관리에도 사용할 수 있다. 또한 통증성 가동범위 장애 등 기능장애에 대해서 TENS치료에 의하여 통증을 조절하면서 치료적 운동을 하는 것이 가능하다.

일반적으로 전극 배치는 통증의 원인에 따라서 다르다. 통증의 원인을 ① 관절성 통증과 ② 신경성 통증으로 분류하여 서술한다.

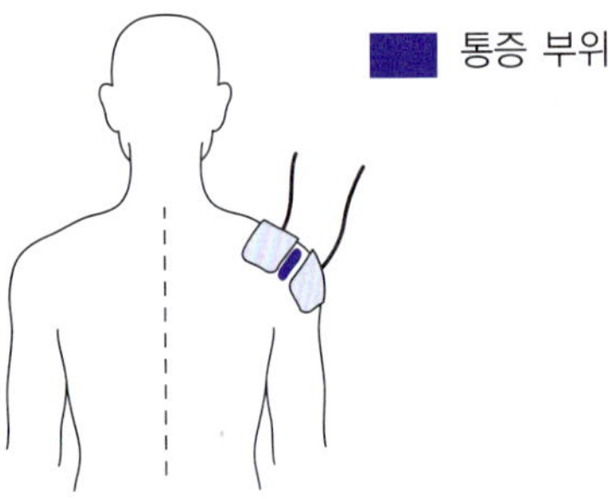

그림 5. 어깨관절의 통증에 대한 전극 배치
어깨관절 주위염 등 어깨관절 주위의 통증에 대해서는 어깨관절 주위에 전극을 배치한다.

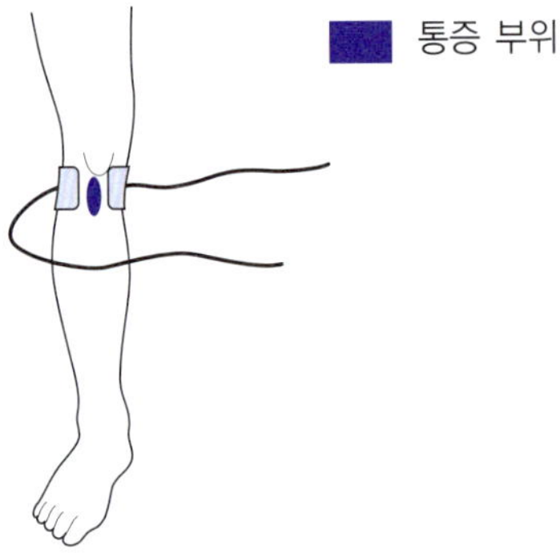

그림 6. 무릎관절의 통증에 대한 전극 배치
변형성 무릎관절증에 의한 무릎의 통증에 대해서는 무릎관절 주위에 전극을 배치한다.

1. 관절성 통증

어깨관절 주위염, 변형성 관절증 등 관절의 통증에 대해서는 관절 주위에 전극을 배치한다. 예컨대, 어깨관절 주위염으로 인한 통증에 대해서는 어깨관절 주위에 전극을 배치하고(그림 5) 변형성 무릎관절증으로 인한 통증에 대해서는 무릎관절 주위에 전극을 배치한다(그림 6). 또한 돌기사이관절(추간관절)이나 근육성 요통에 대해서는 통증부위를 사이에 두고 전극을 배치한다(그림 7).

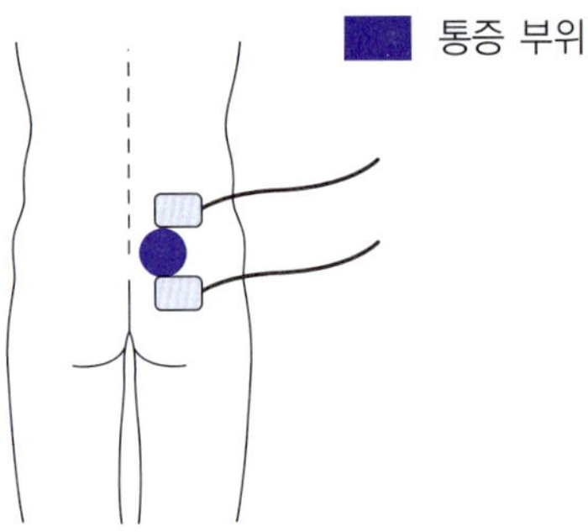

그림 7. 요통에 대한 전극 배치
돌기사이관절(추간관절)이나 근육성 요통에는 통증 부위를 사이에 두고 전극을 배치한다.

2. 신경성 통증

목뼈 및 허리뼈 척추원반(추간판) 탈출증(신경근통) 등에 의한 상하지의 방사통에 대해서는 신경근부에 가까운 척주 가시돌기 양측 또는 통증 부위와 같은 피부분절(피절, dermatome)에 전극을 배치한다. 또한 손목굴증후군(수근관증후군), 당뇨병성 신경병증(neuropathy) 등 말초신경성 통증에 대해서는 말초신경의 주행을 따라서 전극을 배치한다(그림 8).

E TENS 치료의 진행방법

TENS에서는 자극부위와 자극강도의 설정이 중요하지만 전극의 부착위치, 장치의 이용기간, 최적의 파형 및 자극 파라미터와 같은 기본적인 사항과 TENS의 효과에 관해서는 아직 충분한 해명이 없다. 따라서 실제 임상에서는 개개의 환자에게 최적의 자극 파라미터는 시행-재평가 접근에 의해서 결정한다. 시행-재평가 접근이란 그림 9에서 보여주는 것처럼 초기 평가에 기초하여 전극 부착위치, 자극 파라미터, 자극시간, 치료 횟수 등의 설정을 하고, 그 파라미터로 TENS치료를 시행하여 치료에 대한 환자의 반응

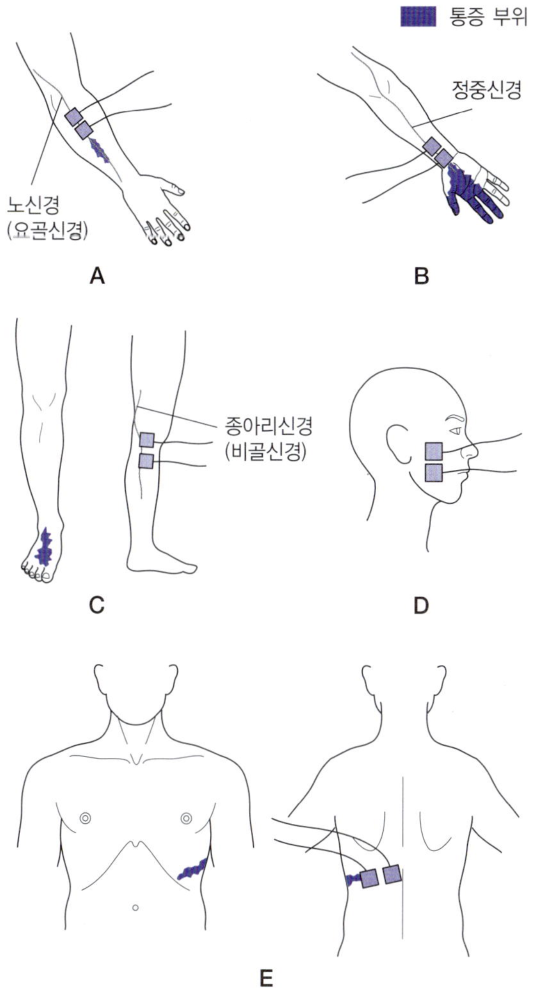

그림 8. 말초신경 통증에 대한 전극 배치

A : 노신경(요골신경)에 기인하는 아래팔부위의 통증에는 아래팔부위의 노신경 주행을 따라 전극을 배치한다.

B : 손목굴증후군에 의한 통증에는 정중신경을 자극하도록 전극을 배치한다.

C : 종아리신경(비골신경)에 기인하는 발등부분(족배부)의 통증에는 종아리신경을 자극한다.

D : 얼굴의 통증을 수반하는 삼차신경통에는 전극을 제1지(ramus), 제2지, 제3지의 영역에 배치한다.

E : 대상포진 후신경염 등의 갈비사이 신경통에는 갈비사이신경(늑간신경)의 주행을 따라서 전극을 배치한다.

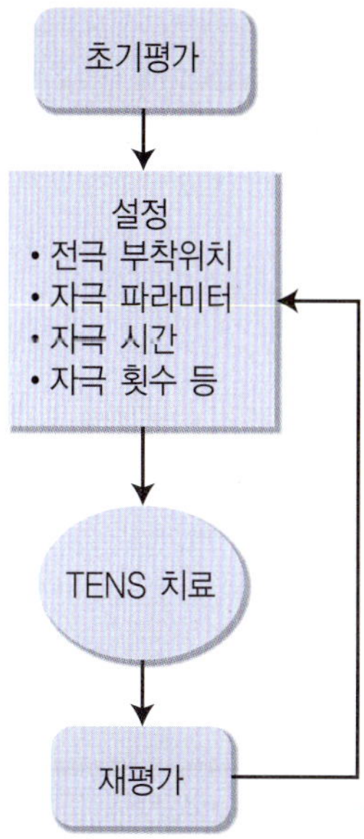

그림 9. TENS치료에서의 시행-재평가 접근

초기 평가에 기초하여 전극 부착위치, 자극 파라미터를 설정하고 TENS치료에 대한 환자의 반응에 따라 전극 배치, 자극 파라미터를 조절하는 시행 - 재평가 접근에 의하여 환자의 개개인에게 최적의 파라미터를 결정해 나간다.

(치료 결과)에 따라 전극 배치, 자극 파라미터 등을 조절해 가는 접근방식이다.

재평가의 결과, 기대한 반응을 얻을 수 없는 경우에는 파라미터를 변화시키되 하나의 자극 파라미터만을 변화시킨다. 복수의 파라미터를 동시에 변화시키는 경우에는 재평가에 있어서 어느 파라미터를 변화시킨 것이 생체 반응에 변화를 가져왔는지 불명확하게 된다. 즉 재평가를 혼란시키는 파라미터 변화를 시켜서는 안 된다.

통증의 원인은 개개의 환자마다 다르며 병리학적, 병태생리학적 문제뿐만 아니라, 심리 · 사회적 문제 등 여러 가지 요인이 통증 발현에 영향을 주고 있다. 따라서 환자 개개인의 통증은 한결같지 않고 매뉴얼적인 또는 레시피적인 접근에 의해서는 문제를 해결할 수 없는 경우가 많다. 개개의 환자에 최적의 전극 배치, 자극 파라미터, 자극시간 또는 TENS치료 자체의 적응에 관해서는 시행-재평가 접근에 의해서 판단해 가는 임상적 추론(clinical reasoning)이 반드시 필요하다.

● 참고문헌

1) Rieb, L., et al.: Alterations in electrical pain thresholds by use of acupuncture-like transcutaneous electrical nerve stimulation in pain free subject. *Phys. Ther.*, 72:658–667, 1992.
2) Tulgar, M., et al.: Comparative effectiveness of different stimulation modes in relieving pain: A double blind controlled long-term clinical trial. *Pain*, 47:157–162, 1991.
3) Noland, M.F.: Selected problems in the use of transcutaneous nerve stimulation for pain control: An appraisal with proposed solutions. A special communication. *Phys. Ther.*, 68:1694–1698, 1988.
4) Han, J.S., et al.: The effect of low- and high-frequency TENS on Met-enkephalin-Arg-Phe and dynorphin A immunoreactivity in human lumbar CSF. *Pain*, 47:295–298, 1991.
5) Cheng, R.S.F., et al.: Electroacupuncture analgesia could be mediated by at least two pain relieving mechanisms: Endorphin and non-endorphin systems. *Life Sci.*, 25:1957–1962, 1979.
6) Bushnell, M.C., et al.: Electrical stimulation of peripheral and central pathways for the relief of musculoskeletal pain. *Can. J. Physiol. Pharmacol.*, 69:697–703, 1991.

IV 기능적 전기자극(FES)

■ **학습목표**

- 기능적 전기자극의 원리와 적응에 대해서 이해한다.
- 기능적 전기자극의 응용범위와 향후 가능성에 대해서 이해한다.
- 기능적 전기자극의 한계와 문제점에 대해서 이해한다.

기능적 전기자극(functional electrical stimulation : FES)은 중추신경계 장애에 의해서 상실된 생체의 기능을 전기자극을 이용하여 대행 및 보상(compensation)하려는 시도이다. FES는 일반적으로는 운동기능 장애를 대상으로 하기에, 기능적 신경근자극(functional neuromuscular stimulation; FNS) 또는 신경의지(neural prosthesis)라고도 부른다. 넓게 파악하면, 심장 심박조율기도 일종의 FES이다. 또한 구미에서는 호흡 조율기도 판매되고 있으며, 더욱이 전기자극을 이용한 인공 내이(internal ear)도 사용화되어 있다. 운동기능 장애에 대한 FES도 판매 또는 실용화되어 이 분야에 대한 물리치료사의 참여도 기대되고 있다. 아래에 필자의 경험을 중심으로 FES의 개요를 언급한다.

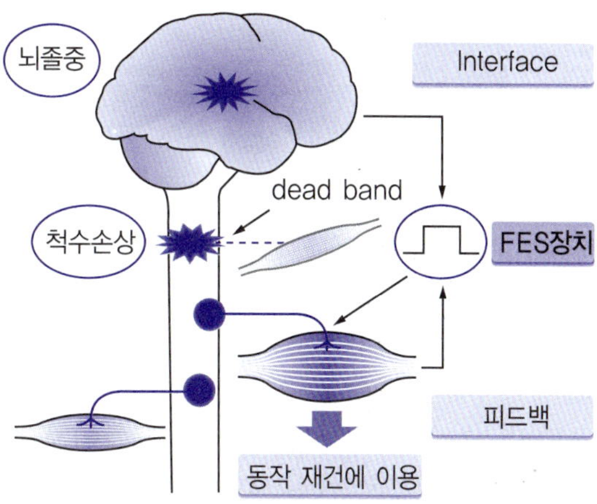

그림 1. FES의 원리 [문헌 1에서부터]

A FES의 원리

중추성 운동마비에서는 말초신경 · 근육이 정상이어서 [척수손상의 이른바 "dead band" (☞ 168쪽)를 제외함] 전기자극에 대해서 용이하게 반응하여 흥분하고 근육 수축을 일으킨다. 이 전기자극에 의한 근육 수축을 이용하여 특정의 목적동작을 재건하려고 하는 것이 FES이다. 그림 1에 나타낸 것처럼 뇌졸중 또는 척수손상 등 상위 신경원(neuron) 장애에서는 하위 신경원인 말초신경은 정상이어도 그 수의운동 명령은 전달되지 않는다. 그래서 잔존 기능(수의운동이 가능한 신체부위의 운동, 음성, 호흡, 근전도 등) 등으로 전기자극의 제어신호를 조작하여 전극을 통해 자극을 주고 유발된 근육 수축을 이용하여 목적으로 하는 동작을 대행시키려는 것이다.

최초의 FES 연구는 Liberson[2]에 의한 편마비의 첨족보행 교정이다. 이는 비골 소두부에

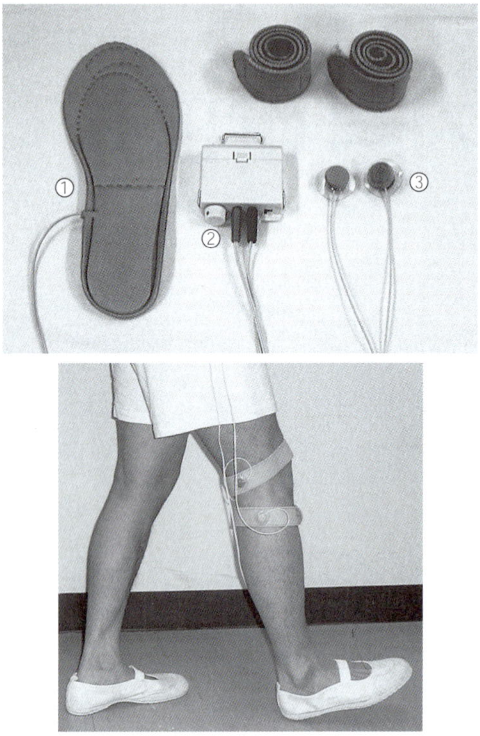

그림 2. 편마비 환자의 배굴보조 FES장치의 예
① 발 스위치(foot switch), ② 자극장치, ③ 전극

표면전극을 놓고 유각기(swing phase)에 온종아리신경(총비골신경)을 전기자극하여 발목관절(족관절)의 등쪽굽힘운동을 유발시킨다. 보행주기의 검출에는 신발바닥 안에 삽입한 압력센서(foot switch)를 사용하고 있다.

그림 2에 Liberson과 동일한 장치를 나타냈다. 이와 같이 FES에는 자극장치(자극 펄스 발생장치)와 자극 전극뿐만 아니라 제어신호 입력용 센서(이 경우는 발 스위치)가 기본적 구성요소로서 필요하다.

B FES의 적응조건

1. 기능 개선하려는 목적동작을 명확히 할 것

FES에서는 특정의 목적 동작을 재건하기 위하여 자극하는 근을 선택하여 자극 패턴을 설정하고 이용 가능한 제어신호를 결정해야 한다. 손가락의 파지동작과 같이 여러 가지의 ADL에 범용할 수 있는 동작의 재건도 있으나, 그 파지동작을 어떤 ADL에 응용하는가에 따라서 제어신호 입력의 방법이 바뀐다. 또한 팔꿉관절 또는 어깨관절을 포함한 FES의 경우는 피자극 근육이나 자극 패턴이 목적동작에 따라서 다르다. 따라서 기능 재건하려는 목적동작의 명확성이 전제가 된다.

2. 척수손상에서의 말초신경 장애의 정도

중추신경 장애에서는 기본적으로는 신경·근은 전기자극에 반응하여 수축한다. 그러나 척수손상 환자의 경우, 손상된 척수부위에서 전각세포나 척수신경근 등 말초신경 (2차 신경원)도 손상된다. 이 부위는 말초신경 손상과 같은 상태이고 전기자극에 반응하지 않는다. 이것은 "dead band"라 부르고 있다. 따라서 목적동작을 재건하기 위해서 필요한 근육이 dead band가 되어있지 않을 것이 조건이 된다. dead band에 상응한 근육들은 위축을 일으키고, 이것이 장기간 계속되면 변성한다. dead band 이하의 피절에서 지배되는 근육은 전기자극에 양호하게 반응하여 FES 사용이 가능하다.

3. FES를 적용하기 위한 근육 특성의 개선

전기자극에 반응하는 근육이, 중추신경손상 후 장기간 경과하였을 경우에는, 폐용성 근 위축을 일으켜 전기자극으로 발생하는 근 장력이 충분하지 않은 경우가 많다. 예컨대, 양하지마비의 FES기립이라면 무릎이 꺾이지 않고 체중을 지지할 수 있을 만큼의 근력이 넙다리네갈래근(대퇴사두근)에 필요하다. 이러한 경우 FES에 앞서 전기자극치료에 의해서 근력을 강화해야 한다.

또한 FES에서는 근육의 지구성도 중요하다. 이러한 전기자극의 경우, 쉽게 피로해지는 속근(fast muscle)섬유(type II)의 자극이 영향을 미치고 있다. 즉, 생리적인 수의적 수축에서는 부하의 증가에 수반하여 보다 가느다란 신경섬유에 의해서 지배되는 지근(slow muscle)섬유(type I)로부터, 보다 굵은 신경섬유에 의해서 지배되어 있는 type II가 참여하게 된다. 결국 큰 힘을 필요로 하지 않을 때는, 피로 저항성인 지근섬유가 활동하고, 큰 힘이 필요할 때는 쉽게 피로해지는 속근섬유가 참여하는 것이다. 이것을 size의 원리라 부른다. 한편 전기자극에서는 이와 반대로 쉽게 피로해지는 type II가 자극된다는 특성이 있다. 따라서 전기자극에서는 근육의 피로가 생리적 상태보다 일어나기 쉬운 것이다. 그리고 척수손상 후에는 근 위축이 일어날 뿐만 아니라, 지근섬유가 속근섬유화되어 이것이 근육 피로에 영향을 주고 있다. 그래서 FES를 적용할 수 있는 근 특성을 얻기 위하여 비교적 낮은 주파수로 전기자극을 일정기간 시행하면, 근력의 강화와 함께 근육 형태(type)의 변환이 일어나 근의 피로 내성도 개선된다.

편마비인 발목관절 발등굽힘 보조의 FES에서는 근력이 거의 문제가 되지 않으며, 적응증이 된다면 즉각 실행이 가능하다.

4. 중증의 관절구축, 변형의 유무

중증의 관절구축 내지 변형이 있고, 목적 동작을 달성할 수 없는 경우에는 적응이 되지 않는다.

5. FES장치의 조작능력

FES는 시스템에 따라서는 조작순서가 용이하지 않은 것도 있으며 이를 이해하지 못하는 지적능력 저하나 고차적인 뇌기능 장애가 없어야 된다.

6. 전기자극의 금기 유무

일반적으로 전기자극이 금기인 병태가 없어야 한다. 이에 대해서는 제6장 I. F. 1항 「금기사항」(☞ 140쪽)을 참조한다.

C FES장치

1. FES장치의 종류 (표 1)

여러 가지로 개발되어 있는 FES장치는 사용하는 전극의 종류(표면전극 또는 매립전극), 보장구 병용의 유무, 자극출력 채널 수, 피드백 제어의 여부 등 그 시스템 구성이 다양하다. 여기서는 모두를 소개할 수 없으므로 후술하는 FES 적응 사례에서 일부를 소개한다.

표 1. FES의 종류 · 분류

대상 질환 · 장애	재건부위 · 동작	목적
● 척수손상 ● 뇌졸중	● 팔 : 파지 외 ● 다리 : 기립 · 보행 · 옮겨타기	● 자립 ● 간병 경감
전극	**제어방법**	**장구 병용의 유무**
● 표면전극 ● 매립전극	● 제어신호, 센서, 스위치 ● 피드백 제어	● FES 단독 ● 장구 병용 · 하이브리드

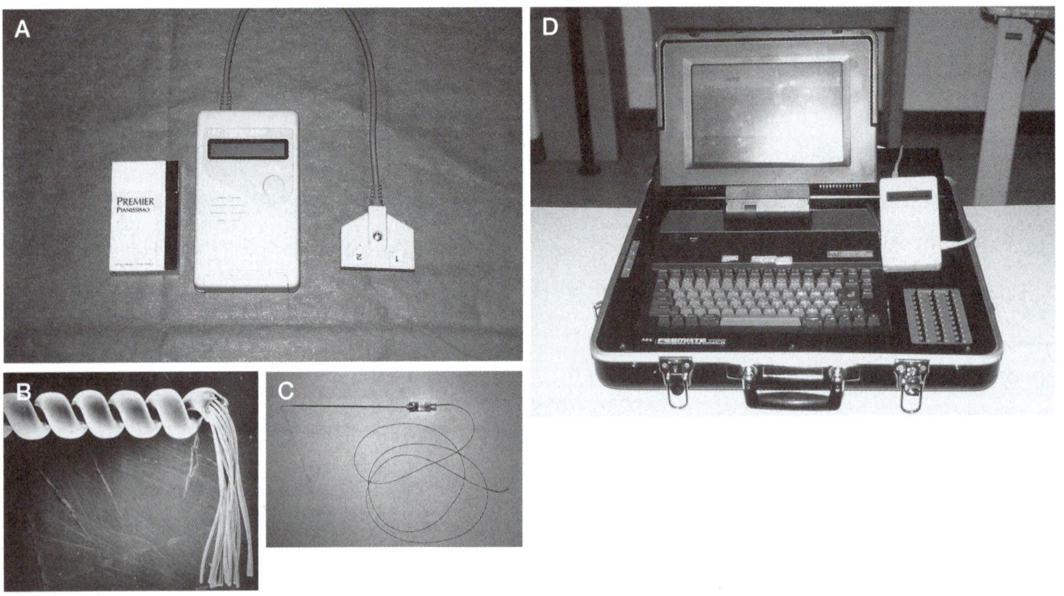

그림 3. 센다이 FES 시스템

A : 휴대형 다채널 자극장치, B : 매립 전극위치 확대도, C : 찔러넣기 위한 유도용 바늘과 전극, D : 자극 데이터 작성용 컴퓨터

2. 센다이 FES 연구그룹에 의한 시스템 (센다이 FES 시스템)

이것은 경피 매립 전극과 다채널 자극장치를 특징으로 하는 시스템이며, 도호쿠대학 의학부와 공학부 및 NEC에 의해서 개발되어 약사심의회의 인가를 얻어 임상 응용되고 있는 FES이다. 현재 도호쿠대학, 아키다대학에서는 후생성의 선진의료 지정을 받고 있다.

이 시스템은 원래 경수손상 사지마비환자의 파지기능을 FES로 재건하기 위하여 개발된 것이며, 손가락의 운동에 관여하는 근육을 확실하게 자극하기 위해 경피매립전극과 다채널 자극장치(그림 3)를 채택하고 있다. 전극은 테프론(Teflon)으로 피복한 스텐레스 강선이고 도입 바늘을 이용하여 목적근의 근지(rami musculares)에 매립한다.

자극 펄스는 펄스 폭 200 μsec의 마이너스성 구형파이다. 자극강도는 근육 내 전극이기 때문에 표면전극에 비하여 낮은 전압으로 자극이 가능하며 최대 −15 V의 출력 범위에서 강도를 조절하도록 되어 있다. 자극 주파수는 20 Hz이다. 이 설정은 충분한 강축이 얻어지고 동시에 근육 피로가 적은 주파수로서 채용되고 있다.

D FES 적응 사례

1. 상지의 FES

a. 센다이 FES시스템에 의한 경수손상 사지마비의 상지 FES

앞서 언급한 센다이 FES시스템을 사용한 경수손상 사지마비의 상지 FES를 예시한다. 사례는 24세 남성이고, 제5목뼈 탈구에 의한 C6 완전 사지마비이다. 이른바 힘줄의 작용(tenodesis like action)을 이용한 가벼운 물건 집기는 가능하지만 강한 파지력이 요구되는 동작은 불가능하거나 자조장구를 필요로 하고 있었다.

이 사례에서는 손가락 폄근의 한쪽에서는 전기자극에 반응하였으나 다른 쪽은 dead band가 되어 반응하지 않기 때문에 재건 파지동작을 옆으로 집기(lateral pinch)로 하였다. FES에서는 먼저 긴엄지폄근(장무지신전근)을 자극하여 손의 벌림동작을 하고, 이어서 심지 굽힘근, 엄지모음근(무지내전근), 제1손등쪽뼈사이근(제1배측골간근), 짧은엄지굽힘근(단무지굴곡근), 긴엄지굽힘근(장무지굴곡근)을 자극하여 파지동작을 하게 하였다(그림 4).

자극의 제어는 리스트 밴드에 설치한 스위치에 의하며 이 방법에 의하여 한쪽 상지를 스위치 조작없이 양측 동시에 FES를 가능케 하였다. 이를 글씨쓰기와 숟가락 집기에 적용하였다.

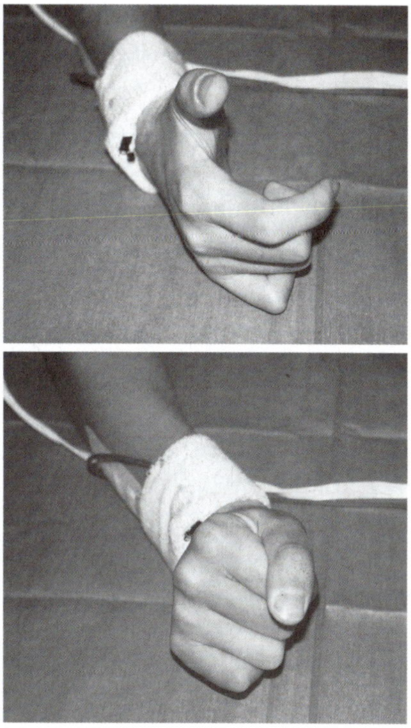

그림 4. C6 사지마비 환자의 파지동작
좌 : 벌리기, 우 : 옆으로 집기 (열쇠 쥐기)

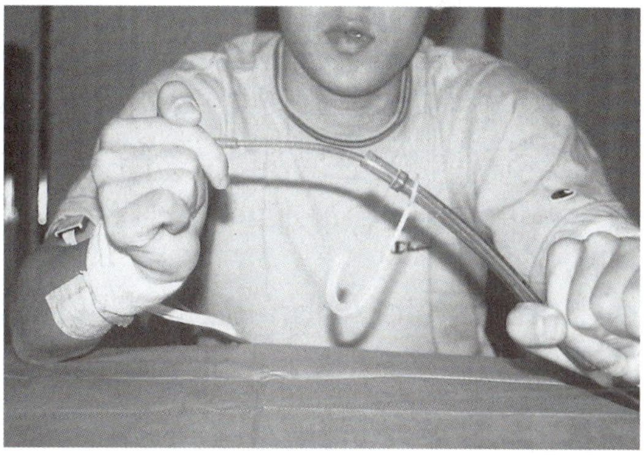

그림 5. C6 사지마비 환자의 FES에 의한 카테터 조작

그림 5는 양측 FES에 의한 옆으로 집기(lateral pinch)로 스스로 도뇨용 카테터(catheter)를 조작하고 있는 장면이며 FES에 의하여 ADL이 향상되고 있다.

b. 케이스 웨스턴 리저브대학의 FES 시스템

미국 케이스 웨스턴 리저브대학의 연구 팀이 Freehand System이라 명명한 완전 매립식 8채널의 자극출력을 갖는 FES 장치를 개발하였고 미국 식품의약품국(FDA)의 승인을 받았다. 주로 C5, C6수준의 경수손상 사지마비 환자를 대상으로 하여, 한쪽 상지의 파지기능 재건에 사용되고 있다. 필요에 따라서 근건 이행술 또는 관절고정술을 조합하여 기능 재건을 하고 있다.

c. 생체장갑 (Bionic Glove)

Bionic Glove는 캐나다의 알바타 주립대학의 신경과학 교실이 개발하였다. 표면전극을 사용한 손가락 기능 재건용 FES장치이다. 이 장치의 특징은 자극장치, 전극, 센서가 장갑에 일체형으로 구성되어 있다는 점이다. Bionic Glove는 주로 C6 사지마비환자를 대상으로 개발되었고 잔존하여 있는 손목관절의 배굴운동으로 자극을 제어하는 구조이다. 자극 전극은 장갑의 내면에 있고 장갑을 착용하면, 목적으로 하는 운동점에 전극이 위치하도록 설계되어 있다.

d. Handmaster/Bioness NESS H200

Handmaster는 표면전극에 의한 손가락 기능 재건용의 FES장치이며 이스라엘에서 개발되었다. cockup 모양의 부목(splint)에 전극이 설치되어 있다. 5채널의 자극이 있고 4개의 모드로 동작한다. 이 장치의 경우 control unit는 별도로 되어 있고, 또한 자극의 제어조작은 control unit의 단추 조작으로 시행해야 한다. 현재 이것과 마찬가지의 장치가 Bioness NESS H200으로서 임상에서 응용되고 있다.

2. 하지의 FES

a. 척수손상 양하지마비의 기립 및 보행

척수손상자 양하지마비(paraplegia)의 기립 및 보행 재건에 대한 FES연구는 많다. 보행을 목적으로 한 많은 시스템은 보장구와 FES를 조합하여 사용하는 하이브리드 시스템을 주로 채택하고 있다. AFO(ankle foot orthosis)와 표면전극에 의한 FES를 조합시킨 것, RGO(reciprocate gait orthosis)와 FES를 조합하여 양하지마비의 보행기능을 재건하는 시스템들이 있다. 또한 기립 및 보행은 근육 피로가 큰 과제이며, 여러 가지 센서를 이용한 피드백시스템(feedback system)을 추가시킨 즉, 폐쇄 루프(closed loop) 제어 FES 시스템도 많이 연구되어 있다. 일본에서는 아키다대학에서 매립 전극과 보장구 또는 관절 위치의 피드백센서(feedback sensor)를 조합시킨 연구가 있으며, 후지다 보건위생대학의 Walkabout보장구와 표면전극에 의한 시스템 연구 등이 있다.

이와 같이 다양한 보행 FES 시스템이 연구되고 있으나, 완전 손상의 하지마비 환자가 FES에 의한 보행으로 ADL이 가능하게 될 때까지, 즉 휠체어를 대신하기까지는 긴 여정이 남아 있다. 그러나 기립만으로 한정한다면 ADL에서 실용적으로 사용할 수 있는 가능성이 있다.

그림 6은 도호쿠대학에서 FES 시스템을 사용하여 완전 손상의 양하지마비 환자가 기립하고 있는 장면이다. 장하지 보장구로는 씽크대에서 기립하는 것이 곤란하지만(그림 6A), 센다이 FES 시스템에 의한 기립은 보장구를 필요로 하지 않기 때문에 휠체어로부터 건강한 사람과 같은 동작패턴으로 기립이 가능하다(그림 6B, C). 기립에는 큰볼기근(대둔근), 중간볼기근(중둔근), 모음근(내전근), 넙다리세갈래근(대퇴사두근),

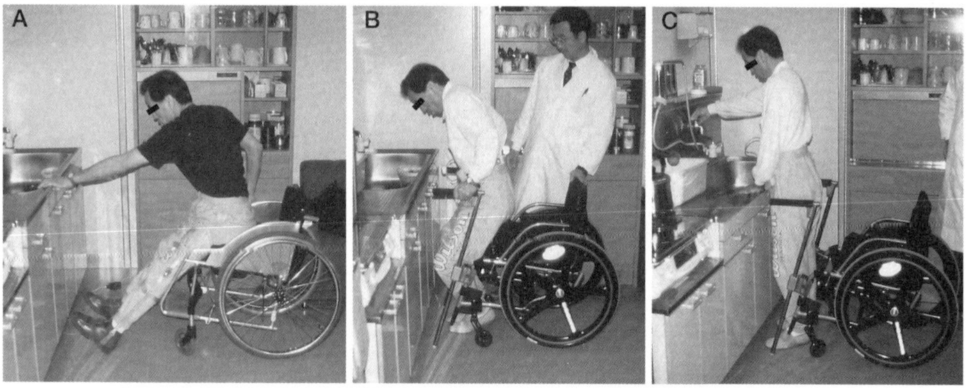

그림 6. 센다이 FES 시스템을 이용한 양하지 마비 환자의 기립동작
A : 장하지 보장구에 의한 기립동작, B : FES에 의한 기립동작, C : FES에 의한 기립자세 유지

종아리세갈래근(하퇴삼두근), 온종아리신경(총비골신경)을 자극하였다. 일어서기 동작에서는 넙다리신경(대퇴신경)을 자극하여 강한 무릎 신전력을 발휘시키지만, 기립자세를 유지하고 있을 때는 넙다리곧은근(대퇴직근)에 의한 엉덩관절 굽힘을 피하기 때문에 안쪽넓은근(내측광근) 및 가쪽넓은근(외측광근)을 각각 자극하도록 하였다. 또한 기립자세 유지에서는 엉덩관절 주위근도 자극을 하고 있기 때문에 장하지 보장구를 사용하는 경우보다 훨씬 안정된 기립자세가 가능하다.

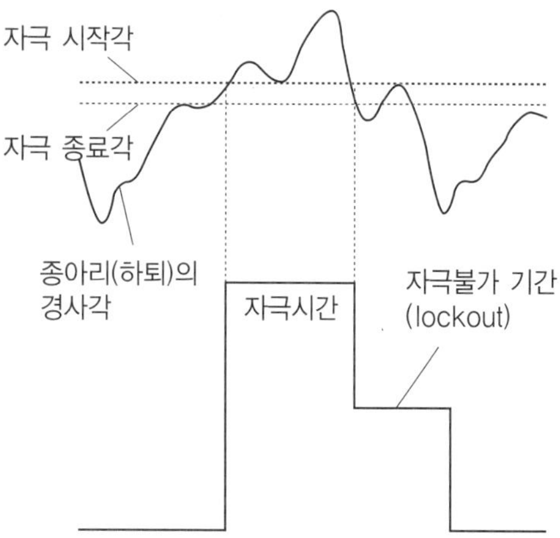

그림 7. 경사 센서 내장형 FES장치의 자극제어의 원리 [문헌 3에서 변경]

b. 뇌졸중 편마비 보행에 대한 FES — 새로운 장치의 개발

뇌졸중 편마비 보행에 대한 FES는 앞에서 언급한 Liberson 등[2] 이래 거의 마찬가지의 장치가 세계 각지에서 이용되고 있다. 일본에서도 그림 2(☞ 168쪽)의 장치가 한때 시중에서 판매되고 있었다. 그러나 다음에 언급하는 것 같은 이유로 보급되지는 않았다. 즉, 온종아리신경(총비골신경)을 자극하여 경련성 말발(첨족)을 개선하는 보행 보조용 FES 장치의 대부분은 신발 안에 삽입한 압력 센서(foot switch)로부터의 신호를 자극의 제어에 사용하고 있다. 그러나 foot switch의 파손이나 foot switch와 자극장치를 연결하는 케이블이 방해가 되는 등의 결점이 지적되고 있다. 더욱이 우리나라에서는 옥내에서의 신발을 신지 않는 생활양식에 이 장치가 전혀 적합하지 않는다는 큰 문제가 있다.

이에 반해서 캐나다의 알바타 주립대학 신경과학부분의 Stein 등은 경사 센서를 사용한 센서 · 자극전극 · 자극장치 일체형의 소형 FES 장치 WalkAide(Biomotion)을 개발하였다. 이 장치의 자극제어 원리를 그림 7에 나타냈다. 이

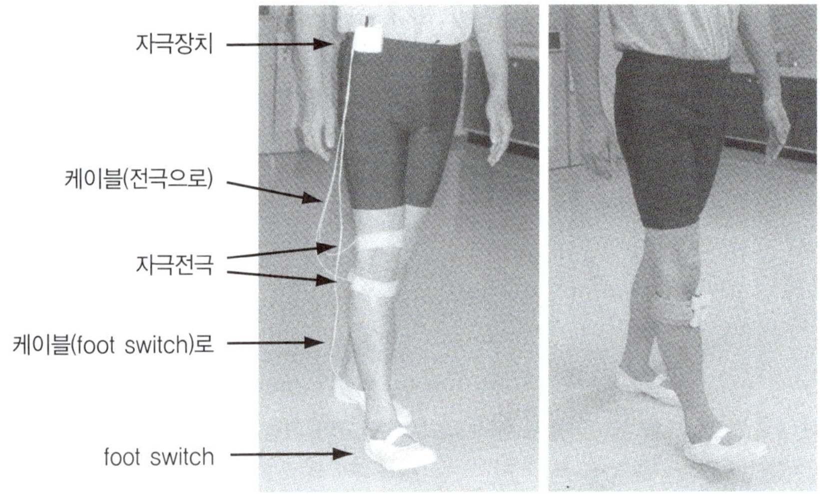

그림 8. 새로운 편마비용 발등굽힘 보조 FES장치의 예
A : 종전 형태 (foot switch 사용), B : 경사 센서 내장형 (WalkAide)

장치는 종아리 앞면 근위에 장착한다. 장치에 내장된 경사 센서가 보행 중의 종아리의 경사각도 변화를 검출하여 온종아리신경에 대한 전기자극을 제어하여 유각기(swing phase)의 발목관절 발등굽힘(배굴) 운동을 유발하는 것이다. 그림 8에 나타내는 것처럼 foot switch를 필요로 하지 않고 신발의 장착의 유무를 불문하는 점은 우리나라 생활양식에도 합치하고 있다. 또한 장착도 한 손으로 간단하게 할 수 있도록 설계되어 있다.

이 밖에 foot switch로부터의 신호를 무선으로 자극장치에 송신함으로써 접속 케이블을 필요로 하지 않는 장치(Bioness NESS L300) 등도 개발되어 임상에서 응용되고 있다.

E 장기간의 FES 적응에 의한 치료효과

FES는 기본적으로 완전마비 환자 또는 불완전마비에서 회복의 가능성이 없는 경우에 기능대행을 목적으로 시행된다. 그러나 회복이 곤란하다고 생각된 기능을 장기간의 FES 적응으로 개선한 일이 있다. Wieler 등[4]은 앞에서 언급한 경사 센서를 사용한 소형 FES장치에 의한 보행을 평균 1년간 시행한 경우에 장기효과를 보고하고 있다. 이에 따르면 발병 후 평균 5.4년 경과하여 자연회복의 가능성을 생각할 수 없던 40명의 불완전 척수손상 환자와 편마비 환자에서 FES 보조 보행을 1년간 시행하였더니 FES 보행 및 FES를 사용하지 않는 보행 양쪽에서 보행속도가 개선되었다. FES를 사용하지 않는 보행에서도 보행속도가 향상되었다는 사실은 잔존기능이 강화되었다는 것으로 생각할 수도 있으나, 회복 곤란한 기능들을 이 FES를 장기간 시행함으로써 전기자극의 치료적 효과의 발현에 의해서 개선된 것이라고 추측할 수 있다.

전기자극을 FES로서 ADL에서 매일 반복하고, 게다가 장기간에 걸쳐서 적응함으로써 의료기관에서 TES로서 전기자극치료를 시행하는 것보다 훨씬 많은 전기자극을 줄 수 있다. 자극량이 많은 것이 치료효과를 가져오는 것으로 생각된다.

이와 같이 중추성 불완전마비에 FES를 장기간 실시함으로써 치료효과가 나타날 가능성이 있다는 것을 물리치료사로서 인식해 둘 필요가 있다. 또한 이러한 사실은 발병 후 초기부터 FES를 사용하여 ADL을 실시함으로써 기능이 보다 많이 회복될 가능성도 시사하고 있다.

F 간병에 대한 FES의 응용

원래 FES는 환자 자신이 수행하는 ADL 능력을 확대하려는 것이 주 목적이다. 그러나 고위 경수손상 등에서 ADL이 중증으로 장애를 받고 있는 경우, 현재의 FES기술에 의해서는 그 해결은 매우 곤란하다. 이러한 경우 FES를 간병의 보조수단으로 이용함으로써 간병량의 경감을 도모할 수 있다. 오니시(大西) 등[5]은 23세 남성 경수손상 환자의 이동동작에 FES를 응용하고 있다.

증상 예는 기능 수준이 우 C5, 좌 C6이었다. 휠체어와 침대 사이 이동동작은 완전 보조였으나, 센다이 FES 시스템을 사용하여 큰볼기근(대둔근), 넙다리네갈래근(대퇴사두근), 큰모음근(대내전근), 온종아리신경(총비골신경)을 자극함으로써 신장된 하지에 하중을 걸 수 있도록 하여 보조량을 경감시켰다(그림 9). 또한 휠체어에서 자동차로 옮겨타는 동작도 보호자(모친) 1명으로는 불가능하였던 것이 가능해지고 외출이 쉬워져서 ADL 및 QOL이 향상되었다.

이와 같이 FES는 중증 장애자의 ADL에서 간병량을 경감시키는 한 방법으로 이용할 수 있으며 가능성이 있으며 앞으로의 연구가 기대된다.

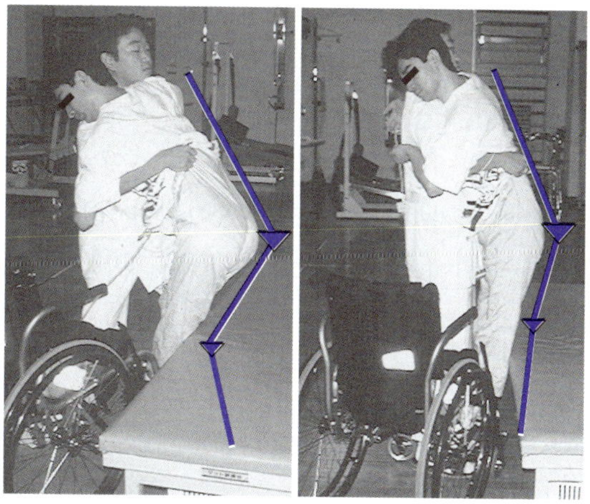

그림 9. FES에 의한 이동동작의 보조
좌 : FES 없음, 우 : FES 보조 있음

G 호흡 FES : 가로막(횡격막) 조율

현재 구미에서는 고위 경수손상 등으로 인공호흡기 의존상태인 환자의 호흡기능을 FES로 대행하는 것이 널리 시행되고 있다. 이것은 매립전극에 의해서 가로막신경(횡격신경)을 자극하여 호흡을 하는 것이며 일본에서는 Glenn 등에 의해서 개발된 Avery사의 기기를 사용한 임상응용이 보고가 있다. 이것은 몸 밖에 놓인 자극장치로부터 발생한 펄스를 체표의 안테나를 통해서 라디오파로서 발신하고 몸 안에 매립된 리시버(receiver)로 수신하여 가로막신경을 자극한다. 몸 밖의 장치는 전지로 구동할 수 있고 불과 540 g의 소형이어서 환자의 행동범위를 비약적으로 확대할 수 있다. 또한 가로막 조율만으로 24시간 호흡이 가능해지면 기관절개부분을 폐쇄할 수도 있다. 기관절개부분을 폐쇄할 수 있으면 회화가 가능해지고 식사도 편안하게 할 수 있다. 게다가 기도 감염의 위험성도 크게 감소하는 등 환자에게 그 혜택은 크다. 앞으로의 보급이 기대되는 방법이며 물리치료사로서도 연구해야 할 분야라고 생각한다.

H FES의 문제점과 과제

이상과 같이 중추성 운동마비환자의 ADL을 향상시킬 가능성을 가진 FES이지만, 실용성이라는 측면에서는 아직도 연구 및 개발이 필요하다. 센다이 FES 시스템에 대해서도 실제로 ADL에서 FES를 사용하고 있는 환자 수는 아직도 미미하다. 향후 시스템 전체의 신뢰성, 제어신호를 포함한 조작성, 장치의 장착성, 외관, 비용 등 많은 문제를 해결하는 것이 FES의 보급에 있어 반드시 필요한 조건이라고 생각한다.

● 인용문헌

1) 伊橋光二：機能的電気刺激の効果と課題. 理学療法学, 33:245–247, 2006.
2) Liberson, W.T., et al.: Functional electrotherapy: Stimulation of the peroneal nerve synchronized with the swing phase of the gait of hemiplegic patients. *Arch. Phys. Med. Rehabil.*, 42:101–105, 1961.
3) Dai, R., et al.: Application of tilt sensor in functional electrical stimulation. *IEEE Trans. Rehabil. Eng.*, 4:63–71, 1996.
4) 島田洋一ほか：FES を用いた Hybrid 装具. 日本義肢装具学会誌,21:138–145, 2005.
5) Wieler, M., et al.: Multicenter evaluation of electrical stimulator systems for walking. *Arch. Phys. Med. Rehabil.*, 80:495–500, 1999.
6) Stein, R.B., et al.: A multi-center trial of a foot drop stimulator controlled by a tilt Sensor. *Neurorehabilitation & Neural Repair.*, 20:371–379, 2006.
7) 大西秀明ほか：機能的電気刺激を用いた完全四肢麻痺患者のトランスファーについて. PT ジャーナル, 33:439–443, 1999.

● 참고문헌

1) 八木 了ほか：四肢麻痺, 対麻痺に対する機能的電気刺激（FES）の最近の進歩. 運動・物理療法, 8:2–8, 1997.
2) 八木 了ほか：経皮的埋め込み電極による麻痺肢への機能的電気刺激（FES）と治療的電気刺激（TES）. 臨床リハ, 4:938–941, 1995.
3) 八木 了ほか：脊髄損傷による麻痺肢に対する電気刺激療法. 臨牀看護, 23:2204–2209, 1997.
4) 八木 了ほか：機能的電気刺激（FES）による四肢麻痺の上肢制御. 日本災害医学会会誌, 46:229–234, 1998.
5) Masuda, M., et al.: Influence of therapeutic electrical stimulation on contractile property and fatigability of the human paralyzed vastus lateralis muscle. Proceedings of the 8th World Congress of the International Rehabilitation Medicine Association, 455–458, 1997.
6) 真寿田三葉ほか：治療的電気刺激が麻痺筋の収縮特性, 疲労耐性に与える影響. 理学療法学, 25:121–127, 1998.
7) Prochazka, A., et al.: The bionic glove: An electrical stimulator garment that provides controlled grasp and hand opening in quadriplegia. *Arch. Phys. Med. Rehabil.*, 78:608–614, 1997.
8) Popovic, D., et al.: Clinical evaluation of the bionic glove. *Arch. Phys. Med. Rehabil.*, 80:299–304, 1999.
9) Ihashi, K., et al.: Restoration of standing in paraplegia by means of functional electrical stimulation. Proceedings of the 8th World Congress of the International Rehabilitation Medicine Association, 1479–1482, 1997.
10) 大西秀明ほか：第 6 胸髄損傷完全麻痺に対する機能的電気刺激による起立・歩行再建. 理学療法学, 25:413–420, 1998.
11) 伊橋光二, Stein, R.B. ほか：傾斜センサーを用いた歩行補助用 FES 装置 WalkAid の開発—刺激パラメータの感受性評価. 医用電子と生体工学, 35（学会特別号）:431, 1997.
12) 伊橋光二, Stein, R.B. ほか：歩行補助用機能的電気刺激装置 WallkAid の開発：脳卒中片麻痺への臨床応用. 理学療法学, 24（学会特別号）:193, 1997.
13) 白土幸子ほか：機能的電気刺激による C6 完全四肢麻痺の ADL 拡大. 理学療法学, 29:51–58, 1996.
14) 永井博子ほか：横隔膜ペーシングによる人工呼吸管理. 総合リハ, 24(3):225–229, 1996.
15) Ihashi, K., et al.: Reconstruction of the hand function in hemiplegia by functional electrical stimulation. Proceedings of the Hong Kong Physiotherapy Association International Congress 1997, 30, 1997.
16) 半田康延：末梢神経への機能的電気刺激による麻痺肢の機能再建. 総合リハ, 16:957–964, 1988.
17) 鈴木 亨ほか：対麻痺歩行再建に向けた最近の進歩. *Medical Rehabilitation*, 27:40–47, 2003.

V 전기진단과 바이오 피드백

■ 학습목표

●전기진단 기법에 대해서 학습한다.

●바이오 피드백에 대해서 학습한다.

A 전기진단

근전도나 말초신경 전도검사 등의 전기생리학적 검사는 신경근질환 또는 근골격 관절질환의 진단에 유용한 방법이다. 예컨대, 근 위축은 근 질환에 기인하는 경우와 신경섬유의 이상에 기인하는 경우가 있으며 각각 근원성 패턴(myogenic pattern), 신경원성 패턴(neurogenic pattern)을 나타내기 때문에 전기생리학적 검사에 의해서 이들의 특징을 파악함으로써 근 위축의 원인을 파악할 수 있다.

1. 니들(needle) 근전도

a. 검사를 위한 기초 지식

1) 운동단위

하나의 척수 전각세포와 그 전각세포에 의해서 지배되는 근 섬유를 운동단위(motor unit)라 한다. 일반적으로 하나의 전각세포는 400~1,000개를 초과하는 근 섬유를 지배하고 있으며, 각각의 근 섬유는 10개 전후가 그룹을 이루고 소단위(subunit)를 구성한다. 하나의 운동단위가 근육의 일부에 한정되어 있으면 근육 수축이 국한되므로, 근 전체가 원활하게 수축하도록 다른 전각세포의 소단위와 겹친 것처럼 흩어져 있다.

니들 근전도에서 운동단위라 불리는 것은 소단위에 대한 것을 의미하며, 동축(coaxial)의 내심(internal core)과 외관(external tube) 사이 전위차를 기록한다. 1개의 니들 전극에 의하여 여러 개의 다른 활동전위를 동시에 기록할 수 있다. 근육 섬유와 전극의 위치관계가 일정한 활동전위의 형태는 일정하지만, 위치관계가 이동하면 그 형태가 변화한다. 따라서 활동전위가 단일 소단위의 근 방전인지 어떤지를 활동전위의 형태로 판단할 수 있다.

하나의 소단위에 속하는 복수 근 섬유들의 활동전위의 집합은 그림 1에 나타낸 것 같은 형태로 기록되고, 지속시간, 진폭 등에 의해

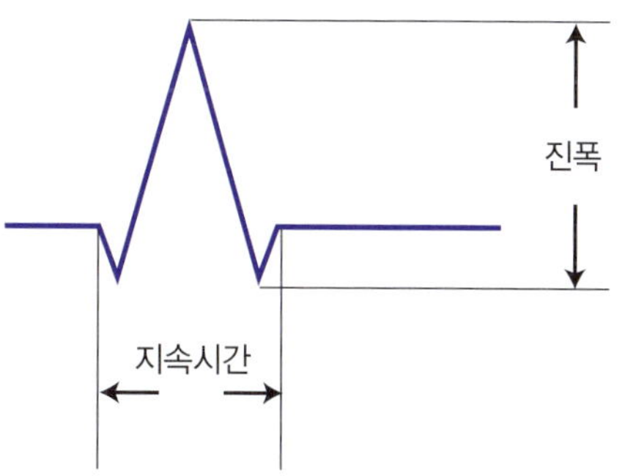

그림 1. 운동단위 활동전위

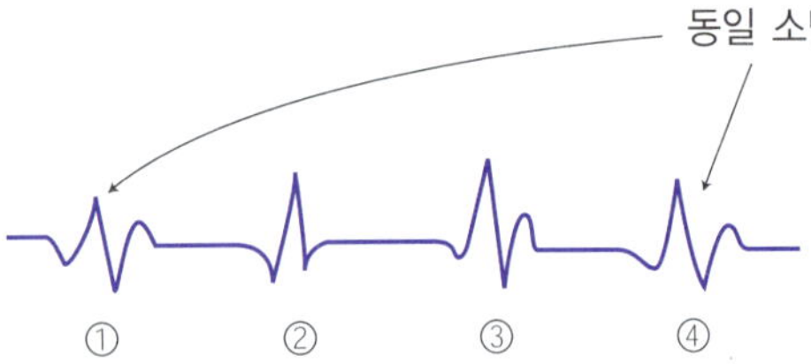

그림 2. 기록된 활동전위

①~④의 4개의 분리된 활동전위가 관찰된다. ①과 ④의 활동전위는 파형이 유사하므로 동일 소단위의 근 방전이라 생각된다.

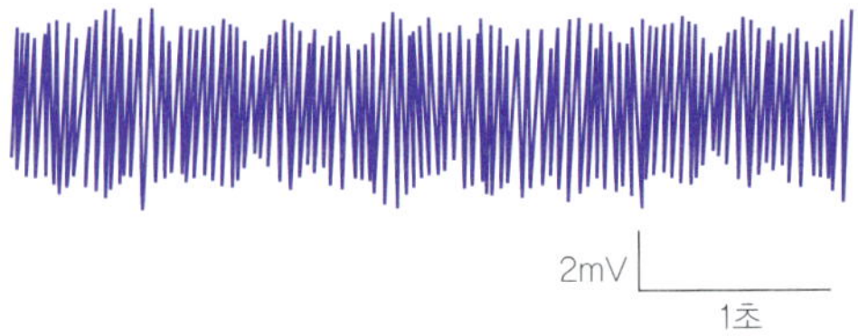

그림 3. 최대 수축 시의 간섭파

정량적 기록이 된다. 일반적으로 2~3상이며 4상 이상을 다상성(polyphasic)이라 부른다. 연령, 검사를 받는 근육에 따라 이들의 값은 다르고, 기준치와 비교하여 이상 유무를 판정한다.

2) 근육 수축과 활동전위

안정 시에는 근육 수축이 나타나지 않으므로 근 활동전위는 관찰되지 않는 것이 보통이다. 니들 근전도에서는 침 전극을 찔러 넣었을 때에 삽입 전위(insertional potential)라 부르는 활동전위가 최대 500 msec 정도 관찰되는 일이 있으나, 그 후 수의적으로 근육 수축할 때에는 근육 방전은 관찰되지 않는다. 다만 전극의 위치가 우연히 종판(end plate)에 가까우면 작은 종판 잡음(end plate noise)이 관찰되고, 단일 근 섬유의 방전 [종판 극파(end plate spike)]이 관찰되는 일도 있다. 약간의 근육 수축에 의하여 활동전위가 발생하지만, 이때 개개의 전위가 중복되지 않고 떨어져서 기록될 수 있도록 수축을

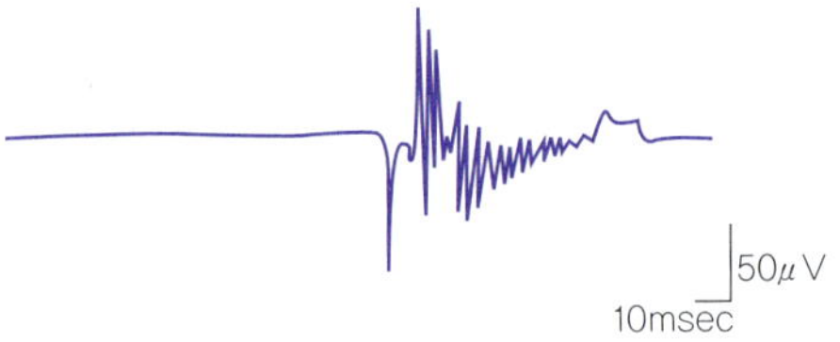

그림 4. 삽입 활동전위 (insertional activity)

가감시키면, 그림 2와 같이 분리된 몇 가지 전위가 나타난다. 수축력을 증가시키면 차츰 개개의 전위 식별이 곤란해지고, 최대 수축 시에는 높은 빈도로 전위가 연속되는 간섭파(interference pattern)가 된다(그림 3).

b. 침 근전도검사의 실제

근전도의 검사는 ① 안정 시, ② 최소 수축, ③ 최대 수축 세 가지로 나눠서 시행한다. 검사 전에 각각의 상태에 대해서 피검자에게 설명하고, 실제로 근육 수축의 정도를 연습시켜 둘 필요가 있다.

1) 안정 시

검사하는 근육에 침 전극을 찔러 넣었을 때에 낮은 진폭의 다상성 전위가 연속해서 나타나는데, 정상에서는 200~300 msec 이내에 소실한다(그림 4). 장시간 전위가 계속되는 경우는 삽입 활동전위 연장(prolonged insertional activity)이라 부른다.

안정 시 방전(resting potential)에는 다음과 같은 것들이 있다.

◉ 삽입 시 활동전위 (insertional activity)

삽입 시 활동전위는 근 섬유가 쉽게 흥분한다는(irritability) 상태를 의미하고 근 강직성(myotonia), 염증성 다발근염 등에서 관찰된다. 또한 갑상샘 기능저하증에서도 위상(false) 근경직증*1이라 부르는 흥분성의 항진이 관찰되는 일도 있다.

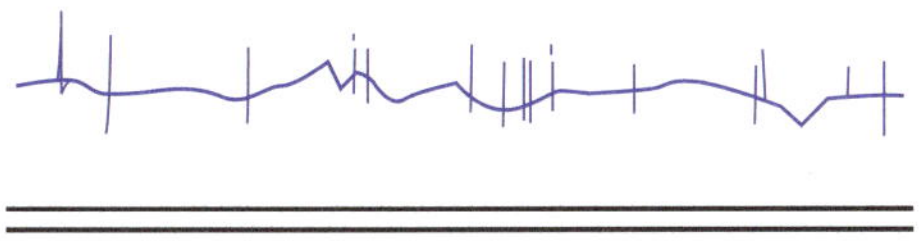

그림 5. 근 섬유 경축 (fibrillation potential)

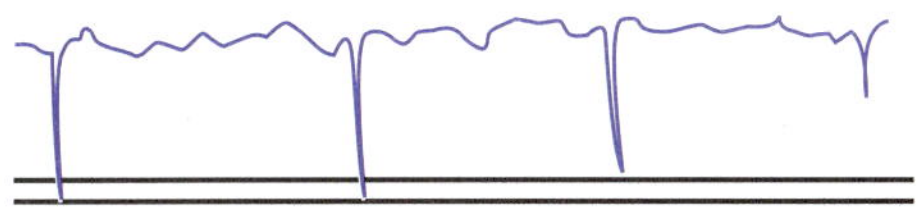

그림 6. 양성 예파 (positive sharp wave)

◉ 근 섬유 연축 (fibrillation potential) (그림 5)

보통의 근 활동전위는 신경근 단위의 발사이며 복수 근 섬유의 전위의 합계이지만, 근 섬유연축은 단일섬유의 활동전위라 생각되고 있다. 지속시간은 1~2 msec, 진폭은 100~200 μV 정도이고 발현 빈도는 다양하다. 발현 빈도가 높은 경우에는 탈신경 질환의 존재를 나타내는 일이 많다.

◉ 근 섬유다발 연축 (fasciculation potential)

근 섬유다발 연축은 육안으로 확인할 수 있는 큰 근육 활동이며 운동단위의 방전이다. 근육질환에서는 관찰되지 않고 탈신경의 소견이다. 그러나 건강한 사람에게도 양성의 근 섬유다발 연축(benign fasciculation)이 관찰되는 경우가 있으므로, 근 섬유다발 연축만으로 탈신경 변화라 단정할 수는 없다. 근 섬유다발 연축은 탈신경이 완성된 후에도 출현하지만, 탈신경 과정의 진행 중에도 출현한다. 척수 전각세포, 말초신경섬유가 잘 흥분하기 때문이라고 한다.

◉ 양성 예파 (positive sharp wave) (그림 6)

예리한 양성부분과 약간 지속시간이 긴 낮은 음성부분으로 구성된다. 지속시간 10 msec 이하, 진폭 1 mV이하이며 빈도는 1~2 Hz의 경우도 있으나, 100 Hz 전후에서 연속성으로 나타나는 경우가 있다. 양성 예파는 근 섬유 연축과 마찬가지의 소견이라 생각되고, 근 섬유 연축보다도 진단학적 가치가 높다고 한다.

*1 : 삽입 후도 방전현상이 관찰되는 현상.

◉ 임상적 고찰

안정 시 방전은 탈신경근에서 관찰되는 일이 많고, 그 중에서도 양성 예파는 이러한 경향이 강하며 다른 자발 방전보다도 질환 특이성이 높다. 또한 탈신경근에서는 근 섬유 연축과 양성 예파가 동시에 출현하는 일이 많다.

근육 섬유다발 연축은 신경근육 단위의 방전이며 그 형태를 가지고 수의활동 전위와 명확히 구별할 수 없다. 그러나 일정한 세기의 수축을 계속하고 있는 경우, 같은 신경근육 단위는 거의 일정한 시간간격으로 방전을 반복하는 것에 비해 근 섬유다발 연축의 출현은 불규칙하다.

2) 최소 수축 (minimal volition)

목적하는 근육을 약간 등척성 수축을 시킨 상태에서 개개의 활동전위(신경근육 단위)를 관찰한다. 개개의 활동전위를 관찰하기 위해서는 개개의 전위가 분리되어 있을 필요가 있기 때문에 스피커에서 발사 전위의 소리를 들으면서 각각의 소리가 분리되도록 수축력을 조절시킨다. 화상(display)에 출현하는 전위가 같은 형태로 동일 부위에서 20회 출현하면 독립된 신경근육 단위로서 간주할 수 있다. 개개 활동전위의 형태, 지속시간, 진폭을 분명히 한다.

◉ 형태

정상 근육에서는 3상파가 된다. 2상파가 관찰되는 일도 있으나 4상파가 관찰되는 일은 드물다. 그러나 다상파(polyphasic wave)의 출현이라고 반드시 비정상이라 말할 수 없다. 건강한 사람의 다상파 출현빈도를 표 1, 2에 나타냈다. 다상파를 15% 초과하는 근육이 있으면 비정상

표 1. 건강한 사람의 다상파 출현빈도

기록 전위에서 다상파의 출현빈도 (%)	좌측의 빈도로 다상파가 인지된 피검자의 빈도 (%)
0	54.4
5	33.6
10	9.9
15	1.8
20	0.2

[문헌 1에서 변경]

표 2. 건강한 사람의 다상파 출현빈도

근	다상파 전위의 출현빈도 (%)
위팔두갈래근(상완이두근)	3.5
위팔세갈래근(상완삼두근)	4.5
장딴지근(비복근)	0.5
앞정강근(전경골근)	8.5
얼굴근육(안면근)	5.5
짧은엄지폄근(단무지신전근)	12.0

[문헌 2에서 변경]

이라 생각할 수 있다.

◉ 지속시간

지속시간은 피검자의 연령, 근육에 따라 다르다. 건강한 사람에서의 연령별, 근육별 지속시간을 표 3에 나타냈다. 성인에서는 5 msec 이하, 또는 18 msec 이상이면 비정상이라 판단된다. 전위의 지속시간은 탈신경근에서 연장되고 근육병증(myopathy)에서 단축된다. 탈신경근에서 지속시간이 연장되는 것은 잔존하는 운동단위가 탈신경된 운동단위를 신경섬유의 수초에 의해 재지배되기 때문이라고 생각된다(그림 7). 한편 근육병증의 소견으로 되어있는 지속시간의 단축 이유는 활동전위를 구성하는 개개의 소단위 안에서, 참여하는 근 섬유의 수가 감소하거나 기전력(起電力)이 저하하기 때문이라 한다.

◉ 진폭

진폭의 크기는 발전부위와 전극과의 거리에 영향을 받는데 활동전위가 0.5 mV 이하의 경우는 비정상이다. 지속시간이 짧은 다상성의 파형은 short bizarre potential이라 부르고 근육병증에서 관찰된다. 이에 반해서 탈신경에서는 진폭은 커져 3~5 mV를 초과하여 지속시간이 긴 것을 거대활동전위(giant potential)라 부른다(그림 8).

◉ 임상적 고찰

하나의 신경근 단위의 활동전위는 전극과 위치관계가 일정하다면 항상 같은 형태를 취하기 때문에, 2개의 활동전위가 같은 신경근 단위의 것인지 어떤지를 판정할 수 있다. 그러나 같은 신경근 단위 중 개개의 근 섬유 수준에서 문제가 생긴 경우에는 활동전위의 파형이 변화한다. 피검자가 같은 정도의 힘으로 근육 수축을 하고 있음에도 불구하고 활동전위의 형태, 진폭, 지속시간이 변화하고 발현 빈도도 불안정하며 차츰 진폭이 저하 내지는 소실되면, 신경근 전달 차단의 존재를 시사하는 소견이다.

3) 최대 수축 (maximal volition)

검사를 받는 근육에 최대 등척성 수축을 시켜 활동전위의 진폭, 밀도를 관찰한다. 최대 수축에 가까워짐에 따라 참여 전위가 증가하고 진폭도 커지며 정상에서는 개개 활동전위의 식별이 불가능할 정도까지 발사빈도가 높은 간섭파가 관찰된다(그림 9상). 약간 힘을 뺀 수축에서는 같은 간섭파라도 밀도는 저하하고 전위도 약간 낮아진다(그림 9중). 병적인 경우에는 낮은 전위 간섭파라 부르는 패턴이 관찰되고, 이 경우 전력하지 않는 수축에서도 높은 밀도의 간섭파형이 된다(그림 9하). 이러한 상황은 표면 근전도에서도 관찰할 수 있다. 신경원성 근 위축에서는 운동단위의 밀도 저하가 있고 최대 수축에서도 정

표 3. 건강한 사람에서의 연령별, 근육별 지속시간(msec)

연령 (세)	어깨세모근 (삼각근)	위팔두갈래근 (상완이두근)	위팔세갈래근 (상완삼두근)	엄지맞섬근 (무지대립근)	새끼벌림근 (소지외전근)
0~4	7.9~10.1	6.4~8.2	7.2~9.3	7.1~9.1	8.3~10.6
5~9	8.0~10.8	6.5~8.8	7.3~9.9	7.2~9.8	8.4~11.4
10~14	8.1~11.2	6.6~9.1	7.5~10.3	7.3~10.1	8.5~11.7
15~19	8.6~12.2	7.0~9.9	7.9~11.2	7.8~11.0	9.0~12.8
20~29	9.5~13.2	7.7~10.7	8.7~12.1	8.5~11.9	9.9~13.8
30~39	11.1~14.9	9.0~12.1	10.2~13.7	10.0~13.4	11.6~15.6
40~49	11.8~15.7	9.6~12.8	10.9~14.5	10.7~14.2	12.4~16.5
50~59	12.8~16.7	10.4~13.6	11.8~15.4	11.5~15.1	13.4~17.5
60~69	13.3~17.3	10.8~14.1	12.2~15.9	12.0~15.7	13.9~18.2
70~79	13.7~17.7	11.1~14.4	12.5~16.3	12.3~16.0	14.3~18.6

연령 (세)	넙다리두갈래근 (대퇴이두근), 넙다리네갈래근 (대퇴사두근)	장딴지근 (비복근)	앞정강근 (전경골근)	긴종아리근 (장비골근)	짧은발가락폄근 (단족지신근)
0~4	7.9~9.2	6.4~8.2	8.0~10.2	5.8~7.4	6.3~8.1
5~9	7.3~9.9	6.5~8.8	8.0~11.0	5.9~7.9	6.4~8.7
10~14	7.4~10.2	6.6~9.1	8.2~11.3	5.9~8.2	6.5~9.0
15~19	7.8~11.1	7.0~9.9	8.7~12.3	6.3~8.9	6.9~9.8
20~29	8.6~12.0	7.7~10.7	9.6~13.3	6.9~9.6	7.6~10.6
30~39	10.1~13.5	9.0~12.1	11.2~15.1	8.0~10.9	8.9~12.0
40~49	10.7~14.3	9.6~12.8	11.9~15.9	8.6~11.5	9.5~12.7
50~59	11.6~15.2	10.4~13.6	12.9~16.9	9.4~12.2	10.3~13.5
60~69	12.1~15.8	10.8~14.1	13.4~17.5	9.7~12.7	10.7~14.0
70~79	12.4~16.1	11.1~14.4	13.6~17.9	10.0~13.0	11.0~14.3

[문헌 2에서 변경]

상인과 같은 간섭파가 생기기 어려워진다. 질환의 정도에 따라 발사되는 활동전위가 감소하고 그림 10과 같은 단일 진폭(single oscillation)에 접근한다. 완전히 탈신경이 일어나면 운동을 하려고 해도 활동전위는 관찰되지 않는다.

2. 유발 전위

생체는 외부의 자극에 대해서 여러 가지 반응을 한다. 따라서 외부로부터의 반응에 생체가 어떻게 반응하는가를 파악함으로써 생체 내의 기능을 평가할 수 있다. 외부로부터의 자극에 의해서 유발되는 전기적 변화를 유발전위라 하고 유발전위를 기록, 분석함으로써 생체 기능이상의 평가 또는 병변의 진단에 이용할 수 있다. 여기서는 최초 유발전위의 기초적 사항에 대해서 언급하고 이어서 체성 감각 유발전위에 대해서 서술한다.

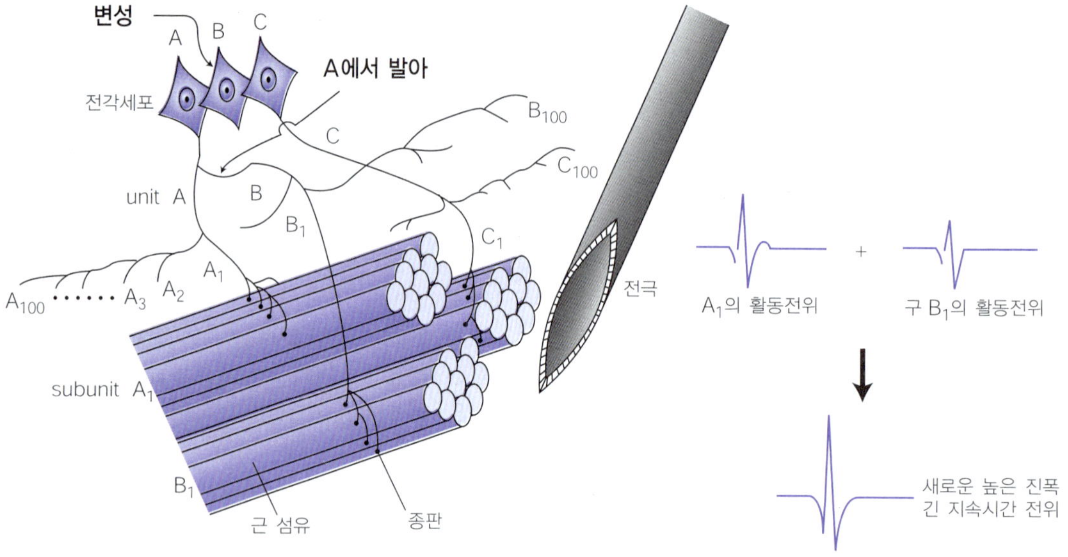

그림 7. 신경원성 근 위축에서 높은 진폭, 긴 지속시간 전위가 발생하는 기전 [문헌 3에서]

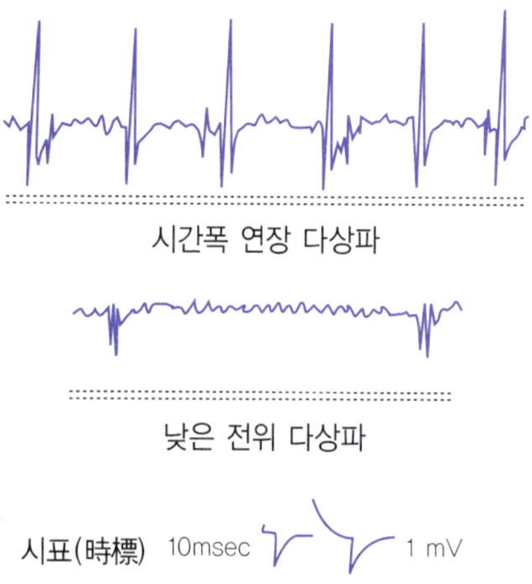

그림 8. 탈신경과 근육병증에서의 비교
[문헌 3에서]

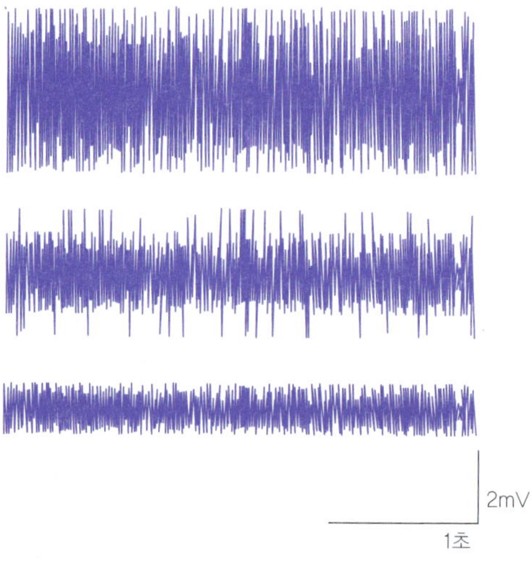

그림 9. 간섭파 (interference pattern)
상 : 정상(전력 간섭파)
중 : 정상, 80% 정도의 힘에서 수축
하 : 낮은 전위 간섭파(low voltage interference pattern), 80% 정도의 수축을 해도 용이하게 고밀도의 간섭파가 된다.

a. 유발전위와 노이즈

유발 자극에 의한 유발전위를 기록하는 경우는 유발 자극과 인과관계가 없는 전위를 제외시킬 필요가 있다. 그러나 실제로는 유발전위를 기록하려고 하는 경우에 유발 자극과 관련이 없는 전위의 변화가 끊임없이 관찰된다.

예컨대, 두피 상에서 유발전위를 기록하려고 하는 경우에는 항상 뇌파가 기록된다. 유발 자극과 인과관계가 없는 전위 변화를 노이즈(noise)라 부른다. 노이즈에 감춰진 유발전위를 기록하는 방법으로서 자극 후의 일정시간만 기록한 전위를 가산하는 가산법이 사용된다. 유발전위는

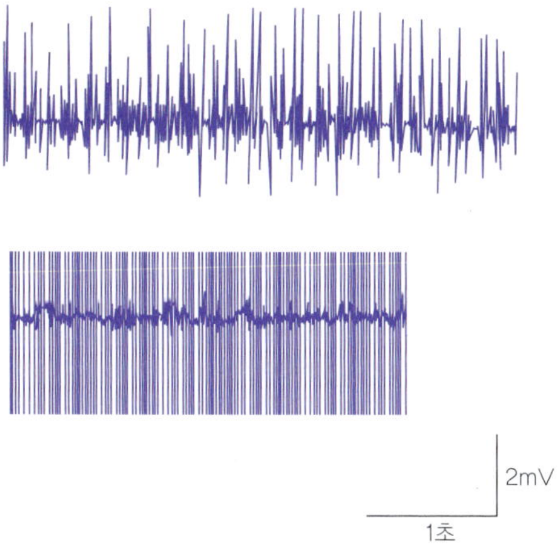

그림 10. 활동전위 밀도의 저하
상 : 최대한으로 수축해도 간섭파가 되지 않는다(mixed pattern이라 부르기도 한다).
하 : 중증의 사례이고 고도로 운동단위가 감소한 근육에서는 단일 진폭(single oscillation)으로 나타난다.

자극 후에 일정 시간 숨었다가 나타나므로 가산을 반복함으로써 진폭이 커진다. 한편 노이즈는 자극과는 관계없이 나타나므로 가산하면 서로 간섭하고 상쇄하여 진폭이 작아진다.

b. 유발전위의 측정

유발전위는 자극 또는 기록조건에 따라서 변화하므로 아래사항에 주의할 필요가 있다.

1) 전극의 위치

관찰하려고 하는 성분을 기록하는 데에 적합한 전극 배치를 한다.

2) 가산 횟수

유발전위와 노이즈의 진폭비를 S/N비(signal noise ratio)라 부르며, S/N비는 가산 횟수를 증가시키면 가산 횟수의 평방근에 비례하여 감소한다. 그러나 유발전위에 따라서는 자극을 반복하면 순응(habitation)이 일어나 진폭이 감소하는 일이 있으므로 반드시 가산 횟수가 많을수록 좋다고 할 수 없다. 적절한 가산 횟수를 선택할 필요가 있다.

3) 자극 강도

유발전위는 자극강도에 따라서 변화한다. 관찰하려고 하는 성분을 유발시키는 최소의 자극 강도를 그 성분의 역치라 하며 이것보다도 강한 자극을 역치 상 자극, 약한 자극을 역치 하 자극이라 한다. 또한 자극 강도를 서서히 올리면 그 이상 그 성분이 커지지 않는 자극 강도가 된다. 이보다 강한 자극을 최대 상 자극(supra-maximal stimulation), 이보다 약한 자극을 최대 하 자극(submaximal stimulation)이라 한다.

4) 자극 빈도

유발전위는 가산 때문에 자극을 몇 번이나 주어서 기록하는데 자극 빈도를 높여 가면 불응기 때문에 유발전위는 작아지고, 마침내는 기록할 수 없게 된다. 다수의 시냅스를 통해서 전달되는 유발전위일수록 이 경향이 심하기 때문에 적절한 자극 빈도를 선택할 필요가 있다.

5) 필터

유발전위의 기록에서는 필요한 주파수 성분만을 골라내고 이것 이외의 노이즈를 제거하는 것을 필터(filter)라 한다. 필터는 불필요한 성분을 감소시킬 뿐만 아니라, 그 성분의 위상을 바꿔버리는 일이 있으므로 주의가 필요하다. 고주파 필터에서는 위상이 늦어지고 저주파 필터에서는 위상이 빨라진다. 따라서 적절한 필터조건을 선택할 필요가 있다.

c. 유발전위의 분석

유발전위의 분석에서는 잠복시간(latent time) 또는 진폭의 측정을 하고 정상치 또는 건강한 측과 비교를 한다. 잠복시간은 자극 시작점부터 유발전위의 파형이 출현하기까지의 시간이며, 자극이 그 전위의 변화를 일으키는 데에 소요된 신경전도 시간을 나타낸다. 일반적으로 그 성분이 정점에 도달하는 시간을 측정한다(정점 잠복시간). 2개의 정점 사이의 시간을 정점간 잠복시간 또는 전도시간이라 한다(그림 11).

각 성분의 진폭은 그 성분의 크기를 아는 지표가 된다. ① 양성(+) 정점과 음성(−) 정점과의 사이의 전위차를 측정하는 경우, ② 기준 전위 수준으로부터 정점까지의 전위차를 측정하는 경우, ③ 정점으로부터 수직으로 전후의 반대 극성의 정점을 연결한 선 꼭대기까지의 전위차를 측정하는 경우가 있다(그림 11).

유발전위는 각성수준, 마취, 체온 등에 의해서 영향을 받는 경우가 있으므로, 신경학적인 해석을 내리기 전에 재현성 또는 관찰하고 있는 성분에 변화를 주는 모든 조건을 고려할 필요가 있다.

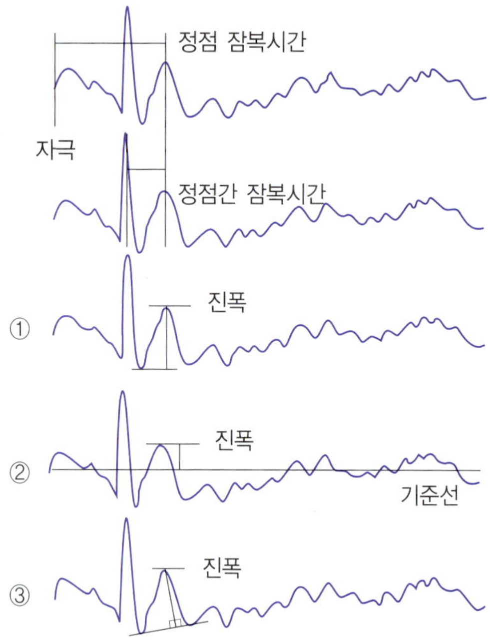

그림 11. 잠복시간 · 진폭의 계측

3. 체성감각 유발전위

체성감각 유발전위는 체성감각에 관여하는 말초의 수용기 또는 신경을 자극하여 유발하는 전위이다. 체성감각 유발전위는 주로 척수 후삭, 내측 모체계(毛體系)의 활동을 반영하고 촉각, 압각, 심부감각을 전달하는 체성감각 기능을 객관적으로 검사할 수 있다. 잠복시간(latent time)이 30~50 msec까지 발생하는 부분을 짧은 잠복시간 체성감각 유발전위, 100~200 msec까지에 발생하는 것을 중간 잠복시간 체성감각 유발전위, 이 이후에 발생하는 부분을 긴 잠복시간 체성감각 유발전위라 한다.

a. 자극방법

상지의 체성감각 유발전위에서는 손목관절부에서 정중신경을, 자극하고 하지의 체성감각 유발전위에서는 발목관절부위에서 정강신경을 각각 자극한다. 자극폭 0.2~0.5 msec의 구형파를 4~7 Hz로 주고 운동역치가 10~15% 높은 자극강도로 한다. 자극 전극은 양극이 중추쪽으로, 음극이 말초쪽으로 되도록 배치하고, 접지 전극을 자극부위보다 중추쪽에 놓는다.

b. 기록부위

짧은 잠복시간 성분과 중간 잠복시간 성분, 긴 잠복시간 성분을 분석하기 위해서는 적어도 다음 네 가지를 유도할 필요가 있다(탐사 전극−기준 전극의 순으로 기재한다).

1) 상지의 체성감각 유발전위

① 자극과 반대측 상지의 체성감각영역 부근(C3′ 또는 C4′)−자극과 반대측의 귓불(A1 또는 A2) : 피질 유도, 체성감각 영역의 전장(electrical field) 전위를 기록하기 쉽다.

② 자극과 반대측 상지의 체성감각영역 부근(C3′ 또는 C4′)−두개골 외(예컨대, 자극과

반대측의 Erb점): 원격 전장전위를 포함하여 기록할 수 있다.

③ 제5목뼈 가시돌기 상(C5S)–전두 정중부(Fz) : 목뼈 유도, 척수를 상행하는 활동을 기록할 수 있다.

④ 자극측의 Erb점(Erb2 또는 Erb1) : 말초 신경을 상행하는 활동을 기록할 수 있다.

상지의 체성감각영역은 뇌파를 기록할 때에는 C3 내지 C4의 후방 2 cm 지점이 되고, 이것을 C3′, C4′ 라 부른다. 두정과 외이를 연결하는 선상에서 두정으로부터 7 cm 외측, 2 cm 후방 지점[샤가스(Shagass) 점]을 사용하는 경우도 있다.

2) 하지의 체성감각 유발전위

① 두정 정중부(Cz′) – 전두 극성 중부(Fpz) : 피질 유도

② 제12등뼈 가시돌기(T12S) – 제12등뼈 가시돌기의 4 cm 상방 : 등뼈 유도

③ 제3허리뼈 가시돌기(L3S) – 제3허리뼈 가시돌기의 4cm 상방: 허리뼈 유도

④ 오금부분(PF)–무릎 내측

하지의 체성감각 영역은 대뇌 반구열(fissure)의 내측에 있으므로 뇌파를 기록할 때는 Cz의 후방 2 cm 지점(Cz′)에서 기록한다.

c. 기록조건

저주파 필터를 5~50 Hz, 고주파 필터를 1.5~3.0 KHz로 하여 500~2,000회 가산한다. 원격 전장전위는 진폭이 작고, 게다가 탐사 전극과 기준 전극이 떨어져 있기 때문에 심전도가 개입하기 쉽다. 따라서 심전도의 R파로 자극하여 QRS성분이 없는 시기에 유발전위를 발생시키는 R파 동기 가산을 할 필요가 있다.

d. 파형의 성분

각 성분의 정점 잠복시간(latent time)의 대표

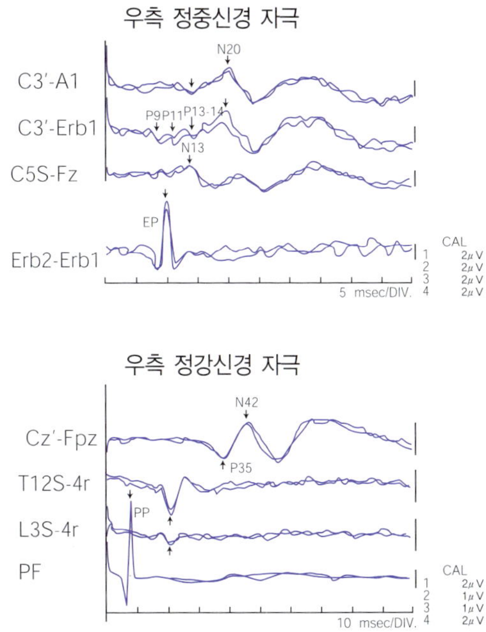

그림 12. 건강한 사람의 체성감각 유발전위

적인 값을 양성 성분에서는 P, 음성성분에서는 N이라 명칭한다.

1) 짧은 잠복시간 성분

정중신경을 자극하면 20 msec 이내의 짧은 잠복시간에서는 4개의 양성성분(P9, P11, P13, P14)와 1개의 음성성분(N13)이 기록된다(그림 12). 이들은 짧은 잠복시간 체성감각 유발전위라 부르고 임상적으로 흔히 사용된다. P9는 상완신경총, P11은 뒤뿌리(posterior root) 내지 하부 경수 후삭, P13, 14는 뇌간의 안쪽섬유띠(내측모대)에서 발생한다고 생각되고 있다. 발목관절부에서 정강신경을 자극한 경우에는 P11, P17, P21, P24, P27, P31 등 짧은 잠복시간 성분이 기록되지만 S/N비가 나빠 임상적 응용이 어렵다.

2) 중간 잠복시간 성분, 긴 잠복시간 성분

짧은 잠복시간 성분에 계속되는 성분은 어느

것도 두피 상의 기록부위에 따라서 다르기 때문에 대뇌피질 활동에 기인하는 근접 전장전위라 생각된다. 정중신경의 자극에서는 자극의 반대측 중심 후부에 국한하여 기록되는 N20이 대표적인 것이며, 대뇌피질 체성감각영역에서 발생하는 것이라 생각되고 있다(그림 12). 발목관절에서 정강신경을 자극함으로써 피질 유도에 의해서 대뇌피질 체성감각영역에서 발생하는 P35, N42가 기록된다(그림 12).

e. 체성감각 유발전위의 평가

상지의 체성감각 유발전위 중 가장 안정적으로 기록할 수 있는 것은 Erb점에서의 전위(EP), 목뼈 유도의 N13, 피질 유도에서의 N20이다(그림 12). 우선 이들 성분이 동정(identification)될 수 있는지 어떤지를 말초측부터 차례로 살펴본다. 다음으로 이들 성분의 잠복시간이 정상범위에 있는지의 여부를 본다.

Erb점 전위는 7.9~10.0 msec, 목뼈 유도의 N13은 11.4~13.6 msec, 피질 유도의 N20은 15.5~20.2 msec이지만 상지의 길이 또는 신장에 따라 다르다. 병변이 일측성이면 좌우 비교가 중요하다. 정점간 잠복시간은 상지의 길이 또는 신장에 좌우되기 어려우므로 최종적 판정의 가장 유효한 방법이 된다. 말초신경의 병변에서는 Erb－N13, 중추신경의 병변에서는 N13－N20의 잠복시간이 이용된다. 목뼈 유도의 N13과 피질 유도의 N20과의 정점간 잠복시간을 중추전도시간(central transmission time : CTT)이라 하고 5.3~6.5 msec의 범위가 기준이 된다. 체성감각 유발전위에서는 진폭을 문제로 하는 경우는 비교적 적지만 P14－N20 진폭을 갖고 N20의 크기를 나타내는 일이 많다.

하지의 체성감각 유발전위에서 안정적으로 기록할 수 있는 성분은 오금부분의 전위(PP), 허리뼈 내지는 등뼈 유도의 전위, 피질 유도에서의 P35－N42이다(그림 12).

4. 유발 근전도

근전도가 근육의 활동전위를 관찰하는 것에 반하여 유발 근전도는 신경에 전기자극을 가하여 근 활동전위를 유발시키고, 잠복시간 내지 진폭 파형을 분석함으로써 말초신경 또는 신경근 접합부의 이상을 검사하는 방법이다. 유발 근전도에는 M파, H파, F파가 있다. M파는 모든

표 4. H파, F파의 특징

	H파	F파
발현 기전	단시냅스 반사 건반사와 거의 같다.	역행성 자극에 대한 전각세포의 흥분
발현하기 위한 자극 역치	M파보다 작다.	M파보다 크다.
진폭	정상(supramaximal 자극에 의한)에서는 M파의 100% 이하	M파의 5% 정도
발현	거의 일정하게 출현한다.	출현이 불안정
부위	가자미근이 대표적이다. 기타 하지의 근에서도 출현	많은 근육에서 볼 수 있으나 측정하기 어렵다.

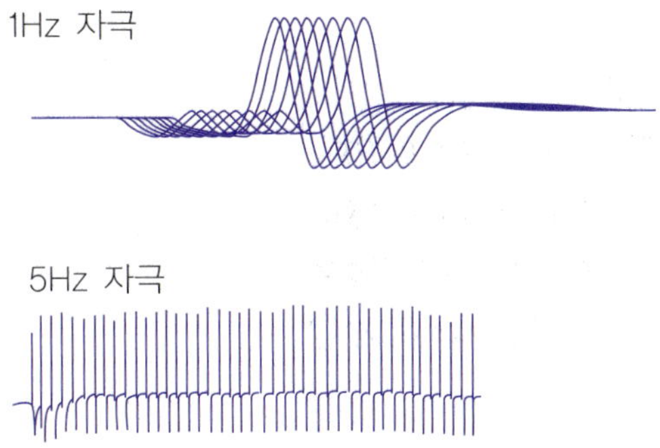

그림 13. 반복 자극에 의한 유발 근전도 (M파)

근육에서 볼 수 있으나 H파 또는 F파는 모든 근육으로부터 얻을 수 있는 것이 아니다. H파는 정강신경을 자극하여 가자미근으로부터, F파는 정중신경을 자극하여 엄지맞섬근으로부터 도출하는 것이 가장 확실한 방법이다. 양자의 특징을 표 4에 나타냈다.

a. M파

말초신경에 전기자극을 가하였을 때 자극이 말초신경을 따라서 하행성으로 전도하여 유발되는 근육 활동전위를 M파라 부른다. M파를 사용하여 신경근 접합부의 기능을 검사할 수 있다. 말초신경에 연속해서 최대 상 자극을 가하여 M파를 유발하는 방법(반복자극 유발법)에서는 신경근 접합부에 이상이 있는 경우 M파의 전위가 급격히 삼소한다[전위 점감현상(waning)] (그림 13). 정상적인 상태에서는 피로가 보이지 않는 정도의 낮은 빈도의 자극(10 Hz 이하)으로 점감(waning)이 관찰되면 신경근 전달 차단을 의심할 수 있고, 또한 자극에 대해서 비정상적으로 작은 유발전위 밖에 얻을 수 없는 경우에도 전달 차단을 생각할 수 있다.

b. H파

말초신경에 전기자극을 가하였을 때 자극이 감각신경을 경유하여 상행하고 뒤뿌리(posterior root)으로부터 척수로 들어와 전각세포를 흥분시켜 운동신경을 통해서 하행성으로 전달하여 유발되는 근육 활동전위를 H파라 부른다(그림 14). H파는 단시냅스성 반사궁을 경유한 유발

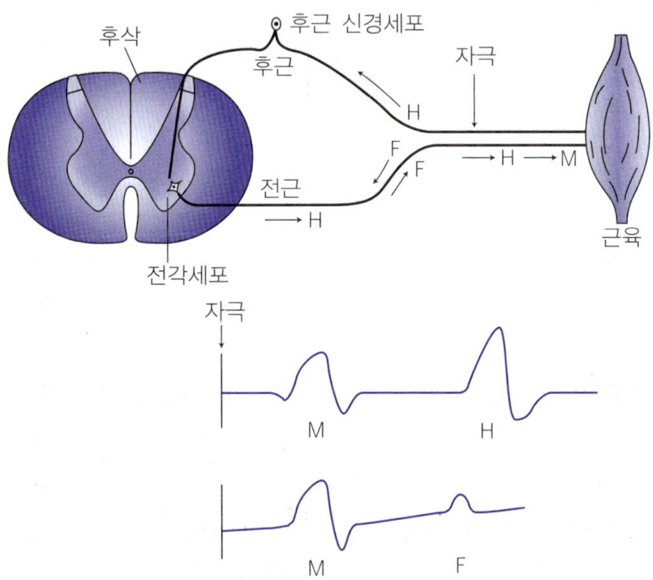

그림 14. H파와 F파

근전도이며 임상적으로는 심부 힘줄반사와 동일한 의미를 지니고 H파의 잠복시간 연장이 말초신경의 장애를 나타내는 의미있는 지표가 된다.

H파에 대해서는 상행성(감각성)과 하행성(운동성) 요소가 포함되기 때문에 양자를 별도로 계산하여 올바른 전도속도를 얻는 것은 곤란하지만 운동신경에 이상이 없다는 것이 확인되어 있다면 말초신경의 2개 상이한 점으로부터 S_1, S_2를 더하여 얻어지는 H_1, H_2 잠복시간의 차로부터 중추측, 특히 뒤뿌리 수준에서의 감각신경장애를 검출하는 것이 가능하다.

또한 H파를 사용해서 중추신경계의 평가가 가능하다. 척수 전각세포의 흥분성은 상위의 중추신경계에 의하여 억제되어 있다. 따라서 중추신경계 질환 환자에서는 전각세포(anterior horn cell)에 대한 억제가 저하하고 전각세포의 흥분성이 높아진 상태가 된다. H파는 슬개건 반사와 같이 단시냅스 반사의 구성성분을 전기생리학적으로 관찰할 수 있다고 생각되기 때문에 반사궁에 이상이 없는 경우에는 전각세포의 흥분성에 영향을 주고 있는 중추신경계의 기능을 검사할 수 있다. 경련을 지닌 중추신경계 질환의 환자에서는 척수의 전각세포 수준에서 흥분성이 높아져 있기 때문에 정상보다 진폭이 큰 H파가 관찰된다.

전각세포의 흥분성을 평가하는 또 다른 방법으로서 같은 세기의 자극을 연속해서 2회 시행하여 얻어진 H파(H_1, H_2)를 비교하는 방법이 있다. 정상적 상태에서는 자극 간격이 짧은 경우에는 H_2의 진폭이 작아지거나 완전히 얻을 수 없게 되고, 간격이 충분히 길면 H_1과 H_2의 진폭은 같아진다. 이 사이의 추이를 관찰하는 것이 H파 회복곡선이며 전각세포의 흥분성이 항진되어 있으면 H_2의 출현이 정상(70~80 msec)보다 빨리 시작되고 20 msec 전후에서 H_1을 초과되는 경우도 있다(그림 15). 이와 같은 검사에 의해서 경련의 변화를 객관적으로 평가할 수 있다.

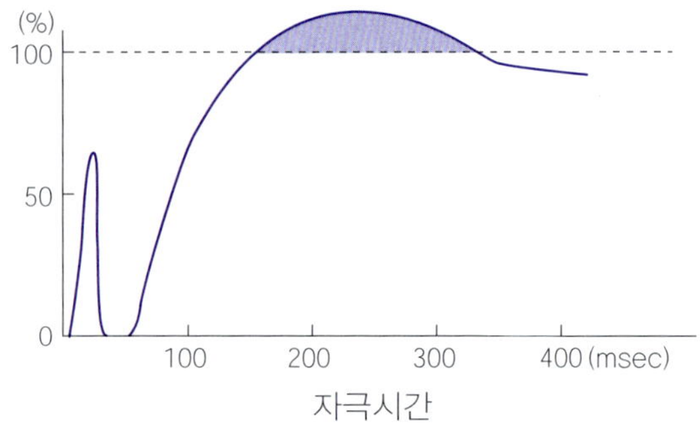

그림 15. H파의 회복곡선
세로축은 제1 자극에 의한 H1에 대한, 제2 자극에 의한 H2의 비율이다. 100%를 초과하는 경우는 운동신경원의 이상흥분을 나타낸다.

c. F파

F파는 말초신경에 가해진 자극이 운동신경섬유를 역행성으로 전도하여 전각세포를 흥분시키고 그 흥분이 순행성으로 운동신경섬유를 전달하여 유발하는 근 활동전위이다. F파는 운동신경섬유만을 통과하는 반응이므로 척수 전도속도(motor conduction velocity : MCV)를 산출하는 것이 가능하다(그림 14).

5. 말초신경 전도속도

말초신경 전도속도(nerve conduction velocity : NCV)의 측정은 말초신경장애 정도나 장애부위의 평가에 중요한 검사이다. 근육활동전위를 기록하여 측정하는 운동신경 전도속도(motor nerve conduction velocity : MCV)와 신경활동전위를 기록하여 측정하는 감각신경 전도속도(sensory nerve conduction velo-city : SCV)가 있다. 운동신경 전도속도는 말초운동신경의 기능을, 감각신경 전도속도는 말초감각

신경의 기능을 각각 반영한다. 일반적으로 신경전도속도는 직경이 굵은 유수섬유일수록 전달속도가 빠르고 자극 역치가 낮아 흥분하기 쉬우므로 얻어지는 전도속도는 가장 빠른 Aα섬유의 속도이고 신경 최대 전도속도라고도 부른다.

a. 운동신경 전도속도

동일 말초신경의 상이한 2점을 자극하여 얻어지는 유발 근전도 전위의 잠복시간 차이로부터 전도속도를 계산한다. 예컨대, 정중신경의 경우 팔꿈치부에서 가한 자극(S_1)에 의한 반응을 M_1, 손목관절의 자극(S_2)에 의한 반응을 M_2라 하였을 때 정중신경의 MCV는 S_1과 S_2의 사이의 거리/M_1 잠복시간$-M_2$ 잠복시간이 된다(그림 16). S_1, S_2 자극에 의한 반응 M_1, M_2는 지배근에 첨부한 표면전극에 의하여 기록한다. 이 검사에서는 최대 근 활동전위가 얻어지는 최대상 자극을 사용한다.

이 방법에서는 S_1과 S_2의 사이에 병변이 존재하는 경우에는 이상이 발견되지만, 탈수성(demyelinating) 병변이 S_1보다 중추 또는 S^2보다도 말초에 있는 경우에는 검사소견에 이상이 나타나지 않는다. 그러나 병변이 S_1보다도 중추에 있는 경우에도 축삭에 월러(Waller) 변성을 초래하고 변성이 S_1보다도 말초에 미치고 있으면 검사결과에 이상이 관찰된다. S_2보다도 말초에 병변이 존재하는 경우에는 M_1 및 M_2의 잠복시간이 연장되지만, M_2-M_1의 잠복시간 차이에는 영향을 주지 않기 때문에 검사결과에 이상이 나타나지 않는다.

b. 감각신경 전도속도

SCV는 신경의 활동전위를 관찰하는 검사이며 피부표면으로부터 기록하려면 전위가 작기 때문에 가산을 하여 측정한다. SCV에는 신경근 접합부가 포함되지 않기 때문에 MCV와 달리 1점만의 자극으로 속도를 산출할 수 있다(그림 17). 일반적으로 순행성(말초에서 자극, 중추쪽

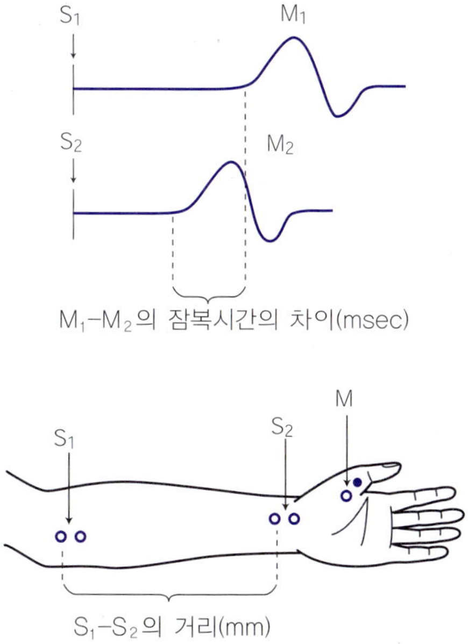

그림 16. MCV의 측정 (정중신경)

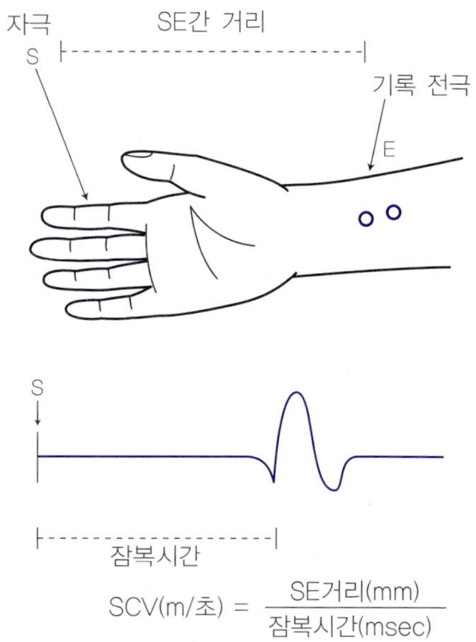

그림 17. SCV의 측정

에서 전위 기록)으로 시행하지만 역행성(중추쪽에서 자극, 말초에서 기록)에서도 동일한 의미가 있다고 한다.

6. 강시곡선 (SD곡선)

근육의 흥분성을 양적으로 표현하기 위한 지표로서 기전류(rheobase)와 시치(chronaxie)가 있다. 근육에 자극을 주어 근육의 흥분성(피자극성)을 평가하기 위해서는;

① 자극의 세기(strength 또는 intensity)
② 자극의 지속시간
③ 자극의 시간적 변화 비율

의 자극 3요소를 생각할 필요가 있다. 기전류 또는 시치는 구형파를 사용함으로써 자극의 3요소의 하나인 "자극의 시간적 변화의 비율"을 일정하게 하여 구할 수 있다.

근육에 전기자극을 가하여 근육 수축을 일으키는 데에 필요한 최소한의 자극(50% 확률로 흥분시키는 자극)을 역치라 한다. 역치에 도달하는 자극량을 얻기 위해서는 구형파를 사용하여 자극의 시간적 변화를 일정하게 하고, 나머지 두 요소인 "자극의 세기 i"와 "지속시간 t"를 변화시킬 필요가 있다(그림 18). 목적으로 하는 근의 운동점(motor point)에 자극 도자를 놓고 근의 한쪽 끝에 무관전극을 놓아 역치에 도달하는 전류의 세기와 통전시간을 설정(plot)하면, 정상에서는 강시곡선[SD(strength-duration)곡선]이라 일컬어지는 원만한 곡선을 그리게 된다(그림 19). 강시곡선은 웨이스(Weiss)의 실험식으로 표시할 수 있다. 즉 전류를 i라 하고 이것에 의하여 흥분이 일어나는 최소 시간을 t라 하면 $i = a + b/t$(a, b는 정수)로 표시된다.

강시곡선으로부터 통전시간이 짧은 경우에는 전류의 세기를 크게 할 필요가 있고, 반대로 통전시간이 긴 경우에는 전류의 세기를 작게 할 수

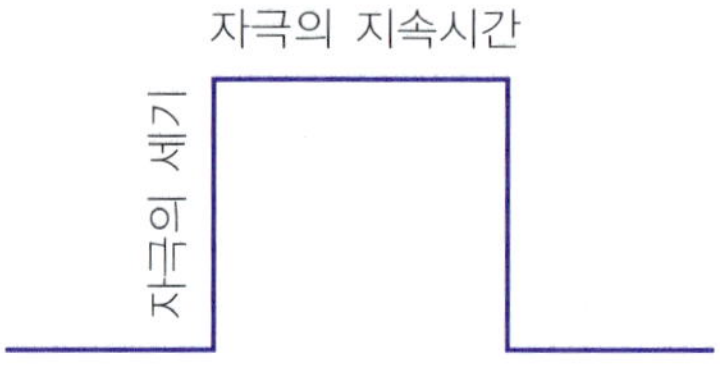

그림 18. 구형파

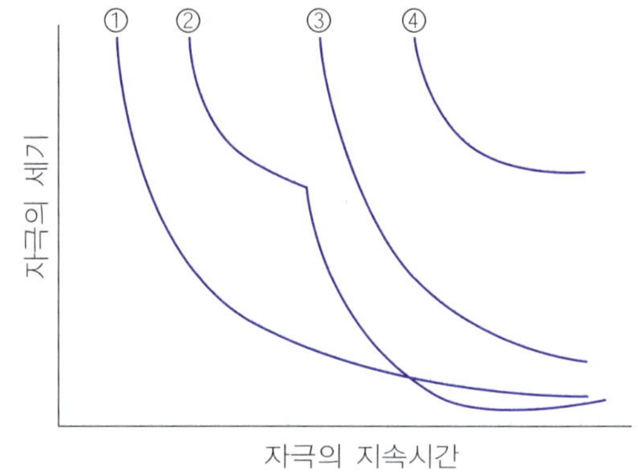

그림 19. 강시곡선의 변화

① 정상 ② 불완전한 탈신경 ③ 완전 탈신경 ④ 고도의 근의 변성

있다. 그러나 어느 일정한 전류치 이하에서는 아무리 통전시간을 길게 하여도 흥분이 일어나지 않는다. 구형파 전류의 통전시간을 충분히 길게 하였을 때에 얻어지는 전류의 세기를 기전류(rheobase)라 하고, 이 때의 시간을 기본 이용시간(principal utilization time)이라 한다. 또한 기전류 이상의 세기로 역치에 도달한 시간을 이용시간이라 한다. 따라서 기전류란 지속시간을 무한대로 하였을 때에 반응을 일으키는 데에 필요한 이론상의 최소한의 전류이고 실제로는 지속시간을 300 msec로 설정하였을 때에 역치에 도달하기 위한 최소 전류를 측정한다.

기본 이용시간은 기전류의 약한 변화에 대해서도 크게 변동하므로 정확한 측정이 곤란하다. 그래서 우선 대략의 기전류를 구해 두고, 그 2배의 세기에 대한 최소 필요시간을 구한다. 기

전류 2배의 세기($i = 2a$)로 자극한 경우를 가정하여 앞에서 언급한 Weiss의 식 $i = a + b/t$에 $i = 2a$를 대입하면,

$2a = a + b/t$가 되고

$a = b/t$

$t = b/a$가 된다.

이 b/a를 "시치(chronaxie)"라 하고 신경이나 근육조직의 흥분성 지표가 된다. 따라서 시치란 기전류 2배 세기의 전류를 사용한 경우에 활동전위를 발생시키기 위해 필요한 최소한의 지속시간을 말한다. 일반적으로 시치가 작은 근은 흥분성이 높고 반응속도가 크다. 시치는 조직의 손상이나 변성에 의해서 커지므로 임상진단에도 이용된다.

시치 또는 기전류의 절대치는 각각이 근에 따라서 다르지만, 강시곡선은 유사하다. 이와 같이 강시곡선은 신경근의 장애에 의해서 변화한다. 탈신경근에서는 기전류가 별로 변화가 관찰되지 않지만, 손상 후 수 일에서 1주일 전후에 강시곡선에 변화가 나타나, 곡선이 좌우로 이동한다. 또한 불완전 손상이나 손상의 회복기에는 곡선의 구부러짐 또는 불연속성이 관찰된다. 한편 근원성 질환이나 장기간 마비에 의해서 근육에 고도의 변성을 수반하는 경우에는 기전류에도 상승이 관찰되고, 곡선이 우상방으로 전위한다. 이러한 이상곡선은 회복상황에 따라서 정상화되어 원활하게 곡선을 그림과 동시에 좌측으로 이동하여 원래의 위치로 회복된다 (그림 19).

현재는 기전류 또는 시치의 측정은 별로 시행되지 않으며 신경전도 검사법과 비교하면 임상적 가치는 그리 크지 않다.

B 바이오 피드백

바이오 피드백(biofeedback)이란 생체 내의 불수의적, 무의식적인 생리학적 현상을 시청각에 의해서 지각할 수 있는 신호로 변환하여, 그 정보를 새사 생체 내에 되돌리는 방법이다. 이 원리에 의해 생체 내의 생리학적 현상이나 반응의 수의적 조작을 가능케 하는 치료법이 바이오 피드백 치료이다. 예컨대 비정상적인 근 긴장을 치료하는 경우 근이 수축할 때에 발생하는 생체 내 전기적 신호를 증폭하여 오실로스코프 상의 파형이나 스피커로부터의 소리와 같은 시청각상의 외부신호로 변환하여 그 정보를 기초로 환자 자신이 근육 수축의 정도를 조절하는 치료법을 생각할 수 있다.

바이오 피드백은 임상적인 수단으로서 1960년대부터 사용하게 되었다. 물리치료 임상에서는 근전도를 이용한 치료가 잘 사용되는데 이밖에 뇌파, 맥박, 혈압, 체온, 피부전기저항, 관절운동량, 체중 부하량 등을 사용할 수도 있다.

여기서는 물리치료실에서 비교적 흔히 사용되는 근전도 피드백, 관절각도계 피드백, 압력계 피드백에 대해서 기술한다.

1. 근전도 바이오 피드백

근전도 바이오 피드백은 재활분야에서 가장 흔히 사용된다.

a. 목적

근전도 바이오 피드백은 다음과 같은 목적으로 시행된다.

1) 마비근의 촉진 (Facilitation)

중추신경장애 또는 말초신경장애에 의한 마비근의 촉진에 사용할 수 있다. 예컨대, 편마비 환

자에서는 감각장애가 동반되는 경우가 많아, 말초로부터 중추로 정보의 입력이 불충분하거나 잘못된 형태로 전달되어 정상적인 운동 조절기능이 저해되기 때문에 바이오 피드백에 의하여 바른 정보를 중추에 입력시켜 바람직한 운동 출력을 얻을 수 있다. 또한 말초신경 손상이나 신경병증(neuropathy) 등의 말초신경 마비에서도 바이오 피드백을 사용하여 마비근의 재교육을 시행할 수 있다.

2) 근 긴장의 억제 (Inhibition)

중추신경장애에 의한 경련 또는 말초성 근경축(spasm)에 의한 비정상 근 긴장을 억제할 목적으로 사용된다. 긴장을 저하시키려는 근의 근복에 전극을 부착하고 긴장된 근육을 이완하도록 노력을 시킴으로써 경련성 사경(spasmodic torticollis), 근긴장 이상증(dystonia) 등에서 관찰되는 과도한 근 긴장을 수의적으로 억제시킬 수 있다.

3) 근력강화

골절 등의 정형외과 질환 또는 기타 폐용성 증후군에 수반하는 근력저하에 대해서 근력을 강화할 목적으로 사용한다. 예컨대, 앞십자인대 손상 또는 반달(반월판) 손상 등 정형외과 질환에서 무릎 폄근의 선택적 근력강화가 가능하다.

4) 정교성 · 협동성의 개선

소뇌성, 척수성 운동실조증, 무정위형 뇌성마비 등 협동성 운동장애에 대해서 협동성(coordination)의 개선을 목적으로 하여 사용할 수 있다. 또한 편마비 또는 근육 긴장이상증에서 볼 수 있는 것처럼 주동근과 길항근이 동시수축을 하고 정교성이나 협동성이 장애를 받는 경우에는 2채널의 근전도(electromyogram : EMG) 기기를 이용하여 한쪽의 근육 수축을 촉진하고 다른 쪽의 수축을 억제하도록 훈련할 수 있다.

b. 방법

집중력을 높이기 위해 조용한 장소를 선택하고 환자에게 이완된 자세를 취하게 한다. 치료 대상이 되는 근의 근복 중앙부에 표면전극을 부착하고 목적근의 근 방전을 모니터 또는 스피커로부터 시청각 정보로 확인할 수 있도록 한다. 다음으로 환자에게 치료 목적을 설명하고 모니터 또는 스피커로부터의 시청각 정보와 근육 수축 · 이완의 정도가 일치하고 있음을 이해시킨다.

마비근의 촉진 및 근력강화를 목적으로 하는 경우에는 근전도의 역치를 설정하고 이 역치보다도 커지도록 노력을 시키거나 음량이 커지도록 훈련시킨다. 근육 방전이 전혀 관찰되지 않는 경우에는 건강한 측에 전극을 부착하고 근육 방전의 시각적, 청각적 입력을 가르친 후에 다시 환부 측에서 시행한다.

경련을 억제할 목적으로 하는 경우에는 2채널 이상의 근전도를 사용하여 환부 측의 근 방전을 건강한 측 근 방전 패턴에 근접시키거나 주동근과 길항근에 전극을 부착하여, 주동근의 근 방전을 높히는 동시에 길항근의 근 방전을 억제시키도록 노력시킨다.

c. 치료시간 및 치료기간

치료시간은 일반적으로는 1일 10~60분이라 하지만 주의력의 저하, 마비근의 피로 등을 고려하여 개개 증상 사례에 적합한 치료시간을 설정한다. 일반적으로 시각으로부터의 피드백은 청각 입력보다도 피로하기 쉬우므로 주의한다. 또한 치료기간은 2주일~5개월로서 그 폭이 넓은데 환자 개개인의 평가에 따라 결정한다.

d. 시각 입력과 청각 입력의 선택

시각 입력과 청각 입력 어느 쪽이 효과적인가에 대해서는 명확하지 않지만 청각계에 문제가 있는 환자에게 시각 입력을, 시각계에 문제가 있는 환자에게 청각 입력을 이용한다. 양자 입력을 동시에 시행하는 것도 한 방법이다.

e. 임상응용

1) 편마비 환자에 대해서

◉ 내번 말발(첨족)에 대해서

발목관절 발등굽힘의 촉진에는 앞정강근, 외반의 촉진에는 종아리근군에 각각 전극을 부착하여, 이들 근육 활동이 증가하도록 노력시킨다. 또한 종아리세갈래근의 경련을 억제하기 위하여 같은 근에 전극을 부착하여 근육 활동이 작아지도록 노력시킨다.

훈련은 종아리세갈래근의 이완, 또는 발등쪽 굽힘근의 수축을 훈련시키는 것부터 시작한다. 종아리세갈래근의 이완과 발등쪽굽힘근의 수축을 동시에 시행하는 훈련도 필요하다. 우선 앉은 자세에서 체중을 부하시키지 않고 발등굽힘 훈련을 시작한다.

발등굽힘의 조절이 개선되고 엉덩관절 및 무릎관절의 굽힘을 수반하지 않고 발목관절 발등굽힘이 어느정도 가능해짐에 따라 차츰 무릎관절을 폄위치로 하여 훈련시킨다. 기립자세 및 보행훈련 중에도 시행하면 효과적이다.

◉ 무릎관절 굽힘의 촉진

무릎 폄근의 경련성이 심하고 무릎관절 굽힘이 저해를 받고 있는 환자에서는 뒤넙다리근(슬굴곡근)의 수축을 증가시켜 넙다리네갈래근을 억제하도록 노력시킨다. 보행 시 유각기(swing phase)의 무릎 굽힘을 증가시키기 위하여 무릎관절 각도에 대해서 바이오 피드백을 병용할 수도 있다(후술).

◉ 어깨관절 불완전 탈구에 대해서

뇌혈관 장애 직후 이완성 마비의 시기에는 팔이음뼈(견갑대)의 근 긴장 저하에 의하여 어깨관절의 불완전 탈구를 일으키기 쉽다. 방치하면 겨드랑신경(액와신경) 마비, 관절 구축, 어깨손증후군(shoulder-hand syndrome) 등 2차적인 장애를 초래하기 때문에 어깨관절 불완전 탈구는 조기부터 치료할 필요가 있다. EMG 피드백을 위한 표면전극을 팔이음뼈(견갑골)의 상방 회전근인 등세모근(승모근) 상부섬유, 가시위근(극상근), 어깨세모근(삼각근) 위에 부착하여 어깨관절 불완전 탈구를 교정한다.

◉ 마비 손에 대해서

일반적으로 경련성 마비손은 굴곡패턴 상태에서 손가락 굽힘의 수의적 운동이 가능하지만 손가락이나 손목관절을 펼 수 없는 사례들을 많이 볼 수 있다. 이와 같은 증상 사례에 대해서 손목관절 폄근군에 표면전극을 부착하고 EMG 신호를 보내면서 근 재교육을 한다.

◉ 엉덩관절 및 무릎관절의 폄

폄 공동운동으로부터 벗어난 엉덩관절 폄과 무릎관절 폄의 조합은 보행 중 입각기(stance phase)에서 중요한 요소이다. 근전도 피드백을 이용함으로써 무릎관절 폄(넙다리네갈래근) 또는 엉덩관절 폄(큰볼기근)의 분리운동을 훈련시킬 수 있다. 또한 2채널의 근전도 피드백을 사용함으로써 한쪽 근육을 촉진하면서 다른 쪽 근육의 이완을 훈련할 수 있다. 예컨대, 넙다리네갈래근의 촉진과 뒤넙다리근(hamstrings)의 동시수축을 목적으로 함께 이용할 수 있다.

바이오 피드백은 단독으로 사용할 뿐만 아니라 도수치료와 함께 사용할 수 있다. 엉덩관절 폄과 무릎관절 폄을 조합시켜 훈련하는 경우는 도수적 또는 기계적으로 훈련하면서 동시에 약화된 주동근 또는 과잉으로 수축된 길항근에 전극을 부착하고, 그 활동상황을 환자에게 피드백하여 각각의 근에 적절한 근육 수축의 정도를 이해시킨다.

◉ 엉덩관절 벌림

중간볼기근(중둔근)의 기능저하에 따른 입각기의 불안정성이 대부분의 편마비 환자에서 관찰된다. 바이오 피드백에 의한 중간볼기근의 촉진에 더하여 내전근의 경련이 심한 경우에는 모음근 이완이 필요해진다. 대부분의 환자에서 건강한 측 벌림근의 강한 등척성 수축으로 벌림근의 반사성 수축[레이미스테(Raimiste)현상]이 유발되므로, 바이오 피드백을 사용해서 엉덩관절 모음근의 이완 및 벌림근을 촉진시켜, 서서히 반사성 촉진에서 수의적인 수축으로 변화시킨다.

2) 호흡 물리치료로서

경수손상에서는 호흡근의 마비에 의하여 호흡기능이 저하된다. 충분한 환기를 유지하기 위해서는, 잔존하는 호흡근의 기능을 높힐 필요가 있다. 고위의 경수신경과 부신경에 지배되는 흉쇄유돌근(목빗근)과 등세모근(상섬유)은 잔존하기에, 이들 근육에 전극을 첨부하여 근육 활동 상황을 환자에게 피드백하면서 효율적인 호흡패턴을 습득시키는 방법이 있다.

또한 만성의 호흡기질환 환자에서는 호흡보조근(목빗근, 목갈비근육, 등세모근)의 과잉 수축이 관찰되고 효율이 떨어진 이상 호흡패턴이 관찰된다. 이러한 경우에는 과잉 수축이 관찰되는 호흡보조근에 전극을 부착하여 근전도 바이오 피드백에 의한 근 이완을 도모하고 에너지 소비가 적은 효율적인 호흡패턴을 습득하는 훈련을 실시한다.

2. 관절 각도계 바이오 피드백

근전도 바이오 피드백이 근육 방전량을 지표로 하는 것에 반하여, 관절 각도계 피드백은 관절 운동량을 전기각도계에 의한 전기신호로 시청각화해서 이용한다. 예컨대, 편마비 환자에서는 보행 시 환측 유각기(swing phase)의 무릎관절 굽힘이 불충분하다.

이러한 경우에 무릎관절 굽힘각도 30°~40°에서 소리가 나오도록 설정하고, 환측의 유각기에 소리가 날 때까지 무릎을 굽히도록 노력시킨다.

또한 사지에 구축이 있는 경우에는 구축이 개선되는 각도를 설정하여 이를 목표로 노력시킨다. 또한 지나친 가동성 관절에서는, 기대하는 가동범위를 설정하여 그 각도 이상이 되지 않도록 훈련한다.

3. 압력계 바이오 피드백

압력계 바이오 피드백을 사용하여 기립자세 또는 보행 시 하지에 대한 체중 부하량을 조절할 수 있다. 임상적으로는 체중을 적극적으로 부하시키는 훈련과, 반대로 부하를 제거하는 훈련 두 가지 방식이 있다.

a. 체중 부하 훈련

편마비 환자에서는 체간, 하지의 기능장애 때문에 환측 하지에 대한 체중 부하가 불충분하고, 비대칭 기립자세를 취하기 쉽다. 비대칭성을 개선하기 위한 접근으로서 좌우의 하중량을 피드백하면서 훈련시킨다.

b. 하중 제거 훈련

골절 후 등에서 환측 하지에 대한 체중부하를 제한해야 할 경우에는, 목표로 한 부하량에 도달하면 알람(alarm)이 울리도록 설정하여 희망하는 하중량을 훈련할 수 있다.

4. 바이오 피드백 훈련에 영향을 미치는 요인

a. 의사소통 능력

바이오 피드백의 효과에는 의사소통 능력이 영향을 준다. 실어, 치매 등으로 이해력이 떨어지거나 지시에 따를 수 없는 경우 등 의사소통에 장애가 있는 경우에는 바이오 피드백에 의한 효과를 기대하기 어렵다.

b. 환자의 동기와 협력성

바이오 피드백 치료가 효과를 보기 위해서는 환자 자신의 적극적인 참여가 필요하다. 환자의 동기와 협력이 없는 경우에는 바이오 피드백에 의한 효과는 기대할 수 없다. 지금까지 명확하지 않았던 근 수축량 또는 관절 운동량을 시청각적 정보로 변환하여 환자가 이제까지 파악하기 어려웠던 생체 신호를 명확히 인식함으로써 동기가 향상될 수도 있다.

c. 환자의 특성

Wolf 등은 편마비 환자의 근전도 바이오 피드백 훈련의 결과에 영향을 미치는 환자 특성에 대한 연구에서 연령, 성별, 마비 측, 발병 후 기간, 이전의 재활, 치료 횟수는 훈련결과에 의미 있는 영향을 미치지 않았다고 보고하였다. 연령이나 발병 후 기간만으로 바이오 피드백 훈련의 대상 밖으로 해야 할 것은 아니지만 중증의 고유수용기의 결손, 현저한 경련, 구축이나 근 위축 등의 폐용성 변화는 바이오 피드백에 의한 기능개선의 마이너스 인자가 된다. 또한 쉽게 피로해지는 환자는 집중력이 지속되지 않기 때문에 바이오 피드백에 의한 효과에 영향을 준다.

d. 기타

일반적으로 상지의 기능개선보다 하지의 기능개선 쪽이 용이한 경우가 많다. 하지의 경우는 체중의 지지, 보행의 개선 등이 목적이 되지만 상지에서는 운동 자유도가 크고, 미묘한 성교성이나 섬세성이 요구되기 때문이다. 상지가 하지보다도 개선이 어려운 것은 대뇌피질에서의 지배가 상대적으로 큰 것도 영향이 있다. 또한 환자의 숙련도 또는 치료사의 오리엔테이션의 방법 등이 바이오 피드백을 사용한 훈련효과에 영향을 준다.

5. 운동학습과 바이오 피드백

a. 운동학습이란

운동학습이란 개인과 환경의 관계에서 연습이나 경험을 통해서 과제를 해결하는 방법이다. 즉, 주위의 상황을 지각하고, 적절한 활동을 하기 위한 새로운 전략을 학습하는 일이다. 예컨대, 발달단계에 있는 어린이는 다양한 놀이시설에서 노는 것(환경과의 상호작용)을 통해서 학습하고, 뇌혈관장애 편마비환자는 치료사가 설정한 특정 과제나 주위환경에 대한 지각계와 운동계의 재편에 의해서 기능회복이 학습된다.

b. 피드백의 종류

환자에게 일정 과제를 학습시키려고 할 때, 어떤 타이밍으로 어떤 피드백을 주는지가 중요하다. 일반적으로, 피드백은 내부 피드백과 외부 피드백으로 나눌 수 있다.

1) 내부 피드백

내부 피드백은 운동출력의 결과가 여러 가지 감각계를 통해서 생체 내에서 이루어지는 피드백이다. 예컨대, 어떤 운동을 시행하고 있을 때 사지의 위치에 관한 정보가 관절의 수용기, 근방추 등의 체성감각 정보로서 피드백이 되고, 운동이 정확히 시행되었는지에 관한 정보가 시각적으로 피드백이 된다.

2) 외부 피드백

외부 피드백은, 내부 피드백을 보완하기 위해 생체 밖에서 공급되는 피드백이다. 예컨대, 환자의 보행연습 중 치료사가 "계단이 있으므로, 발을 높이 들어올리시오"라고 구두로 지시하는 것은, 외부 피드백을 주는 것이다. 외부 피드백은 운동과제를 시행하고 있는 동안에 주는 경우와 운동과제 종료 후에 주는 경우가 있다. 전자의 예로는 물체에 손을 뻗치는 일(reaching)을 학습하고 있는 환자에게 언어적·비언어적(도수적 지도 등)으로 지도하는 것이며, 후자의 예로는 의자에서 일어서기 훈련 시 최초의 시도(trial)가 실패할 경우, 다음 번에는 둔부(hip)를 전방으로 이동시키고, 양 무릎을 굽혀서, 체간을 앞으로 기울게 하여, 서도록 환자에게 학습시키는 것이다.

c. 결과의 지식

바이오 피드백을 사용해서 운동학습을 촉진하려면, 운동 결과에 대해 외부 피드백을 주는 즉, 결과의 지식(knowledge of results; KR)을 주는 방법이 중요하다. 어떤 운동을 획득하려할 때에, 최적의 결과를 얻기 위해 KR을 주는 방법이 운동학습에 영향을 미친다. Lavery[16]는 피실험자를 다음 세 그룹으로 나누어 실험하였다.

- 1군 : 각 시행(trial) 후에 KR을 준 그룹
- 2군 : 20회 시행(trial)이 끝난 시점에서, 각 시행에 대한 KR의 요약을 준 그룹
- 3군 : 1군과 2군 양쪽 형식의 KR을 준 그룹

이 결과, KR이 주어진 실행(performance)은 1군에서 가장 양호하였으나, 그 후의 KR이 주어지지 않는 상기시험(recollection test)에서 바이오 피드백을 비교하였더니, 2군이 가장 정확하다는 것을 보여주었다. 또한 양자 형태의 KR을 준 3군에서는, 정보가 많고, 피실험자를 정보에 의존시키는 결과가 되어, 과도한 KR은 오히려 학습에 해롭다는 것을 시사한다.

운동학습에 바이오 피드백을 이용하는 경우에는, 어떠한 타이밍으로, 어떠한 KR(질)을 어느 정도(양) 주어야 하는가에 대해 고려할 필요가 있다. 일반적으로 KR의 타이밍에 대해서는, 시행(trial)마다 KR을 주기보다는 몇 번의 실행 후나 완전 실행 후에 요약된 형태로 주는 방식이, 효과적인 학습이 이루어질 수 있었다. 그러나 KR의 질이나 양에 관해서는 획득시키고자 하는 운동과제에 따라 다르다고 생각되고, 과제에 따른 최적의 피드백이 되도록 시행-재평가 접근에 의해서 수정해갈 필요가 있다.

● 인용문헌

1) Buchthal, F.: Electromyogram. *World Neurol.*, 3:16, 1962.
2) Buchthal, F., et al.: Action potential parameters I different human muscle. *Acta. Psychiatr. Neurol. Scand.*, 30:125, 1955.
3) 木下真男, 高宮清之 : 筋電図の読み方. 新興医学出版社, 1998.

● 참고문헌

1) Chiappa, K.H.: Evoked Potentials in Clinical Medicine. 2nd ed., Raven Press, New York, 1990.
2) 柿木隆介 : 誘発電位. 伊藤正男ほか（編）: 神経科学レビュー 2, pp.127–147, 医学書院, 1988.
3) 鈴木篤郎（監）: 聴性脳幹反応 その基礎と臨床. メジカルビュー社, 1985.
4) 黒岩義之, 東儀英夫 : 視覚誘発電位. 脳と神経, 37:889–904, 1985.
5) 坪川孝志, 片山容一 : ヒト大脳皮質運動領野刺激による下行性脊髄電位. Corticospinal direct(D) response. 臨床脳波, 29:510–516, 1987.
6) 山本隆充, 片山容一, 坪川孝志ほか : 電磁性劇装置の有用性と安全性. 運動誘発電位を用いた運動評価. 日大医誌, 49:701–706, 1990.

7) 下地恒毅：誘発脊髄波. 臨床脳波, 29:510–516, 1987.
8) Wolf, S.L. (著), Basmajian, J.V. (編), 平井 久 (監訳)：臨床家のためのバイオフィードバック法. 医学書院, 1988.
9) Johnson, H.E., et al.: Muscle re-education in hemiplegia by use of electromyographic device. *Arch. Phys. Med. Rehabil.*, 54:320–322, 1973.
10) Mulder, T., et al.: EMG feedback and the restoration of motor control; A controlled group study of 12 hemiparetic patients. *Am. J. Phys. Med.*, 65:173–188, 1986.
11) Johnston, R., et al.: Biofeedback, A new method of teaching breathing exercise in emphysematous patients. *Phys. Ther.*, 56:826–829, 1976.
12) Krebs, D.E., et al.: Clinical electromyographic feedback following meniscectomy. *Phys. Ther.*, 61:1017–1021, 1981.
13) Draper, V., et al.: Electrical stimulation versus electromyographic biofeedback in the recovery of quadriceps femoris muscle function following anterior cruciate ligament surgery. *Phys. Ther.*, 71:455–464, 1991.
14) Behavioral techniques in the modification of spasmodic toricollis. *Neurology*, 23:1241–1247, 1973.
15) Brucker, B.S., et al.: Biofeedback as an experimental treatment for postural hypotension in a patient with spinal cord lesion. *Arch. Phys. Med. Rehabil.*, 58:49–53,
16) Lavery, J.J.: Retention of simple motor skills as a function of type of knowledge of results. *Can. J. Psych.*, 16:300-311, 1962.

VI 머리뼈 통과 자기자극법

■ **학습목표**

- 머리뼈 통과 자기자극의 에너지 작용기전을 이해한다.
- 머리뼈 통과 자기자극의 자극법의 종류와 그 특징을 학습한다.
- 머리뼈 통과 자기자극의 임상응용과 안전성에 대해서 이해한다.

A 머리뼈 통과 자기자극이란?

대뇌의 기능을 아는 것은 많은 선인의 노력을 거쳐 현재 다양한 기기를 구사하여 비약적인 진보를 이룩하고 있다. 이 중에는 뇌의 활동에 의해서 일어나는 혈류동태를 보는 것에서부터 적극적으로 뇌를 자극하여 그 반응을 보는 것까지 폭넓은 지표가 개발되어 있다. 여기서는 주로 뇌를 외부로부터 비침습적으로 자극하는 방법인 머리뼈 통과 자기자극의 임상응용에 대해서 언급한다.

역사상 대뇌피질 기능의 연구에 관계되는 기법은 주로 침습적인 방법론이 사용되어 왔다. 1980년에 Merton과 Morton이 고전압 저임피던스 전기 자극장치를 발표하고 머리뼈 통과 전기자극에 의한 피질 기능의 연구가 활발하게 이루어졌다. 그러나 전기자극에 의한 피부에 대한 통증이나 찌르는 것 같은 불쾌감이 현저하였다는 결점이 있었다. 그 후 1985년에 Barker 등이 자기자극장치를 개발한 것에 의해서 통증을 수반하지 않는 비침습적인 응용이 확립되어 갔다. 현재는 그 간편성과 비침습성으로부터 주로 운동기능계의 전기생리학적인 기초적 연구(의학, 스포츠 등)와 임상에서의 운동장애의 진단 · 평가, 나아가서는 질환의 치료에로 폭넓게 이용되고 있다[1].

B 머리뼈 통과 자기자극에 의한 신경활동 기전

머리뼈 통과 자기자극(transcranial magnetic stimulation : TMS)은 두피 위에 놓은 코일로부터 강력한 자장을 순식간에 발생시켜서 뇌나 신경을 자극하는 것이다. 코일의 형상은 **그림 1**에 나타낸 것처럼 원형, 8자형, 2중 원뿔형 등 형태가 다른 것이 여러 종류가 있다. 실시에 있어서는 자극부위나 자극범위 등의 차이에 따라서 적절한 코일을 선택하여 시행한다(**그림 2**). 이들의 코일로부터 발생한 자장은 전자유도(용어해설 329쪽)에 의해서 생체 내에 와전류를 유도하여 신경이나 근육의 세포막에 탈분극을 일으키게 한다. 머리뼈 통과 자기자극 장치가 발생하는 에너지는 직경 10 cm의 원형 코일에 대용량 축전기(전압 4,000 볼트)를 접속하여 큰 전류(5,000 암페어)를 순식간에 흘린다. 그러면 코일 주위에 최대 2 Tesla(용어해설 329쪽) 정도의 변동자장이 발생한다. 이 자장 변동이 도체

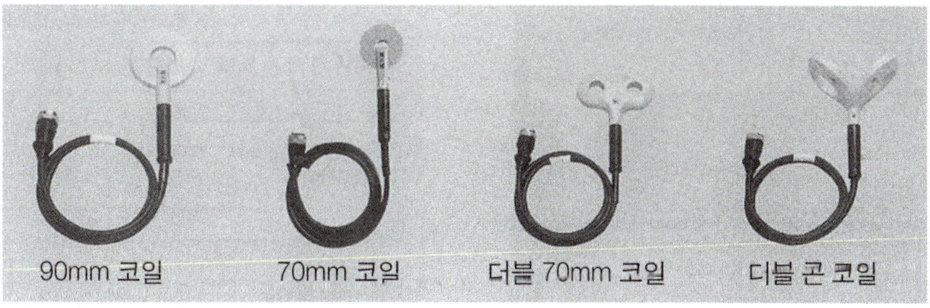

그림 1. 자극 코일의 형상과 자극용도 [자료제공 : 미유키 기연]
원형 코일 (90mm, 70mm) : 광범위 자극
8자형 코일 (더블 70mm 코일) : 국한 자극
2중 원뿔형 코일 (더블 콘 코일) : 다리 (하지 자극)

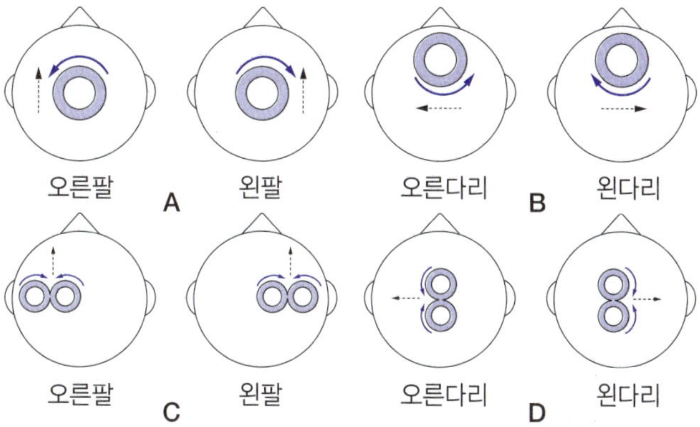

그림 2. 자극부위와 코일의 위치
실선의 화살표는 코일 내에 흐르는 전류의 방향을 나타내고 점선은 뇌 표면에 흐르는 전류의 방향을 나타낸다. 코일 안의 전류와 뇌 안을 흐르는 와전류는 반대방향이 된다. [문헌 2에서]

인 뇌에 2차적으로 와전류를 야기하여 자극한다[1]. 또한 와전류의 방향은 코일에 흐르는 전류와 반대방향이 된다.

이 1회의 자극에 의해서 피라밋로세포(추체로세포)의 축삭의 근위 끝 또는 축삭둔덕(축삭소구)에 일어나는 직접적인 흥분과 피질 개재신경원 군으로부터의 간접적인 흥분과 함께 피라밋로(추체로) 내를 내려가는 일련의 임펄스 군(descending volleys)을 형성한다. 이 descending volleys는 운동신경원에 흥분성 시냅스 후전위(EPSP)의 시간적, 공간적 가중을 일으키고 이것에 의해서 역치(threshold)를 넘어선 운동신경원에 활동전위가 일어나 근육수축을 야기한다. 단발의 TMS를 시행함으로써 이러한 경로를 거쳐 1회의 근육수축이 관찰된다. 이 근육수축을 근전도에서 파악한 것을 운동유발전위(motor evoked potential : MEP)라 한다.

또한 TMS에 의해서 도출되는 MEP는 피라밋로세포 자체를 직접 흥분시킨 것에 의한 변화가 아니라[3] 몇 개의 시냅스(피질 개재신경원 군)를 통해서 피라밋로세포가 흥분한 결과를 보다 많이 반영하고 있다. 따라서 TMS에 의한 MEP는 그 시점의 피질의 흥분성 변화를 잘 반영하는 지표라 할 수 있다.

C 자기자극장치

1. 단발자극 (그림 3)

단발자극(single-pulse TMS)은 주로 임상에서의 검사 · 진단 또는 수의운동 해석에 관계되는 기초연구에 사용되고 있다. 검사로서는 TMS에 의해서 어떤 근육의 MEP를 도출하여 그 파형으로부터 중추신경 전도시간, 피라밋로 장애의 검색 등을 시행한다. 파형의 지표는 진폭(mV), 잠복시간(ms) 등을 기본으로 하여 해석이 이루어진다(그림 4). 더욱이 이 각 지표는 수의운동 해석에 관계되는 전기생리학적 연구로서 운동에 의해서 일어나는 촉진, 억제기전의 분석 또는 운동학습에 관계되는 운동영역의 가소성의 연구 등 광범위하게 이르는 검토에 사용된다.

2. 2연발 자극

2연발 자기자극법(paired-pulse TMS method)은 2대의 자기자극 장치를 연결장치(Bistim module)로 결합하여 하나의 자극 코일로부터 연속된 2발의 자극을 시행하는 것이다. 이 2개의 자극은 자극시간 간격(interstimulus interval; ISI)을 변화시킴으로써 운동제어에 관계되는 피질운동영역의 억제기전이나 촉진기전을 평가하는 것이 가능해진다. 구체적으로는 1발 째의 자극에서는 MEP가 일어나지 않은 것 같은 약한 자극(역치 아래 강도 : 조건자극)으로 하고, 2발째의 자극에서 MEP를 일으키는 강도(역치 위 강도 : 시험자극)로 자극을 시행한다. 그리고 다양한 ISI로 조건자극이 시험자극에 어떠한 영향을 주는가를 보는 것이다(그림 5).

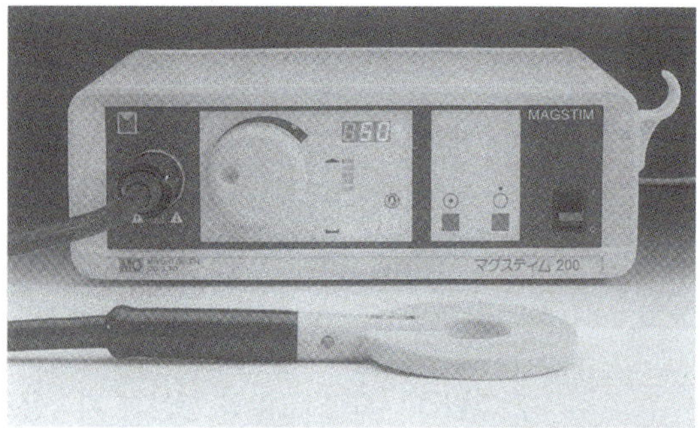

그림 3. 자기자극 장치 (magstim 200)
[자료제공 : 미유키 기연]

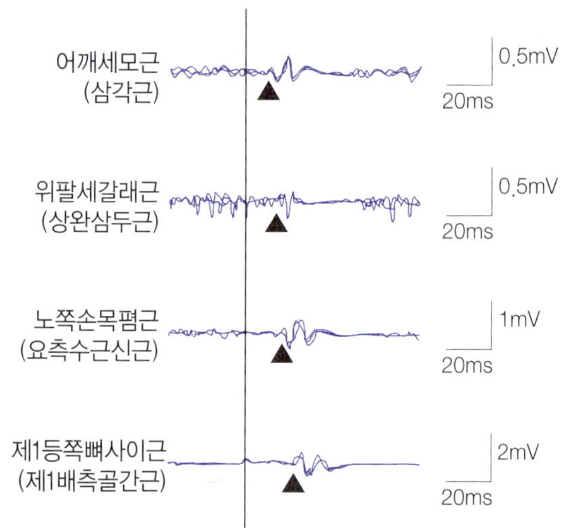

그림 4. 각 근육의 MEP
원형 코일로 왼쪽 피질운동영역을 자극함으로써 동시에 기록된 각 근육의 MEP를 나타낸다. 굵은 세로의 선은 TMS의 자극점. 세모꼴(흑색)은 MEP의 잠복시간을 나타낸다. 중추근육에서부터 말초근육으로 감에 따라 MEP가 연장하여 가는 상태를 알 수 있다.

3. 반복 머리뼈 통과 자기자극법

최근 일정 주파수의 TMS를 연속해서 시행하는 것으로 난치성 질환에 대한 치료를 시도하고 있다. 반복 머리뼈 통과 자기자극법(repetitive transcranial magnetic stimulation : rTMS)은 고빈도와 저빈도의 2종류가 있다. 이 경계는 1 Hz라 하고 있다. 즉, 1 Hz보다 높은 빈도의 자극

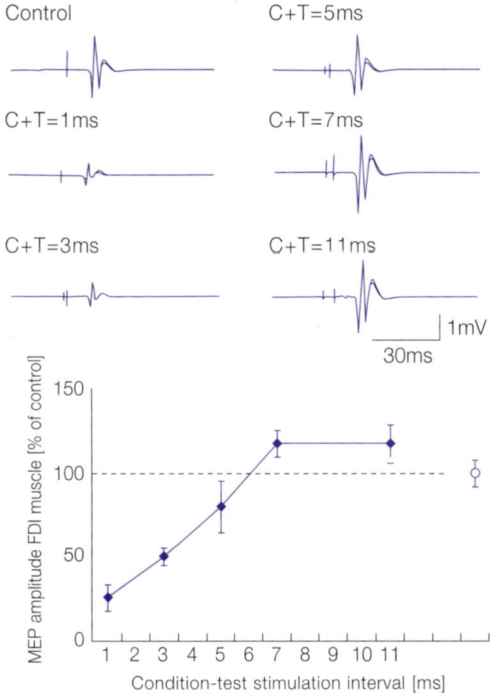

그림 5. 2연발 자극에 의한 억제와 촉진회로의 검토

A : 실제의 파형. Control은 시험자극(test : T)만을 시행하였을 때의 MEP를 나타낸다. 그것 이외는 조건자극(condition : C)과 시험자극의 양쪽을 각각으로 나타내는 간격으로 주어졌을 때의 MEP의 변화를 나타낸다.

B : 조건자극과 시험자극의 시간간격(ISI)이 1~6ms까지의 짧은 시간간격에서는 시험자극만으로 얻어지는 MEP와 비교하여 억제를 나타낸다. 한편 ISI가 8ms 이후의 긴 시간간격에서는 촉진이 관찰된다. 이 기법에 의해서 운동영역 내의 복수의 개재세포를 경유하여 나타나는 미라밋로세포의 흥분성과 억제성의 동태를 개별적으로 조사할 수 있다.

[문헌 4에서부터]

을 고빈도 rTMS(high-frequency rTMS)라 정의한다. 또한 1 Hz 이하는 저빈도 rTMS(low-frequency rTMS)라 정의되고 있다. 특히 5 Hz 이상의 고빈도에서는 대뇌피질의 흥분성을 증가시킨다.

한편 저빈도 rTMS에서는 대뇌피질의 흥분성을 저하시킨다는 반대의 효과가 일어난다. 현재로서는 rTMS의 임상치료 응용으로서 우울, 통합실조증, Parkinson병, 척수소뇌변성증, 디스토니아, 간질, 난치성 통증, 뇌졸중 등 다채로운 질환에 응용되고 있다. 그러나 현재로서는 안전성이 확보되어 있지 않다는 것으로부터 일본에서는 그 안정성에 관한 가이드라인[5, 6]이 작성되고 있다. 또한 부작용(표 1)으로서 다양한 것이 있고 당연한 것이지만, 의사 이외는 그 치료는 할 수 없게 되어 있다.

표 1. 반복 머리뼈 통과 자기자극법에 의한 부작용

보고가 되어 있는 것	이론적으로 생각되는 것
경련	조직 독성
인지	kindling, 작열감
기분	장기 탈분극
일시적 호르몬 변동	장기 억제
일시적 림프구 변동	사회적 경련의 지속
두통	
전극피부부분의 화상	
심리적 경련의 지속	

[문헌 7에서부터 일부 변경]

D 머리뼈 통과 자기자극의 임상응용

1. 뇌졸중에 대한 임상 사례

뇌졸중에 대한 TMS의 임상응용은 현재로서는 그 중증도의 지표, 예후예측 등의 평가 및 진단에 사용되는 일이 많다. 또한 치료에 관해서는 몇 가지의 치료경험 사례는 볼 수 있으나 아직도 실용단계는 아니다.

a. 뇌졸중 회복의 예후예측에 관한 사용사례

뇌졸중 발병에서부터 1주일 이내에 TMS에

의한 손상 반구를 자극함으로써 반대쪽(마비 쪽) 근육으로부터 MEP가 유발되는 경우는 예후가 양호하지만, MEP가 인지되지 않는 경우 그 회복은 불량하다는 보고가 있다[8]. 그러나 당연한 것이지만 MEP만에 의한 상세한 예후예측은 곤란하다. 또한 중추 전도시간을 지표로 한 검토도 이루어져 있다. 중추 전도시간은 피라밋로를 신경 임펄스가 전도하는 시간을 나타낸다. 즉, 운동영역을 자극하는 것에 의한 MEP의 잠복시간과 척수자극에 의한 MEP의 잠복시간의 차이를 계측한다. 예컨대, 운동영역을 자극함으로써 얻어지는 MEP의 잠복시간이 19 ms이고 목뼈(경추) 자극에 의한 MEP의 잠복시간이 12 ms라면 중추 전도시간은 7 ms가 된다. 뇌졸중 편마비에서는 마비 쪽에서 중추 전도시간이 연장되어 있는 일이 많고 중추 전도시간과 마비 쪽 팔(상지)의 Brunnstrom stage와의 사이에 마이너스의 상관관계가 있다고 한다[9].

b. 뇌졸중의 신경 재구성의 검토

TMS를 사용해서 운동영역의 재구축을 검토하는 지표로서 TMS 매핑(mapping)이라는 기법이 있다. 이것은 MEP가 역치 위의 일정 자극강도로 두피 위의 각 점을 자극하여 MEP 진폭을 평면 위에 표시한 것이다(그림 6). Liepert 등[11]은 발병에서부터 4~8주의 뇌경색 환자에서 1시간의 기능훈련 후 마비 쪽의 맵(map)이 확대하여 손의 기능이 개선되었다고 하였다. 그러나 1일 후에는 그 효과는 감소하여 역치는 마비 쪽에서 높게 나타났다고 하였다.

이것에 의해서 단시간의 기능훈련에서도 뇌의 기능적 재구성이 일어난다는 것을 제시하였다. 다양한 운동학습에 의한 인간의 뇌의 가소성, 뇌졸중 후의 신경 재구성, 또는 재활의 효과 등이 이 기법을 사용해서 검토되었다. 그러나 도수 적용의 어려움, TMS의 공간적인 한계 등도 있기

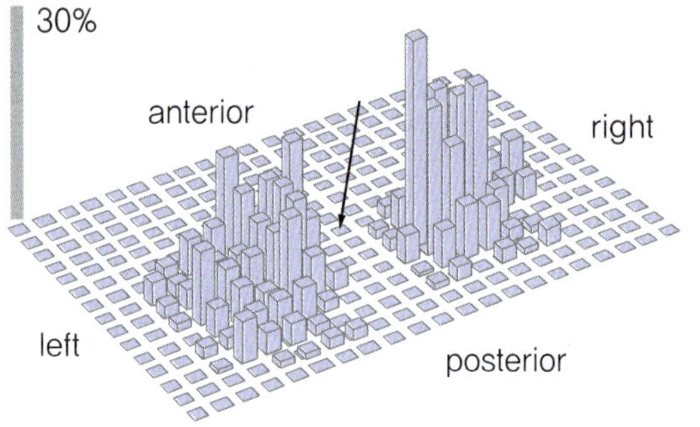

그림 6. 매핑(mapping)의 예

안정 시 또는 운동 시의 MEP의 역치를 기준으로 하여 일정한 상대 자극강도로 두피 위의 각 부분을 자극하고 MEP의 진폭을 계측한다. 그 후 두피 평면 위에 3차원 표시 또는 등고선 표시를 한다. 그림은 짧은엄지벌림근(단무지외전근)의 매핑을 나타낸다. 작은 사각은 1cm를 나타낸다. 각 position에서 3회의 MEP를 계측하여 평균 진폭을 산출한다. 평균 진폭은 말초신경을 전기자극을 함으로써 얻어진 최대 M파를 사용하여 표준화하고 있다. 흑색 화살표는 Cz(두정)을 나타낸다.
[문헌 10에서부터]

때문에 상당한 숙련을 필요로 한다.

2. Parkinson병에 대한 임상사례

파킨슨병에 대한 약물치료는 현재 이미 확립되어 있다. 그러나 치료가 장기간에 걸치기 때문에 부작용에 의한 영향이 문제가 된다. 이 때문에 외과적 치료나 기타의 새로운 치료법이 모색되어 있다. 그 중에서 rTMS에 의한 치료가 검토되어 있다.

파킨슨병의 환자에게 rTMS가 사용된 것은 반응시간 과제를 시행할 때에 TMS를 시행하면 건강한 사람보다도 파킨슨병 환자에서 반응시간이 단축한다고 보고되었다[12]. 이 식견으로부터 TMS가 중추의 운동 준비과정에 영향을 미친다는 가설 하에 파킨슨병에 대한 치료가 검토되었다.

파킨슨병에 대한 rTMS의 방법과 효과의 예로서는 아래의 두 가지가 있다.

1) 고빈도(주파수 5 Hz)의 rTMS에 의한 치료

8자의 코일을 사용하고 자극부위는 운동영역으로 한다. TMS 강도는 안정 시에 해당근육으로부터 MEP가 유발되는 강도(안정 시의 역치)의 90%의 자극강도로 2,000발 정도의 자극을 시행한다. 그 결과 자극 반대쪽의 상지운동기능의 향상, 글씨쓰기의 개선, 보행속도 · 자각증상의 개선 등 다양한 효과가 확인되었다.

2) 저빈도(주파수 1 Hz 정도)의 rTMS에 의한 치료

저빈도의 rTMS에서는 주파수는 0.2~1 Hz, 원형 및 8자의 코일을 사용하고 자극강도는 안정 시 역치의 0.1~1.2배로 방법론에 그 다양성이 관찰된다. 또한 자극횟수에 관해서는 그 빈도(주파수)가 적다는 것 때문에 1일 60발을 7~10일과 같이 수일에 걸치는 자극기간을 설정하고 있다. 저빈도 자극에서도 파킨슨병의 임상증상의 개선이 관찰된다는 보고가 있다[13].

그러나 한편 파킨슨병에 대한 rTMS의 효과에 의문을 던지는 보고도 볼 수 있어 명확한 프로토콜은 형성되어 있지 않다. 향후 거듭나는 검토가 요구된다.

3. 기타의 임상응용

a. 척수장애

척수장애에 대한 TMS도 뇌졸중과 마찬가지로 MEP를 사용한 장애정도를 평가하는 수단으로 검토되었다. 특히 손상 레벨보다 하위의 척수분절에 지배되는 근육의 MEP는 상대적으로 작고 잠복시간도 긴 경향이 있다. 또한 척수손상 환자의 척수 내의 중추신경 전도속도를 측정하면 건강한 그룹과 비교하여 그 지연이 인지된다[14]. 치료에 관해서는 척수손상의 다양한 합병증에 대해서 시행되고 있고, 특히 경련, 통증, 호흡근 기능강화 등 각 증상에 대한 검토가 이루어지고 있다.

b. 통증

rTMS에 의한 통증치료는 난치성의 만성 통증에 대해서 시행되고 있다. 이것은 경질막 외 전극을 외과적으로 운동영역에 설치하여 전기자극을 시행하는 치료에 힌트를 얻고 있다. 고빈도 자극을 시행함으로써 효과 지속시간은 짧기는 하지만 변화가 확인되었다는 보고가 있다[15]. 또한 급성 통증에 대한 rTMS를 사용한 효과의 검토로서 한쪽 아래팔에 통증 유발물질인 캡사이신 피육주사를 시행하고 1 Hz, 5분, 자극부위는 통증 유발부위를 지배하는 반대쪽의 제1차 운동영역으로 하고 자극강도는 운동 역치의 1.3배의 강도로 자극하였더니 통증의 경감이 빨랐다는 보고가 있다[16]. 앞으로 더욱더 치료시험이 진행되어 자극조건이 명확해진다면 난치성 통증에 대한 비침습적 치료로서 된다.

E 머리뼈 통과 자기자극의 안전성

TMS는 위에서 언급한 것처럼 자극방법에 따라서 생체에 대한 영향이 다르다. 이 때문에 각 자극조건의 안전성을 개별적으로 이해할 필요가 있다.

우선 TMS 전반에 해당된다는 것을 보여준다. 동물실험에 의한 식견으로서 3.4 Tesla, 8 Hz의 자극강도 및 빈도로 1만회의 자극을 시행한 후에 뇌의 각 부위에서 병리변화는 없다고 보고되고 있다[17]. 한편 무턱 값의 3.4배의 자극강도(2.8 Tesla)로 100~5,000회 시행한 후 대뇌피질 제II~VI층의 세포에 미소공포가 인지되었다는 보고도 있다[17]. 그러나 이들은 동물실험이며 인간에게 사용하는 장치보다 더 상대적으로 상당히 강력한 것이고 극단적인 고강도, 고빈도 자극을 장시간 시행하고 있는 것으로 인간에게 사용하고 있는 자극조건과는 다른 것이다.

1. 단발자극이나 2연발 자극에 관한 안전성

현재, 보통 사용되는 0.2 Hz 이하의 단일자극에서는 건강한 사람에게 경련이 일어나는 일은 없다[18]. 또한 TMS를 인간에 대해서 시행하게 된지 20년 이상 경과하는 가운데 TMS의 단발자극에 의한 기능적 부작용이 있다는 보고는 인지되지 않았다. 이상의 것으로부터 단발자극이나 2연발 자극에 의한 방법론은 안전하다고 생각된다. 더욱이 일본에서는 일본임상신경생리학회의 가이드라인에서 「단발, 2연발 자기자극법의 안전성에 대해서 현재로서는 문제가 없으나 이 경우도 inter-train intervals는 2초 이상으로 한다」[5], 또한 「안정 시의 역치 이하의 강도로 1 Hz 이하의 빈도의 자극에 관해서는 1주일에 1,500회를 상한으로 하여 시행한다」[6]고 하고 있다. 그리고 연구에서 사용되는 경우도 간질환자, 페이스메이커를 장착한 환자 등은 금기가 된다. 간질환자에서는 단발자극에서도 경련을 일으키는 일이 있어 신중하게 시행할 필요가 있다. 페이스메이커를 장착하는 경우 TMS에 의해서 불편함이 일어날 가능성도 있기 때문에 기왕력을 확실하게 파악할 필요가 있다. 더욱이 자극할 때에 자극강도가 커짐에 따라 코일로터의 클릭소리가 커져 난청의 원인이 되기 때문에 귀마개를 사용할 것을 권장하고 있다.

이상의 것을 준수한 다음에 단발자극, 2연발 자극이 시행되는 것이라면 그 안전성은 확보할 수 있다. 또한 기초연구분야에서도 건강한 피검자의 informed consent를 받음으로써 시행이 가능하다.

2. rTMS

고빈도 자기자극은 단발자극과 달리 고빈도로 지속적인 자극이 시행된다. 즉, 치료로 사용될 경우 경련을 유발할 가능성이 높다. rTMS의 생체에 대한 영향은 뇌 조직학적 검사나 혈액 뇌 관문에 영향이 없다고 하며 장기적인 경과로부터 부작용은 거의 인지되지 않는다. 그러나 안전성을 따르는 고빈도 자기자극에서도 건강한 사람에서 경련이 유발되었다는 보고가 있어 경련에 대한 충분한 주의가 필요하다. 그리고 간질환자의 경우는 TMS에 의해서 경련의 초점을 흥분시켜 소수이기는 하지만, 복잡 부분발작도 인지되었다고 한다. 이상의 위험성으로부터 간질 증상사례에 대한 응용은 간질을 유발할 가능성 때문에 신중하게 시행되어야 한다.

또한 TMS에 의해서 전반성강직간대발작을 일으킨 뇌경색의 하나의 사례에 대한 보고가 있었다. 이러한 것으로부터 대뇌의 기질성 질환을 갖는 경우에 TMS에 의한 경련 유발이 일어날 가능성도 지적되고 있다. 일본에서는 고빈도 자기자극을 시행하는 경우 각 시설에서의 윤리위원회의 승인의 필요성, 문서에 의한 informed consent, 실시자 책임, 고빈도 자기자극의 정의는 1 Hz로 한다. 또한 치료 등에의 임상응용에서는 기대되는 환자에 대한 이익과 위험성을 고려한다는 가이드라인이 제창되어 있다[5].

F 머리뼈 통과 자기자극의 가능성

물리치료 장면에서의 TMS의 이용에 관해서는 MEP를 사용한 운동제어 동태의 검증[19, 20], 또는 각종 물리치료 수기법이 중추신경계에 미치는 효과의 검토 등, 특히 전기생리학적인 수기법으로서 기초분야에서의 발전을 기대할 수 있다. 현재 임상장면에서 환자를 대상으로 한 자극은 의사 이외는 시행할 수 없다. 그러나 향후 TMS의 안전한 자극조건이 확인되는 것에 의해서 의사와 협동하여 물리치료사라도 치료효과 판정에 응용할 수 있다면, 운동치료의 개선에 수반하는 치료의 타당성 및 운동학습 과정을 검토하는 것이 가능하게 된다. 이와 같이 물리치료의 임상장면에서 장차 TMS를 사용하는 것은 그 효과판정을 시행함에 있어 유용성이 높다고 생각한다.

● 인용문헌

1) 宇川義一：大脳皮質磁気刺激法. 伊藤正男, 楢林博太郎ほか(編)：神経科学レビュー, pp.116–132, 医学書院, 1992.

2) 木村 淳, 眞野行生ほか：磁気刺激に関する委員会報告—磁気刺激のスタンダードな方法. 脳波と筋電図, 22(2):218–219, 1994.

3) 笠井達哉：ヒトの経頭蓋的大脳皮質刺激法. J. J. SPORTS Sa, 12(1):54–70, 1993.

4) 矢部京之介, 大築立志, 笠井達哉(編)：入門運動神経生理学. p.345, 市村出版, 2003.

5) 磁気刺激法に関する委員会(委員長 木村 淳)：「経頭蓋的高頻度磁気刺激法の安全性と臨床応用」に関する提言. 脳波と筋電図, 27:306, 1999.

6) 磁気刺激法に関する委員会(委員長 眞野行生)：磁気刺激法に関する委員会報告. 臨床神経生理学, 31:69, 2003.

7) 眞野行生, 辻 貞俊(編)：磁気刺激法の基礎と応用. p.261, 医歯薬出版, 2005.

8) Hendricks, H.T., et al.: Systematic review for the early prediction of motor and functional outcome after stroke by using motor evoked potentials. *Arch. Phy. Med. Rehabil.*, 83:1303–1308, 2002.

9) 江口 清ほか：脳血管障害患者の上肢における中枢運動神経伝導時間と運動障害の関係. 総合リハ, 23:315–318, 1995.

10) Cohen, L.G., et al.: Magnetic stimulation of the human cerebral cortex, an indicator of reorganization in motor pathways in certain pathological condition. *J. Clin. Neurophysiol.*, 8:56–65, 1991.

11) Liepert, J., et al.: Training-induced changes of motor cortex representations in stroke patients. *Acta. Neurol. Scand.*, 101:321–326, 2000.

12) Pascual-Leone, A., et al.: Akinesia in Parkinson's disease I. Shortening of simple reaction time with focal, single-pulse transcranial magnetic stimulation. *Neurology*, 44:884–891, 1994.

13) Ikeguchi, M., et al.: Effects of successive repetitive transcranial magnetic stimulation on motor performances and brain perfusion in idiopathic Parkinson's disease. *J. Neurol. Sci.*, 209:41-46, 2003.

14) Chang, C.W., et al.: Estimate of motor conduction in human spinal cord: Slowed conduction in spinal cord injury. *Muscle Nerve*, 14:990–996, 1996.

15) Lefaucheur, J.P., et al.: Neurogenic pain relief by repetitive transcranial magnetic cortical stimulation depends on the origin and the site of pain. *J. Neurol. Neurosurg. Psychiatry*, 75:612–616, 2004.

16) Tamura, Y., et al.: Effects of 1-Hz repetitive transcranial magnetic stimulation on acute pain induced by capsaicin. *Pain*, 107:107–115, 2004.

17) 出江紳一：経頭蓋磁気刺激—計測値の意義と問題点およびリハビリテーションへの臨床応用. 総合リハ, 24(2):109–121, 1996.

18) Rossini, P.M., et al: Non-invasive electrical and magnetic stimulation of the brain, spinal cord and roots: Basic principles and procedures for routine clinical application. Report of an IFCN committee. *Electroencepharogr. Clin. Neurophysiol.*, 91:79–92, 1994.

19) Sugawara, K., et al.: Facilitation of motor evoked potentials and H-reflexes of flexor carpi radialis muscle induced by voluntary teeth clenching. *Human Movement Science*, 21:203–212, 2002.

20) Sugawara, K., et al: Remote effects of voluntary teeth clenching on excitability changes of the human hand motor area. *Neuroscience Letters*, 377:25–30, 2005.

제 7 장

광선치료

I 광선치료의 특징과 피부의 생리적 기능

■ 학습목표

- 빛의 물리적 법칙을 이해한다.
- 각종 광선치료와의 관계로부터 광선치료의 생리학적 작용을 이해한다.
- 광선이 조사되는 피부의 미세구조와 생리적 기능을 이해한다.

최근 30년 동안 일본의 재활의학은 적극적으로 능력장애에 대한 개념을 명확히 하여 왔다. 특히 일상생활동작(activities of daily living : ADL)의 평가 및 지도방법에 관한 연구는 급속하게 진전되었으나, 물리치료는 지지부진하였다.

물리치료가 보조적인 치료로 취급된 원인은 수단별로 분류하여 적응증의 치료에만 치중하고 치료 선택의 판단기준 내지 기전(물리적 자극에 대한 생체반응)의 해명이 되지 않은 것이 주 원인이다. 특히 적외선이나 자외선은 일상생활 속에서 자주 받는 물리적 자극이기 때문에 치료로써 활용에 큰 매력을 느끼지 않았던 것이다. 또한 레이저치료에 관한 3,500건 이상에 이르는 문헌 대부분은 치료성적이 주된 내용이고 치료 기전에 관한 논문은 적었다. 그리고 생물학적 효과가 레이저광의 특성(파장 · 강도 · 편광성 등)에 어떻게 의존하는지 명확하지 않다. 또한 인접한 직종의 영역 확산과 더불어 업무범위가 명확하지 않은 채 레이저치료가 활용되고 있다. 특히 창상 치료의 목적에는 피부과 · 외과의 의사, 별신경절 차단 · 통증 완화의 목적에는 마취과(통증 클리닉) · 재활과의 의사 또는 침구사 · 한의사가 임상에서 사용하고 있는 것이 현 상황이다. 또한 레이저치료기는 상당히 고가인 의료기기이고, 물리치료실에서 구입하는 데는 지나치게 고가라는 점이 보급을 가로막고 있다.

그래서 이 항에서는 광선치료의 생리적 작용(기전)을 중심으로 정리하고, 치료 선택의 판단 기준을 다소나마 명확히 하려고 한다.

A 광선치료의 역사

Hippocrates는 "자연이야말로 질병의 의사이다"라는 환경의학의 개념 하에 태양광선을 최초로 질병치료에 활용하였다. 그 후도 19세기 초까지 독일을 위주로 유럽 각지에서 권장되어 왔다.

1877년에는 Daunes, Blunt 등에 의하여 광선치료에 과학적 근거가 주어졌다. Niels Finsen이 인공광선(탄소 아크등)을 이용해서 피부결핵의 심상성 낭창의 치료를 하였다. 1903년에 그는 인공광선의 치료가치를 임상적으로 실증하여, 노벨 의학 · 생리학상을 수상하였다. 이러한 역사적 배경 하에 백열 전등, 탄소 필라멘트 전등의 적외선 발생장치 또는 수은 석영등, 수냉식 석영 수은등의 자외선 발생장치가 광선치료기로써 사용되어 왔다.

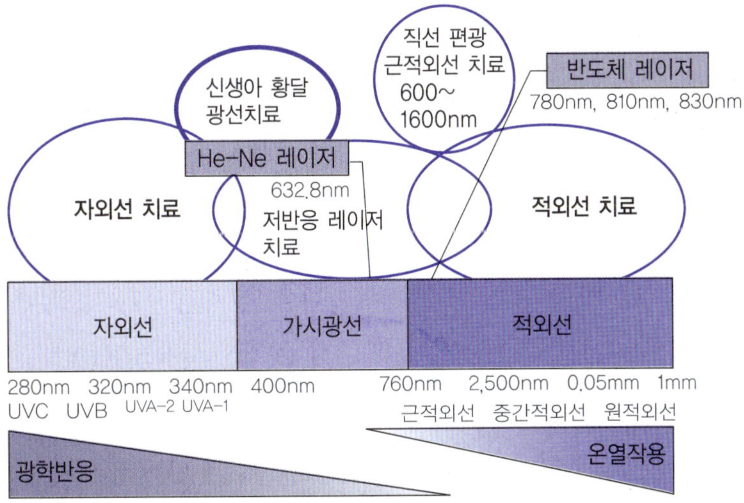

그림 1. 광선치료와 전자 스펙트럼

1958년에는 영국의 Cremer 등이 채혈부터 화학검사하는 과정에서 자연광에 의해 혈청 빌리루빈(bilirubin)치가 감소한다는 사실에 주목하였다*1. 또한 황달 혈청에 일광 및 인공광선(청색 형광등)을 조사하여 빌리루빈이 분해된다는 것을 확인하였다. 그래서 고 빌리루빈혈증의 신생아에게 형광등을 조사하여 혈청 빌리루빈을 사이크로 빌리루빈으로 변화시켜 효과적으로 체외로 배설시키는 것에 성공하였다. 이 후 임상에서는 보다 안전한 가시광선(480~540 nm)을 신생아 황달에 조사하여 빌리루빈의 광화학적 반응을 일으키는 보육기용 광선치료기를 사용하고 있다.

1961년에 헝가리의 Mester는 He-Ne(헬륨-네온) 레이저를 개발하여 궤양 또는 창상 치료에 적용하였다. 일본에서는 1979년 무렵부터 가미가와 등이 He-Ne 레이저광 또는 YAG 레이저광에 의한 통증치료 연구를 하였고, 오오시로 등은 반도체 레이저광에 의한 통증치료 연구를 각각 시작하였다. 유럽에서는 1983년에 레이저치료기가 이미 보급되고 있었다. 일본에서는 1987년에 이르러 후생성으로부터 통증 완화를 목적으로 한 레이저치료기의 제조승인을 얻었다.

최근에는 근적외선 영역 파장대의 광선을 직선 편광시켜 레이저광으로서의 작용과 온열 효과를 갖게 한 치료기기도 개발되어 있다.

*1 : 아무 것도 하지 않았는데 혈청 빌리루빈치가 감소하였기 때문에 의아하게 생각하였다. 그래서 빛이 어떤 영향을 미치는 것으로 정리한 것 같다.

B 전자 스펙트럼 (그림 1)

광선은 극초단파와 X선 사이의 파장이 짧은 전자파의 잡음이고, 파장의 길이에 따라 생리학적 작용이 다르다. 물리치료에서는 파장이 짧은 자외선, 가시광선, 적외선과 단일 파장인 레이저광까지가 광선치료로 되어 있다. 가시광선을 기준으로 하여 파장이 짧아지면 광화학반응이 주된 작용이고, 파장이 길어지면 광열반응이 주된 작용이 된다. 또한 적외선 또는 가시광선 영역에서 단파장의 광선으로서 레이저광이 활용

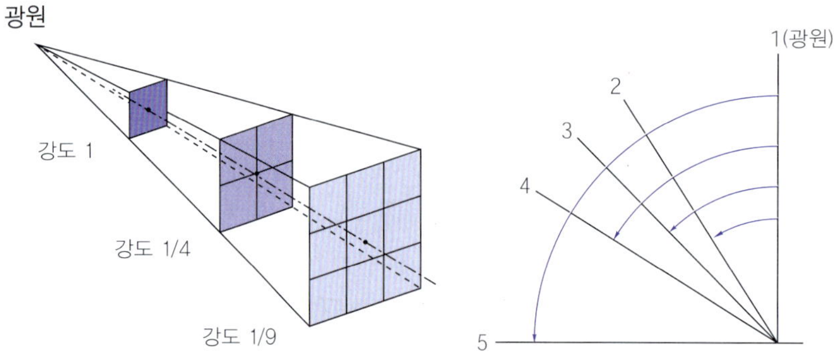

(cosθ : 각도에 의한 흡수계수)

광원	θ (°)	cosθ
1	0	1.000
2	30	0.866
3	45	0.707
4	60	0.500
5	90	0.000

A. 역제곱의 법칙 B. Lambert의 코사인 법칙

그림 2. 강도 조절법

A : 광원과 치료부위의 거리 제곱에 반비례하여 강도가 증감한다.
B : 광원과 치료부위를 연결하는 선과 체표면에 대한 수직축이 이루는 각의 코사인에 비례하여 강도가 증감한다.
[문헌 1에서]

되고 있다.

이들 광선치료의 생리학적 작용으로는 광화학 반응에 의한 작용, 살균 · 세포 파괴작용, 면역 촉진 · 억제작용, 온열작용, 생체자극작용 등을 열거할 수 있으나 해명이 되지 않은 부분도 많다. 생체에 대한 작용 기전이 가장 잘 해명되어 있는 것은 자외선 치료뿐이다.

C 빛의 물리적 법칙

광선치료에서 조사강도는 적외선에서는 주관적인 온도감각을 활용하고, 자외선에서는 최소 홍반량 또는 최소 반응량을 기준으로 설정하고 있다. 또한 조사강도의 조절방법은 역제곱의 법칙 또는 람베르트(Lambert)의 코사인(Cosine) 법칙을 활용하고 있다(그림 2). 일반적으로는 치료부위의 형상을 고려하는 것이 어려우므로 역제곱의 법칙에 기초한 빛의 조절로 시행된다.

1. 조사 강도와 조사 거리

광원으로부터의 거리(조사 거리) 제곱에 반비례하여, 조사 강도(파워 밀도 : mW/cm^2)는 약화된다. 사용되는 광선원으로부터의 가열 영역은 한결같다고 생각되지만, 가끔 임상에서 열점(hot spots)이 발생하는 일이 있으므로 환자에 대한 확인이 필요하다.

2. 조사 강도와 조사 각도

Lambert의 코사인 법칙은 조사 부위에 대해서 코사인 각이 0°가 되면 조사 강도는 1이 되고 60°에서 1/2, 90°에서는 0이 된다. 실제로는 30° 이하의 경사각은 적외선 치료에서는 무시해도 무방하다.

3. 반사

빛은 직진성이 있으며, 피부에 조사되면 동일 평면상에서 입사각과 같은 각도로 반사(반사각)한다. 가시광선 또는 적외선에 가까운 스펙트럼 영영에서는 피부를 투과하기 쉬워 확산성 반사의 측정이 곤란하다. 한편 빛이 생체를 투과할 때에는 70°의 각도로 원추모양으로 확산한다.

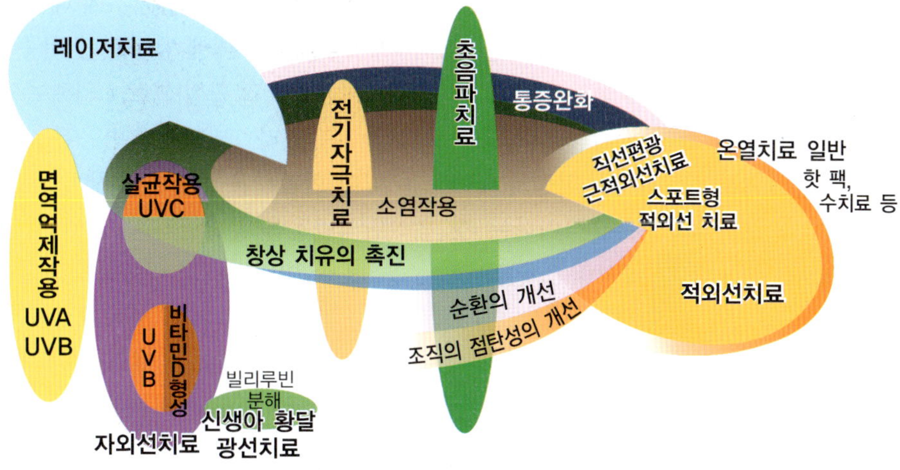

그림 3. 광선치료의 치료효과

4. 광자 에너지

생체에 빛이 조사되어 흡수가 일어나는 현상은 광자 에너지에 따라 차이가 있다. 파장이 짧을수록 광자 에너지가 높아지고, 자외선은 분자 결합 에너지가 높아진다. 전자 여과에 의하여 생체의 광화학반응이 일어난다고 생각되고 있다.

광자 에너지 (eV) = 1.24/광파장 (10^{-3} nm)

5. 빛 조사 시 생체온도와 시간

생체 자극으로써 최적의 조사율과 시간과의 관계는 아직 확립되어 있지 않다. 나미리이(波利井)는 빛 조사에 의한 생체조직 변성의 복사온도와 조사시간과의 관계에 대해서 57°C의 복사온도를 조직에 10초 이상 지속 조사하면 화상(조직 변성)을 일으킨다고 보고하고 있다.

D 광선치료의 생리학적 작용

종전에는 각 광선치료의 적응 및 금기만을 설명하였다. 그러므로 자외선치료는 살균작용, 적외선치료는 온열작용, 레이저치료는 통증 완화라는 도식에 한정되기 쉬웠다. 그러나 각 광선치료에는 중복된 작용이 있으며, 병변부나 장애부에 가장 적절한 치료수단을 선택하는 지혜를 가질 필요가 있다(그림 3).

1. 광화학반응에 의한 작용

적외선이 온각수용기[루피니(Ruffini) 소체]를 흥분시키거나 가시광선이 시각세포(visual cell)[간상체 세포(rod cell), 추상체세포(cone cell)]를 흥분시켜 온각이나 시각을 자극하는 작용이다. 체온 37°C의 열에너지는 0.03 eV이지만, 광양자 에너지는 10분의 수 eV에서 수 eV에 도달하며 단백질의 생체 고분자 결합 에너지에 맞먹는다. 그러므로 생체세포를 공명진동시킴으로써 여러 가지 생리적인 광화학반응을 일으킬 수 있다. 일반적으로 아미노산이나 포도당에는 광화학 활성작용이 있고, 또한 폴리펩티드나 헤모글로빈 등의 생체 고분자는 가시광선 영역으로부터 긴 파장 영역의 자외선 UVA 파장에서 우원 편광과 좌원 편광광선의 흡수율이 다르다는 것이 확인되어 있다(➡ 심화학습 ①).

비온열치료로는 빛증감반응과 빛활성화반응이 있고, 치료에 응용된다. 빛증감반응이란 조직 내에 빛 증감물질이 있을 때에 특정 파장의 빛이 조사되면, 그 곳에서 산화반응이 일어나는 것이다. 빛증감물질(헤마토포르프피린 유도체)을 정맥에 주사하여 72시간 후에 레이저광을 조사하면, 종양세포 내에 남아있던 빛증감물질이 반응하여 만들어진 활성 산소에 의해 종양세포를 파괴할 수 있다. 빛활성화반응은 세포 수준에서 빛이 화학작용을 일으켜 생체 내 효소반응이나 면역반응을 항진시키는 것이다.

또한 빌리루빈의 광화학반응은 480 nm 부근 광선에서 일어나며, 사이크로빌리루빈으로 변화하여 효과적으로 체외에 배설된다. 현재는 유해한 400 nm 이하의 자외선 영역을 피하여 빌리루빈이 흡수되기 쉬운 그린광선(500~520 nm)을 이용하여 고빌리루빈혈증 환자에게 치료 효과를 발휘하고 있다.

심화학습

❶ 직선 편광 · 원 편광

발광 다이오드로부터의 빛을 직선 편광자로 끄집어내고, 계속해서 위상판의 하나인 1/4 파장판을 지나게 함으로써 얻어진다. 이 굴절률이 1/4 파장판은 결정축에 따라서 다르다는 것을 이용하여, 직각으로 교차하는 2개의 편광성분이 같은 위상에서 입사한 경우, 출사 시에는 양자 사이에 $\pi/2$만큼 위상이 다르도록 만드는 것이다. 전파속도의 진행축에 $-45°$ 기울여서 직선편광을 입사시키면 우회전의 원편광 출력이 얻어지고, $+45°$의 경우에는 좌회전의 원편광이 얻어진다. 다구치 등에 따르면, 직선편광 조사군과 우회전의 원편광 조사군은 창상 치유효과가 인지되었으나, 좌회전 원편광 조사군에서는 효과가 나타나지 않았다. 마찬가지로 직선편광의 레이저광을 원편광시켜 보아도 마찬가지의 결과가 인지되었다. 편광에 의하여 조직 흡수도가 다르고 치유 촉진효과에도 차이가 나타난다. 치유촉진 기전의 해명이 앞으로 과제가 될 것이다.

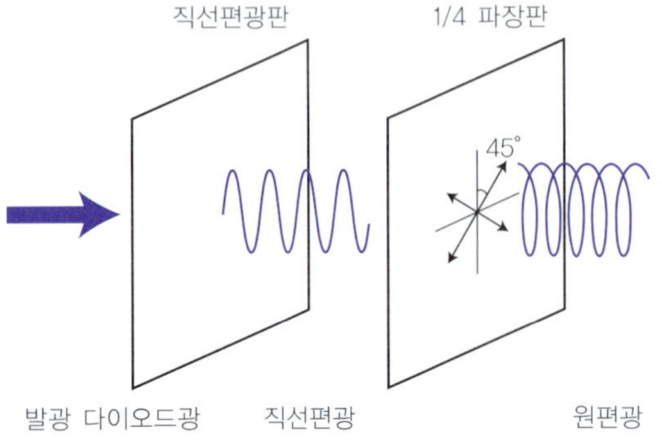

2. 온열작용

적외선 영역 파장의 가열 기전은 방사에 의해서 직접 미립자의 운동을 활발하게 만드는 것이다. 4,000 nm 이상의 원적외선 파장은 생체에 흡수되는 율이 높고, 피하 3~4 mm의 깊이를 데워 발한작용을 촉진한다. 적외선 영역의 레이저에서도 낮은 온열작용이 인지된다.

반호프(van' t Hoff)의 법칙에 따르면, 1°C의 조직온도 상승으로 13%의 대사 항진이 일어난다고 한다.

구보(久保) 등은 배양 하의 연골세포에서 온열치료가 관절연골 대사에 주는 영향에 관해서 조사하였더니, 39°C 및 41°C의 가열에서 프로테오글리칸의 대사가 항진하고, 43°C 이상에서는 저하한다는 것을 보고하고 있다.

3. 살균 · 세포(DNA) 파괴작용

광선 조사는 광화학반응에 의하여 세포 내 DNA를 손상시키거나, 고출력의 광열작용에 의하여 화상을 일으킨다.

4. 면역기능에 대한 작용

자외선 조사에 의하여 면역기능에 관계되는 세포[랑거한스(Langerhans) 세포 등]가 손상을 받으면 면역능력이 저하하고, 회복에는 4주일이 필요하다.

레이저광은 면역기능을 항진시킨다고 하지만 작용기전이 명확하지 않기 때문에, 앞으로의 연구 과제라 생각된다.

5. 창상 치유작용

정상적인 피부 창상 치유과정은 잘 알려져 있는 것처럼 염증기, 세포 증식기, 성숙기의 3단계로 나누어진다. 도타(戸田)는 각각의 단계에 관여하는 세포군 또는 생리적 활성물질이 다양하게 제어되고 있다고 언급하고 있다.

생체는 활동반응에 의해서 극미약 발광(생물 포톤)하고 있으나, 상세한 연구는 진행되어 있지 않다. 생체조직이나 세포에서의 대사에 의해 화학적으로 여과된 분자(활성 산소 등)나 유리기(free radical)가 형성되어 이 에너지가 생물 포톤(460~830 nm)으로 전환된다. 다구치, 이나바 등은 630 nm와 670 nm의 정점(peak)에서 가시적인 변화가 있고, 630 nm의 1중항 산소 2분자대 파장에 일치하기 때문에, 조율(identification)을 할 필요가 있다고 언급하고 있다. 동·식물에서도 손상부위에 발광이 미미하게 증가하는 것이 확인되어 왔다. 그러므로 미약한 빛이 창상 치유를 촉진하는 작용의 가능성을 시사하고 있다.

다구치 등은 모르모트의 배부에 실험적으로 창상을 만들어 파장 840 nm의 직선편광이나 우회전 원편광 조사(조사면 강도 17 mW/cm^2, 전체 에너지 밀도 2 J/cm^2, 120초간 조사, 조사간격 48시간)를 하여 창상 치유효과를 실험하였더니 6일 후에 효과가 나타났으며, 치료시간이 3일간 단축된 것을 확인하고 있다. 무편광이나 좌편광 조사에서는 충분한 효과를 얻을 수 없었기 때문에 편광에 의한 광화학반응에 차이가 있다는 것을 실증하였다. 또한 우원편광을 생체에 대한 "우회전의 편광"이라 정의하고 있다.

6. 수용기 · 신경계에 대한 자극작용

중등도 강도의 편광 적외선 또는 레이저광을 조사하면, 수용기 · 신경계가 자극되어 흥분한다. 상행한 흥분성은 척수로부터의 하행성 진통기전에 의하여 통증이 완화된다.

7. 정신적 작용

광열작용에 의하여 근 긴장 저하 또는 진정작용을 가져온다. 특히 옥외에서의 일광욕은 상쾌감이나 이완효과를 가져온다.

E 피부의 미세구조와 기능

1. 피부의 미세구조

물리치료에서 사용되는 광선치료의 목표 조직은 피하 5 mm 이내이므로 피부과학이 중요하다(그림 4).

피부는 표피, 진피, 피하조직의 3개층으로 구성된다. 그리고 표피는 종이 1매(0.2 mm)의 두께이고 각질층, 과립층, 유극층, 기저막의 4개층으로 구성되어 있다. 4주가 지나면 기저세포가 분열하고 각질세포로 변화하는데, 피부에서 박리될 때까지의 변화를 각화(아포토시스의 일종)라 하며, 죽은 세포가 매일 한층씩 탈락하는 질서 있는 과정(process)이 진행된다. 6주간의 주기

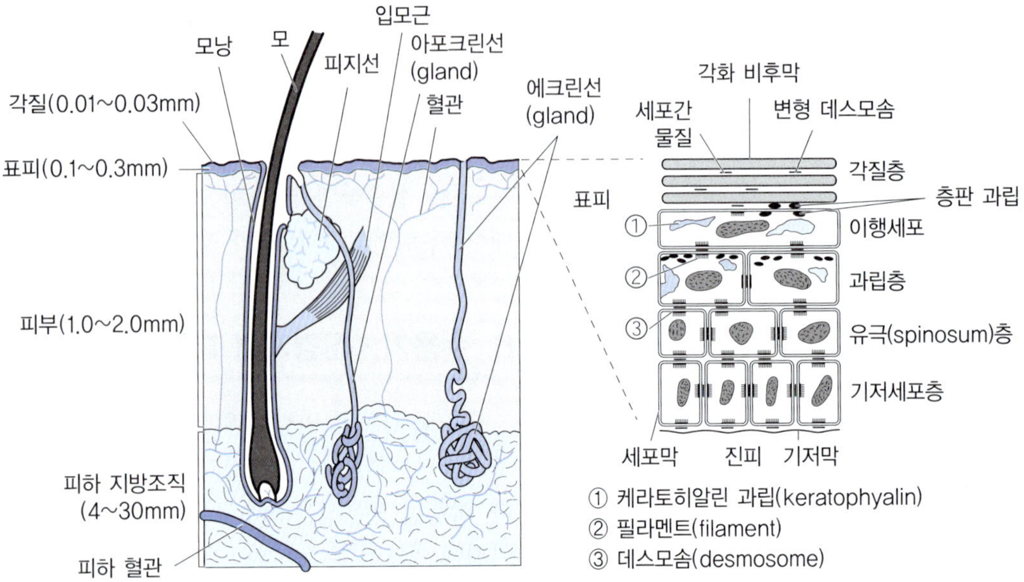

그림 4. 피부의 기본구조 [문헌 3, 4에서]

로 재생된다. 이 사이클은 외상, 화상, 햇볕에 탐으로 촉진되고, 나이가 들수록 늦어진다.

최상층에는 매우 편평화된 각질층 세포가 있다. 그 아래에 세포층이 있고 표피의 기저세포층을 향하여 수 입방체에 가까운 형태가 된다. 표피층마다 상이한 역할과 부산물을 만들어내고 있다. 각각의 세포를 결합시키고 있는 것이 데스모솜(desmosome)이다. 케라토히알린(keratohyalin)과립은 과립층으로 형성되고 각질층에서는 분해된 수분과 결합하여 피부의 촉촉함 또는 일광차단(sun screen)으로서의 역할을 수행한다. 이 밖에 표피에는 멜라닌 생성세포, 면역기능을 가진 랑거한스(Langerhans)세포, 메르켈(Merkel)세포 등이 있다.

세균이나 이물질은 통과할 수 없으나, 수분이나 전해질, 일부 약물(소형 분자)은 피부로 흡수될 수 있다. 또한 체내로부터 밖으로 수분이 나오는 경우가 있다[경표피 수분상실(transepidermal water loss)].

진피는 2 mm의 두께이고 섬유성 단백질(콜라겐, 엘라스틴) 또는 다당류의 기질(프로테오글리칸) 성분이 주체가 되는 조직이다. 세포성분으로는 섬유아세포, 혈관 또는 림프관의 구성세포, 신경섬유 등이 있다. 또한 피부의 부속조직으로서 한선(sweat glands), 피지선, 모낭 등의 조직이 있다. Weddell(1945년) 등의 해부학적 연구에 의하여 냉각수용기 [크라우제(Krause) 소체]가 0.17 mm, 온각수용기(루비피 소체)가 0.3 mm로 보고하였다.

피하조직에서는 세포 사이에 다량의 지방이 축적되어 피부의 쿠션으로 작용하고 대사 에너지의 저장고로 되어 있다. 피하조직의 두께는 4~30 mm이고, 축적되어 있는 피하지방에 의해 변화하므로 신체부위에 따라 다르다.

2. 정상적 생리기능

우리들이 생활하고 있는 환경에는 생체에 유해한 자극이 많이 존재한다. 이 자극으로부터 방어하는 조직이 피부이다.

a. 수분 보유기능

천연 보습성분(natural moisturizing factor : NMF)과 각질세포 지질, 피지막에 의하여 각질층에서 20~30%의 수분 보유기능이 있다. 각질층은 외부로부터 미생물의 침입이나 물리적·화학적 자극으로부터 지키는 장벽(barrier)으로써의 작용과 신체의 활동에 맞춘 유연성을 유지하기 위해 일정량의 수분을 함유하고, 또한 체외에 열을 발산시키기 위해 수분을 증발시키는 성질도 갖고 있다.

b. 면역기능 (그림 5)

항원성이 있는 이물질이 표피 내에 침입하면 Langerhans세포(항원 제시 세포)가 에워싼다. 항원을 에워싼 Langerhans세포는 림프관을 통해서 특정의 림프절로 이동한다. 림프절로 이동한 Langerhans세포는 항원분자의 특정 구조를 림프구에 제시하여 림프구를 감작(感作, 어떤 항원을 예민한 상태로 만듦)시킨다. 다시 항원이 침입한 감작 림프구에 접촉하면 림프구는 활성화되어 사이토카인(cytokine)을 방출하여 염증반응을 일으킨다.

c. 피부에 미치는 호르몬작용

피부의 기능은 여러 가지 호르몬에 의하여 조절된다. 아래에 각 호르몬의 주된 작용을 나타냈다.

- 남성호르몬(안드로겐)은 피지선에 작용하여 분비를 높이거나 섬유아세포의 분열기능을 높이고, 모낭에 작용하여 체모의 발육을 촉진하는 작용을 한다.
- 난포호르몬(에스트로겐)은 진피에 작용하여 콜라겐의 작용을 유지하고 표피 하층의 세포 분열 기능을 높인다.
- 부신피질호르몬은 콜라겐의 생합성을 억제하거나 피부 혈관의 수축을 돕는다.
- 부신수질호르몬은 피부의 혈관을 포함하는 전신의 말초혈관을 수축시켜서 혈압을 상승시킨다.
- 갑상선호르몬은 표피의 증식을 촉진하거나 모낭에 작용하여 털의 발육을 돕는다.

이 밖에 피부에 작용하는 호르몬으로서 멜라닌세포 자극호르몬(MSH)이 있는데, 멜라노사이트에 작용하여 색소침착에 관여한다.

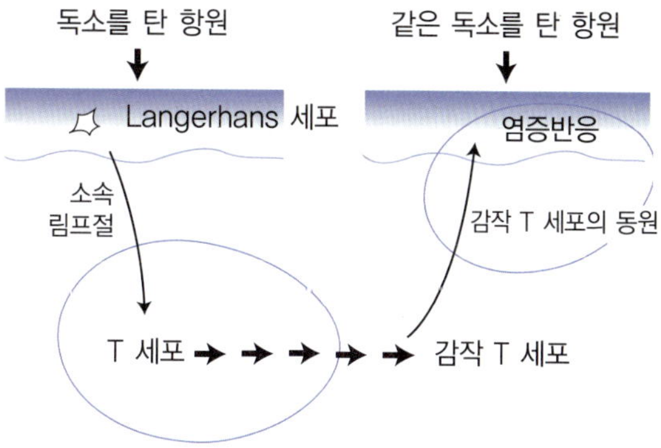

그림 5. 접촉 과민반응 [문헌 5에서]

d. 피부에 미치는 자율신경작용

피부에는 혈관, 모근 및 입모근, 한선 등이 있고 자율신경의 영향을 받고 있다. 교감신경의 활동이 항진되면 피부의 혈관이 수축하고 입모근이 수축하여 털이 서고 발한이 촉진된다.

e. 피부자극이 자율신경, 호르몬에 미치는 영향

사토 등은 마취한 동물(쥐)을 실험한 결과, 피부의 감각신경의 흥분은 자율신경기능 또는 내분비기능에 대해서 영향을 준다는 것을 확인하였다.

피부의 온열자극 또는 냉자극(침해성 감각입력)은 심장을 지배하는 교감신경의 원심성 활동을 항진시켜서 심박수를 증가시킨다.

복부의 피부자극은 위(stomach)를 지배하는 교감신경의 원심성 활동이 반사적으로 항진하여 위의 연동운동성을 높인다. 이 밖에도 피부의 침해자극에 의하여 십이지장, 소장의 연동운동도 교감신경 원심로를 통하여 억제된다는 것이 보고되어 있다.

피부의 구심성 자극은 자극 종류에 따라 호르몬의 분비를 항진시키거나 억제시키는 것이 가능하다. 피부의 침해성 자극에 의하여 부신교감신경의 원심성 활동이 반사적으로 증가하였을 때에는 부신수질로부터 아드레날린 또는 노르아드레날린의 분비량이 증가한다. 한편 피부의 비침해성 자극에 의하여 부신교감신경 원심성 활동이 반사적으로 감소하고 있을 때에는 카테콜아민 분비도 저하하고 있다. 부신피질 호르몬인 콜티코스테론(corticosterone) 분비도 피부의 침해성 자극에 의하여 증가한다. 따라서 피부자극은 자율신경과 호르몬 원심로로서 피부의 자율신경기능을 조절하는 역할이고, 다시 피부로 되돌아온다.

F 물리치료 선택의 기준

이 항에서는 임상활동에서 치료사가 이용하는 물리치료 수단의 선택기준(clinical decision making in physical modality)을 명확히 할 수 있도록 작용 기전에 대해 언급하였다[그림 3 (☞ 211쪽)]. 그래서 장애요인을 분석한 다음 요인을 개선하기 위해서 필요한 생리학적인 작용을 선택하도록 한다.

각종 광선치료의 장점은 ① 통증이 없다, ② 감염의 위험이 적다, ③ 치료시간이 짧다, ④ 설정이 간단하다 등을 들 수 있다.

G 앞으로의 전망

창상부위의 생물 포톤(photon)(파장 : 약 630~670 nm)의 피크가 가시적으로 증가하고 파장 630 nm가 1중항 산소의 2분자 대 파장에 일치한다는 점은 흥미 있는 사실이다. 창상 치유의 기전을 탐구할 때에는 상처 또는 응혈전으로부터 발광의 생물학적 의미를 부여할 필요가 있다고 생각한다.

기전이 해명되어 있는 자외선치료는 유전자 수준에서의 반응으로 치료 응용의 가능성을 모색하고 있다. 앞으로 화학적 작용이 적은 UVA-1 영역의 파장 또는 면역기능의 저하 등의 작용을 치료에 활용하는 것도 중요하다.

적외선 치료는 온열효과 뿐만 아니라 창상의 건조에 가장 효과적인 파장을 확인함으로써 난치성 욕창부위의 치료에 효과적으로 활용할 수 있을 것이다. 또한 편광(직선 편광, 좌원 편광, 우원 편광)을 가한 적외선 또는 가시광선 조사에 의한 생체반응의 차이에 관해서 연구하는 것은 새로운 광선치료를 제안할 수도 있다.

낮은 출력의 레이저에 의한 생물학적 작용 기전의 연구에는 파워 밀도가 미약하여 측정하는 생물학적 반응도 미묘하고 곤란한 측면이 있다. 정밀도가 향상된 계측기기나 분자생물학적 연구기법에 의하여 생물학적 효과 발현까지의 신호전달경로를 확립하는 것은 중요하다. 또한 동시에 생체의 기능을 대충 살피고 자연치유능력의 기전 추론을 전개하는 것도 중요하다. 그래서 레이저 광선이 반응 촉진의 스위치 신호역할(신호처리)을 수행하고 있다면, 파장별 작용기전이 존재할지도 모른다. 엽록소와 같은 광촉매 효과를 가진 약물 병용이 치료효과를 높일 가능성이 있을지도 모른다. 각종 세포에 흡수되기 쉽도록 복수 레이저광의 조사나 조사부위의 환경 설정(온열작용 · 전류자극 하)에 의한 차이가 있을 수도 있다.

이와 같이 치료효과를 높이는 가능성을 생각해 낼 수 있다. 이를 위해서는 조사 강도를 조사율(파워 밀도)로 제시하도록 통일해야 하고, 이러한 것에 의하여 재현성이 있는 임상성적 또는 다른 파장의 레이저치료와의 비교도 가능해진다. 또한 자외선치료에서는 피부의 감수성을 최소 홍반량으로 확인하여 투여량을 설정하고 있는 것처럼 레이저치료에도 치료 전에 치료 적응량(감수성)을 확인할 필요가 있다. 이러한 순서로 조사량을 설정하면 보다 안정된 치료성적을 얻을 가능성을 생각할 수 있을 것이다.

이러한 문제점들이 해명되어 광선치료의 치료의미가 재확인되기를 진심으로 기대한다.

인용문헌

1) 濱出茂治：赤外線療法. 石川 齊ほか（編）：図解理学療法技術ガイド 第 2 版, pp.305–311, 文光堂, 2001.
2) 田口喜雄：低出力レーザー光照射の創傷治癒におよぼす効果と除痛効果. 手術, 40(9):1241–1248, 1986.
3) 尾澤達也：化粧品の科学. 裳華房, 1998.
4) Bader, H.P.：皮膚の健康科学. 南山堂, 1994.
5) 服部道廣：スキンケアの科学. 裳華房, 1997.

II 자외선치료

■ **학습목표**

- 자외선 파장에 따라 생리학적 작용이 다르며, 세포의 상해나 면역 억제작용에 대한 이해를 심화시켜 간다.
- 최소 홍반량의 측정방법과 자외선 조사량의 설정방법에 대해서 학습한다.
- 자외선 치료의 주의사항 · 금기에 대해서 학습한다.

지표에 도달하는 태양광선의 성분은 가시광선 51.8%, 적외선 42.1%, 자외선 6.1%이다. 소량의 태양 자외선 중 UVA가 5.6%, UVB는 0.6%인데 이들은 생리적 작용이 강한 광선에 속한다(그림 1).

종전에 자외선치료에 기대를 걸었던 것은 욕창에 대한 치료효과였다. 욕창부위는 침윤되어 있기 때문에 세균이 감염되어 있고, 육아조직의 형성이 불량하다. 그래서 자외선과 적외선의 조합치료에 의하여 창상부위의 살균효과와 온열효과(건조 · 순환 개선)를 목적으로 치료하고 있었다. 최근에 자외선 조사가 발암성을 높이고 면역능력을 저하시킨다고 알려지고 있기 때문에 최적의 치료수단은 아닌 것이 되었다.

자외선의 피폭과 면역계의 문제는 상호관계 및 기전이 아직 확정되어 있지 않지만 근대 생물학상 가장 활발하게 연구되고 있는 분야이다.

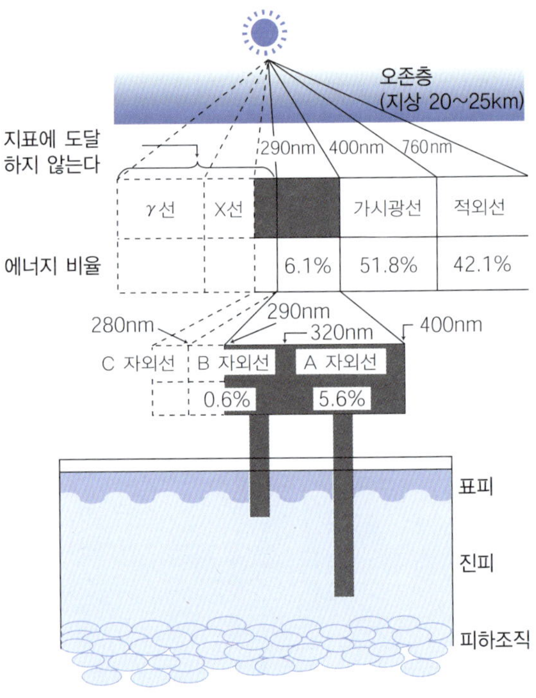

그림 1. 지표에 도달하는 태양광선의 성분
[문헌 1에서]

A 자외선 스펙트럼

자외선 치료는 과거부터 시행된 물리치료의 하나이지만, 최근에는 유해한 자극이라 보고되고 있다.

자외선의 전자 스펙트럼은 일반적으로 세 영역으로 나뉘고, 생리학적 작용을 특징짓고 있다 [제7장 I항 그림 1 (☞ 209쪽)도 참조].

장파장 영역의 자외선 UVA(320~400 nm)은 35~50%가 진피층까지 투과한다. UVA는 UVA-1 (340~400 nm)과 UVA-2 (320~340nm)로 소분류된다. 앞으로의 자외선치료는 세포장애가 적은 UVA-1 영역의 자외선 활용에 관한 연구에 기대를 하고 있다.

세포장애가 심한 중파장 영역의 자외선 UVB (280~320 nm) 또는 단파장 영역의 자외선 UVC (200~280nm)는 대부분 표피층에서 산란하고 흡수된다. 특히 오존층과 DNA 유전자의 광 흡수 스펙트럼은 260 nm이고, UVC 영역이다. 가장 살균력이 강한 단파장 영역의 자외선 UVC(253.7 nm)는 10분 사이에 대부분의 세균(결핵균, 적리균, 대장균, 포도구균, 곰팡이, 유해 미생물)을 사멸시킨다. 주변의 가까운 곳에서 UVC는 공중화장실의 손가락 건조기에 사용되고 살균용으로 이용되고 있다. 최근 지구의 온난화 때문에 오존층의 파괴가 우려되고 있지만, 오존층의 감소는 지표에 UVB의 도달량 증가 또는 290 nm 이하 자외선 파장의 도달이 예상되어 생태계에 대한 영향이 염려된다. 또한 일반 유리창에서는 320 nm이하(UVB, UVC)는 투과하지 않고 석영판에서도 190 nm 이하는 투과하지 않는다.

피부는 생체의 보호층으로서 대부분의 자외선을 흡수하여 손상되기 쉬운 세포의 투과를 방지한다. 다량의 자외선이 피부에 조사되면 세포나 세포 내 구조물을 파괴한다. 파괴의 정도와 그 결과 일어나는 반응은 자외선의 파장과 흡수량에 의해 좌우된다. UVB, UVC는 표피에 흡수되지만 UVA는 진피의 모세혈관(약 1 mm)까지 투과한다(그림 1).

화장품이나 자외선차단제는 자외선 방어능력을 나타내는 SPF(sun protection factor)값이나 PA(protection grade of UVA)의 값이 표시되어 있다. SPF값은 UVB를 차단하는 시간을 나타내고 있다. 이 값은 자외선차단제를 도포한 피부가 햇볕에 타는 데에 소요되는 최소 자외선량을 도포하지 않은 피부가 햇볕에 타는 데에 소요되는 최소 자외선량으로 나눈 수치를 말한다. SPF값이 30~40이면, 일상생활에서 자외선 방지가 충분하다. 또한 UVA의 유해성이 주목되기 시작하여 1996년에 UVA 방지효과 측정 기준으로서 PA값이 설정되었다. PA값은 UVA로부터 피부를 지키는 기준치이며, 3단계(효과가 있다 +, 상당히 효과가 있다 ++, 매우 효과가 있다 +++)로 분류되어 있다.

자외선차단제가 자외선을 차단하는 방법에는 두 종류가 있다. 하나는 "자외선 산란제"라 부르는 소재(산화티탄, 산화아연)에 의해서 자외선을 피부 표면에서 반사하는 방법이고, 또 하나는 "자외선 흡수제"라 부르는 소재에 의하여 자외선을 흡수하여 그 에너지를 열 또는 진동 에너지로 변환시키는 방법이다. 이에는 계피산 에스테르계 또는 벤조페논계 등 유기계의 소재가 사용되고 있다. 또한 UVA의 흡수제에 대해서는 디멘조일 메탄계 등 극히 한정된 소재 때문에 기술적 생산이 곤란하다. 그리고 배합 가능한 자외선 흡수제는 배합량이 10%를 초과 한다면 개개의 안전성 시험에 의한 확인이 의무화되어 있다. 앞으로 자외선차단제에 의한 알레르기 반응에도 주의해야 한다.

B 기기 · 장치

1. 자외선 발생장치

현재 기구를 이용한 물리치료에 사용되고 있는 자외선 발생장치에는 유감스럽게도 장파장 영역의 자외선 UVA-1(360 nm)과 인체에 유해한 단파장 영역의 자외선 UVC(253.7 nm)가

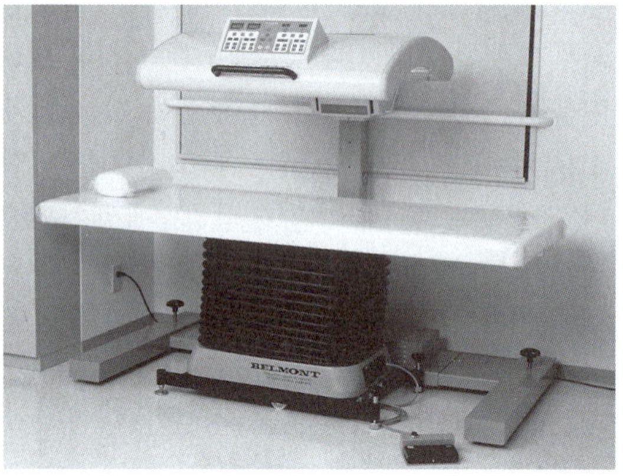

그림 2. 자외선 치료기
[자료 제공 : 클리니칼 써플라이 사]

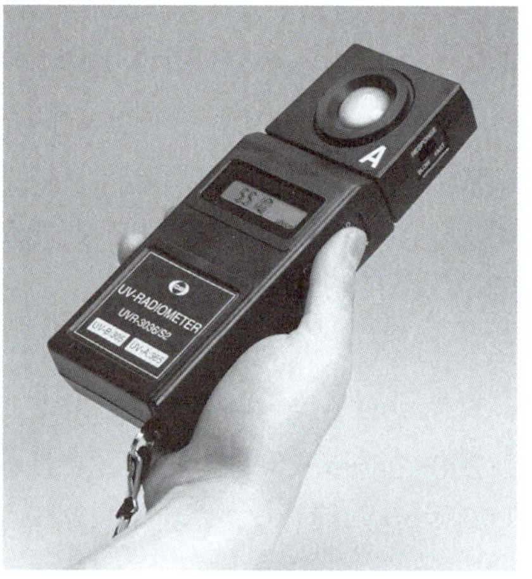

그림 3. 자외선 강도계
[자료 제공 : 클리니칼 써플라이 사]

포함되어 있다.

피부과 영역에서는 심상성 건선(psoriasis vulgaris), 심상성 백반, 태선모양의(lichenoid) 비강진, 손바닥과 발바닥의 농포증(pustlosis), 원형 탈모증 및 아토피성 피부염의 치료에 UVA(320~340nm)가 사용되고 있다. UVB 및 가시광선이 약간 발생하므로, 장치에는 자동 조절기구가 부착되어 있으며 UVA, UVB 센서에 의해 램프의 방사 조도가 0.5초마다 측정되고 그 평균치 조사시간을 10초마다 보정하면서 조사할 수 있도록 되어있다. 위험성이 높은 UVB 조사에 대해서는 5분 이내이며, 조사 강도도 0.3 J/cm^2 이하의 안전한 구조로 되어있다(그림 2).

형광램프에는 수명이 있으며 약 3,000시간으로 되어있다. 사용가능 시간은 감쇠율 50% 이내가 적절하며, 수명의 1/3 정도가 기준이 된다.

2. 자외선 강도계 (그림 3)

자외선 치료를 정확히 시행하려면 병변부에 조사되는 자외선 강도[방사 조도(조사율)]를 측정하는 것이 필요하다. 자외선차단제 또는 선글라스의 검정 차광을 하고, 목적으로 하는 파장영역의 차광도를 확인한다. 기기 선정에서 유의해야 할 점은 측정 파장영역(UVA, UVB)에 따라서 분광 응답감도가 다르다는 것이다. 따라서 절대치를 확인하려면 각 사의 자외선 발생장치에 적합한 강도계를 사용하는 것이 바람직하다. 당연한 것이지만, 자외선 치료기용의 자외선 강도계에서는 분광 비감도가 벗어나므로 태양광의 자외선량은 상대값밖에 측정할 수 없다. 자외선 강도계의 수용부는 열화가 심하므로 정밀도 유지를 위해서도 연 1회의 비율로 정기적인 점검(자외선량의 감도 교정)이 필요하다.

3. 자외선 차광 안경 · 차광포

자외선 조사에서 치료사, 환자 모두가 자외선 차광용 안경을 반드시 착용해야 한다. 측면으로부터의 폭사를 방지하는 의미에서 옆날개(side shield)가 부착된 선글라스 또는 고글형을 사용하는 것이 좋다.

환자의 병변부 이외에 대한 조사를 방지하기 위하여 적절한 크기의 차광포를 준비하는 것이

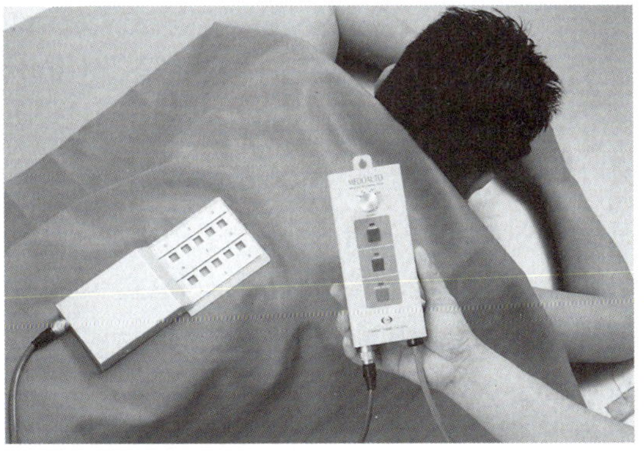

그림 4. 조사시간 자동 변경장치
[자료 제공 : 클리니칼 써플라이 사]

필요하다.

4. MED, MRD 조사시간 자동 변경 장치

수동식 장치에서는 치료사의 홍반량 측정 횟수가 증가하면 조작 중에 받는 자외선 피폭량이 문제가 된다. 이 기기는 자동적으로 조사영역의 조사시간을 변화시키는 것이 가능하기 때문에 자외선 피폭도 방지할 수 있다(그림 4). 또한 MED(최소 홍반량), MRD(최소 반응량)에 대해 상세한 것은 후에 언급한다.

C 자외선의 생리학적 작용

1. 살균작용

단파장 자외선 UVC는 창상부에 일반적으로 관찰되는 세균 또는 진균 등의 미생물을 사멸시킬 수 있으나, 피부나 결합조직에도 매우 위험하다. 따라서 주의 깊게 조사하면 건선(psoriasis)을 치료하도록 한다.

2. 세포 장애 · 발암작용

중장파 영역의 자외선 UVB 또는 단파장 영역의 자외선 UVC에 장시간 조사되면 DNA 유전자에 직접적으로 작용하여 세포분열에 영향을 미칠 위험이 있다. DNA는 4개의 염기(아데닌, 타이민,구아닌, 사이토신)의 조합에 의하여 나선사슬 사다리 모양으로 구성되어 있다. UVB 피폭에 의하여 수소결합으로 서로 연결되어 있는 아데닌과 타이민이 끊겨 같은 사슬 위에 인접해 배열되어 있는 타이민과 사이토신 또는 타이민과 타이민이 결합하여 신크로 부탄형 2양체(피리미딘 2양체)라 불리는 DNA 손상이 발생한다. 인접한 타이민의 6위와 한쪽의 4위가 결합하는 타이민 2양체가(6-4 광 산물) 주된 DNA의 손상이다.

피부에서 피리미딘 2양체의 손상은 300~310 nm UVB의 피폭이 최대로 되어있다. 이러한 DNA 손상이 발생해도 많은 종류의 효소 [광회복 효소(phot-reactivating enzyme)]에 의한 회복구조가 있으므로 모두가 암이 되는 것은 아니다. DNA상에 2양체가 생기면 이 손상부위를 포함하여 전후 약 30개의 염기를 잘라내어 회복(제거 회복)된다. 2개 사슬 DNA의 한쪽 DNA 사슬에 대응한 바른 염기가 삽입되어, 원래 상태로 회복된다(그림 5). 그런데 고도의 일련의 효소반응 과정이 있으므로 DNA 복제 효소에 의하여 회복이 되지 않으면 색소성 건피증으로부터 피부암이 되는 확률이 높다.

또한 UVA도 체내의 자외선 흡수분자가 이 상태에서 기저(基底)상태가 될 때에 활성산소가 발생하여, 간접적이지만 활성 산소에 의하여 DNA에 손상을 미치게 된다. 그러므로 치료기간이 4주 이상을 초과해서는 안 된다.

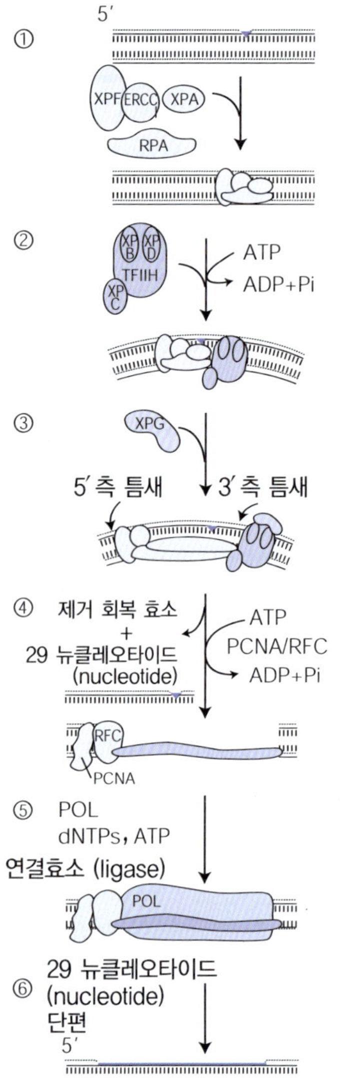

그림 5. 사람의 누크레오티드 제거 회복 모델

① XPA단백은 DNA의 상처를 인식하여 XPF단백, ERCCI 및 RPA(replication protein A)와 복합체를 형성하고 DNA의 손상부위에 결합한다.
② DNA의 2중 나선을 되감는 활성(헬리카제 활성)을 갖는 XPB단백과 XPD단백도 XPA-XPF-ERCCI-RPA복합체가 결합한 손상부 DNA에 결합한다.
③ 이 부분은 헬리카제 활성에 의하여 되감겨 구조적으로 느슨해짐이 생긴다. 이 구조 변화에 수반하여 XPF와 XPG단백이 각각 손상된 5′ 측과 3′ 측 틈새를 만든다.
④ 양측에 틈새가 생긴 손상을 포함하는 29 뉴클레오타이드가 게놈 DNA에 의하여 방출된다.
⑤ 잔존하는 틈새는 DNA 폴리메라제와 DNA 리가제에 묻힌다.
⑥ 완전히 회복된다.
[문헌 2에서 변경]

3. 홍반작용

각질층은 UVB를 흡수하는 우로카닌산(urocanic acid)이라는 물질을 함유하고 있다. 우로카닌산의 광 흡수 스펙트럼은 290~320 nm이고, 보통 변이(trans)형의 우로카닌산이다. UVB의 피폭으로 시스(cis)형 우로카닌산으로 이성화(isomerization)된다. 이 시스형 우로카닌산의 생성은 주로 말초 혈액의 단구(monocyte)나 각화세포에 프로스타글란딘 E_2를 유도한다. 이 때 히스타민과의 상승작용에 의한 프로스타글란딘의 생성 촉진에 의하여 피부염이 초래된다.

자외선 조사에 의한 세포 파괴는 표피와 표층의 진피(케라티노사이트)로부터 히스타민 물질(히스타민, 세로토닌)이 방출된다. 이 화학물질이 피부의 혈관 주위에 모여 혈관 확장과 혈관 투과성을 증대시킬 때까지 서서히 확산된다. 이 기간이 홍반 형성작용의 잠복기간이 된다(그림 6). 만들어지는 히스타민 물질의 양이 많을수록 반응은 빠르고 격렬하다. 홍반반응(sunburn)은 인종, 성, 연령에 따라 다르므로 환자에 대한 자외선 투여량을 결정할 때에 활용한다. 홍반량의 기준에는 E_0~E_5의 6단계가 있다. 여기서는 E_1~E_4를 나타냈다(표 1). 평균적으로 UVB에 의하여 홍반이 생기는 최소 에너지량은 0.04~0.07 J/cm^{2}이고, 최소 홍반량(minimal erythema dose : MED)은 E_1이라 한다.

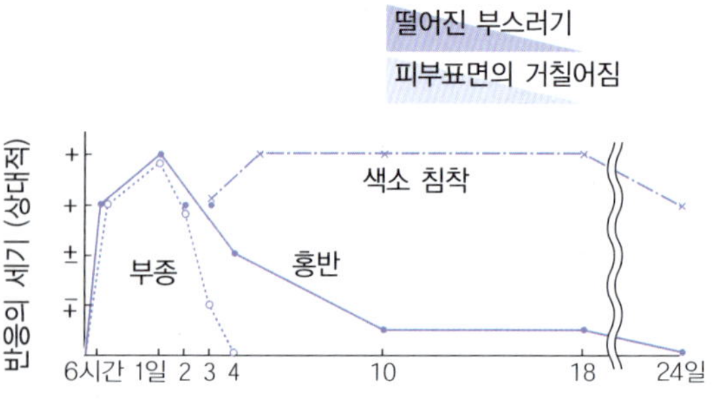

그림 6. 자외선 (FL 20 SE) 2MD를 1회 쪼인 후 피부의 임상소견 [문헌 3에서]

표 1. 자외선 홍반의 정도에 의한 분류

홍반량	반응	잠복시간	시각반응	지속시간	피부 박리	색소 침착	용도
E_1	최소 홍반	6~8시간	핑크~적색	24~36시간	없음	없음	평가용 전신 조사용
E_2	약간 햇빛에 탐	4~6시간 내	적색	2~3일	분처럼 하얗게 된다.	약간	국소 조사
E_3	뚜렷하게 햇빛에 탐	3~4시간 내	붉고 열감 부종 후 수포	1주일	한 장의 종이처럼 벗겨진다.	심부까지 도달한다.	국소에 단거리 또는 접촉법으로 사용한다.
E_4	파괴	1~2시간	수포 수종	2주일	심부까지 도달한다.	심부까지 도달한다.	

E_0 : 발적이 육안으로 인지되지 않을 정도, E_5 : E_4의 2배 이상의 조사량.
[松村 秩 (編) : リハビリテイーション醫學講座 제5권 理學療法, p.144 醫歯薬出版, 1987 (문헌4)에서]

현재 치료강도는 E_1의 절반의 홍반량이 가끔 조사된다.

색소 침착(suntan)은 조사 2일 내에 발생한다. 자외선은 피부의 멜라닌 생성세포(멜라노사이트)를 자극하여 멜라닌을 만들어 내고 많은 인접 세포에 운반된다. 멜라닌은 세포핵을 우산처럼 덮어 세포핵을 자외선 조사로부터 보호한다. 이 작용에 의하여 UVB의 투과량이 많이 감소한다.

4. 피부의 비후작용

피부 기저세포층의 급격한 활동은 현저한 비후를 일으키고, 특히 각질층은 정상 두께의 약 3배나 된다. 이에 따라 자외선 투과량은 상당히 감소한다. 각질층의 비후는 결국 떨어지는 부스러기로 없어진다. 이 때 자외선에 대한 피부저항이 상당히 저하하므로 주의가 필요하다.

5. 면역억제작용 (그림 7)

기저막 위에 분포하는 멜라노사이트는 표피의

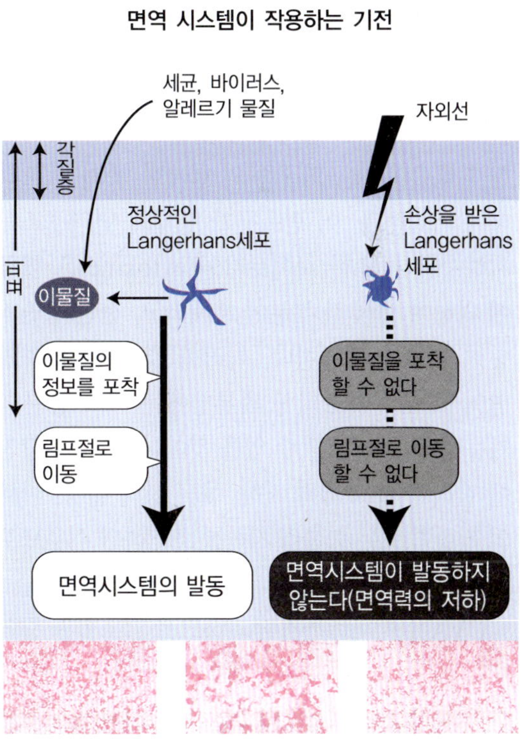

자외선을 쬐고 있지 않는 정상적 피부. Langerhans 세포도 아름다운 형태.

자외선으로 손상받은 피부. Langerhans 세포의 형태는 무너지고 그 수도 감소.

자외선을 방어한 피부. Langerhans세포는 아름다운 형태를 유지하고 그 수도 정상.

그림 7. 면역억제 작용 [문헌 5에서]

각화세포에 멜라닌 과립체를 분산하여 자외선으로부터 보호한다. 이러한 보호장치가 있음에도 불구하고 랑거한스(Langerhans) 세포에 대한 광선량을 다소 제한을 하여도 세포의 손상은 쉽게 일어난다.

피부(피하 2 mm 이내)에 존재하는 항원 제시 세포의 하나인 Langerhans세포는 면역기능에 반드시 필요한 세포이다. 이 세포는 많은 수상돌기(dendrite)를 갖는 세포이고, 자외선에 대한 감수성이 높으며 피부 홍반을 일으켜 광선량의 UVB나 UVA 피폭 직후에 Langerhans세포 수의 뚜렷한 감소와 세포 형태의 변화가 일어난다.

이 세포 손상 후 약 2주일에서 기능이 재건된다. 이 세포는 이물질 침입에 대한 항원 정보를 림프구에 전달하여, 면역시스템을 발동시킨다. 즉, Langerhans세포의 손상은 사이토카인(종양괴사인자 α)을 방출한다. 사이토카인(cytokine)은 면역억제에 주동적인 역할을 수행하는 억제형 T세포(림프구의 1종)의 현저한 증가를 조직내에 가져온다. 이 림프구가 생체의 면역구조를 저하시킨다. 또한 사이토카인(cytokine)은 혈류에 의하여 생체 각 부분에 분배되고, 전신의 면역능력 저하를 초래한다. 이러한 것 때문에 과잉면역에 의한 아토피성 피부염에는 치료 응용의 가능성이 있다고 할 수 있을 것이다. 그러나 감염에 걸리기 쉽고 체력 저하, 몸의 상태 불량, 피부의 저항력 또는 회복력 저하를 초래하기 쉬우므로 해로운 정도가 높다는 것도 고려하여야 한다.

UVA는 지피층까지 투과하므로 말초혈관 중의 NK세포(natural killer 세포)도 손상을 받게 된다. NK세포는 림프구의 1종이고, 비이러스 침입시 감시기능 또는 흑색종(melanoma) 발병 저지에 작용하는 세포이지만, UVA 감수성이 높다. 이 세포의 손상 후 약 3주일에서 기능이 재건된다.

이 밖에 진피 모세혈관 부근의 비만세포(mast cell)도 피부 면역반응 중 과민증에 관여한다. 이 세포의 표면에는 IgE 항체와 친화성이 있는 수용기가 다수 분포되어 있다. 비만세포가 IgE 항체와 결합하면, 탈과립반응이 일어나고 여러 가지의 알레르기 매개체(mediateor)를 방출하여 알레르기 반응이 유발된다.

그리고 UVA-1 조사에 의하여 림프계 장기로서 생체 면역구조에 중요한 역할을 갖는 비장세포의 증식능력이 저해된다.

6. 광감작용

자외선 조사에 의하여 피부의 반응이 항진하는 일이 있다. 보통은 피부에 존재하는 화학물질이 자외선을 흡수하여 광화학반응에 의한 인접 조직에 에너지를 이송한다. 그러므로 투약의 시작이나 중지 시에는 의사가 물리치료사에게 그것을 알려야 한다.

7. 비타민D의 생성

자외선을 조사하면, 피지의 7-디하이드로콜레스테롤이 피부에서 비타민 D로 변환된다. 비타민 D 생성에는 얼굴이나 손 등에 10~20분간 태양의 자외선 피폭만으로도 충분하다. 비타민D는 칼슘의 흡수에 필요하다.

8. 광 노화와 탄력섬유 저하

진피층에는 70% 이상의 콜라겐이나 엘라스틴 등 섬유성 단백질이 결합하여 피부의 탄력성을 유지하고 있다. 이마야마 등에 의하면, UVA 조사에 의하여 엘라스틴 탄성섬유의 구조에 변화가 일어나 재생산을 촉진하지만, 때로는 회복 기전이 충분히 작용하지 않는 일이 있다. 또한 피지선(sebaceous gland)이나 한선(sweat glands)의 기능저하에 의해 피부가 건조하거거나 결합조

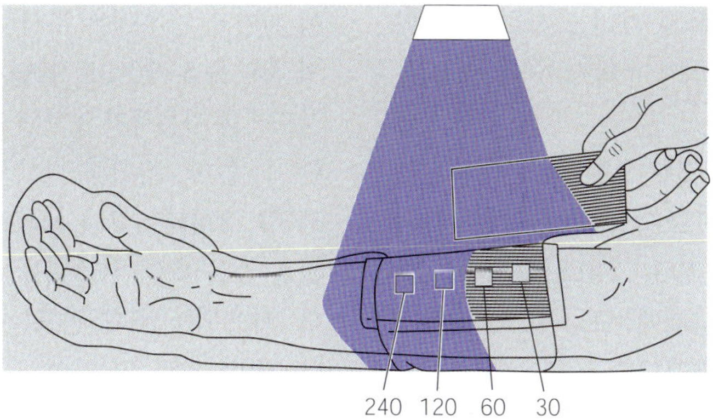

그림 8. 전완에 시행하는 홍반용량 테스트 [문헌 6에서]

직의 결여에 의하여 진피층의 구조변화가 피부 표면에서 주름이 된다. 즉, 피부의 정상적인 노화 과정(aging process)은 자외선을 지속적으로 받으면 촉진된다.

9. 기타 작용

빛 과민증 환자는 소량의 일광 폭로를 반복함으로써 피진(exanthema)이 발생하기 어려운 현상(hardening 현상)이 있다. 그 기전은 피부 비만세포 내 화학전달물질의 소비, 고갈에 따른다고 생각된다. 몇 일 동안밖에 효과가 지속되지 않는 것은 일단 소비된 화학전달 물질이 재합성되기 때문일 것이다. 또한 비만세포의 과립에 별다른 변화가 없다는 것 때문에 자극 역치의 상승을 시사하는 보고도 있다. 그리고 UVB 조사는 비만세포로부터 탈과립을 억제한다는 것이 보고되어 있다. 그러나 그 기전에 대해서는 충분한 해명이 없다.

이 밖에 일광욕의 정신적 작용으로는 근 긴장을 저하시켜 진정작용을 가져온다.

D 자외선 감수성 테스트와 치료에의 응용

아래 기술한 것처럼 최소 홍반용량(MED), 최소 반응량(minimal response dose : MRD), 최소 광독량(minimal phototoxicity dose : MPD)의 홍반반응 테스트가 있다.

1. 자외선 UVB와 최소 홍반용량 (MED)

자외선 투여량을 결정하려면 홍반반응 테스트(그림 8)가 반드시 필요한 것이다. 홍반반응은 연령, 부위, 피부의 감수성에 따라 차이가 있으므로 조사 예정부위에서 검사하는 것이 바람직하다. 그러나 홍반반응을 확인하기 어려운 부위라면 전완의 굴곡근 표면이 주로 이용된다.

피부의 기름 성분을 제거하기 위하여 물로 잘 씻고 건조시킨다. 두꺼운 종이 (A), (B) 2장을 준비하고 2 cm × 2 cm 크기의 구멍을 기준으로 크고 작은 4개의 구멍(MED용 다공판)을 도려낸 다음 피부에 단단히 고정한다. 검사부위 이외는 자외선이 조사되지 않도록 수건 등으로 차폐를 하든지 자외선 방지용 크림을 도포한다. 조사각도를 직각으로 설정하고 램프로부터의 거리(30 cm)를 일정하게 하여 조사한다. 자외선 강도계로 조사율(약 1 mW/cm^{2}이 적절)을 측정한다.

등비급수적인 시간 간격으로 도려낸 부분을 1개씩 두꺼운 종이 (B)로 덮는다. 각 구멍부분의 피부는 30초, 60초, 120초, 240초씩 조사를 받는다. 또한 홍반반응단계에는 E_0~E_5의 단계가 있고 등비급수적인 관계($2E_n = E_{n+1}$)가 있으므로 조사시간도 마찬가지로 설정하는 편이 합리적이다. 이와 같이하여 최소 홍반용량을 확인한다.

- E_0 : 발적이 인지되지 않는다.
- E_1 : 통증이 없이 발적이 나타나고 24시간 이내에 소멸된다(MED).
- E_2(2.5 × MED) : 약간 통증이 수반되고 발적이 2~3일 지속된다.
- E_3(5 × MED) : 통증을 수반하고 현저한 발적이 1주일간 계속되며 열감, 부종도 나타난다.
- E_4(10 × MED) : E_3보다 심하게 발진이 형성된다.
- E_5 : E_4의 2배 이상의 조사량을 나타낸다(표 1).

조사 후 24시간 후에 판정하고 E_1을 확인한다. 이 때 E_1이 30초라면 계산에 의하여 MED = 1 mW/cm^2 × 30초 = 30 J/cm^{2}이 된다. 그래서 조사거리 30 cm에서의 MED를 30초라 쓰며 광원의 종류도 병기해야 한다. 또한 우리나라 사람의 피폭부위의 MED는 평균 50~150 J/cm^{2}이며, 반응은 24시간 후 최대가 된다.

첫 번째의 조사량은 1/2 MED 또는 2/3 MED가 사용된다. 자외선 치료에서는 조사 중 순응현상이 관찰된다. 이 때문에 조사량을 서서히 늘릴 필요가 있다. 일반적으로는 자극 증상(따끔따끔한 느낌, 홍반)에 주의하면서 1주일마다 첫번째 양의 20%씩 증량시킨다. 자극증상이 관찰된 경우에는 조사량을 유지하든지 조사의 증량을 5~10%로 감량시킨다. 이 때 자외선 강도계를 사용하지 않으면 정확한 조사량을 설정할 수 없다. 경험적으로는 초회 조사량을 1/2 MED, 2회째는 3/4 MED로 하고 자극증상이 없는 것을 확인 후 3회째 이후는 1 MED로 한다. 사용되는 조사 빈도는 2~3회/주가 적당하다. 20회 이상 조사하여도 개선이 관찰되지 않는 경우에는 다른 치료법을 고려해야 한다.

앞으로 임상 데이터의 축적이 이루어지고, 피부암 발생의 위험으로부터 누계 조사량(1991년에 영국에서는 1,000 J/cm^{2}를 상한으로 하고 있다)에 대한 연구가 필요하다. 이러한 의미에서 「광선치료의 기록」(➡ 심화학습 ①) 수첩을 소지할 필요가 있다.

심화학습

❶ 광선치료의 기록

자외선의 누계 조사한도(영국의 guideline의 상한 : 1,000J/cm^2)를 초과하면 피부종양의 발생빈도가 급증한다고 보고되어 있다. 다른 병원에서 치료를 재개하게 되어도 치료횟수 및 조사량을 기록하여 확인함으로써 안전관리를 할 수 있다. 그래서 환자에게 「광선치료의 기록」 수첩을 휴대시켜 치료할 때마다 일시, 광선의 종류, 조사시간, 조사량을 기재하여 누계 조사량을 파악할 수 있도록 하는 것이 바람직하다.

2. 자외선 UVA와 최소 반응량 (MRD)

일반 정상인에서는 UVA를 조사해도 홍반반응은 음성이다. 그러나 대부분의 약제성 홍반과민증에서는 UVA를 10J/cm^2 조사하면 24~48시간 후에 양성반응을 나타낸다. 측정방법은 최소 홍반용량 검사와 마찬가지이다.

3. 최소 광독량(MPD)

PUVA(psoralen UVA) 치료 시작 전에 개개 환자의 적절한 조사량을 결정하기 위하여 MPD를 측정한다. 측정방법은 측정부위에 메톡사렌 연고 또는 로션을 도포 후 직경 5 mm의 구멍을 10개 뚫은 알루미늄 테이프를 붙인다. 외용(external application) 1~2시간 후에 개개의 구멍에 MED 측정 시 조사시간과 동일한 순서로 UVA를 조사한다. 판정은 48시간 후에 하고 엷은 홍반이 생기는 최소의 에너지량을 MPD로 한다.

E 치료 순서

① 자외선 치료의 작용기전, 부작용 등에 대해서 충분히 이해한 다음 환자에게 알기 쉽게 설명한다.
② 조사 전 평가로서 자각증상의 유무, 피부의 이상감각, 피부의 색깔, 부종의 유무, 창상 상태 등을 확인한다.
③ 자외선 감수성 검사를 실시한다.
④ 자외선 투여량은 홍반반응 테스트에 의해 계산하여 치료계획을 세운다.
⑤ 자외선 램프의 대부분은 전원을 넣은 후 안정될 때까지 수 분을 필요로 하기 때문에 치료 시작까지 폭사되지 않도록 차광포로 차폐해 둔다.
⑥ 조사부위만을 노출시키고 안락한 자세를 취하게 한 후 조사각도, 거리를 설정한다
⑦ 자외선 차광안경을 끼고 자외선으로부터 눈을 보호한다.
⑧ 조사량을 설정된 조사시간에 따라서 병변부위에 조사하고, 자외선 강도계로 설정강도를 확인한다.
⑨ 물리치료사는 조사 중에도 환자의 곁을 떠나지 않는다.
⑩ 조사 수 시간 후에 발적이나 자극증상을 확인하고 조사 기록표(수첩)에 조사량 및 부위를 기재한다. 동시에 진료기록에도 조사 후의 증상 등을 기입하여 문제점이 있으면 의사에게 보고하고 치료내용을 검토한다.
⑪ 정기적으로 치료효과와 부작용을 확인한다. 이에 따라 부작용 없이 최대의 효과를 올리는 조사량을 세밀하게 결정할 수 있다.
⑫ 치료 종료 후에도 물리치료사 또는 환자에 의한 피부의 정기적인 관찰이 필요하다.

F 주의사항

1. 에틸 알코올의 도포

가키시마 등은 피부 표면에 에틸알코올을 도포하면 UVA, UVB 영역에서의 투과율이 0.5~2.0배로 증가하는 것을 확인하고 있다. 이것은 피부 표면에서 빛의 반사, 산란이 적어지고 굴절효율이 증가하기 때문이라 생각된다.

2. 과잉 용량

적절한 치료기술에서는 발생하지 않지만 ① 고출력 램프의 사용, ② 환부에 보다 근접한 조사, ③ 조사방법의 변경, ④ 조사시간의 연장 등 많은 요인으로 전에 실시한 치료보다 투여량을 초과하는 일이 종종 있다.

과잉 투여의 영향이 바로 나타나지는 않지만 일단 홍반반응이 나타나면 대응처치가 없다. 과잉 투여량이 의심된다면 우선 환부를 가급적 냉각하여 염증을 억제한다. 또한 Black 등은 홍반 시에 생산량이 증가하는 프로스타글란딘(PGE_2)을 억제하는 인도메타신을 도포하여 염증을 억제

시킬 수 있다고 보고하고 있다. 그리고 Diliconstantinos 등은 홍반에 관여하는 일산화질소(NO) 또는 N-니트로-L-알기닌 및 N-모노메틸-L-알기닌으로 억제된다고 보고하였다.

3. 수정체 상피세포의 손상 회복기전

고지마 등은 집토끼와 사람 배양 수정체 상피세포에 자외선을 조사하여, 동공영역 중앙부의 손상 치유과정에 대해서 관찰하였더니, 조사 3일 후에 가장 중증이 되고 7일 후에 거의 회복된 것을 보고하였다. 전자현미경 영상에 의하여 수정체의 상피세포에서 죽은 세포에 인접한 세포가 죽은 세포를 탐식하고, 적도부 이외의 손상부위 주변에서 상피세포가 재생됨으로써 회복이 반복되고 있는 것을 확인하였다.

G 금기

1. 절대 금기

① 피부 악성 종양의 합병 또는 과거 병력이 있는 사람

② 발암 위험성이 높은 사람(색소성 건피증, 과거에 비소를 내복하였거나 접촉한 경력, 방사선 조사경력이 있었던 사람)

③ 현저한 빛 과민증을 가진 사람(백피증, 포르피린증, 광선과민성 교원병 등)

④ 임신 중 또는 수유 중인 여성

2. 상대 금기

가급적 피하는 것이 좋은 사례, 실시 시에 신중한 관찰이 필요한 증상사례들을 아래에 언급한다.

① 10세 미만의 어린이

② 빛 과민성을 가지는 약물이나 면역억제제를 복용 중인 사람(빛 과민증을 일으키는 약물을 아래에 열거한다).

- 설파제
- 페노티아딘
- 슬포닐 요소제
- 치아지드계 강압이뇨제
- 테트라사이클린계 약물
- 뉴키노론계 항균 약물
- 기타 약물 : 글리세오후르빈, 피록시캄, 염산티리솔, 신바스타틴, 풀타미드

③ 백내장, 광선 악화성 자기면역성 수포증, 중증의 간장 및 신장장애

④ 솔라렌 과민증, 일광 조사 등으로 건선이 악화된 과거력을 지닌 사람.

● 인용문헌

1) 尾澤達也：化粧品の科学. 裳華房, 1998.
2) 錦織千佳子：紫外線の分子生物学. 遺伝, 53(5):19-24, 1999.
3) 水野信行：光線過敏症と光線. 日本皮膚科学会講習会テキスト, 1-54, 1977.
4) 松村 秩（編著）：リハビリテーション医学講座 第 5 巻 理学療法. p.144, 医歯薬出版, 1987.
5) 紫外線ともっと上手につきあう本. 資生堂, 1999.
6) Licht, S.: Therapeutic Electricity and Ultraviolet Radiation. Elizabeth Licht Pub., 1968.

III 적외선 치료

■ 학습목표

- 적외선 치료기의 종류와 생리학적 작용과의 관계에 대해서 이해한다.
- 직선 편광 근적외선 치료와 레이저 치료의 기전의 차이점을 이해한다.
- 치료 중 주의사항이나 금기를 이해한다.

A 적외선 스펙트럼

적외선은 760 nm~1 mm의 전자파이지만 760~2,500 nm까지를 근적외선, 2,500 nm~0.25 mm를 중간적외선, 0.25 mm 이상을 원적외선이라 한다. 조사 투과도는 근적외선이 10 mm이고 원적외선은 4 mm이다 [제7장 I항 그림 1 (☞ 307쪽)도 참조].

발생 스펙트럼의 유래는 전자 스펙트럼, 진동 스펙트럼, 회전 스펙트럼으로 설명할 수 있다. 적외선은 적외선 전구에서 발생하는 근적외선과 비금속성 발열체에 의하여 발생하는 원적외선의 두 종류가 있으며, 유기물의 종류에 따라 흡수되기 쉬운 파장이 다르다. 생체의 기준 진동은 4,000 nm이고, 이를 적외선 열효과의 경계선으로 하였다. 근적외선은 피부를 투과하기 쉽고 원적외선은 표피에서 흡수된다. 적외선 파장영역에 따라 심부 도달성이 다르므로 온감과 혈류개선의 효과 정도가 다르다.

또한 직선 편광형 근적외선(600~1,600 nm)은 광학 필터에 의하여 심부 도달도가 높은 근적외선 파장을 도출하여 스포트(spot) 조사한다.

B 적외선 발생장치

1894년에 Kellog가 생체에 온열치료[건열(dry heat)]로서 의학에 응용하였다. 1945년에 Evans 등에 의하여 전신 광선욕장치가 제조되었고, 일본에서도 1960년대에 많은 온천병원에서 진통, 진정, 혈류개선을 목적으로 사용되었다. 1966년에는 보험 적용 대상으로서 운동치료 시설기준에서 적외선 치료기가 설치해야 할 비품으로 정해졌다. 그 후 Krusen에 의하여 소개된 심부 도달성이 높은 극초단파 치료기로 대체되는 1989년 무렵까지 널리 사용되었다. 현재는 레이저 형태의 광선치료로서 직선 편광 근적외선 치료기에 관심이 돌려졌다.

물리치료 기기에는 ① 발광성 적외선 램프를 사용한 적외선치료기, ② 비발광성 세라믹 히터를 사용한 원적외선 치료기, ③ 온구(약쑥 뜸질)로서 활용하고 있는 발광성 스포트 적외선 치료기, ④ 레이저의 효과를 기대하는 직선 편광 근적외선 치료기의 네 종류가 있다.

1. 적외선 온열치료기

a. 비발광성 적외선 발생장치

세라믹관 히터를 사용한 것으로, 열용량이 크지만 사용온도에 도달할 때까지 시간이 지나치게 오래 걸리므로 항상 예열을 하여 바로 사용할 수 있는 회로가 부가되어 있다.

b. 발광성 적외선 발생장치

백열상태의 전구는 다량의 가시광선과 적외선을 발생시킨다. 가시광선을 적색 필터로 제거함으로써 근적외선을 얻을 수 있다. 일반적으로는 300~500 W의 출력이고 타이머에 의하여 시간 설정을 하도록 되어있다.

c. 발광성 스포트 적외선 치료기

할로겐광을 열원으로 하여 효율성 있게 집광이 되고, 스포트(spot, 직경 약 3 mm)로 열자극[할로겐 뜸질]을 하는 온열 치료기이다. 할로겐 광원은 가시광선을 포함하는 근적외선 영역에서 중심파장은 800~1,000 nm이고 생체 투과율이 높다. 프로브 스위치에 의하여 동양의학의 뜸자극과 같은 열곡선을 그리거나, 평온한 자극으로 하는 것이 가능하다.

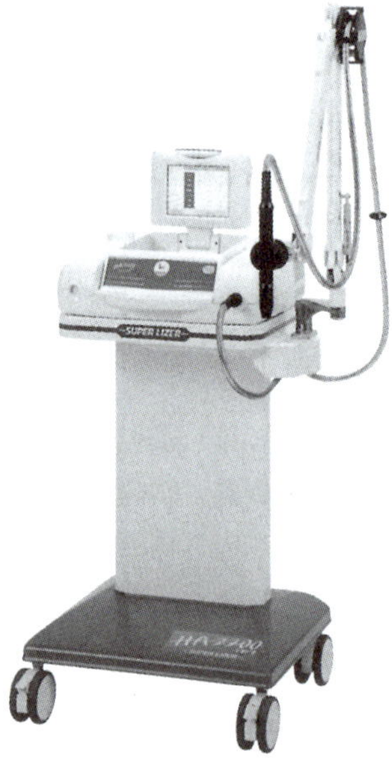

그림 1. 직선 편광 근적외선 치료기
[자료 제공 : 도쿄 의연]

2. 직선 편광 적외선 치료기

광원에는 태양광과 같은 아이오다인(요드) 램프를 사용하고, 광학 필터에 의하여 복합 파장 600~1,600 nm(연속 스펙트럼)을 도출한다(그림 1). 그리고 광 화이버 가이드라인에 의하여 유도하고 직선 편광자를 통과시켜 동일 방향의 적외선 직선 편광을 방출하고 있다(그림 2). 치료목적에 따라 각종 렌즈 유니트를 조합하여 조사 면적을 선택하고 출력을 500~1,800 mW로 조절하여 조사한다. 광원 수명시간은 최대

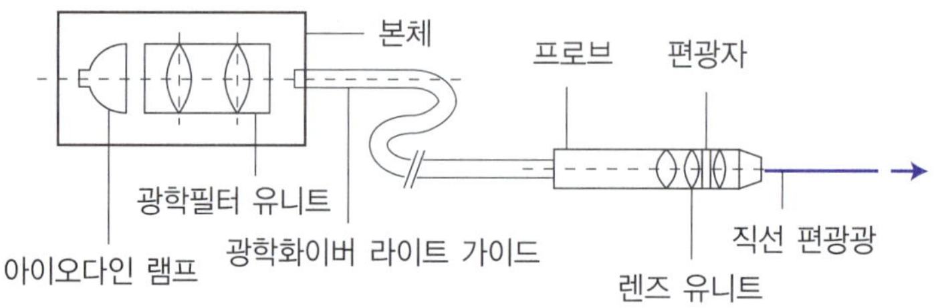

그림 2. 직선 편광 근적외선 치료기의 구조 [문헌 1에서]

출력에서 2,000시간(1일 3시간 사용으로 약 2.5년)이다.

다음과 같은 특징을 들 수 있다.

- 수분 및 혈액에 흡수되지 않고 생체의 심부 도달도가 높다.
- 500 mW부터 최고 1,800 mW의 출력으로 조사할 수 있다. 조사율(파워 밀도)은 44mW/cm^{2}에서 최고 7,857mW/cm^{2}이다.
- 렌즈 유니트를 조합시킴으로써 목적에 따른 초점 직경(3 mm~10 cm)을 선택하며 사용할 수 있다.

C 생리학적 작용

고출력의 적외선을 장시간 조사하면 피부에는 얼룩무늬 모양의 화상성 홍반(erythema abigne)이 출현하고 같은 형태의 색소 침착이 발생한다.

생체조직(연골, 골, 석회화 병변을 제외한다)의 함수율은 60~70%이고, 적혈구 중량의 약 30%가 헤모글로빈이다.

700 nm 이하의 파장에서 혈중 헤모글로빈의 흡수율이 높아진다. 또한 세포 내 수분의 흡수율은 900 nm 이상에서 높아진다. 그러므로 파장대 700~900 nm이 헤모글로빈 또는 수분에 영향을 받기 어렵고 심부 도달성이 높아진다(그림 3). 직선 편광 근적외선 치료기의 파장대는 600~1,600 nm이고 심부 도달율이 높은 광선 치료기이다(그림 4).

적외선에는 광화학작용은 적고 온열작용이 중심이 된다. 그러나 직선 편광 근적외선 조사는 온열자극에 의한 통증 완화효과를 기대할 수 있다. 또한 임상보고로부터 레이저광 조사와 같은 효과도 기대할 수 있다고 생각된다. 御子柴 등[3)]은 모르모트의 배부 창상에 직선 편광 근적외선, 우원 편광광선, 좌원 편광광선, 무편광 광선을 조사하였더니 직선 편광 근적외선에는 창상 치유의 촉진효과가 나타났다고 보고하였다. 또한 우원 편광광선에서는 비조사 측의 창상에도 치유촉진 효과가 인지되었다는 것을 보고하고 있다.

1. 온열작용

적외선이 강한 온열작용을 갖고 있는 것은 적외선의 진동수가 생체를 구성하는 분자의 고유 진동수와 거의 같은 정도의 범위이기 때문에

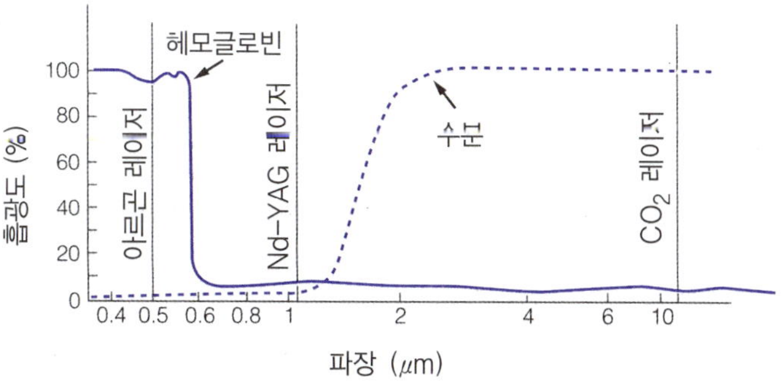

그림 3. 자외선으로부터 적외선 영역에 걸친 생체조직의 흡광특성 [문헌 2에서]
(1 mm의 두께에서 % 흡광도를 나타낸다.)

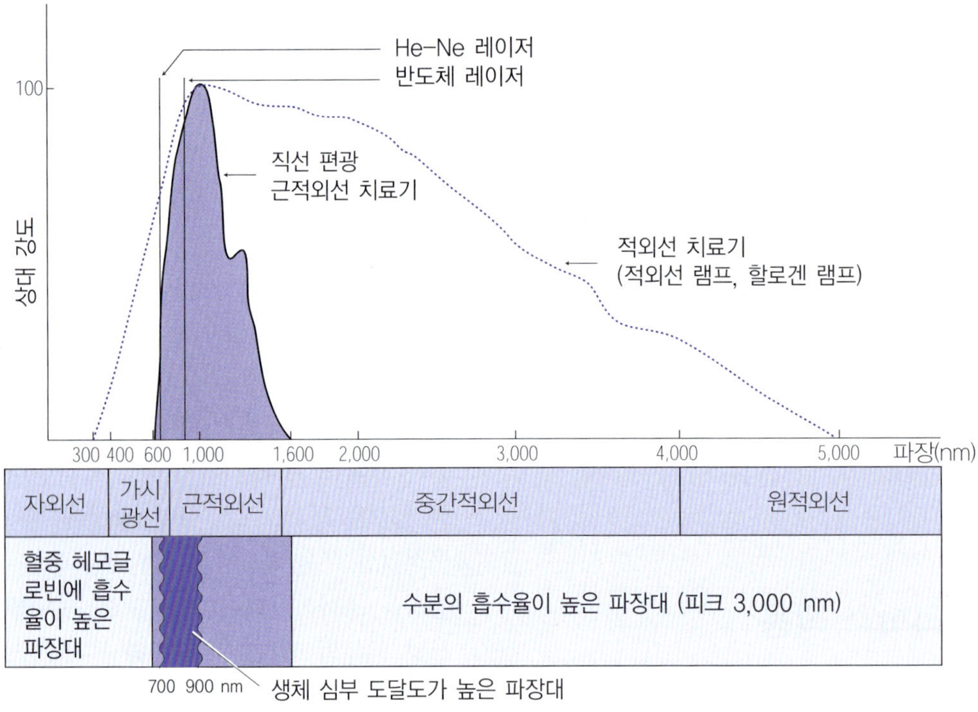

그림 4. 직선 편광 근적외선 치료기의 발진 파장 특성
생체 심부 도달도가 높은 파장대는 600~1,600 nm (가시광선의 적색으로부터 근적외선의 일부)의 범위이고, 저출력 레이저 치료기에서 사용되는 각종의 파장도 이 파장대로부터 선택되고 있다.

인체 조직에 적외선이 닿으면 전기적인 공진을 일으켜서 에너지의 낭비없이 물질에 흡수되기 때문이다.

원적외선은 표피에서 흡수되어 온각수용기(피하 약 0.3 mm)를 자극하게 되므로 적절한 따뜻함을 느낀다. 원적외선 사우나와 공기 사우나를 비교하면 전자 쪽이 기름샘(sebaceous gland) 또는 과립분비샘(에크린선, eccrine gland)으로부터 배설이 촉진된다.

2. 혈류 개선

적외선의 온열효과에 의하여 간접적으로 피부 표재혈관의 확장이 일어나 혈액순환이 증대된다.

3. 신경 차단작용

별신경절(성상신경절)은 머리, 목, 팔을 지배하는 교감신경이고 앞목부위(제7목뼈의 가로돌기 앞쪽)에 있으며 통증 또는 혈관수축에 관여한다. 이 신경절에 국소 마취약을 작용시키면 얼굴, 팔, 전흉부의 혈관이 확장하여 혈류가 개선되고 통증이 완화된다(그림 5).

그래서 별신경절 조사(stellate ganglion radiation : SGR)와 국소 마취약에 의한 별신경절 차단(stellate ganglion block : SGB)과 같은 반응이 약하지만 인지된다. 좌우 모두 손가락의 피부온도가 경시적으로 상승하고 있다. 히라노(平野) 등[4]은 SGB에서는 교감신경 피부반응이 소실되었으나, SGR에서는 변화가 없었기 때문에 교감신경 억제를 통한 작용은 아니라는 사

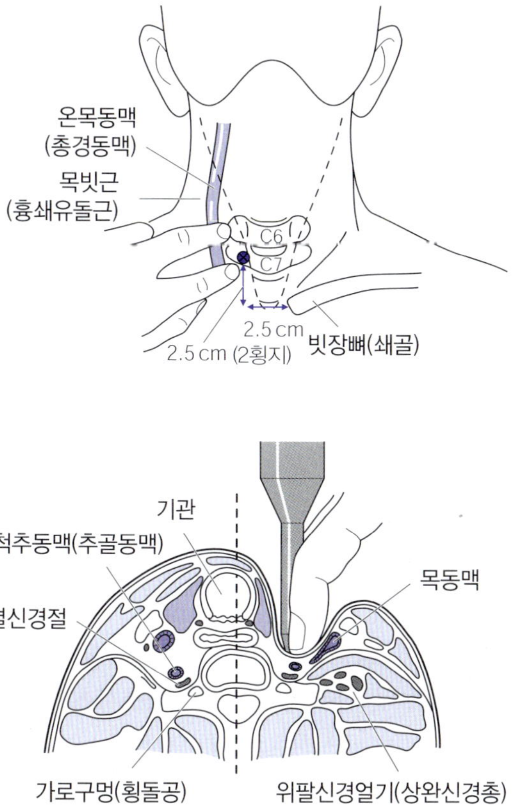

그림 5. 성상 신경절 차단 [문헌 4에서]

실을 보고하고 있다. 또한 오오모리(大森) 등[5]은 SGR에 의하여 건강한 사람에서는 변화가 관찰되지 않았으나, 교감신경 긴장도가 높은 환자는 개선되었다는 결과로부터 교감신경의 이상 흥분을 억제하는 작용이 있다고 보고하고 있다. 마노(間野) 등[6]은 이러한 조사조건(출력 50%, 2초간 조사-3초간 휴지, 10분간 조사)에서는 별신경절 지배하의 피부의 교감신경 활동이 억제되고, 비지배하의 근육 교감신경 활동이 촉진되었다고 보고하고 있다. 앞으로도 별신경절 조사(SGR)의 기전에 대해서 거듭되는 검토가 필요하다.

4. 통증 완화작용

통증이 유발점이 되어 교감신경이 긴장하고 말초혈관의 수축이 관찰된다. 환부 조직의 혈액 부족 또는 발통물질의 방출에 의하여 통증을 더욱 증가시킨다. 그래서 광선치료의 온열작용에 의하여 근 경축(spasm)을 진정시켜 말초혈관의 확장을 촉진하고, 통증의 악순환을 차단하여 통증 완화를 유도한다고 한다.

스포트형 직선 편광 적외선치료기에 의해서 피부에 있는 온각수용기[루피니(Ruffini) 소체]를 자극할 수 있다. 온각은 Aδ신경섬유(전도속도 12~30 m/초)에 의하여 2차 신경원은 반대측 척수시상로를 상행하고 3차 신경원이 대뇌피질에 전달된다. 그래서 척수의 중추로부터 하행성의 억제 기전이 작용하여 통증 완화를 유도한다.

5. 창상 치유작용

도다(戸田) 등[8]은 배양한 피부 세포주군(각화세포, 섬유아세포주, 혈관 내피세포주)에 얼음 위에서 직선 편광 근적외선을 조사하여 증식에 대한 영향 정도를 실험하였다. 7일 동안 에너지율 5~39 J/cm^2/일로 조사한 경우, 모든 세포에서 용량 의존적으로 증식이 인지된 것을 보고하고 있다.

난치성 피부궤양이나 욕창에 대한 스포트형 직선 편광 적외선의 조사에 의하여 병변 주위의 말초순환이 개선되어 창상 치유를 촉진시킨다.

6. 항염증작용

저반응 레이저 치료와 마찬가지로 스포트형 직선 편광 적외선치료는 치료성적에 대한 보고가 많았으나, 작용기전에 관한 충분한 근거가 입증되어 있지 않다. 근적외선 영역 파장대의 광선을 편광판에 의하여 직선 편광하여, 유사 레이저광의 작용을 하게하기 때문에 동일한 작용 기전이라 생각된다. 그러나 엄밀하게는 스포트형 직선 편광 적외선치료의 효과에 대해서 검증할 필요가 있다.

7. 정신적 작용

온열효과에 의한 근육 등의 이완과 진정효과를 얻을 수 있다.

D 조사강도 · 시간

미약시마(宮島) 등[8)]은 개(dog)의 피부에 직선 편광 근적외선을 조사하여 1시간 후에 조직해부학적 검토를 하였다. 그 결과 화상과 같은 변성이 확인되었다. 최대출력(1,800mW)의 100~60%에서는 20초, 40%에서는 30초, 20%에서는 2분에서 일어난다고 보고하고 있다. 그러나 조사부위나 개체의 차이도 있으므로, 더 안전성을 높일 수 있는 조사강도와 시간의 설정이 필요하다.

E 치료 순서

1. 온열 적외선 치료기

① 조사부위를 노출시키고 편안한 자세를 취하게 한다.
② 조사부위에 대해서 조사각도를 직각이 되도록 설정한다.
③ 전원 스위치를 넣고 조사시간을 20분으로 설정한다.
④ 쾌적한 온도로 조절한다.
⑤ 치료 후 환자로부터 치료 중의 상태를 듣고 환부 주변의 피부상태를 관찰하고 진료기록에 기입한다.
⑥ 문제점이 있으면 의사에게 보고하고 치료 내용을 재검토한다.

2. 직선 편광 근적외선 치료기

① 조사부위를 노출시키고 편안한 자세를 취하게 한다.
② 전원 스위치를 넣고 조사시간을 7~10분으로 설정한다.
③ 프로브의 렌즈로부터 8 mm의 위치가 가장 집광이 된 위치(초점)가 되도록 설정한다. 프로브 첨단을 피부 면에 접촉시켜서 조사한다.
④ 치료목적에 따라 조사방법은 연속조사 또는 단속조사를 선택하여 조사한다.
  - 별신경절 주위 조사기법 : SG형의 프로브를 사용하고, 조사 모드(mode)는 간헐(interval), 출력 80%, 1초간 조사, 4초간 휴지이고, 7분간의 조사기준 조건으로 실시한다.
  - 상기 이외 부위에 조사 : B형 프로브를 사용하고 조사 모드는 간헐(interval), 출력 80%, 1초간 조사, 4초간 휴지하고, 7분간의 조사기준 조건으로 실시한다. 또한 조사 모드가 연속모드라면 출력 70~90%, 환자의 "뜨겁다"라는 반응으로 조사점(point)을 이동한다.
⑤ 결정된 조사량을 기준으로 하여 환자 반응을 확인하면서 조사한다.
⑥ 치료 후 환자로부터 치료 중의 상태를 듣고 환부 주변의 피부 상태를 관찰하여 진료기록에 기입한다.

⑦ 문제점이 있으면 의사에게 보고하고 치료 내용을 재검토한다.

F 주의사항

① 연속조사에서 같은 부위에 반복해서 조사하는 경우에는 1분간의 간격을 둔다.
② 1회의 치료에서 전체 조사시간은 30분을 초과하지 않는다.
③ 점, 검버섯에 대한 조사는 화상에 주의한다.
④ 조사 부위의 표식은 흑색을 피하든지 조사점에 겹치지 않도록 배려한다.
⑤ 환자로부터 "뜨겁다"라는 응답이 있으면 참지 않도록 한다. 계속 참으면 약한 화상을 일으킬 수 있다.
⑥ 감각둔화의 환자에게는 간헐(interval) 조사 모드로 치료한다.

G 적응과 금기

치료 적응과 금기(그림 6)에 대해서 다음과 같이 설명하였다.

1. 절대 금기

어떠한 경우에도 적응이 되지 않는다.
① 급성기의 염증성 질환
② 출혈 경향이 강한 질환

2. 상대적 금기

기대하는 치료효과를 얻기 위해 적응증은 되지만, 충분한 주의를 기울일 필요가 있다.
① 피부 감각둔화 및 소실부위
② 안구나 고환 등 혈액이 부족한 조직
③ 임신부의 복부
④ 신생아, 영아와 같이 응답이 곤란한 환자

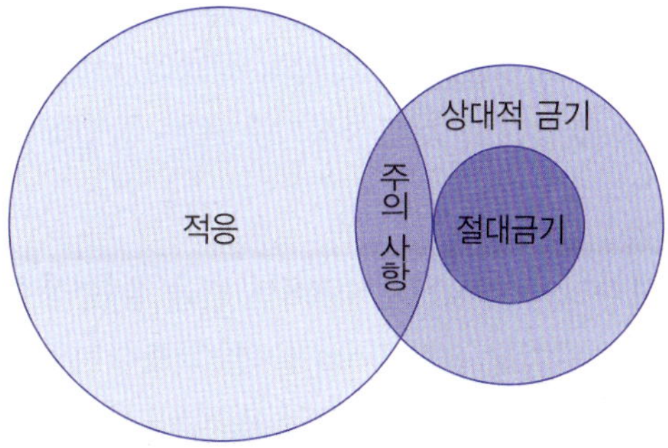

그림 6. 치료 적응과 금기의 개념

● 인용문헌

1) 有田英子：直線偏光近赤外線治療器. ペインクリニック, 19:49–56, 1998.
2) 日本エム・イー学会 ME 技術教育委員会（監）：ME の基礎知識と安全管理. 改訂第 4 版, 南江堂, 2002.
3) 御子柴憲彦：偏光した近赤外発光ダイオード光による創傷治癒効果の基礎研究. 日本レーザー医学会誌, 6(3):179–182, 1986.
4) 村上誠一（監）：神経照射法. 真興交易医書出版部, 1999.
5) 平野真由美：直線偏光近赤外線の星状神経節近傍照射の上肢交感神経活動に与える影響. ペインクリニック, 16(5):689–692, 1995.
6) 大森美佐子：星状神経節近傍への直線偏光近赤外線照射が指尖部血流変動に及ぼす影響. ペインクリニック, 17(4):572–576, 1996.
7) 間野忠明：局所身体刺激が交感神経活動に及ぼす影響. 第 30 回ペインクリニック学会抄録集, 1996.
8) 戸田憲一：皮膚科領域における直線偏光近赤外線療法—皮膚潰瘍を中心にして. 大阪府保険医協会テキスト, pp.1–4, 1999.
9) 宮島みゆき：犬の皮膚に対する SUPER LIZER 照射の影響. 日本獣医針灸学研究会会報, 第 23 号, 1996.

IV 레이저 치료

■ **학습목표**

- 레이저의 발생기전과 프로브의 구조를 이해한다.
- 레이저 치료의 생리학적 작용에 대해서 학습한다.
- 치료효과와 치료설정기준 또는 방법에 대해서 이해한다.

헝가리의 Mester는 1968년 털을 깎은 생쥐에 루비 레이저광(694.3 nm)을 펄스 조사하였더니 (1 J/cm^{2}의 조사량) 발모가 촉진된다는 사실을 발견하였다. 많은 추가시험에서도 효과가 확인되어 화상, 난치성 골절, 창상 등의 치유촉진에도 응용되고 있다. 그 후 캐나다의 Plog는 레이저광의 자극작용을 물리치료에 응용함으로써, 침 치료에 대신하는 무침습형 진통치료로 레이저 치료를 제안하였다. 1975년에 개발된 He-Ne(헬륨-네온) 레이저광(632.8 nm)치료기를 "레이저 침"이라 부르고 염좌, 타박, 근육통 등의 치료효과에 대해서 보고하였다.

일본에서는 1979년에 가미카와(神川) 등[1]이 통증치료의 유효성에 대해서 발표하였으나 그 후 얼마동안 큰 보급은 없었다. 초음파치료와 마찬가지로 "새로운 치료법의 자연력"은 열광기로부터 차츰 냉각되어 안정기에 들어가는 경과를 거친다. 그래서 안정기에 정착하는 조건으로는 ① 치료기기의 정밀도 향상, ② 적절한 치료시기의 검토, ③ 작용기전의 해명이 필요하다.

A 레이저광의 스펙트럼

레이저(LASER)는 light amplification stimulation by emission of radiation의 머리문자 조합어이며, 직역하면 "방사의 유도방출에 의한 빛의 증폭"이다. 임상적으로 레이저광은 자극이 없고 상처 없이 환자에 적용할 수 있고 공포감을 주지 않는 물리적 치료 수단이다.

저반응 레이저(low-reactive level laser therapy; LLLT)는 열을 수반하지 않는 에너지로 시행하는 몇 가지 특색있는 생리적 작용이 차츰 밝혀지고 있다(그림 1). 파장 차이에 의한 작용에 관해서는 아직 비교 연구가 없으며 각각의 레이저광 조사에 의한 동일한 현상과 생리학적 효과들을 보고하고 있다.

최근에는 조사 강도에 의하여 생체반응에 차이가 관찰되는 사실이 보고되어, 중등도 출력의 레이저광 치료기가 개발되고 있다.

고반응 레이저(high-reactive level laser treatment; HLLT)에서는 열에 의한 단백 응고로 세포 파괴가 나타난다. 그래서 건강한 피부에 상처를 입히지 않고 혈관종이나 색소세포를 직접 공격하여 파괴시킨다. 파괴된 피부 표층세포는 2~3주 내에 가피(부스럼 딱지)가 되어 박리된다. 또한 피부온도 42°C 이상에서, 신체세포는 단백변성을 일으키고, 60°C 이상(10 W)이 되면 혈액이 응고한다. 100°C 이상(100 W)이 되면

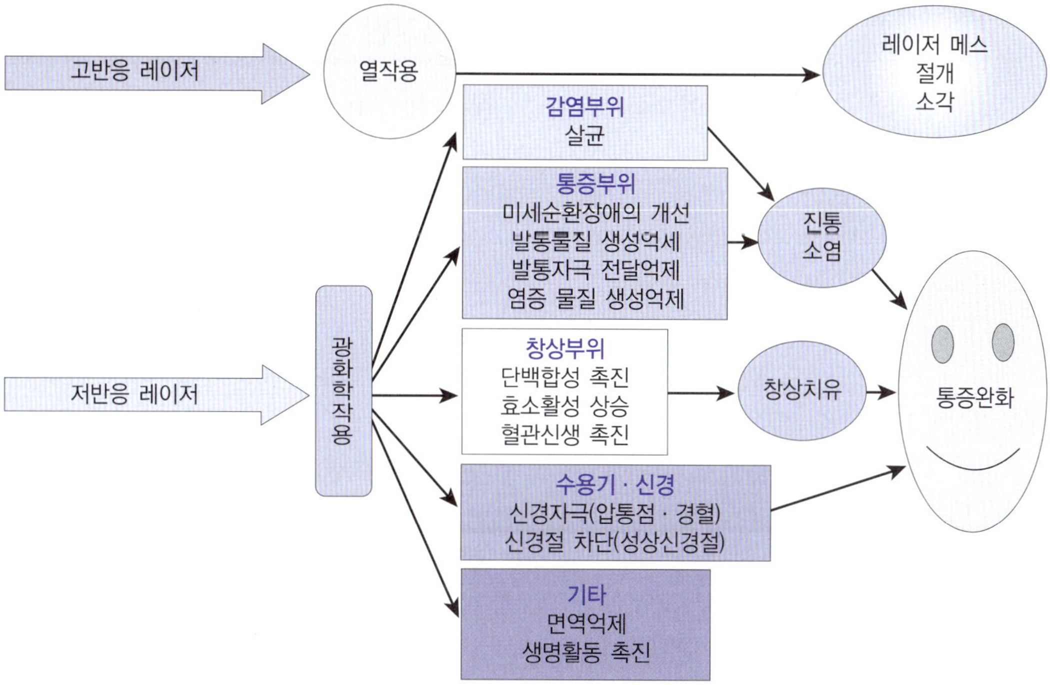

그림 1. 레이저광의 생리학적 작용 [문헌 2에서 변경]

수분이 증발하고 1,500°C이상에서는 순간적으로 탄화를 일으킨다. 이 작용을 이용하여 레이저 메스(골 절단 : 50 W 이상)에 의한 수술 또는 점의 제거가 시행되고 있다. 손상된 심층 세포는 혈관 또는 림프관을 통하여 3~6개월 사이에 체외로 배설된다.

다음에 레이저광의 종류를 설명하였다.

1) 아르곤 레이저 (488.0~514.5 nm)

자외선 영역 부근 가시광선(청 · 녹색) 파장의 레이저광이고 피부심부 도달도(1 mm)가 낮고 자외선과 유사한 작용이 있다. 멜라닌 생성작용이 있어 피부에 색소 침착을 일으키므로 백반 등에 치료효과가 있다. 조사시간이 길기 때문에 인접 조직에 열전도율이 높은 레이저광이다. 피부조직에 대한 열의 영향이 크기 때문에 피부의 손상이 회복력 한계를 초과하지 않는 범위 내에서 사용하고 혈관종이나 점제거 치료에 사용한다. 또한, 안과에서는 망막의 광응고나 안압을 낮추기 위한 홍채 절개술에도 자주 사용한다.

2) He-Ne 기체 레이저 (632.8 nm)

가시광선영역의 레이저광에서는 조사에 의하여 단백질의 화학적 활성체를 결정하는 골결구조(conformation)의 변화가 밝혀져, 추후 작용 기전의 해명이 기대된다.

3) 루비 고체 레이저 (694.3 nm)

역사상 최초의 레이저광으로서 유명하다. 가시광선영역의 파장 레이저광이고, 성형외과에서 점 치료에 활용되고 있다. 망막 박리에 대한 광 응고치료에도 사용된다.

4) 색소액체 레이저

알코올 용액에 여러 종류의 유기색소를 용해시켜, 색소 고유의 파장을 갖는 레이저광을 발생시킨다. 1대의 액체 레이저 발진기로부터 고유의 레이저광(UVA~근적외선)을 연속적으로 변화시킬 수 있으나 출력을 증가시키는 것이 어렵다.

5) Ga-Al-As 반도체 레이저 (830 nm)

적색 가시광선에 가까운 근적외선영역에서 조직의 손상작용이 적고 생체의 심부 도달도가 높다. 피하조직까지 레이저광이 침투하고 수분이나 적혈구(헤모글로빈)에도 흡수되지 않는다. 200 mW 이상에서 조금씩 온감이 얻어진다.

6) 네오듐 · 야그(Nd-YAG) 고체 레이저 (1,060 nm)

근적외선영역에서 생체조직의 심부 도달도가 높으며 조직 안에서 산란하는 레이저광이다. 물에 흡수되기 어려운 성질이 있으므로 위나 방광 또는 심부조직으로부터 출혈 · 종양의 소각에 대한 치료에 독특한 힘을 발휘한다.

7) 탄산가스 기체 레이저 (10,600 nm)

원적외선 영역에서 파장이 비교적 길고 심부도달도(10 nm)가 높지 않으나 수분 흡수율이 높은 레이저이다. 수분이 많은 생체세포를 무차별적으로 증발시켜 탄화시킨다. 따라서 초점직경 0.12~0.3 mm의 극히 미세한 레이저 메스(~100W/cm^2)로서 적합하다. 또한 초점직경 100 mm, 출력 20~40 mW으로 혈관 문합(shunt)에 이용할 수 있다.

B 레이저광의 특징

레이저광은 광선의 일종이다. 빛의 성질(직진, 반사, 회절, 굴절)에 더하여 레이저 특유의 성질을 갖고 있다.

1. 가지런한 위상성 (coherent)

레이저는 위상이 가지런한 파동(ccoherent)이며, 2개의 빛을 겹쳤을 때는, 서로 강화시키거나 약화시키는 간섭작용이 있다. 즉, 가시광선영역의 레이저광에서는 1,000 nm이하의 직경으로 접속할 수 있다[제7장 I항 그림 1(☞ 209쪽) 참조]. 위상이 가지런한 광이기 때문에 단색성, 지향성, 고휘도의 성질이 갖추어져 있다.

2. 단색성

단일 파장을 가진 광자의 집합이고 단색성이 좋다는 특성이 있다.

3. 지향성

모든 빛이 평행이고 같은 방향을 향하고 있다. 지향성의 이점은 에너지를 멀리까지 확산시키지 않고 전파하여, 인체에 대한 위험성(risk)이 방지되는 것이다. 예컨대, He-Ne 레이저광(632.8 nm)에서 프로브 출구 출력 빔(beam)의 직경이 1 mm이면, 100 m의 조사체에서는 직경 6 cm 밖에 확대되지 않는다($\theta = \lambda/D$, θ : 확대각도, λ : 파장, D : 빔 직경).

4. 고휘도

지향성이 좋은 빛이고, 단위면적당 파워 밀도 또는 에너지 밀도가 크다.

C 레이저 발생장치

1. 레이저 발생기전 (그림 2)

레이저 매질(능동 매질)을 사이에 두고 한 쪽에

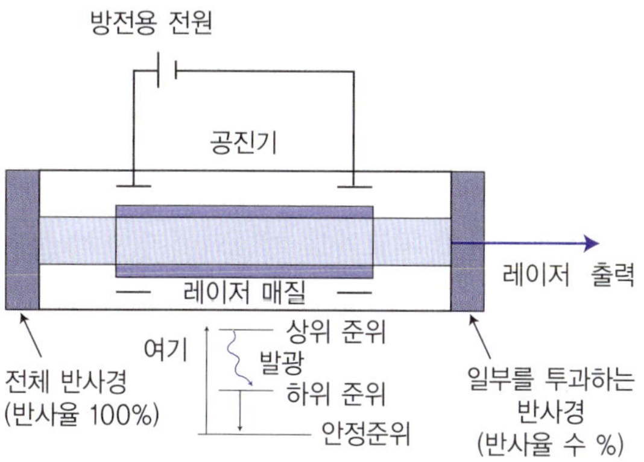

그림 2. 레이저 발생기전의 기본 구성

100%의 반사율, 한쪽에 수 %의 반사경을 배치한다. 레이저 발진의 최초 기본이 되는 빛은 자연방출에 의하여 발생하고, 이 빛이 반전 분포상태의 입자에 자극을 주어 유도방출이 일어난다. 유도방출에 의하여 발생한 빛은 다음 원자에 자극을 주어 계속해서 유도방출을 일으킨다. 이 현상으로 발생한 빛은 레이저 매질에 되돌아간다. 반사경은 양단에 배치되어 있기 때문에 빛은 이 사이에서 몇 번이나 왕복하면서 차츰 증폭된다. 이 빛의 일부가 투과성을 갖는 반사경으로부터 레이저 발진광으로 끄집어낸다. 현재의 레이저광은 진폭이나 위상에도 "흔들림"이 있지만 "거의 일치하고 있는" 수준이다.

2. 프로브의 구조

프로브는 안전한 설계를 위하여 ① 초점이 없는 광선으로 한다, ② 프로브보다 초점거리를 약간 짧게 한다, ③ 프로브보다 초점거리를 길게 하여 터치센서스위치(touch sensor switch)를 설정한다 등 피부 면(환부)에서 초점을 갖지 않는 안전한 조사율(파워 밀도)로 하고 있다(그림 3). 기기에 따라서는 레이저광의 출력보다 조사 면과 초점거리의 관계(빔의 면적)에 영향을 주고 반드시 출력에 따라서 파워 밀도가 높다(5~27

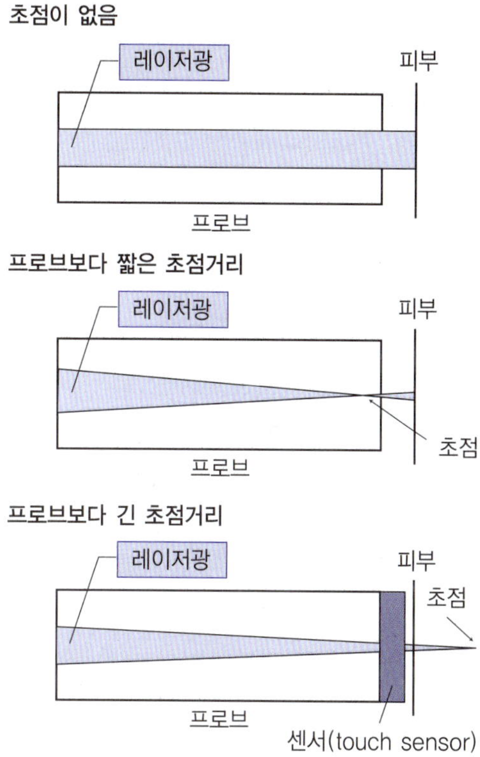

그림 3. 프로브와 초점거리와의 관계

W/cm^2)라고는 말할 수 없다. 그래서 에너지 밀도(J/cm^2)가 아니라, 치료를 재현하여 조사 효과를 확인할 수 있도록 파워 밀도(mW/cm^2)로 조사조건을 기록해야 한다. 이는 지진 진원지의 진도 강도를 나타내는 매그니튜드와 어떤 특정 장소에서의 진도와는 다른 것과 같은 원리이다.

터치센서(touch sensor)를 부착한 프로브에서는 접촉하고 있을 때에만 레이저광이 조사되므로 눈에 잘못 조사될 위험성은 적다. 환부에 접촉할 수 없을 때에는 랩 등으로 덮고 조사하게 된다.

3. 레이저 발생장치와 종류

저출력 레이저 치료기로 대표적인 것은 반도체를 소자로 하여 사용한 반도체 치료기(830 nm)(그림 4), 가스를 사용한 He-Ne 치료기

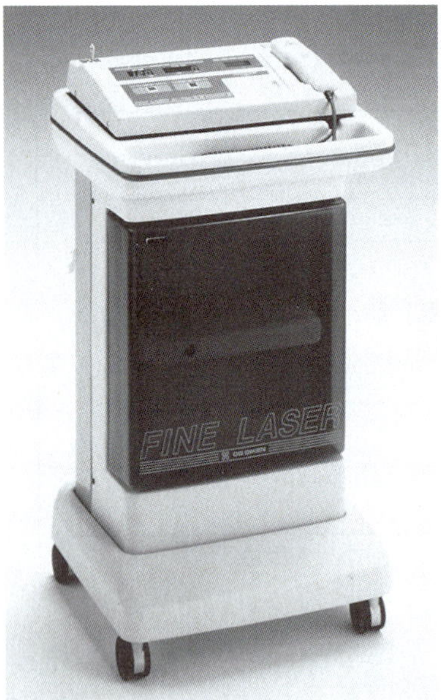

그림 4. 반도체 레이저 치료기
[자료제공 : OG 기연 (주)]

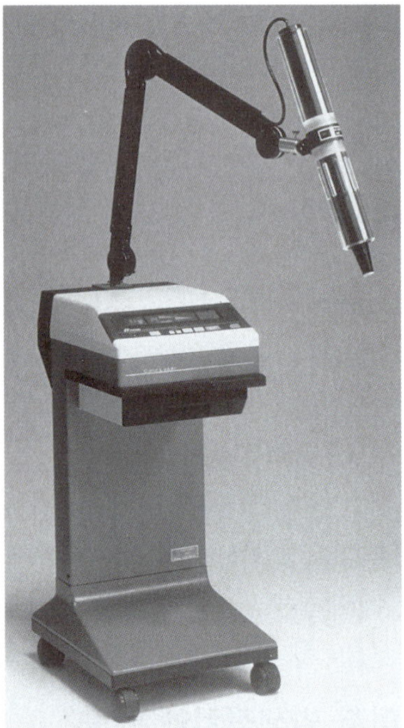

그림 5. He-Ne 레이저 치료기
[자료제공 : 센코 의과공업 (주)]

(632.8 nm)(그림 5)가 있다. 일본에서 생산되는 저출력 레이저 치료기의 일람표를 표 1에 나타냈다. 최대 출력은 반도체 소자형(810 nm)에서는 10~10 mW이고(그림 6) 최근에는 1,000 mW의 고출력 치료기도 개발되어 있으며 출력 모드는 연속(가변형)으로 되어있다. 접촉형 레이저 치료기로 피부에 접촉 압박한 시점에서 조사가 시작되고 통증부위의 압통점, 경혈 등 10~20 지점을 선정하여 1점에 대하여 5~30초, 1회 치료시간 10~20분, 1주일에 2회 이상 치료를 실시한다.

He-Ne형은 최대출력은 8.5 mW로 되어 있다. 통증부위의 압통점을 중심으로 6~10지점을 선정하여 1점에 대해서 3분, 1회 치료시간 10~20분, 1주일에 2회 이상 치료를 실시한다. 레이저 치료기의 조작방법은 접촉방식과 비접촉방식을 선택할 수 있다. 창상 치료용으로는 He-Ne 레이저광을 슬리트(slit)형으로 해서 스캔하는 장치도 활용되고 있다.

D 레이저광의 생체조직 반응

1. 상피세포

조사부위에 피부온도의 변화는 없고, 조직에 열 변성을 일으킬 위험성은 없다. 조사부위나 주변부에서 조사 중 혈류량이 저하하지만, 조사 종료 후에는 원래 상태로 되돌아가는 경향이 있다. 또한 레이저광을 수 시간 조사해도, 피부조직에는 염증성 세포 침윤 또는 세포의 변성 소견 등은 관찰되지 않는다.

2. 결합조직

레이저광은 뼈를 투과하지는 않지만, 그 피

표 1. 저출력 레이저기기 제품의 비교

상품 명칭	메라 레이저	세이린 레이저	소프트 레이저리	화인 레이저	메디 레이저
형식	PDT	SKL-101	JQ310	EL-700	MLD-1005
제조원	센코 의과공업(주)	세이린 화성(주)	일본 적외선 공업(주)	마쓰시타 산업기기(주)	마쓰시타 산업기기(주)
판매원	에코 의과기계(주)	스즈키 의료기(주)	미나토 의과학(주)	OG기연(주)	모치다 제약(주)
레이저소자	He-Ne 가스	반도체 Ga-Al-As	반도체 Ga-Al-As	반도체 Ga-Al-As	반도체 Ga-Al-As
파장	632.8nm	780nm	810nm	830nm	830nm
최대 출력	8.5mW	10mW×5 채널	10W 40/60/80/100mW	60mW±15%	1,000mW
출력 모드	연속	연속	연속	연속	연속
조사시간		10~590초 (10초 단위)	15, 30, 45, 60초	5, 10, 15, 30, 60, 90, 120, 180초	5, 10, 15, 30초
출력 채널수	1CH, 1프로브	5CH, 5프로브	2CH, 2프로브	1CH, 1프로브	1CH, 1프로브
특징	반도체 소자의 저출력 레이저 중 수가 적은 He-Ne 가스를 사용. 가시광 레이저의 채용에 의하여 조사점의 확인이 용이. 프로브는 팔(arm) 고정식. 프로브에 스캐너 헤드를 붙임으로써 핀포인트 조사로부터 넓은 각도, 광범위한 조사가 가능한 OPT-80도 있다.	각 10mW 5CH 프로브에 의하여 동시에 5개의 조사가 가능. 장시간 조사로 환자의 만족감을 주기 위해 흡인식 프로브+펜슬형을 탑재	에너지 자극강도가 강하기 때문에 조사시간을 단축. 출력 4단계로 변환 가능	Touch Sensor 식. 조사 시 알림 소리 설치. 조사시간은 8단계로 설치	1987년부터 생산하여 4기종 개발. 출력을 올려 치료시간 단축. 접촉조사 및 비접촉 조사 가능. 프로브는 팔(arm) 고정식

[문헌 3에서 변경]

부 바로 아래의 주위조직을 투과하는 성질을 갖고 있다. 또한 혈액도 레이저광을 흡수하는 성질이 있다.

3. 근조직

임상에서는 비만의 사람이 레이저 효과가 낮다고 하는데, 근조직보다 지방조직 쪽이 레이저광의 투과율이 높다.

4. 신경조직

신경변성 없이 흥분성의 정상화작용을 촉진한다.

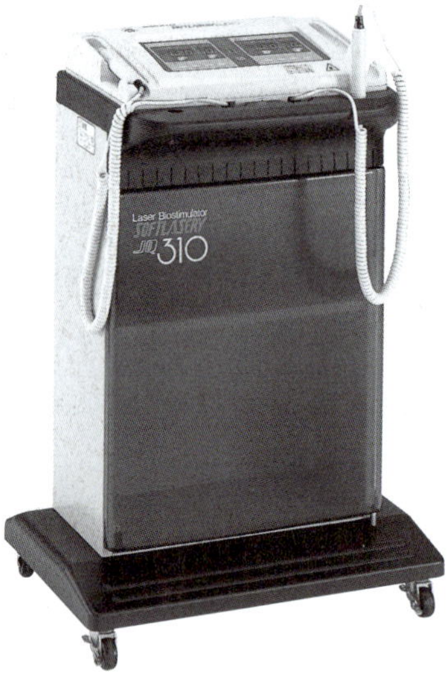

그림 6. 반도체 레이저 치료기 (100mW)
[자료제공 : 미나토 의과학 (주)]

E 레이저광의 생리학적 작용

저출력 레이저광의 치료효과는 창상의 치유 촉진과 진통 · 소염으로 크게 구분된다. Arndf-Schultz의 법칙에서는 「생체에 주어지는 자극이 약하면 생체의 생리적인 반응을 유도하며, 중간 정도의 자극이라면 생리적 반응을 크게 일으키지만, 강한 자극은 생체 반응을 억제하고 보다 강한 자극은 이를 제지시킨다」고 하였다.

임상 치료경험 사례의 보고는 많지만, 상기 발현기전들은 어느 것도 해명이 되어 있지 않다. 또한 효과만 강조되어 왔으나 최근에는 2중 맹검법(盲檢法)에 의한 연구에서 효과성이 인정되고 있다. 여기서는 현 시점에서의 가설을 소개하지만, 추측의 영역을 벗어나지 못한 상태이며, 레이저광 성분과 생체세포에 대한 자극 기전에 대해 아직 충분히 해명되지 않았음을 사전에 양해를 구한다. 향후 보다 좋은 치료를 위하여 근거에 기초한 치료(EBM; evidence-based medicine)가 확인되어야 한다.

레이저광선치료는 감각이 없는 치료이지만 빛의 흡수도를 증가시켜 통증점을 조사하면 통각이 있으므로 상행성으로 작용하고 있음을 확인할 수 있다.

1. 창상 치유 촉진작용 (표 2)

Abergel 등[5]에 따르면 난치성 피부궤양과 같이 혈류가 불량하고(저산소 하) 섬유아세포의 증식조건이 나쁜 상황 하에서도 레이저광 조사에 의하여 섬유아세포 미토콘드리아의 산소 섭취가 항진하여 ATP가 생성되는 것이 확인되고 있다. 즉, 레이저광 조사에 의하여 세포막에 선택적 여과가 일어나 특정 효소활동을 높이거나, 콜라겐을 활성화시킴으로써 치유가 촉진된다고 한다. 이 기전에 의하여 욕창의 치유 촉진효과가 인지되고 임상에 응용이 된다.

고타니(小谷) 등[5]은 쥐(rat) 등의 감염창 제2기(증식기)에 레이저광을 조사하였는데 조사 시작 11일 후에 중층 편형상피 모양의 구조가 나타나 개체의 창상 치유기전이 촉진되었다는 것을 확인하였다.

과거의 연구는 창상 치유기전의 시기, 제2기(증식기), 제3기(성숙기)로 구별한 해석은 아니었다. 가쓰니시(葛西) 등[7]은 돼지 창상치유 지연 모델에서 제1기(염증기)에도 레이저광 조사(632.8 nm, 5.4J/cm^2/일)에 의하여 염증을 억제하여 상피화를 촉진시키고, 창상 치유효과가 관찰된 것을 보고하고 있다(그림 7).

다구치(田口) 등[3]은 쥐 등의 창상부에 아르곤 레이저광(514.5 nm)을 2 J/cm^{2}의 조건에서 조사하여 편광성분으로 비교 하였더니 치유촉진 효과에 차이가 확인되었고, 특히 우원 편광에서 치유 일수가 의미 있게 단축하는 것을 보고하였다.

아자카미(阿座上) 등[9]은 영원(newt)의 배

표 2. 저에너지 광 조사에 의한 창상 · 난치성 궤양의 치유 촉진효과의 연구결과

조사광	파장(nm)	조사 조건	조사 대상	결과	보고자
루비 레이저(펄스)	694.3	0.5~10J/cm^2 주 2회	ϕ15mm 마우스 원형 창상 ϕ4~5mm 화상	1J/cm^{2}에 유효	Mester 등 1971
He-Ne 레이저	632.8	4J/cm^2 주 2회	사람 난치성 궤양	2/3 사례에서 치유	Mester 등 1975
루비 레이저(펄스)	694.3	1J/cm^2 3일째마다 4회	쥐의 우측 발 절개창	치유 촉진 조직재생 양호	Mester 등 1975
아르곤 레이저	488	4J/cm^2 주 2회	사람 난치성 궤양	비조사부의의 궤양도 치유	Mester 등 1981
He-Ne 레이저 아르곤 레이저 incoherent광	632.8 514.5 630	4~10J/cm^2 연일	ϕ15mm 쥐 원형 창상	치유일수 변화 없음 7~12일째의 면적은 축소	Kana 등 1981
He-Ne 레이저 incoherent광	832.8	0.5~20J/cm^2	ϕ15mm 쥐 원형 창상	육아 형성 활발 (프라스틴클링 매립)	Haina 등 1981
아르곤 레이저 발광 다이오드광	514.5 805	2J, 6J/cm^2 격일	ϕ10mm 모르모트 원형 창상	근적외LED광으로도 직선편광성분 유효	마스코 등 1983
incoherent광 (직선 편광)	500~3,000 (광역)	4.5J/cm^2	사람 난치성 궤양	2개월에서 치유	Fenyo 1984

[문헌4에서]

(embryo)세포에 아르곤 레이저광(출력 1 mW/cm^2, 조사면적 2.5 mm^2)을 1시간 조사하고

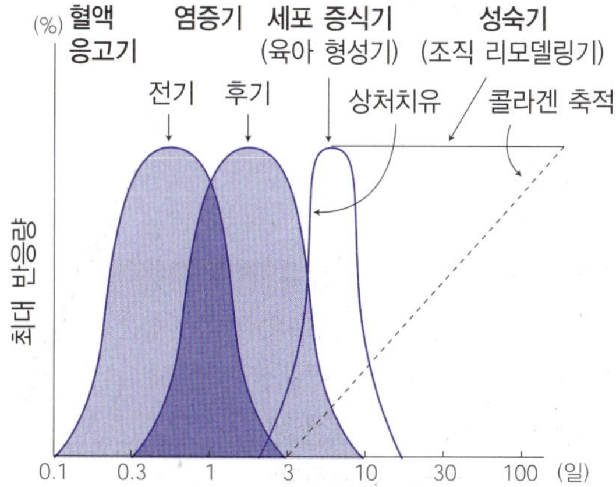

그림 7. 창상 치유과정 [문헌 8에서 변경]

세포분열 주기의 속도와 분열지수(분열기에 있는 세포수를 전체 세포수로 나눈다)를 관찰하였다. 그 결과 ① 배세포의 세포 운동성 항진, ② 세포 분열 주기 상 몇 개의 지점에서 진행속도의 변화, ③ 조사에 의한 온도상승에 기인하지 않는 것이 확인되었다.

야마다(山田) 등[10]은 연골에의 레이저광 조사에 의하여 전자현미경 하에서 연골세포의 골지(Golgi) 구조의 확대가 가장 뚜렷하였고, 정상 연골세포 내의 단백질 합성, 분비가 항진되고 있다는 것을 관찰하였다.

세포 증식작용은 조사 시점의 세포 주기, 또한 세포의 생리학적 상태에 상당한 영향을 받는다. 증식기에 세포 성장속도가 항진하고, 정지기에는 효과가 없거나 있다 하여도 효과 발현까지 시간

이 소요된다. 산소환경이나 영양상태의 악조건 하에서는 빛에 대한 감수성이 높아진다. 적절한 파장, 조사 강도는 미토콘드리아 내막 상의 호흡 사슬 구성요소(시토크롬 등)에 흡수되어 전자 전달계나 ATP 합성을 활성화시킨다고 추측된다. 과도한 강도는 활성산소를 유리하여 미토콘드리아 내막의 손상으로 세포 증식이 억제된다.

2. 소염작용

키무라(木村) 등[11]은 쥐의 카라게닌 염증부위에 대한 반도체 레이저광(780 nm) 조사군(억제율 20%)과 항염증약 인도메타신 투여군(억제율 51%)을 비교하였더니 종창의 억제율은 낮으나 레이저광 작용의 효과를 시사하는 보고하였다.

고야마다(小山田)[12], 니시다(西田)[13] 등은 류머티스에 이환된 무릎관절의 활막에 He-Ne 레이저광(출력 8.5 mW, 조사면적 0.2 mm)을 15분간 조사(격일, 1회/1일×12~46회)하고, 수술 할 때에 채취한 활막의 조사 측과 비조사 측을 비교하였더니, 조직학적으로 조사 측에서 활막의 평탄화(활막 표면세포의 감소), 융모의 괴사, 소실 및 염증세포 침윤의 소실이 관찰되었다. 즉 만성류머티스 관절염의 활막 병변이 개선되었다는 것을 각각 보고하였다(그림 8). 그러나 소염작용의 기전에 대해서는 확인되어 있지 않다.

야마다[15] 등은 류머티스 환자의 무릎관절 수술 시에 채취한 윤활막조직을 배양하여 활막세포에 He-Ne 레이저광(0, 5, 50, 500, 2,000 mJ/cm^2)을 조사하였더니 3H-티미딘을 수용하는 양이 의미 있게 줄었다는 것을 보고하였다.

일반적으로 레이저 조사에 의하여, 생체항상성(homeostasis)의 활성화가 촉진된다. 국부의 비만세포(mast cell)로부터 염증을 일으키는 물질을 포함하는 세포 내 과립들을 방출시키는

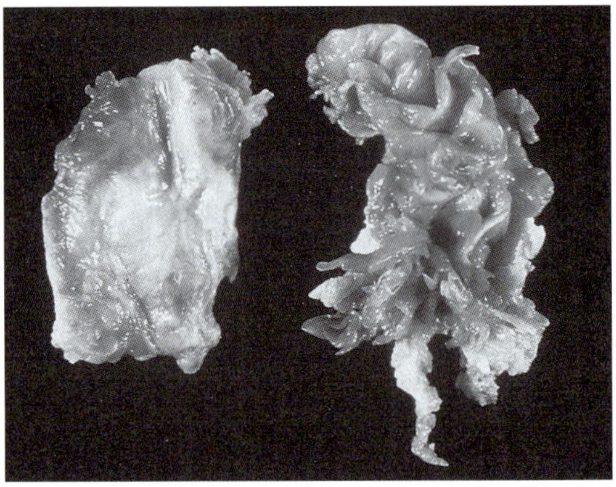

그림 8. RA 이환된 무릎관절 윤활막
좌 : 안쪽 윤활막(조사 측),
우 : 가쪽 윤활막(비조사 측)
1일 1회 15분 간 격일 조사, 30회 조사
[문헌 12, 14에서]

것이 확인되어 있다. 동종물질을 지닌 유사한 증세는 치료된다는 호메오파시(homeopathy)는 자연치유력을 발휘시키는 경험적 의학에 기초하여 제창되고 있다. 이는 소염효과로 연결되는지도 모른다.

3. 통증 완화작용

통증 완화의 기전으로서 ① 통증의 감소, ② 시냅스 전달의 억제, ③ 통증의 하행성 억제기전의 부활, ④ 신경 전달의 차단(block) 등을 생각할 수 있다(그림 9).

이와세(岩瀨) 등[17]은 쥐의 뇌 절단 조각에 레이저광을 조사하여, 신경세포막의 안정화와 역치 상승에 의하여 흥분 억제효과를 확인하고 있다. 메시지마(飯島) 등은 쥐에 의한 실험에서 신경세포막 전위의 과분극을 인지하였으며, 발통부위에서 발통물질의 생성 저하에 관해서는 니시다 등[18]이 보고하였다.

이노마타 등[19]에 의하여 형태학적 발통 실험 모델로서 대표적 발통물질인 브라디키닌을 투여

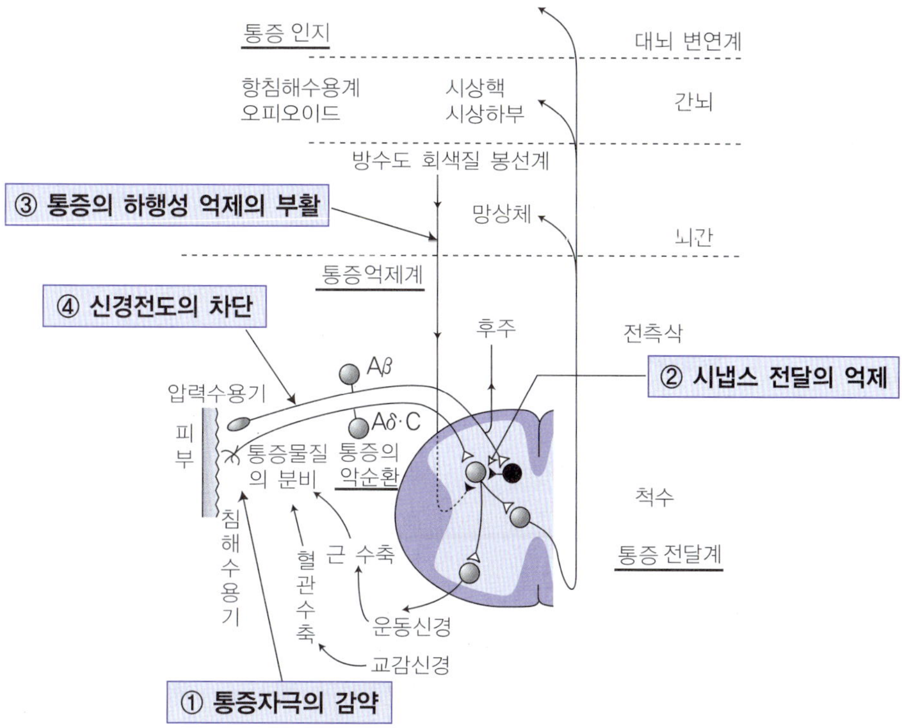

그림 9. 통증의 완화작용 기전 모델 [문헌 16에서]

하면 통증 전달신경의 미토콘드리아(mitochondria)의 수가 증가하지만, 레이저광을 조사하면 신경의 변성도 없고 미토콘드리아의 수가 정상이 되는 것이 확인되고 있다.

가와노(河野) 등[20]은 고양이의 비복신경을 슬와부에서 노출시켜 He-Ne 레이저광(1~2 mW)으로 피부감각신경을 자극하여, 척수 후각세포 활동의 억제 상황을 기록하였다. 그리고 토끼의 비복신경 지배영역에 핀치법으로 통증자극을 가하고, 말초 원위부에 레이저광을 조사하여 감각신경의 흥분성이나 전도성이 기능적으로 억제되는 것을 확인하였다. 또한 레이저광 조사(632.8 nm)에 의하여, 쥐의 흑색질 도파민세포의 자발적인 율동적 흥분(rhythmic firing)의 억제가 이루어진다는 것을 보고하고 있다.

또한 메시지마 등은 쥐의 하지에 대한 통증자극에 의한 척수 후각세포의 흥분 빈도가 레이저광 조사에 의해 척수로부터 하행성으로 억제되는 것을 확인하였다. 임상적으로도 경혈에 대한 레이저광의 조사는 침 마취 자극과 유사한 진통작용이 관찰된다.

가와타니 등은 쥐의 통각을 전달하는 피부 폴리모달 수용기의 활동전위는 큰 에너지(1.8~9 J)의 조사로 흥분성을 억제하였으며, 촉압각의 역치 상승과 동일한 자극에서의 반응의 저하가 인지되었다. 억제작용은 C섬유 쪽이 Aδ섬유보다 현저하였다(그림 10).

4. 혈류 개선작용

오가와 등[22]은 요골동맥에 레이저광을 조사, 조직 혈류량을 측정하였더니 약 20%의 상승을 보고하고 있다.

통증(유해수용기로부터 지속적인 흥분신호)

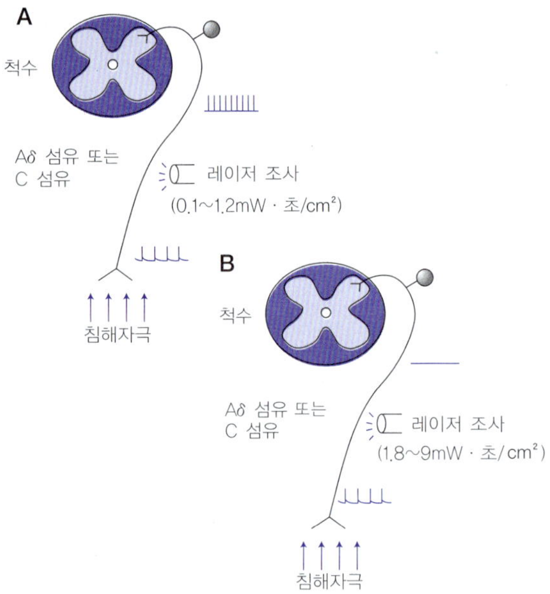

그림 10. 조사 에너지 크기에 의한 통증신호의 전달
A : 작은 에너지 조사로 활동전위가 유발된다.
B : 큰 에너지 조사에서는 활동전위가 억제 내지 차단된다.
[문헌 21에서]

은 교감신경의 활동성이 상승하여 혈관을 수축시킨다. 그래서 레이저광을 조사시키면 유해수용기로부터 신호를 차단하여 혈관을 확장시킨다고 한다. 또한 침 마취와 마찬가지로 경혈에 대한 레이저광 조사에 의하여 축삭 반사에 의해 국소 혈류량이 상승한다고 생각할 수 있다.

마에가와 등은 배양한 쥐의 가슴 대동맥 민무늬근(평활근) 세포에 레이저광을 조사하여 혈관 민무늬근 세포의 전위(potential) 의존성 칼슘 채널의 관여에 의한 혈관 확장과 혈류속도의 증가를 관찰하였다.

5. 살균작용

스즈키 등[23]은 엑시머 레이저광(자외선 영역)을 대장균(Escherichia coli)에 조사하고 또한 히시모토 등[24]은 탄산가스 기체 레이저를 사용하여, 동일한 실험을 시행하였다. 이들 레이저광은 출력이 높으므로 열작용에 의한 살균작용일 가능성도 배제할 수 없다.

이와세 등[25]은 한천 평판상에 배양한 균후(菌垢) 구성세균(S. mutans)에 각종 파장의 레이저광을 조사하여, 증식 저지대의 유무를 관찰하였다. 파장이 660 nm 이하의 레이저광의 조사에서는 증식 저지대가 인지되었으나, 670 nm 이상에서는 경계가 명료하지 않아 파장 의존성을 유추할 수 있다고 보고하였다.

6. 면역 억제작용

Ohta 등[26]은 레이저광 조사(2.17~651 mJ/cm^2)에 의하여 림프구의 증식반응이 억제되었지만 Meyers 등[27]은 고출력(87,000 mJ/cm^2) 조사에서도 영향을 받지 않았다고 보고하고 있다. 또한 이노우에 등은 사람의 배양 림프구에 레이저광을 조사하였더니 낮은 용량(28.3 mJ/cm^2) 조사에서는 억제되고, 높은 용량(849 mJ/cm^2) 조사에서는 촉진된 것을 보고하였다. 레이저광의 파장이나 조사방법의 차이에 의하여 상호 비교를 할 수 없기 때문에 앞으로의 연구에서 해명이 요구된다.

7. 생체 활동의 촉진작용

배양 하의 신경계 및 내분비계만으로 구성되어 있는 만손 열두조충(Manson's larval tapeworm, 기생충)에 레이저광을 조사하여 생체 활동의 촉진효과를 확인하였다. 이것으로부터 순환계만이 작용 중심이 아니라는 사실을 알 수 있다. 또한 이 조충(tapeworm)은 신경 펩티드인 세로토닌을 함유하고 있고 레이저광에 의한 세로토닌의 복구효과일 수도 있다.

F 치료효과

치료효과를 검증하려면, 다수의 증상사례에 의한 무작위화 시험에서 2중 맹검법이 적용되어 있지 않으면 치료 신뢰도가 떨어진다. 이제까지 저반응 레이지치료는 개개의 환자나 소수 환사의 성공사례가 있다는 보고가 많지만, 충분한 입증이 되어있지 않다. 치료에서는 위증(placebo) 효과가 약 30%에서 인지되고 있고, 그 2배인 60% 이상에 효과성이 인지된다면 그 치료결과가 긍정적일 것이다. 이 때문에 치료효과가 객관적으로 평가되어야 한다.

동물실험에서는 통증반사(치아 자극 – 입벌어짐 반사 등)의 유무를 확인함으로써 조사효과를 증명하고 있으나, 사람을 대상으로는 같은 방법을 수행할 수 없다. 그래서 환자의 통증 평가에는 비주얼 아날로그 스케일(visual analogue scale; VAS)이 주로 이용되고 있다.

또한 지능수준이나 말의 뉘앙스에 영향을 받지 않는 표정 통증 측정법(face scale)도 있다. 이들은 환자의 주관적인 통증을 수치화시킨 것이다. 이 밖에 통각 역치의 측정으로는 압력통증계가 활용되고 있으나 항상 수직 압력이어야 한다는 조건이기 때문에 몇 회의 반복 측정이 필요하다.

최근에는 무작위 검증 또는 대조군과의 비교 실험이 많아져 있고, 그 성과 또는 기대되는 바가 크다.

G 조사강도 · 시간

임상에서는 단순히 레이저치료기 메이커에 의해서 권장된 용량으로 조사하고 있다. 레이저광 조사는 1 부위, 1회 20분 이내로 하고, 여러 번 조사의 경우는 격일 조사로 하며 30회를 1쿠루로 한다. 메이커가 제시하고 있는 용량은 후생성에 제조신청을 할 때에 시행된 임상치험 데이터의 조건을 기준으로 하고 있다.

이들 기기는 여러 방면에 사용하게 되었기 때문에 치료강도나 시간에 대해 검토되어야 한다.

1. 조사강도

조사 강도는 조사율(파워 밀도)과 조사량(에너지 밀도)에 의하여 결정되는데 조사량으로 보고되어 있는 문헌이 많다. 게다가 조사량이 0.5~20 J/cm^{2}로서 다양한 조사율, 조사량, 펄스 조사 등에 따른 효과 차이의 확인도 해결이 되지 않고 있다. 조사량에서는 조사시간의 요소가 가해져 재현성을 확인할 수 없게 된다. 그래서 조사효과를 확인할 수 있도록 에너지 밀도 [조사량(J/cm^2) = 조사율(mW/cm^2) × 조사시간(초)]가 아니라 파워 밀도(mW/cm^2)로 조사조건을 기록해야 한다.

2. 생체반응과 조사시간

레이저광을 조사하면 생체를 활성화하는 반응이 일어난다. 이노마타 등[28)]은 말초신경(복재신경)에 6, 15, 30, 60, 120초간 조사하고 조사직후의 Na^+-K^+-ATPase(세포막 표식효소)의 활성을 조직해부학적으로 검색하였더니, 15초 조사 시에 피크치가 관찰되고 이것이 생체를 활성화하는 한계시간이라 보고하고 있다(그림 11).

이노마타 등[29)]은 미토콘드리아를 레이저광의 1차 흡수체라 가정하여 수학적 가정치를 구하였는데 조사 후 15초에서 평형상태에 도달하였다.

오카다 등은 말(horse)의 골격근으로부터 채취한 미오글로빈(단백질, 결합 에너지 0.03

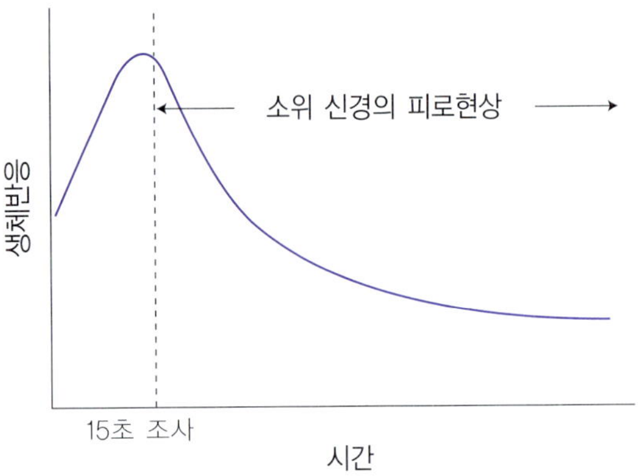

그림 11. 레이저광의 광효과작용과 생체반응
[문헌 21에서]

eV)에 He-Ne 레이저광(파장 632.8 nm, 양자에너지 1.96 eV)을 조사하여, 생체 활성도에 관여하는 골격구조(conformation)를 조사하였더니, 각 함유량은 시시각각으로 동요하였으며, 그 시간적 동요는 약 10분간의 조사에서 촉진되고 있음을 보고하고 있다.

3. 생체반응과 조사량 (용어해설 329쪽)

이토 등[30]은 쥐의 발 카라게닌 염증(2% 카라게닌에 의해서 염증을 일으킴)에 7.8 J/cm^2 이상의 He-Ne 레이저광 조사량을 투여하였더니 진통효과가 인지되었고, 그 이하의 양에서는 통증 역치의 상승에만 그친다는 사실을 확인하였다. 이것에 의해 염증성 통증에 대한 유효 조사량의 존재를 보고하였다.

가와타니 등[31]은 반도체 레이저광(Ga-Al-As, 830nm, 0~150 mW)의 조사 에너지량에 의하여 반응이 다르다고 보고하였다. 통각을 전달하는 피부 폴리모달 수용기로부터의 활동전위는 작은 에너지량(0.3~0.9 J/cm^2)의 조사로 흥분성이 증가하였고 촉압각의 역치의 저하와 동일 자극에서의 반응 증가가 인지되었다. 큰 에너지량(1.8~9 J/cm^2)에서는 반대로 억제작용을 나타내었고, 역치 상승과 동일 자극에서의 반응 저하가 인지되었다. 어떤 변화도 C 섬유 쪽이 Aδ섬유보다 현저하였다. 조사강도에 따라서 생체에 대한 효과가 다르므로 치료목적에 따라 조사강도를 조절할 필요가 있다(그림 10).

4. 잠복기간과 조사효과

Nasu 등[32]은 레이저광 조사 후에 혈관벽의 효소 활성을 조직해부학적으로 전자현미경으로 검색하였더니 4일째에 혈관 내피세포, 민무늬근(평활근), 신경근 접합부에서 효소 활성이 증가한다고 보고하였다. 또한 이노마타 등은 통증 발생물질 브라디키닌 투여 후에 레이저광을 조사하여 신경세포의 미토콘드리아의 양을 확인하면 7일째에 뚜렷한 효과(정상화)가 발생하였다고 보고하고 있다.

이들 보고로부터 레이저 조사 후에 "효과"의 잠복기간이 있으므로 1~2주일간의 치료기간이 요구된다. 레이저광은 조직 파괴제와 같은 형태학적 변화는 인지되지 않는 치료법이므로 세포 활성화작용의 발현에 소요되는 기간인지도 모른다.

또한 조사시간과 세포막의 활성도에 관해서는 효과가 있음에도 불구하고, 조직 수준의 변화는 4~7일 밖에 효과 판정을 할 수 없다는 다소간의 모순이 있다. 향후 작용 기전에 대한 검토가 필요하다.

5. 레이저광의 최대허용량

레이저광에 대한 최대허용량(maximum permissible exposure; MPE)은 동물실험이나 일부 인체실험을 포함한 결과에 기초하여 장애발생수준을 추정하여 안정계수 1/10을 곱한 것

표 3. 피부의 레이저 방사에 대한 최대허용량 (MPE)

<table>
<tr><th>노출시간 t(s)
파장 λ(nm)</th><th>$<10^{-9}$</th><th>10^{-9}~10^{-7}</th><th>10^{-7}~10</th><th>10~10^3</th><th>10^3~3×10^4</th></tr>
<tr><td>200~302.5</td><td rowspan="3">3×10^{10} Wm^{-2}</td><td colspan="4">30 Jm^{-2}</td></tr>
<tr><td>302.5~315</td><td colspan="2">C_1 Jm^{-2} ($t < T_1$)
C^2 Jm^{-2} ($t > T_1$)</td><td colspan="2">$C_2 \times 10^{-3}$ Wm^{-2}</td></tr>
<tr><td>315~400</td><td colspan="2">C_1 Jm^{-2}</td><td>10^4 Jm^{-2}</td><td>10 Wm^{-2}</td></tr>
<tr><td>400~1,400</td><td>2×10^{11} Wm^{-2}</td><td>200 Jm^{-2}</td><td>$1.1 \times 10^4 \times t^{0.25}$ Jm^{-2}</td><td colspan="2">2,000 Wm^{-2}</td></tr>
<tr><td>1,400~10^6</td><td>10^{10} Wm^{-2}</td><td>100 Jm^{-2}</td><td>$5,600 \times t^{0.25}$ Jm^{-2}</td><td colspan="2">1,000 Wm^{-2}</td></tr>
</table>

※ 한계 개구 : $\lambda < 10^5$nm에 대하여 1 mm, $\lambda \geq 10^5$ nm에 대하여 11 mm
[광산업기술진흥협회가 IEC규격을 기초로 작성한 안. 문헌 33에서]

이다. MPE는 단위면적 당의 레이저광 출력으로 나타내고 피부에 대한 값(표 3)과 눈에 대한 값으로 나눈다.

H 조사부위

1. 통증부위

임상에서는 통증의 원인이 되는 병변 부위를 확인할 수 있으면, 해부학적 견지에서 통증 발생 부위의 피부 위를 조사한다. 기타 한의학에서 일컫는 경락을 따라서 가는 경혈의 해부도를 참고하면서 조사하기도 한다.

2. 창상부위

창상 주위로부터 1~2 cm 떨어진 부위를 1~2 cm 간격으로 한 부위에 약 15~30초간 조사한다. 상처부위에 조사할 때에는 랩 등으로 상처를 덮든지 프로브 자체를 싸서 한 부위에 약 10초 조사한다.

임상에서는 5 cm^2 이상의 창상 부위에 균등하게 레이저광을 조사하는 것은 곤란하다. 그래서 쓰치다(土田) 등[34]에 의하여 레이저광을 슬리트(slit)화하여 스캐닝시키는 장치가 효과적이다.

I 조사방법과 순서

이노마타 등[35]은 조사 프로브를 살짝 누르면 투과광량이 압박점을 중심으로 뾰족한 탑모양의 커브를 그릴 수 있는 것을 확인하였다. 그러므로 레이저광 조사는 심부 도달도를 높이기 위해서 조사 프로브에 의한 압압법(押壓法)이 적절하다고 권하고 있다(그림 12).

아래에 조사의 순서를 기술하였다.

① 환부를 노출시키고 조사하기 쉬운 안락한 자세를 취하게 한다.
② 조사부위를 결정하여 펜(marker pen)으로 표식을 한다.
③ 물리치료사, 환자는 보호안경을 착용한다.
④ 레이저 치료기의 전원을 넣는다.

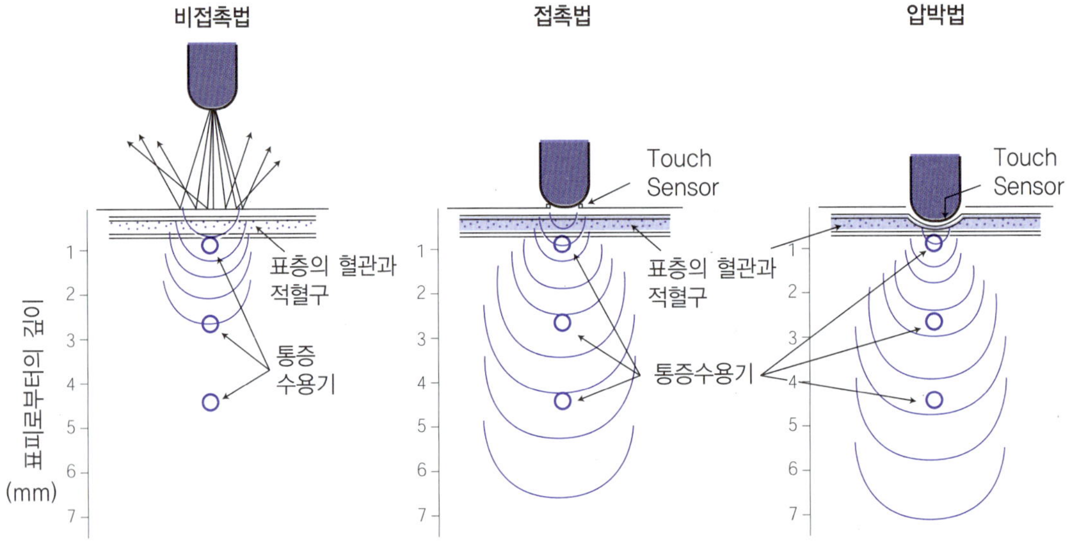

그림 12. 비접촉법, 접촉법, 압박법의 대비 [문헌 36에서]

⑤ 프로브의 레이저 광선량은 기기 본체에 부설된 미터기(calibration meter)로 필요한 출력의 적정량을 확인한다.

⑥ 펄스 폭 설정 단추로 치료의 목적에 따른 펄스 폭을 선택한다.

⑦ 조사시간을 설정한다.

⑧ 조사 도자를 환부에 가볍게 접촉시키고 치료를 시작한다.

⑨ 물리치료사는 조사 중에 환자의 곁에서 떠나지 않는다.

⑩ 치료 후는 환부 주변의 피부 상태를 관찰하고 진료기록에 기입한다.

⑪ 문제점이 있으면 의사에게 보고하고 치료 내용을 검토한다.

J 주의사항

1. 눈에 대한 반응

가시광선(400~700 nm)은 각막, 수정체, 초자체 등 망막 앞에 있는 조직을 투과한다. 또한 근적외선(700~1,400 nm)도 약간 흡수될 뿐이며 대부분은 투과된다. 이 이외 파장영역의 레이저광, 자외선 UVA(320~400 nm)은 수정체에서 흡수되고, 자외선 UVB · UVC(200~320 nm) 및 근적외선(1,400 nm~1 mm)은 각막에서 흡수된다. 가시광선 등 망막에 도달한 광선은 투명한 단백조직인 망막을 투과하고, 멜라닌 색소층에서 흡수되어 열을 발생시킨다. 광선의 흡수율은 600 nm의 파장영역에서 높고, 장 · 단파장 영역에서 낮다.

그래서 로몽(老門) 등[37)]은 가시광선영역의 레이저광이 눈에 들어간 경우에 망막 상의 에너지 밀도에 대해서 조사하였다. 이에 따르면, 레이저광은 무대조명(stage light)의 1,300배, 일반 전구의 48만 배나 위험성이 높은 광선이라고 보고하였다.

2. 관절에 연속 조사

동물실험에서는 관절부에 레이저광을 장시간

연속 조사한 경우, 활막에 충혈, 출혈, 세포 침윤을 일으킨다는 보고가 있다.

3. 환자의 불안 해소

레이저 치료에 불안을 갖고 있는 환자에게는 치료 전에 물리치료사 자신의 손에 레이저광을 조사하여 안심시키는 것이 필요하다. 레이저치료가 자율신경계에도 영향을 미치는 치료이므로 치료효과를 올리기 위한 배려도 필요하다.

K 금기

다른 광선치료에 금기로 된 조건에 준한다. 작용 기전이 명확히 됨과 동시에 금기 조건들을 확인해나가도록 한다.

① 악성 종양
② 갑상샘(갑상선)부위, 안구, 고환 등의 혈액 결핍조직
③ 신생아, 영아와 같이 대화가 곤란한 환자
④ 고령자 또는 체력소모성 질환자

● 인용문헌

1) 神川喜代男：痛みに対するレーザー治療. 日本レーザー医学会誌, 3:345–348, 1982.
2) 花岡一雄（監）：疼痛コントロールの ABC. p8, 日本医師会, 1998.
3) 田口順子：光線療法の今と昔. PT ジャーナル, 32(12):926–932, 1998.
4) 田口善雄：レーザーによる創傷治癒促進. 日本レーザー医学会誌, 9(2), 1988.
5) Abergel, R.P.: Biostimulation of wound healing by lasers: experimental approaches in animal models in fibroblast cultures. *J. Dermatol. Surg. Oncol.*, 13(2):127–133, 1987.
6) 小谷裕美：創傷治癒における低出力レーザーの効果. 日本レーザー医学会誌, 10(3):411–414, 1989.
7) 葛西眞一：損傷·潰瘍の治療. 日本レーザー医学会誌, 18(1):27–34, 1997.
8) Clark, R.A.F.: Cutaneous tissue repair: Basic biologic considerations I. *J. Am. Acad. Dermatol.*, 13:701–725, 1985.
9) 阿座上孝：低エネルギーレーザー光照射によるイモリの胚細胞に対する影響. 医用電子と生体工学. 25(1):69–74, 1987.
10) 山田邦夫：低出力レーザーの関節組織（軟骨, 骨, 滑膜）に及ぼす生体作用. 日本レーザー医学会誌, 10(3):93–96, 1989.
11) 本村明江：カラゲニン炎症における低出力半導体レーザーの浮腫抑制効果. 医学と生物学, 117(2):66–70, 1988.
12) 小山田善敬：慢性関節リウマチ（RA）及びリウマチ周辺疾患における低出力レーザー照射の検討. 日本レーザー医学会誌, 6(3):375–378, 1986.
13) 西田 淳：ヘリウム–ネオン·レーザー照射のリウマチ罹患関節滑膜に及ぼす効果の組織学的検討. リウマチ, 28(2):109–117, 1988.
14) 小山田善敬：低出力レーザー照射の治療効果. 手術, 40:1905–1914, 1986.
15) 山田邦夫：低出力レーザー照射が RA 滑膜培養細胞の DNA 合成能に及ぼす影響. 日本レーザー医学会誌, 10(4):3–10, 1990.
16) 飯島一彦ほか：痛みの低出力レーザー治療. 日本レーザー医学会誌, 14(10):311, 1993.
17) Iwase, T.: Possible Mechanism.
18) 西田宣子：ペインクリニックにおけるレーザーの応用. 日本レーザー医学会誌, 5:243–247, 1985.
19) 猪俣賢一郎：半導体レーザーによる疼痛除去効果の形態学的証明. 半導体レーザー治療器文献集, pp.4–8, メジカルビュー社, 1990.
20) 河野 透：低出力レーザーの鎮痛効果に関する臨床的ならびに基礎的研究. 日本レーザー医学会誌, 10(3):85–88, 1982.
21) 劔物 修（編）：図説 半導体レーザーと痛みの治療. 改訂新版, pp.52–65, メジカルビュー社, 1996.
22) 小川秀道：末梢動脈の低出力レーザー照射による血流変化. 半導体レーザー治療器文献集 II, pp.12–15, メジカルビュー社, 1994.
23) 鈴木和雄：紫外エキシマレーザーによる殺菌効果に関する研究. 日本レーザー医学会誌, 3:625–630, 1989.
24) 菱本久美郎：炭酸ガスレーザー光照射による殺菌効果の生物物理学的研究. 日本レーザー医学会誌, 3:201–206, 1982.
25) Iwase, T.: Bactericidal effect of low-energy laser in nearinfrared area. *J. D. Res.*, 66(4):923, 1987.
26) Ohta, A.: Inhibition of lymphocyte proliferation by a gallium-arsenide laser at low energy. *Laser Surg. Med.*, 7:199–201, 1987.
27) Meyers, A.D.: Effects of low-watt helium neon laser radiation on human lymphocyte cultures. *Laser Surg. Med.*, 6:540–542, 1987.
28) 劔物 修（編）：図説 半導体レーザーと痛みの治療. pp.20–29, メジカルビュー社, 1992.
29) Kudoh, C.H., Inomata, K.: Effects of 830 nm gallium aluminium arsenide diode laser radiation on rat saphenous nerve and sodium-potassium-adenosine triphosphatase activity: A possible pain attenuation mechanism examined. *Laser Ther.*, 1:63–67, 1989.
30) 伊藤雄介：実験的炎症における He-Ne レーザーの鎮痛効果. 日本レーザー医学会誌, 10(3):379–382, 1989.
31) 河谷正仁：低出力レーザーによる末梢感覚神経伝導の遮断. ペインクリニック, 16(4):533–539, 1995.
32) Nasu, F.: Cytochemical effect of Ga-Al-As diode laser radiation on rat saphenous artery calcium ion dependent adenosine triphosphatase activity. *Laser Ther.*, 1:89–92, 1989.

33) 老門泰三：第 6 章 レーザーと生体. 大森豊明（編）：電磁気と生体, pp.197–222, 日刊工業新聞社, 1987.
34) 土田敬明：糖尿病マウスの実験的創傷における He-Ne レーザースキャン照射の治癒促進効果. pp.53–56, 第 11 回日本レーザー医学会演題論文集, 1990.
35) 猪俣賢一郎：ソフトレーザー光の生体反応. ペインクリニック, 12(6):759–765, 1991.
36) 大城俊夫：痛みに対する低反応レベルレーザー療法—方法と応用に関する再考. 日本レーザー医学会誌, 9(2):33–42, 1988.

● 참고문헌

1) 細田多穂, 柳澤 健（編）：理学療法ハンドブック. 改訂第 3 版, 第 2 巻治療アプローチ, pp.710–719, 協同医書出版社, 2000.
2) 荻島秀男（編）：物理療法のすべて. 医歯薬出版, 1984.
3) 石川 齊ほか（編）：図解理学療法技術ガイド. 第 2 版, pp.312–315, 文光堂, 2001.
4) 福井圀彦：リハビリテーション医学全書 8 物理療法. 第 3 版, 医歯薬出版, 1991.
5) 上出良一（編）：光線療法実践マニュアル. MB Derma 24, pp.1–86, 1999.
6) 菅原 努, 野津敬一：太陽紫外線と健康. 裳華房, 1998.
7) 浅田莞爾, 猪俣賢一郎：半導体レーザー治療ハンドブック—その基礎と治療への展開. 真興交易医書出版部, 1993.
8) 電気学会（編）：電磁界の生体効果と計測. pp.206–215, コロナ社, 1996.
9) 中山昭雄（編）：温熱生理学. 理工学社, 1981.
10) 天児民和（監訳）：温熱療法. 医歯薬出版, 1966.
11) Forster, A., et al.: Clayton's Electrotherapy, Theory & Practice. Bailliere Tindall, 1985.
12) 日本理学療法機器工業会（編）：理学療法機器概論. 健友館, 1996.

제 8 장

마사지치료

I 결합조직에 대한 도수치료

■ **학습목표**

- 결합조직의 구조와 기능 및 기능이상을 이해한다.
- 결합조직과 근육조직에 대한 도수치료의 개념을 이해한다.
- 근막 이완술의 개념과 방법을 안다.
- 전통적 마사지의 개념과 방법을 안다.
- 전통적 연부조직 가동화(mobilization) 및 Kaltenborn과 Evjenth에 의한 Nordic system 의 연부조직 가동화의 개념과 방법을 안다.

신체의 생물학적 최소 구성단위가 세포이며 분화(분업적 특수화)한 세포와 그 생산물질로 만들어진 구조물이 조직을 이루며 조직은 기관을 이루며 다수의 기관이 모여 생활기능의 일부분을 영위하는 기관계통을 이룬다. 조직은 ① 상피조직 : 피부, 점막, 장막 등의 내외 면을 덮는 막모양 조직, ② 지지조직 : 결합조직, 연골조직, 뼈 조직, 혈액 및 림프, ③ 근육조직 : 골격근, 심근, 민무늬근(평활근), ④ 신경조직 : 신경세포체, 축삭, 신경원(neuron), 신경아교로 구성되고 결합조직은 지지조직에 포함된다[1].

이 항에서는 결합조직을 중심으로 근육조직도 포함한 부위에 대한 도수치료를 소개한다.

A 결합조직

결합조직은 기관의 내부 등 신체의 도처의 간극에 밀치고 들어가 각종 세포, 조직, 기관을 싸서 보호하고 이들을 지지하는 이외에 각종 기관의 구성요소가 되어 이들에게 일정한 형태를 부여하며 다시 이들은 일정한 장소에 고정한다. 주된 결합조직의 기능에는 물리적 기능(기계적 지지 작용 등), 물리화학적 기능(물질의 운반이나 축적 등) 및 생화학적 기능(합성, 수복, 방어 반응 등)이 있다.

결합조직은 세포와 세포 밖의 섬유로 구성되며 양자는 조직액을 함유하는 반유동상태의 기질 안에 존재한다. 기질에 함유되는 수분은 모세관과 세포사이의 대사산물이나 가스, 전해질의 확산을 위해 중요하다. 이 수분 함유는 결합조직 전체의 긴장에 영향을 주고 또한 신장(elongation)에 대한 감수성에 영향을 미친다.

결합조직의 세포는 콜라겐을 합성하는 고유의 섬유아세포 이외에 지방세포, 히스타민을 함유하는 과립을 가진 비만세포, 탐식작용이 있는 조직구(마크로파지) 등이 있다. 섬유에는 콜라겐으로 이루어지는 교원섬유와 탄력성이 풍부한 엘라스틴으로 구성되는 탄성섬유의 2종류가 있다(표 1). 어떤 기관이 정상적인 기능을 영위할 때에는 그 기관의 구성요소는 외부로부터 가해지는 힘을 저항 없이 받아들이고 동시에 상호관계를 변경할 것이 요구된다. 동시에 각 구성요소

표 1. 교원섬유와 탄성섬유의 특징

교원섬유	탄성섬유
• 콜라겐이라는 단백질로 구성되고 섬유다발은 백색의 독특한 반짝임을 갖는다. • 큰 인장강도가 요구되는 부분에 풍부하며 부드럽고 굽힘과 폄이 자유자재이다. • 가장 중요한 기능은 조직의 구축의 지지이다. • 탄성섬유와 같이 탄력성은 없으나 장력에 대해서는 강한 저항을 나타낸다. • 보통은 교원섬유는 개재하는 탄성섬유의 수축력에 의해서 파도모양으로 수축되어 있으나 조직이 신장되면 탄성섬유의 탄력이 이에 호응하여 교원섬유의 길이는 파도모양으로 뻗는 것이 직선상으로 변화함으로써 신장되고, 그 때에 섬유 자체의 신장은 거의 없다.	• 엘라스틴이라는 단백질로 구성되고 다발을 이루는 경우는 황색으로 보인다. • 탄성섬유는 항상 교원섬유와 교착하여 함께 존재한다. • 조직에 유연성을 주고 조직이 신장한 후에 정상적인 상태로 복원하는 능력을 갖는다. • 탄성섬유는 고무와 유사하며 원래의 2~2.5배까지 신장하여 힘이 제거되면 원래로 복원한다. • 탄성섬유의 신장은 랜덤 코일모양의 엘라스틴분자의 신축에 의해서 일어난다. • 엘라스틴분자 사이에는 많은 가교가 있다.

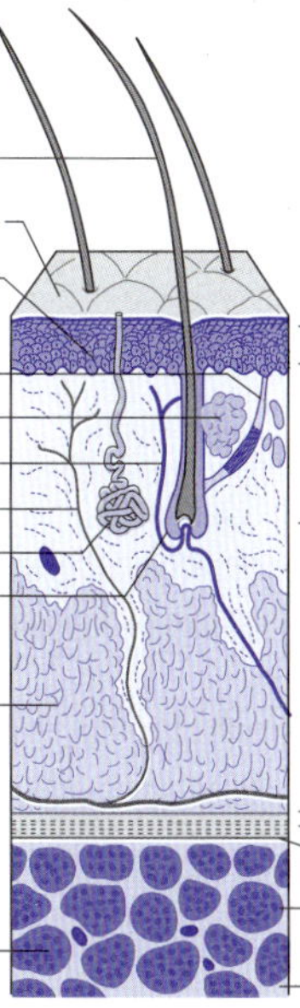

그림 1. 피부와 피부밑조직(피하조직)의 구조

를 서로 결부시키고 있는 결합조직은 변형을 원래의 상태로 되돌리는 데에 충분한 반발력을 갖고 있어야 한다. 전자가 교원섬유의 역할이라 하면 후자는 탄성섬유의 역할로서 중요하다. 교원섬유는 큰 인장강도(tensile strength)가 요구되는 부분에 풍부하게 있다.

결합조직은 그 섬유의 배열에 따라서 성긴 결합조직(소성결합조직)과 치밀 결합조직(밀성결합조직)으로 나뉜다. 성긴 결합조직은 고도로 수분을 함유한 기질이 풍부하고 일반적으로 외피의 바로 아래, 근육 사이, 그리고 기타의 움직이기 쉬운 장소에 관찰된다(그림 1). 한편 가동성보다도 강도가 중요한 장소에서는 치밀 결합조직이 형성되고 교원섬유다발은 국소의 기계적 압박에 가장 효과적으로 저항할 수 있는 뻗는 방향을 잡는 경향이 있다. 더욱이 치밀 결합조직은 교원섬유와 탄성섬유가 여러 가지 방향으로 뻗는 진피, 근막 등의 교직 조밀 결합조직(그림 2)과 교원섬유가 일정 방향으로 평행하여 배열되거나, 어떠한 일정한 뻗음을 나타내는 힘줄, 인대 등의 평행 치밀 결합조직으로 나뉜다(그림 3).

진피, 근막 등의 교직 조밀 결합조직에서는 탄성섬유는 항상 교원섬유와 짝지어 작용한다. 교원섬유는 개재하는 탄성섬유의 수축력에 의해서 평소에는 파도치는 상태로 축소되어 있는 것이 보통이다. 조직이 잡아 늘여지면 탄성섬유의 탄력이 이것에 호응한다. 더욱 강하게 당겨

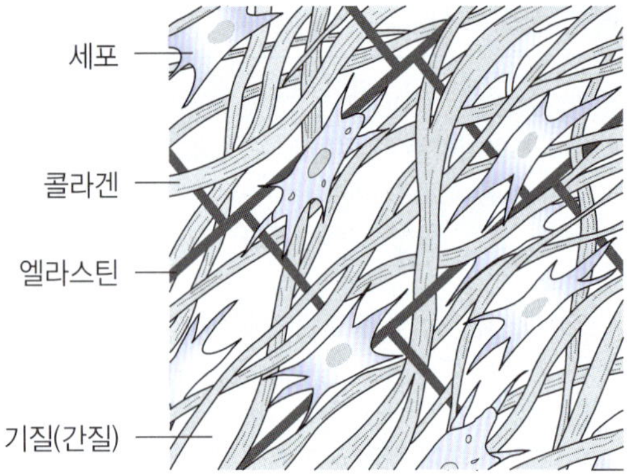

그림 2. 치밀 결합조직

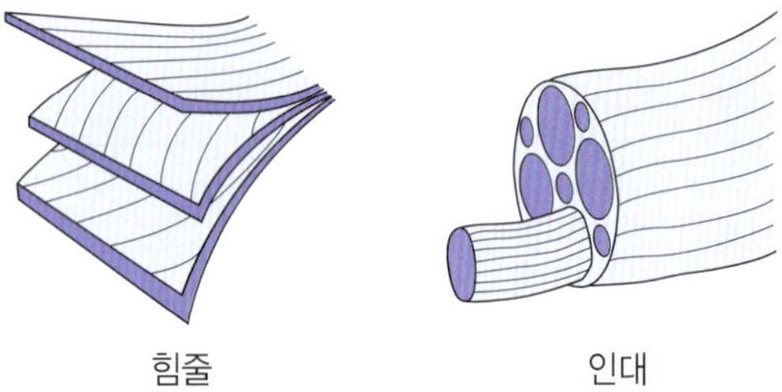

그림 3. 피부 · 힘줄 · 인대의 콜라겐섬유의 배열
[문헌 1에서부터]

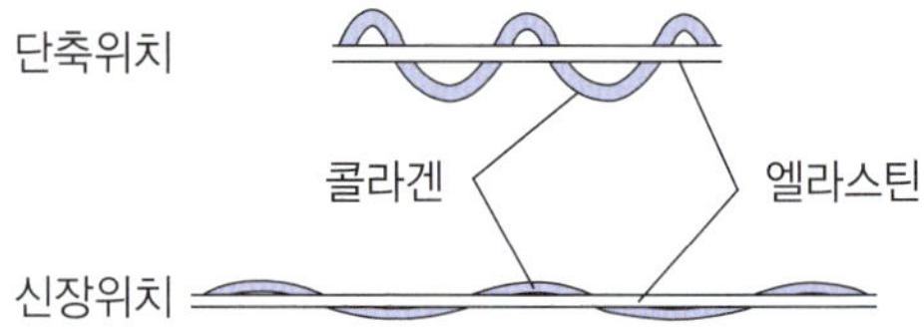

그림 4. 교원섬유와 탄성섬유의 신장

표 2. 결합조직의 기능이상을 일으키는 원인

1. 기질적 질환이나 외상에 의한 흉터
2. 염증
3. 근 경련
4. 통증
5. 경축
6. 근육 긴장이상
7. 한쪽으로 치우친 근육활동
8. 정렬(alignment) 불량
9. 불량자세
10. 습관적 패턴
11. 만성적인 신체 스트레스
12. 정신적 스트레스
13. 기타

지면 교원섬유가 완전히 늘어난 상태에 도달하여 갖고 있는 인장강도를 발휘하므로 조직은 그 이상 잡아 늘여지는 일은 없다(그림 4).

B 결합조직의 기능이상

결합조직에서의 기능이상은 조직의 노화나 교원병(collagen disease) 유래의 것, 염증 수복 후의 흉터조직, 자세의 이상에 의한 것까지 여러 가지의 원인으로 발생한다(표 2).

1. 흉터에 의한 기능이상

보통은 손상부위에 새로운 결합조직이 형성됨으로써 상처에 의해서 분단된 부분이 재유합한다는 치유과정의 중요한 역할을 담당하고 있다. 외상의 회복 때에 형성되는 결합조직을 흉터조직(반흔조직)이라 부른다. 피부의 비대성 흉터 및 켈로이드에서는 콜라겐 합성의 항진이 인지된다. 비정상 흉터의 교원섬유는 가늘고 배열이 불규칙하다. 비정상 흉터의 섬유아세포는 장력에 대해서 정상적인 응답을 할 수 없고 다양한 방향으로 섬유형성을 하며 한쪽에서는 불규칙하게 배열하는 섬유 때문에 끊임없이 스트레스를 받아 콜라겐 합성의 항진이 지속되는 것으로 추정된다. 외상의 정도가 심하고 장기간에 걸치는 것이라면 콜라겐은 근접부위에도 유착하여 막 조직의 단축을 일으키고, 그 곳에 형성되는 흉터조직은 필요 이상으로 커져 새로이 바람직하지 않은 지지구조를 형성하게 된다. 이 새로이 형성된 흉터는 오래 됨에 따라 섬유가 단축하고 더욱 밀집하여 그 부위의 운동을 제한하게 된다. 또한 흉터에서의 탄성섬유의 형성은 불충분하고 창상 흉터에서는 약 2개월 후에 탄성섬유가 출현한다고 일컬어진다[1].

2. 근막의 기능이상

근막은 그 형상을 유지하고 변형에 대응하는 것에 도움이 되는 탄성을 갖추고 있으나 부하의 종류, 크기 및 지속시간에 따라서는 소성적 변형(plastic deformation) 후에 그 원래의 크기와 형상을 회복하지 않는 일이 있다. 이러한 상황에서 어떠한 자세로 신체를 지지하려고 하면 근막에 단축이 일어나고, 게다가 골격의 비대칭 패턴 속에서 막 조직은 인접한 조직과 유착을 일으킨다. 원래 기능적으로 갈려 존재하고 있었던 구조물끼리가 유착하면 쌍방의 자유로이 서로 미끄러지는 능력이 손상된다. 막 조직끼리의 비정상적인 유착 특히, 교원섬유의 유착은 염증, 상해, 자세에 대한 스트레스를 일으키게 하여 신체의 운동성과 정렬에 문제를 일으켜 최종 가동범위까지의 완전 능동운동을 방해하게 된다.

근막의 유착이 여러 가지 원인을 야기하는 이유로서 근막은 머리에서부터 발끝에 이르기까지 전신을 집(sheath)모양으로 감싸고 동시에 표층에서부터 심층에 이르기까지 연속된 조직이라는 것을 이해할 필요가 있다. 실제로 신체의 근막은 어떤 부위에서부터 다른 부위에 걸쳐서 연속하여 있으며 전체로서 신체의 모든 다른 요소를 덮고 있다. 어떤 부분의 근막의 제한은 다른 부분에도 영향을 주어 비정상적인 운동패턴의 원인으로도 되며 유착이 진행됨에 따라 개개의 근육의 활동까지 방해를 받게 된다.

그리고 근막은 혈관이나 신경 및 림프관을 지지하는 이외에 이들을 통과시키고 있다는 중요한 기계적 기능을 간과해서는 안 된다. 근막은 신장하지만 비틀게 되면, 근육이나 혈관, 신경이 영향을 받는다. 게다가 근막의 기질의 생화학적 및 면역학적 변화도 일어난다. 이들의 결과로서 기능이상은 환자에게 큰 해를 미치는 일이 있어 객관적으로 측정할 수 없는 것 같은 징후를 만들어내는 일도 있다. 이들의 연부조직의 변화는 자주 급성의 상해가 치유된 훨씬 후에도 지속적인 징후를 초래하는 일이 있다.

3. 근육, 힘줄, 인대의 기능이상

연부조직의 상해에는 스트레인(strain), 스프레인(sprain), 과용증후군(overuse syndrome) 등이 있다. 스트레인은 과신장, 젖힘(과신전) 등의 연부조직의 과용 때문에 일어난다. 특히 근육힘줄 단위의 분리의 정도를 나타내기 위해 사용되는 용어이다. 스프레인은 관절주머니나 인대, 힘줄, 근육의 연부조직에 대한 과도한 스트레스, 신장 또는 파열을 의미하지만, 특히 인대의 상해의 정도를 나타내는 용어이다. 과용증후군은 아최대부하가 반복적으로 근육이나 힘줄에 가해짐으로써 손상이 일어나고 결과적으로 염증과 통증을 일으킨 것을 말한다.

4. 조직의 손상과 수복과정

일반적으로 연부조직의 손상과 수복과정은 염증기, 증식기, 변화기의 세 가지로 나뉜다. 염증기는 손상에서부터 3일 동안에 일어나고 임상적으로는 혈종 형성, 발적, 국소열감, 통증이 발생한다. 조직학적으로 손상을 받은 조직은 자루걸레(mop)모양을 나타낸다. 처음의 몇 시간 이내에 장액성 침출액이 괴고 주변조직에 부종이 일어난다. 다핵 백혈구와 림프구는 손상 후 2~3시간에서 손상부위에 떠돌아다니고 있다. 24시간에서 단구가 출현하고 2~3일에 걸쳐서 계속 증가하며 손상 국소에서 가장 많이 관찰된다. 단구와 탐식세포와는 괴사에 빠진 조직이나 세포의 파편을 왕성하게 탐식한다. 염증의 말기에는 섬유아세포가 출현하여 흉터 조직의 세포사이 기질을 만들기 시작한다. 생화학적으로는 염증성 세포가 히스타민을 방출하고 혈관 확장작용이 일어난다. 손상 후 3일~6주간 계속되는 시기는 증식기라 불리고, 염증이 가라앉아 치유가 시작되는 시기이다. 섬유아세포가 주체가 되어 활발하게 세포사이 물질을 합성한다. 섬유아세포 이외에 탐식세포와 비만세포가 인지된다. 마지막의 변화기는 2~12개월 사이에 일어난다. 치유한 조직이 수축하여 항장력이 증가한다. 동물의 인대에서는 12개월 걸린다. 수복기의 마지막에서부터 이 시기의 초에 걸쳐서 섬유아세포와 탐식세포의 수가 서서히 감소한다. 밀도가 높은 구조물이 정상조직의 양 끝을 가교하는 것처럼 존재한다. 혈관조직은 뚜렷하게 감소한다[1].

힘줄의 수복은 섬유아세포를 자극하여 자기 자신이 내재성 수복을 하고 섬유아세포에 가해지는 긴장이 이 세포를 평행으로 재배열시켜 증식시키고 최종적으로 손상된 힘줄을 수복한다[1].

근육에서는 스트레인 또는 과용증후군에 의해서 미세 열상(laceration)이 형성된다. 세로방향으로 견고한 흉터화가 일어나고 섬유화를 수반하여 소산되지만, 근육섬유의 엉클어짐은 일어나지 않는다. 근육섬유에 대해서 가로방향의 횡단마사지에 의해서 세로방향의 섬유는 손상을 주지 않고 가로방향의 섬유화를 방지한다[1].

인대의 수복에서는 박리되어 있는 양 끝을 연결하는 세로의 상처를 회복시키는 것은 효과적이지만 뼈에의 횡단적 유착은 가동성이 제한되어 영속적인 문제의 원인이 된다. 치료는 유착을 방지하여 가동성의 획득을 목적으로 횡단마사지 등을 스프레인 후 바로 시행하는 편이 좋다[1].

C 결합조직과 근육조직에 대한 도수치료의 개념

관절의 가동범위 제한이나 통증이 있는 경우에 그 원인이 관절운동에 관여하는 조직(근육 · 윤활주머니 · 힘줄의 부착부분 · 신경 · 뼈막 등)이라면 결합조직이나 근육에 대한 접근(approach)을 사용하고 관절을 구성하는 조직(뼈 · 관절주머니 · 인대)에 있는 경우는 관절계통에 대한 접근을 하며 관절구조나 관절주위 구조에 대한 접근에 의해서도 해결할 수 없는 신경계의 문제인 경우에는 신경계에 대한 접근을 시행한다. 그러나 이들의 소견은 반드시 따로따로 있는 것이 아니라 관절가동범위 제한이 있기 때문에 결합조직에 단축이 일어나거나, 이 반대이기도 한다. 치료를 생각할 때에는 종합적인 평가로부터 원인을 밝혀 치료의 선택을 할 때에도 고려할 필요가 있다.

결합조직에 대한 치료목적은 펴지는 성질(신전성)의 회복이나 통증의 경감을 통해서 활동상태의 정상화를 도모하는 데에 있다. 치료방법에는 근막 이완술, 전통적 마사지, 전통적 연부조직 가동화(mobilization), Kaltenborn과 Evjenth에 의한 Nordic system의 연부조직 가동화(횡단 마사지, 기능적 마사지, 스트레칭) 등이 있다[2, 3](표 3).

이들은 수동적 관절가동범위 제한의 최종범위감(end feel)이 연부조직의 신장감(soft)에 의한 경우나 통증에 대한 조직 과민이나 연부조직의 긴장 항진상태에 대해서 신경계, 근육계, 림프계나 순환계에 대한 효과를 만들어내는 목적으로 시행한다. 이것에 의해서 조직의 긴장과 펴지는

표 3. 결합조직과 근육에 대한 접근

1. 근막이완술 (myofascial release)	
2. 연부조직 가동화 (soft tissue mobilization)	전통적 마사지 (classical massage) 결합조직 마사지 (connective tissue massage) 전통적 연부조직 가동화 (J-stroking, vertical stroking, strumming, skin rolling) 횡단마사지 (deep transverse friction massage/quermassage) 기능적 마사지 (functional massage, Rolfing) 마이오테라피 [myotherapy (by Tsuiii)] 등
3. 통증유발점 압박 이완술 (trigger point pressure release)	허혈 압박법 (ischemic compression) 마이오테라피 [myotherapy (by Prudden)] 지압 (Shiatsu/accupressure)
4. 스트레인 · 카운터 스트레인 (strain-counterstrain/positional release)	
5. 수의 수축을 이용한 이완술 (voluntary contraction and release methods)	등척성 수축 후 이완 [postisometric relaxation (PIR)] 상반억제 (reciprocal inhibition) contract-relax hold-relax muscle energy technique (MET)
6. 스트레칭 (stretching)	① 직접적 스트레칭 이완법 (direct stretch release), static stretching, ballistic stretching, ID stretching ② 두드린 후 스트레칭법 (percussion and stretch) ③ 가정 스트레칭운동 (home stretching exercise), self-stretching/auto-stretching)

성질을 개선하여 그 후의 치료를 용이하게 한다. 마사지나 연부조직 가동화는 가장 적극적이고 기계적인 테크닉을 포함하고 근막의 교원섬유가 교차한 제한을 누그러지게 한다. 보통은 온화한 깊은 근막 이완술부터 치료를 시작하여 이완술 시행 중에 특히 문제가 있는 부위에 대해서 마사지나 연부조직 가동화를 실시하면 좋다.

일반적으로 금기 또는 주의를 필요로 하는 것을 표 4에 나타냈다. 특히 악성종양이나 동맥류, 급성관절류마티스는 금기이며 혈종이나 개방창(open wound), 치유과정에 있는 골절부위 등은 국소적으로 금기가 된다. 그 중에서도 악성종양 · 암에서는 결합조직이 암을 에워싸서 병적 세포의 전이를 방지하고 있기 때문에 금기이며 개방창이나 봉합부위에서는 결합조직이 상처의 수복과정에 있기 때문에 6~8주일은 금기이다. 그리고 전신 또는 국소감염 때에는 결합조직이 감염을 차단하여 다른 조직으로의 감염의 확대를 방지하고 있기 때문에 금기이다.

D 평가

일반적인 평가항목을 표 5에 나타냈다. 관절

표 4. 특히 감별이 필요한 금기 또는 주의가 필요한 질환

1. 악성종양 · 암
2. 개방창
3. 봉합부위
4. 전신 또는 국소감염
5. 급성기의 류마티스모양 관절염
6. 발열 때
7. 봉소염
8. 혈종
9. 회복과정의 골절부위
10. 과가동관절
11. 골다공증 또는 진행된 퇴행성 변화
12. 근육구획증후군 (compartment syndrome)
13. 급성기의 순환장애
14. 골수염
15. 동맥류
16. 울혈성 수종
17. 진행된 당뇨병
18. 피부과민증
19. 항응혈치료 시행 때
20. 기타

주위의 조직은 수축성 조직(근육, 힘줄, 힘줄뼈막 결합부분)과 비수축성 조직[뼈, 인대, 관절주머니, 근막, 경질막(경막), 신경집(신경초), 혈관, 윤활주머니]으로 대별하여 평가한다.

운동기능의 평가에서는 ROMT와 같이 기본축과 이동축의 전위를 나타내는 뼈 운동학의 관점에서 생리학적인 관절의 부운동을 평가한다. 관절이 정상적인 가동범위를 운동하기 위해서는 관절주머니가 이완하여 관절 안이나 주위조직이 정상적으로 기능하는 것이 필요하다.

능동운동검사에 대해서는 생리학적인 구성운동을 시행시켜 가동범위나 근력, 통증, 운동패턴을 평가한다. 수동운동검사에서는 운동의 최초의 정지에서부터 최종의 정지까지의 수동적인 근소한 가동범위에 느껴지는 저항감(최종범위감)이나 통증을 평가한다. 등척성 저항운동

표 5. 물리치료 평가항목

1. 병력 : 현 병력, 기왕력, 사회적 배경, 가족력, VAS, 맥길 통증 질문표, 표정 통증 스케일, 기타
2. 관찰 : ADL, 자세, 형태, 피부의 상태, 보조구 사용의 유무
3. 운동검사 : 선별검사(screening test), 운동검사(능동과 수동 ROM, end feel, 통증), 등척성 저항운동 검사, 근육길이 검사
4. 관절 부운동 검사 : 신연압박, 미끄럼
5. 촉진 : 피부와 피부밑조직, 근육, 근막, 힘줄, 힘줄집(건초), 인대, 윤활주머니(활액낭), 관절, 뼈, 신경, 혈관
6. 특수검사 : 증상유발/완화검사
7. 신경학적 검사 : 반사와 척수분절근육의 검사, 감각과 지각검사, 신경긴장검사
8. 의학적 검사소견 : 동영상 진단, 생화학적 검사, 생검, 전기진단학적 검사, 기타

검사는 비수축성 조직에 걸리는 스트레스를 최소로 하기 위해 관절의 안정자세(resting position)에서 시행하고 근육힘줄에 기인하는 통증과 근력을 평가한다. 이들의 검사에 잇달아서 필요에 따라서 촉진(palpation), 관절부운동검사, 특수검사, 신경긴장검사 등으로 더욱 상세한 평가를 실시한다[2].

E 근막 이완술

근막 이완술은 John F. Barnes를 중심으로 발전시켜온 기술이며 전신의 막 조직을 대상으로 하여 단순한 근막의 신장이 아니라, 근막의 비틀림을 이완하기(풀어헤치기) 위한 온화한 지속적인 신장수기이다[2-7].

근막은 3차원적으로 전신에 연속된 조직이며 막에 강도와 형태를 주는 교원섬유와 형태기억성과 신장성을 주는 탄성섬유로 구성되고, 어느 것도 자세와 운동의 조정에 있어 중요한 요소이

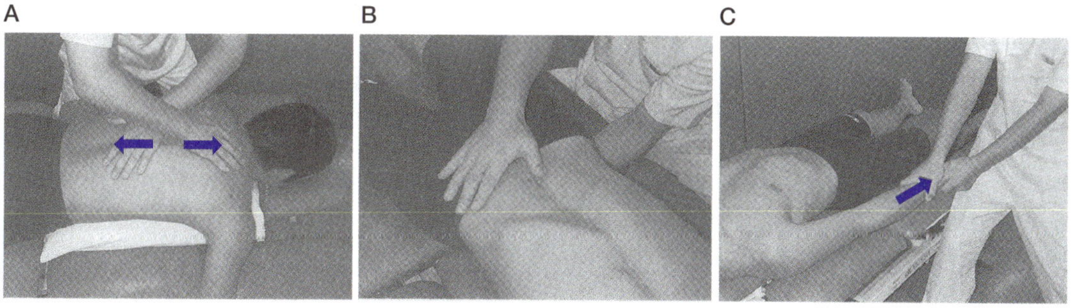

그림 5. 근막 이완술의 기본적인 세 가지 기법

A : 장축방향 이완술 : 근막에 온화하게 압력을 가하면서 신장하며 탄성섬유의 제한을 느낀 부분에서 지속적으로 신장을 유지하고, 교원섬유의 제한을 해제하여 근막을 이완한다. B : 횡단면 이완술 : 깊이와 복배의(ventrodorsal) 결합을 느끼면서 횡단면이 근막을 이완시킨다. C : pull(traction) : 근막을 원위방향으로 이완하면서 상지를 다양한 방향으로 무리 없이 움직인다. 다리(하지)도 마찬가지로 시행한다.

다. 특히, 교원섬유의 유착은 염증, 상해, 자세에 대한 스트레스를 일으키게 하고 신체의 운동성과 정렬에 문제를 일으켜 최종의 가동범위까지의 전체 능동운동을 방해한다. 더욱이 근막의 비틀림은 근육이나 혈관, 림프, 신경에도 영향을 주게 된다.

그래서 특히 깊은 근막 이완술의 목적은 교차하는 섬유의 신장과 근막의 기질(세포사이물질)의 점조한 정도를 변화시킴으로써 깊은 근막의 교원섬유를 이완하는 것에 있다. 교원요소에 의한 장벽은 무리한 힘에 의한 강제는 할 수 없다. 그 대신에 온화한 지속적인 신장 · 압력에 의해서 점조한 정도 즉, 기질의 밀도가 변화하여 교원섬유의 제한이 풀려 조직의 길이에 변화가 일어난다.

실제의 방법(그림 5)으로서는 우선 피부의 늘어짐이 없어지고 깊은 근막에까지 가압한다. 그대로 근막 제한이 있는 부위에 온화한 신장을 가하면, 교원섬유에 의한 강인한 장벽으로 제한되기까지 탄성섬유가 용수철모양으로 천천히 당겨진다. 거기서부터의 교원섬유에 의한 장벽은 무리한 힘에 의한 강제는 할 수 없다. 3~5분의 온화한 지속적인 신장과 압력에 의해서 점조한 정도 즉, 기질의 밀도가 변화하여 교원섬유의 제한이 풀려 조직의 길이에 변화가 일어난다. 결과적으로 교원섬유가 이완되어 탄성섬유가 조직에 원래의 형태와 유연성을 회복시키고 적절한 생체역학적 정렬(alignment)을 골격에 회복시키게 된다. 게다가 근육주위막 사이에 존재하는 교원섬유나 교원섬유로 구성되는 힘줄이나 인대, 경질막에도 그 효과는 파급된다.

근막 이완술은 아래의 전통적 마사지나 연부조직 가동화에 앞서 실시하면 효과적이다.

F 전통적 마사지

이른바 마사지는 도수 또는 기계를 사용하여 체표조직에 기계적 및 반사적으로 작용을 주어 혈액 · 림프액의 순환을 촉진하고 신경기능에 영향을 미쳐서 질병의 치료 또는 예방, 또는 건강을 증진하기 위해 사용되는 기구를 이용한 물리치료의 일종이다.

마사지는 그리스어, 프랑스어로 「누르다」라는 의미이다. 안마가 중국에서부터 전해지고 예부터 우리나라의 건강의 유지증진의 수기치료로서

표 6. 전통적 마사지의 일반적 효과

1. 동양의학적 입장에서부터의 효과
   ① 인체를 중용의 상태로 유지한다.
   ② 경락의 조정
2. 서양의학적 입장에서부터의 효과
   ① 혈행의 개선
   ② 진정효과
   ③ 반사적 효과
   ④ 유도작용
   ⑤ 흥분작용
3. 신경기전의 조정
4. 심리적 효과
   ① 이완 (relaxation)
   ② 자극

표 7. 전통적 마사지의 적응

- 근육통
- 근육경결
- 근육염
- 정맥 또는 림프 순환계 장애
- 아급성 외상
- 타박
- 절단에 의한 통증
- 변형성관절증
- 흉터와 유착
- 만성의 RA
- 말초혈관 부전
- 말초신경염
- 피로
- 정신병
- 근육피로(긴장이나 과로에 의한 손상)
- 근육경련(spasm)
- 근육의 위축, 부종
- 울혈성 궤양
- 염좌
- 좌상
- 화상
- 관절염
- 변형의 교정
- 말초신경마비 후의 근육의 영양, 순환장애
- 신경통
- 섬유조직염
- 변비

그림 8. 전통적 마사지의 금기와 주의

금기
- 급성
- 종창/active 감염(콜레라, 골수염 등)
- 피부질환(피부염, 개방창 등)
- 악성종양(암 등)
- 심폐질환(동맥류, 혈전정맥염)
- 쇠약성 질환
- 신경질성 통증
- 마사지에 의해서 증상이 악화하는 경우

주의
- 고체온(감염의 우려)
- 골다공증
- 척추증
- 감각기능의 저하

정착하여온 것에 반해서, 마사지는 유럽에서 자라온 것이며 기원전 4~5세기에 그리스의 히포크라테스가 마사지의 효과를 설파한 것이 가장 오랜 역사라고 일컬어진다[8].

1. 의미

마사지는 잘 수련한 사람이 시행하여 비로소 효과가 있는 것이며 대상으로 하는 치료의 시간, 대상 부위의 넓이, 조직의 상태, 질병의 종류, 치료의 목적에 따라서 단독 또는 보조수단을 사용하고 일반적으로 다른 기구를 이용한 물리치료와 병용함으로써 좋은 효과를 올리는 것이다. 일반적인 생리적 효과를 표 6에, 적응을 표 7에, 금기와 주의를 표 8에 나타냈다.

2. 기본수기 6종

a. 스트로킹/에플루라지

스트로킹/에플루라지(stroking/effleurage)는 손의 여러 부분에 치료를 받는 사람의 피부에 밀착시켜 적당한 힘을 가하면서 율동적으로 마찰하는 수기이다. 반사적으로 말초의 지각신경을 자극하여 혈관을 확장시켜 순환을 촉진한다. 마사지는 에플루라지에서 시작하여 에플루라지로 끝난다. 얕은 에플루라지는 천천히 율동적으로 가볍게 시행한다(반사적 효과). 깊은 에플루라지는 순환의 환류를 위해 구심성으로 시행한다(기계적 · 물리적 효과).

b. 니딩

니딩(kneading)은 손가락 안쪽을 피부에 밀착시켜 근육을 잡아 눌러 쥐어짜는 것처럼 하고 천천히 율동적으로 움직이면서 진행하는 수기이다. 손바닥, 엄지손가락, 둘째손가락, 넷째손가락, 양손 니딩기법이 있다. 근육의 수동적 운동법이라고도 생각되며 단축한 근육이나 힘줄을 잡아 늘여 유착을 이완시킨다. 동시에 근육의 혈액순환을 촉진하여 젖산 · 대사에 의한 노폐물을 배제하고 근육피로를 제거한다. 근육의 긴장을 조정하여 운동능력을 촉진한다. 충분한 효과를 올리기 위해서는 치료부위의 근육을 이완시켜 두어야 한다.

c. 마찰법

심부/마찰법(deep massage/friction)은 니딩과 에플루라지 두 가지 방법을 복합한 것으로 엄지손가락, 집게손가락 또는 가운데손가락의 손가락 끝 바닥을 피부에 직각으로 대고 손가락을 고정 또는 이동시키면서 심부의 조직을 주물러 이기는 수기이고(원을 그리는 것처럼 딱딱한 몸 부위에 힘을 가하는 움직임) 소용돌이무늬 모양의 마찰법이나 지붕의 기와 모양의 마찰법이 있다. 이동할 때에 치료사의 손가락 끝 바닥은 피부와 함께 이동시키도록 주의한다. 병적 침출물을 파쇄 · 흡수하고 유착한 조직을 박리하여 순환을 촉진한다.

d. 고타법

손의 여러 가지 부분으로 치료부위를 두드리는 수기이다. 손목관절을 유연하게 유지하고 가볍게 탄력적으로 시행하는 것이 필요하다. 주먹 고타, 절타법, 박타법, 손가락 끝 바닥 고타, 손가락 등쪽으로 고타, 고리모양 고타, 축기타(주머니 고타)법이 있다. 고타법(beating/percussion)은 그 시행하는 힘의 강약, 시간의 장단에 의해서 생리작용에 차이가 있다. 피하의 모세혈관을 확장 또는 수축시켜 근육의 수축력을 증가시키고 반사적으로 신경의 기능을 조정한다. 얕고 짧은 고타법은 흥분작용이 있으며 강하고 긴 고다법은 진징작용이 있다.

e. 진전법

손가락을 치료부위에 대고 떨리게 하여 그 진동을 신체조직에 주는 수기이다. 압박진전(손바닥 진전, 손가락 끝 진전)법은 흥분경향이 있는 신경의 작용을 억제하고 견인성 진전법은 무직하고 나른한 손이나 발을 가볍게 하는 작용이 있다. 진전법(vibration/shaking)은 약하고 빠른 고타라 생각할 수 있다. 생리적 작용은 고타법의 경우와 같다. vibrator로 대용하는 경우도 있다.

f. 압박법

압박법(pressing)은 손의 여러 가지 부분(손바닥, 엄지손가락)으로 치료부위를 압박하는 수기이다. 기본적으로는 순환계, 신경계의 기능을 억제한다. 지속적 압박법은 약간 강한 느낌의 지속압박에 의해서 순환계를 촉진하여 통증을 진정시키고 근육의 경련이나 긴장을 이완시키는 작용이 있다. 간헐적 압박법은 비교적 가볍고 빠른 율동적인 압박이며 신경이나 근육을 알맞게 자극하여 그 기능을 촉진한다.

a~f의 기본 도수치료가 종합되어 마사지 기법이 성립한다. 따라서 치료의 목적에 따라서는 하나의 수기만을 사용하는 경우고 있으나, 일반적으로는 여러 가지의 기법을 혼합하여 효과적인 생체반응을 일으키게 한다. 치료시간은 부분적으로는 5~10분, 허리 또는 팔다리는 10~20분, 전신은 30~40분 시행한다. 상처나 궤양 등

이 있을 때나 염좌, 탈구의 직후에 염증증상이 심할 때의 국부의 치료는 피하도록 한다. 또한 피로도 피한다.

G 연부조직 가동화(mobilization)

1. 전통적 연부조직 가동화[2, 3]

a. J-stroking

피부를 다양한 방향으로 손가락 바닥으로 잡아당겨 견고하게 제한이 있는 방향을 찾아낸다. 한쪽의 손으로 제한이 없는 방향을 고정해두고 다른 쪽 손의 2～3손가락 바닥으로 제한이 있는 방향으로 향해서 깊게 압력을 가하면서 “J” 또는 “역 J”의 형태가 되도록 피부를 신장하면서 손가락 바닥을 미끄러지게 한다(그림 6).

b. vertical stroking

팔다리 장축 또는 근육군이 뻗는 것을 따라서 얕은 근막을 신장하기 위해 사용한다. 한쪽 손으로 근위를 고정해두고 다른 쪽의 팔꿈치 또는 주먹으로 원위방향으로 깊게 압박을 가하면서 신장한다(그림 7).

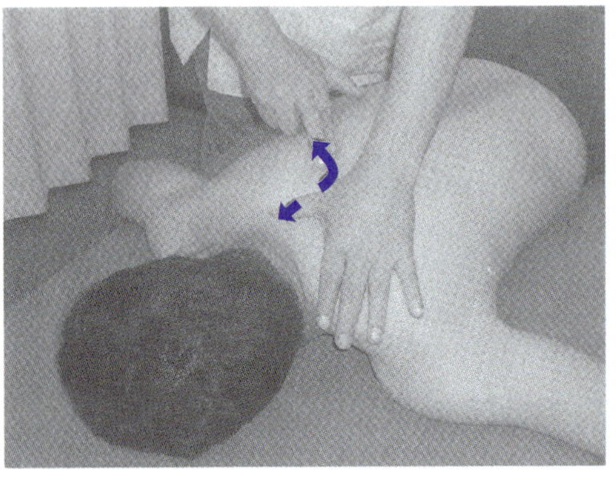

그림 6. J-stroking

c. strumming

MP관절을 90° 굽히고 PIP관절과 DIP관절은 폄 위치에서 손가락 끝을 힘살(근복)에 대해서 수직으로 세운다. 근육에 깊은 압력을 가한 채로 기타(guitar)줄을 손끝으로 타는 것처럼 진동각이 우수한 MP관절을 굽힘·폄을 하게 하고 근육의 긴장띠(긴장대)를 직각으로 횡단하는 것처럼 힘살을 가로방향으로 넘도록 움직인다(그림 8).

2. 연부조직 가동화

연부조직 가동화(soft tissue mobilization :

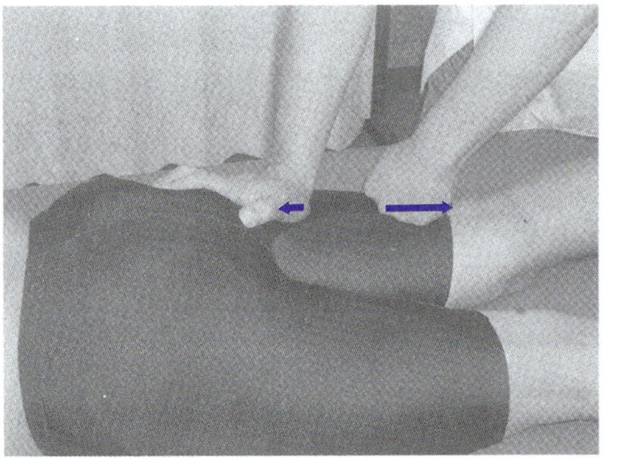

그림 7. vertical stroking

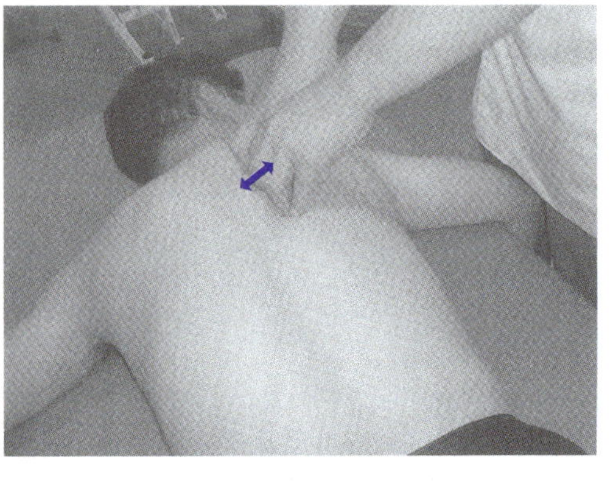

그림 8. strumming

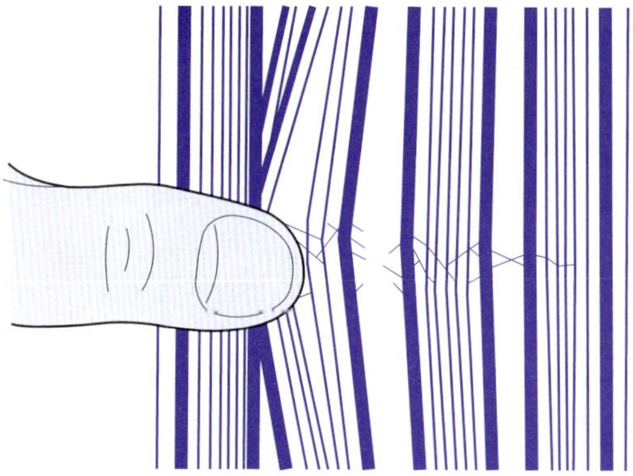

그림 9. 섬유사이의 유착의 박리

횡단마사지, 기능적 마사지)는 최종범위감이 연부조직의 신장감에 의한 경우나 통증에 대해서 과민하게 되어 있을 때, 그리고 연부조직이 긴장항진상태에 있을 때에 신경계, 근육계, 림프계나 순환계에 대한 효과를 만들어낼 목적으로 시행한다. 이것에 의해서 조직의 긴장과 펴지는 성질(신전성)을 개선하여 그 후의 치료를 용이하게 한다. 여기서는 횡단마사지와 기능적 마사지에 대해서 설명한다.

a. 횡단마사지

Cyriax가 소개한 횡단마사지(deep transverse friction massage/quermassage)란 치료하는 심부조직(근육, 힘줄, 인대 등)의 섬유방향을 횡단하는 조직의 국소적, 특이적인 마찰 마사지이다[2, 3].

치료의 목적은 연부조직의 운동성의 유지, 섬유의 유착방지, 섬유사이의 유착의 박리(그림 9), 통증의 완화, 근육경련(spasm)의 감소이다. 섬유가 유착하면 근육 · 힘줄의 탄력성을 저하시켜서 가동성에 영향을 준다. 그리고 근육이 수축할 때에 근육이 부풀어 오르는 것 즉, 단면적의 증가를 저해하게 되어 수축 시의 통증을 유발하게 된다.

치료효과에는 ① 기능적 배열로 되어 있지 않은 섬유를 기계적으로 분리함으로써 가로방향의 교원조직의 형성을 저지, ② 반복성의 견인을 가함으로써 섬유의 장축방향의 교원섬유의 형성을 자극, ③ 해당조직의 가동성을 개선, ④ 고유감각수용기에 대한 자극에 의해서 정상적인 운동감각이나 협동성의 회복을 촉진하고 재손상의 위험성을 경감, ⑤ 치료하고 있는 근육과 주위의 근육의 반사성 이완 및 반사성 충혈, ⑥ 기계적 수용기에 대한 자극에 의한 통증의 경감 등이 있다. 적응과 금기를 표 9에 나타냈다.

표 9. 횡단마사지의 적응과 금기

적응
① 외상 및 이에 잇따라서 일어나는 근육의 과긴장
② 근육, 근육힘줄 이행부분, 힘줄, 힘줄의 뼈 부착부위, 힘줄집 (건초), 인대 등의 변성
금기
① 치료부위의 세균성 감염증
② 다발성 관절염이나 염증성 류마티스성 질환
③ 윤활주머니염 (활액낭염)
④ 표면을 뻗는 신경 위
⑤ 뼈의 지지성에 관계되는 질환
⑥ 악성종양
⑦ 치료 사이에 원인불명의 통증이 강하게 출현하는 경우
⑧ 비협력적인 환자 등

수기로서는 환자를 이완시킬 수 있는 자세로 하고 치료사도 편안하게 치료할 수 있는 자세를 취한다. 작은 치료부위에 대해서는 둘째손가락 위에 같은 쪽의 셋째손가락을 포개는 방법이나 큰 부위에는 첫째손가락 또는 둘째 · 셋째손가락이나 둘째~넷째손가락의 위에 다른 쪽의 손을 포개는 방법, 엄지손가락과 다른 4개의 손가락을 대립하는 위치로 하여 조직에 끼워 넣는 것처럼 하여 시행하는 방법이 있다. 어느 것도 접촉한 손가락을 움직이는 것이 아니라, 위쪽에 있는 손가락 또는 손바닥을 사용해서 근육 · 힘줄 섬유를 가로지르는 것처럼 당길(또는 밀) 때에 압

력을 가하고 되돌려서 다시 당길(또는 밀) 때에 압력을 가하여 반복한다. 피부가 경직되지 않도록 이완시키면서 피부와 피하를 함께 움직인다.

일정한 압력으로 딱딱함에 변화가 나타날 때까지 3분 정도 치료한다. 경우에 따라서는 통증이 경감할 때까지 시행한다. 통증에 견딜 수 있을 정도의 압력으로 천천히 율동적으로 시행하지만, 통증에 대해서 과민한 경우는 다시 속도를 늦춘다. 최초에는 약한 압력으로 하고 통증이 경감함에 따라 압력을 올린다. 근육은 가능한 한 이완된 상태에서 시행하고 힘줄, 인대 등은 약간 긴장시킨 상태에서 시행한다. 최저 주 3회, 2주간 실시한다.

b. 기능적 마사지

Evjenth에 의한 기능적 마사지(functional massage)란 관절을 함께 움직이면서 치료하는 근육 · 힘줄, 인대의 섬유방향과 평행으로 조직을 신장하는 니딩기법이다[2, 3].

치료의 목적은 근육의 외상 등에 의한 흉터 형성이나 유착의 개선, 근육긴장 항진이나 단축에 의한 활동이 과도한 근육의 이완, 신장 시의 통증 등의 통증경감, 최적의 혈액순환과 신경전도의 회복에 있다. 기능적 마사지를 시행하기 위해서는 장애되어 있는 근육을 특정하는 것이 필요하며 또한 장애되어 있는 근육의 힘살, 힘줄, 뼈와의 부착부위를 특정하여 치료하는 것도 필요하다. 흉터나 유착이 있는 경우는 횡단마사지와 조합시키면 보다 효과적이다.

치료효과로서는 횡단마사지에서 언급한 효과에 더하여 해당 조직에 대한 조정된 가동과 신장이나 반복성의 근육의 장축방향으로의 신장자극이 장축방향으로 잡아당기는 것에 강한 교원섬유의 형성을 자극하는 것 등이 있다. 적응과 금기를 표 10에 나타냈다.

도수치료법으로는 환자를 이완할 수 있는 자세로 하고 치료사도 편안하게 치료할 수 있는 자세를 취한다. 치료사가 접촉하고 있는 손은 근육섬유가 뻗는 것과 평행으로 근육의 이는곳(기시부)의 방향으로 압박을 가하고 다른 쪽의 손으로 동시에 근육이 신장되는 방향으로 관절을 움직인다. 압박은 손바닥 전체, 엄지두덩, 새끼두덩으로 가하거나 잡는 등으로 하여 시행한다. 접촉하고 있는 손은 피부의 위를 움직이는 것이 아니라(마찰은 아니다), 피부와 피부밑조직과 함께 움직이도록 한다. 압력은 통증을 주지 않는 범위에서 확실하게 가하고 뼈 조직으로 향해서 강하게 압박해서는 안 된다. 신장에 의해서 움직이는 방향과는 반대방향으로 압박을 가한다. 천천히 율동적으로 2~3분간 또는 근육이 이완할 때까지 반복한다. 통증이 있는 부분이나 경결이 있는 부분, 가동성이 제한되어 있는 부분이 느껴지면 3분 이상 반응이 나타날 때까지 국소적으로 반복한다.

표 10. 기능적 마사지의 금기

적응
① 근육의 과잉활동 (근육경련 등)
② 근섬유의 미세파열을 수반한 외상과 이에 따른 섬유화 및 흉터 형성
③ 근육 · 힘줄 · 뼈 복합체의 변질성 질환
④ 근육긴장에 유래하는 통증과 기능장애 등
금기
① 혈종을 수반하는 근육의 신선한 외상
② 연부조직의 석회화
③ 치료부위의 감염증이나 윤활주머니염
④ 관절의 동요성이나 과가동성
⑤ 경축을 수반하는 중추신경 이상
⑥ 신경질환 또는 근원성 질환
⑦ 비협력적인 환자 등

다만 물리치료만으로는 불충분하다. 그 후 해당근육의 hold-relax, 길항근 등장성 수축에

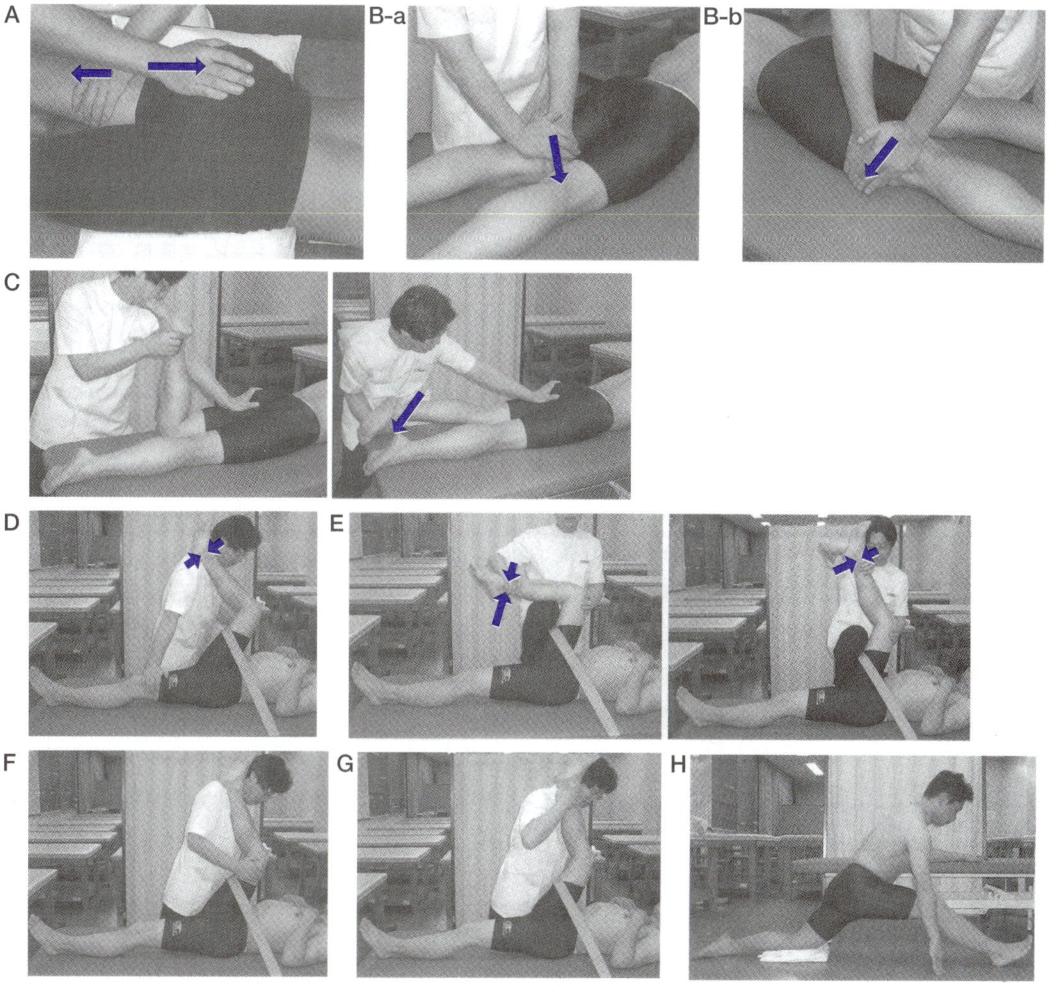

그림 10. 근막 이완술, 연부조직 가동화의 치료의 흐름

A : 근막 이완술. B : 횡단마사지 : 안쪽뒤넙다리근(내측 hamstrings) (a), 가쪽뒤넙다리근(외측 hamstrings) (b). C : 기능적 마사지 : 안쪽뒤넙다리근은 종아리 외측회전, 가쪽뒤넙다리근은 종아리 내측회전을 수반하는 폄(신전). D : hold-relax : 무릎관절 굽힘의 등척성 수축. E : 길항근 등장성 수축에 의한 상반억제 : 도수저항에 대해서 무릎관절의 폄 운동을 반복시킨다. F : static stretching : 엉덩관절은 굽힘 위치에서 고정하고 뒤넙다리근을 지속적으로 신장. G : 길항근의 최대 수의수축 : 도수저항에 대해서 최대한의 수의수축을 촉진.
H : self-stretching : 우측 뒤넙다리근의 hold-relax 후에 무릎관절의 폄 각도를 증가시킬 때는 좌측 하지를 뒤쪽으로 전위시킨다. 이것을 반복하고 서서히 각도를 증가시켜 그림의 최종자세에서 스트레칭을 한다. 이 때 우측의 골반이 앞경사 위치를 유지하도록 주의한다. 그리고 발꿈치를 바닥에서부터 뜨도록 길항근의 최대 수의수축을 실시한다.

의한 해당근육에의 상반억제, 해당근육의 static stretching, 길항근의 최대 수의 수축을 시행하고 해당근육의 self-stretching을 지도해두면 더욱 효과적이나. 뒤넙다리근에 대한 근막 이완술로부터의 치료의 흐름을 그림 10에 나타냈다. 그리고 운동기능 즉, 가동성이나 유연성, 근력, 지구력, 균형, 협동성, 고유감각 등에 초점을 맞춘 기능적인 접근도 가미할 필요가 있다.

인용문헌

1) 竹井 仁：結合組織の解剖・生理学的基礎と治療手技の展開. 奈良 勲ほか（編）：系統別治療手技の展開, 第 2 版, pp.81–94, 協同医書出版社, 2007.
2) 竹井 仁：モビライゼーション. 柳澤 健（編）：運動療法学, pp.358-385, 金原出版, 2006.
3) 竹井 仁：軟部組織モビライゼーション. 柳澤 健（編）：DVDで学ぶ理学療法特殊テクニック, pp.1–27, 南江堂, 2007.
4) Barnes, J.F.: Myofascial release. John F Barnes PT and Rehabilitation Services, Inc, Pennsylvania, 1990.
5) 竹井 仁：筋膜リリース. 奈良 勲ほか（編）：系統別・治療手技の展開, 第 2 版, pp.95–122, 協同医書出版社, 2007.
6) 竹井 仁：マイオフェイシャルリリース（筋膜リリース）. 細田多穂ほか（編）：アドバンス版 図解理学療法技術ガイド, pp.709–729, 文光堂, 2005.
7) 竹井 仁：筋の痛みに対する理学療法. 望月 久ほか（編）：筋機能改善の理学療法とそのメカニズム, 第 2 版, pp.80–118, ナップ, 2007.
8) 星 虎男：スポーツマッサージ. 臨床スポーツ医学, 10:49–54, 1993.

II 스포츠 마사지

■ 학습목표
- 마사지를 시행할 때의 원칙, 주의점, 금기증을 파악한다.
- 마사지의 기본기법 및 각 부위에 대한 시행방법을 학습한다.

A 마사지의 기본개념

1. 마사지의 정의

마사지는 사람의 손(발) 또는 특수한 기구를 사용하여 일정한 기법으로 대상자의 피부에 마찰, 압박, 비비는 등의 힘을 주어 질병의 치료 또는 피로의 회복을 도모하는 물리치료 방법의 하나이다. 물리치료 교육에서 마사지는 「신체 외부로부터 물리적 자극을 가하여 치료한다」로 되어 있다. 그러나 마사지, 안마, 지압 등을 총칭하여 도수치료(manual therapy)라 부르기도 있다.

마사지는 원칙적으로 「피부에 직접 손을 대고 마찰을 사용하거나 비비는 방법에 의해서 신체 말초부분에서 심장을 향해서 손을 움직여 피하정맥의 흐름 또는 림프 흐름을 촉진시키는」 수단이다. 안마나 지압은 누르거나 쓰다듬는 것을 위주로 하고, 얇은 옷 위에서 신체의 중추부에서 말초부로 손을 움직여 근육이나 연부조직에 정체하고 있는 불필요한 물질을 밀어내는 것이 목표이다.

2. 마사지의 기원

마사지의 기원은 분명하지는 않지만, 기원전부터 도수치료의 한 형태로 사용된 것은 사실이다. 마사지라는 말의 어원은 프랑스어인데 원래는 아랍어의 「누르다」, 그리어의 「반죽하다」, 히브리어의 「눌러 마찰시킨다」라는 의미에서 기원한다.

3. 의료행위로서의 마사지

마사지, 안마, 지압, 유도의 정복, 침구 등의 유사 의료행위는 각각의 자격면허가 필요하다. 물리치료사가 치료행위로 마사지를 시행하는 것은 법률에 의해서 정해져 있다.

마사지는 목적에 따라 의료 마사지, 보건 마사지, 스포츠 마사지, 산업 마사지, 미용 마사지 등으로 나뉜다. 각각의 목적에 따라 방법을 선택하면 되는데 그 기법은 기본적으로 유사하다.

세리자와(芹澤)는 스포츠 마사지에 대해서 「운동선수의 운동기능 항진, 컨디션 조정, 피로회복을 도모함으로써 스포츠 부상을 예방하고 기록을 향상시키기 위하여 시행되는 마사지의 한 분야」라 정의하고 있다. 스포츠 마사지는 마사지가 갖는 생리학적인 효과를 최대한으로 살려 ① 장애의 예방, ② 경기력 향상, ③ 전신의 조정(컨디셔닝), ④ 피로회복, ⑤ 부상의 치료 등을 위해서 시행되는 것이다. 아무튼 보다 좋은

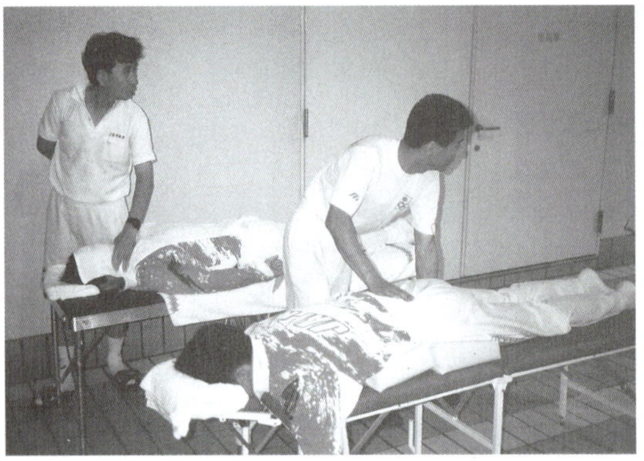

그림 1. 경기 중간에 시행하는 스포츠 마사지

효과를 얻으려면 목적에 맞는 기법을 선택하여 시행하는 것이 무엇보다 중요하다. 스포츠 마사지는 대상이 스포츠를 하는 사람이고 대부분은 훈련 또는 경기에 대비한 컨디셔닝 조정을 목표로 시행한다. 스포츠 마사지가 워밍업의 보조수단으로서 사용되는 일도 있으나, 이것은 어디까지나 보조적인 것이다(그림 1). 스포츠 외상 치료에서 스포츠 마사지를 할 때는 의료 마사지에 가까운 것인데 이 경우도 적응을 잘 생각하고 어디까지나 보조적인 수단이라는 것을 잊지 말아야 한다.

물리치료에서는 온열치료 또는 전기치료 등을 마사지와 병행해서 효과를 높이고 있다.

B 마사지의 생리학적 효과

상세한 효과에 대해서는 제8장 I항 「결합조직에 대한 도수치료」(☞ 254쪽)을 참조하며, 다음과 같은 효과를 기대할 수 있다.

1) 혈액과 림프액 등 순환의 촉진

말초로부터 중추를 향해서 연속적으로 마사지를 함으로써 말초쪽에 침체하고 있는 혈액 또는 림프액, 노폐물 등을 기계적으로 중추 쪽으로 밀어내어 순환을 개선시킨다.

2) 피부온도의 상승과 컨디션닝의 개선

기계적인 자극에 의하여 피부의 감각수용기가 흥분하여 반사적으로 혈관을 확장시킨다.

3) 신경계에 대한 영향

피부나 근육의 압박 정도 또는 마사지 기법에 따라 신경계에 대해서도 흥분의 증가나 그 반대의 진정효과도 볼 수 있다. 또한 자율신경계에 대해서도 좋은 영향을 준다. 결합조직 마사지(connective tissue massage)는 피하 결합조직을 마사지함으로써 자율신경의 종말망을 활발하게 하고, 체표－내장반사의 신경로를 통하여 척수에 작용하여 교감신경의 과민성을 억제시켜 순환장애, 통증, 결림 등을 제거하여 내장 치유를 촉진시킨다.

4) 근 긴장의 조정

수동적으로 근을 자극하면 근 긴장성이 변화하여 순환이 촉진된다. 순환이 촉진됨으로써 근육에 쌓인 피로물질이 제거되어 신속한 피로회복과 연결된다. 그리고 피부나 근육을 자극하는 것은 근육의 흥분성을 높인다. 이로 인해 근력이 발휘되기 쉬운 상태가 되지만, 마사지는 수동적으로 이루어지기 때문에 근 비대에 의한 근력 강화 효과는 없다.

5) 신체에 대한 전신적 진정효과

마사지는 전신에 이완감을 준다. 또한 자율신경에 대한 2차적 효과, 순환의 촉진 등에 의하여 전신성 컨디셔닝 효과를 갖는다

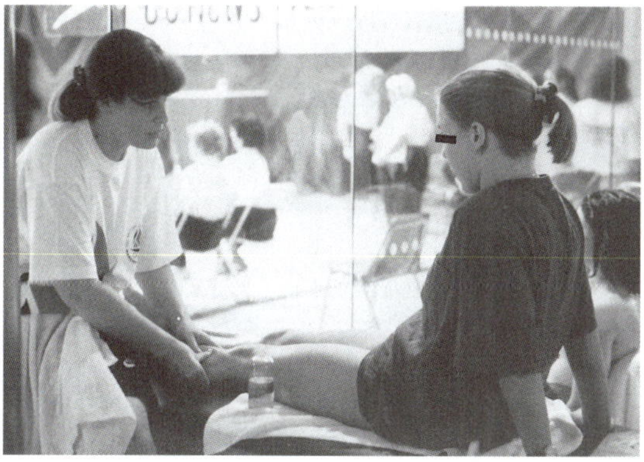

그림 2. 오일 마사지를 하고 있는 장면

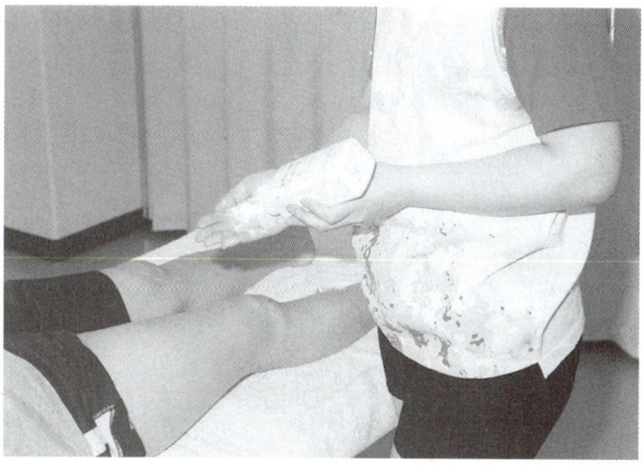

그림 3. 건성 마사지
베이비 파우더을 손에 묻혀 피부 마찰을 줄인다.

C 마사지의 원칙과 주의점

1. 원칙

마사지는 정맥혈의 환류를 촉진하기 때문에, 말초에서부터 중추를 향해 하는 것이 원칙이다. 안마나 지압은 이것과 반대로 림프액의 순환을 높이기 위해 중추에서부터 말초를 향해서 시행하는 것이 큰 차이라는 것을 앞에서 언급하였다. 그러나 체간에 마사지를 시행하는 경우에는 반드시 그렇지는 않다.

일반적으로 마사지는 직접 피부에 접촉하는 것을 원칙으로 하고 있다. 그러나 사지의 말단, 하지 또는 상지 등은 옷으로부터 노출시키기 쉬우나 체간 노출은 사생활의 보호에 주의할 필요가 있다. 우리는 운동경기 현장에서 응용하기 쉽도록 대상자에게는 옷을 얇게 입도록 하지만, 얇은 면 타월을 사용함으로써 손가락 끝의 감각을 유지하여 마사지를 진행시키는 것을 권하고 있다.

서구에서는 건조한 곳이 많기 때문인지 오일 마사지라 하여 멘톨계 등 상쾌감이 있는 약품을 섞은 로션을 윤활제로 사용한 습성 마사지를 하는 것이 통례이다(그림 2). 그러나 고온 다습한 기후풍토에서는 베이비 파우더를 윤활제로 사용하는 건성 마사지가 주류이다(그림 3). 의료

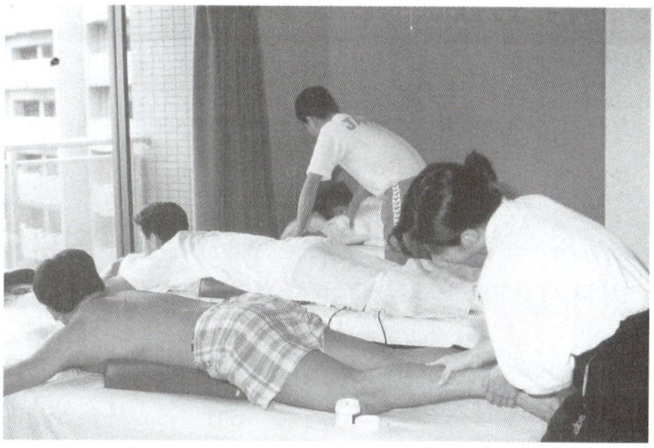

그림 4. 마사지 크림을 사용한 국소 마사지

마사지에서는 소염진통제를 사용하여 국소를 마사지하는 경우도 많다(그림 4).

「마사지는 에플루라지(가볍게 문지르기)로 시작하여 에플루라지로 끝난다」라는 유명한 말이 있다. 갑자기 세게 주무르거나 압박하거나 하지 않고 에플루라지로 신축성이 있는 쾌적한 자극을 줄 수 있도록 노력해야 할 것이다.

2. 금기사항

마사지의 금기는 다른 물리치료와 유사하다. 염증의 급성기, 급성 관절염, 급성 외상(내출혈, 근육의 절단, 아킬레스건 파열, 골절, 타박이나 염좌의 직후), 소모성 질환, 전염병, 화농성 질환,

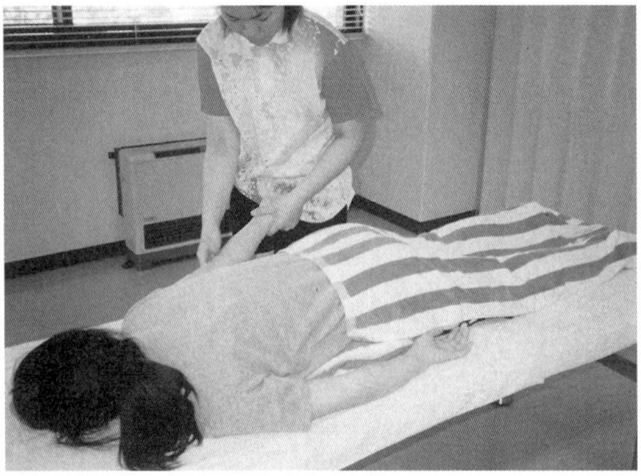

그림 5. 마사지 시행부위 이외의 보온에 유념한다.

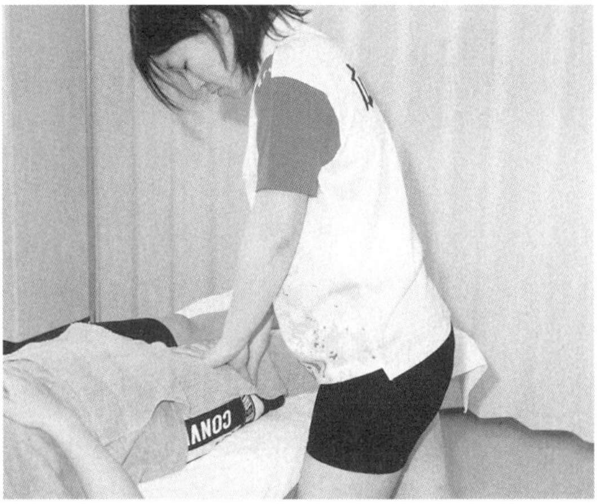

그림 6. 침대 높이에 주의
치료사는 체간을 지나치게 앞으로 굽히지 말고 발목관절을 약간 굽힘할 수 있을 정도가 기준이 된다.

개방창, 안정을 필요로 하는 질환, 출혈하기 쉬운 질환(신장염, 당뇨병, 혈우병), 발열 증상, 피부병, 결핵이나 매독, 악성 종양이 있는 부위 등이다.

급성 외상에서 경증인 경우는 통증을 완화시킬 목적으로 에플루라지를 시행할 수도 있다. 그러나 상지에 야구공을 맞은 직후에 그 부분을 세게 압박하거나 주무르는 경우가 있다. 급성 외상 직후는 환부에 대한 RICE 응급처치 [Rest(안정), Ice(냉각), Compression(압박), Elevation(거상)] 원칙을 지켜 우선 환부를 냉각하고 안정시키거나 가볍게 아이스 마사지를 시행하는 것을 우선으로 해야 한다. 또한 근육의 끊김 또는 염좌 후에 강한 마사지를 하면, 근육의 이소성 골화를 일으키는 사례가 있으므로 각별히 주의한다.

또한 내출혈의 흡수 촉진이나 유착 방지를 위하여 마사지를 시행하는 경우는 의사의 지시가 필요하다.

3. 시행상의 주의

시행시간은 전신에서 30~40분, 체간이나 사지 등 국소부위에 대해서는 10~15분이며 되풀이해서 주무르는 것에 주의한다. 마사지를 하는 시간대는 언제라도 좋지만, 피로회복이 주 목적이라면 목욕 후나 수면 전이 좋을 것이다. 횟수는 보통 1회로 충분하다. 마사지는 습관성이 있고 심리적인 의존 경향이 강하다는 사실을 염두에 둘 필요가 있다. 기분이 좋다고 해서 강한 마사지를 장시간 하면, 다음날 국소에 피로감이 남거나 나른함 또는 통증이 나타나, 이른바 습관적으로 주무르려는 상태가 되어 오히려 역효과가 생기는 일도 있으므로 주의가 필요하다. 적당한 양에 대해서 항상 배려해야 한다.

마사지를 할 때에는 실온에 주의하고(20~25°C), 피부가 외부 공기에 접촉하기 때문에 시행부위 이외의 불필요한 부위는 목욕 타월, 모포, 시트 등으로 덮어 보온에 주의한다(그림 5). 침대는 약간 딱딱한 것이 좋고 스프링이 있는 것은 좋지 않다. 높이는 60~65cm 이하로 지나치게 높지 않은 것이 좋다(그림 6). 침대에는 청결한 시트를 깔아두는 것은 당연하지만, 시트의 고정을 확실히 해두지 않으면 체위를 바꿨을 때에 떨어질 수도 있다. 운동경기 현장에서는 휴대할 수 있는 접는 침대도 있으나, 선수의 중량에 견딜 수 있을 만큼의 충분한 강도와 구조가 필

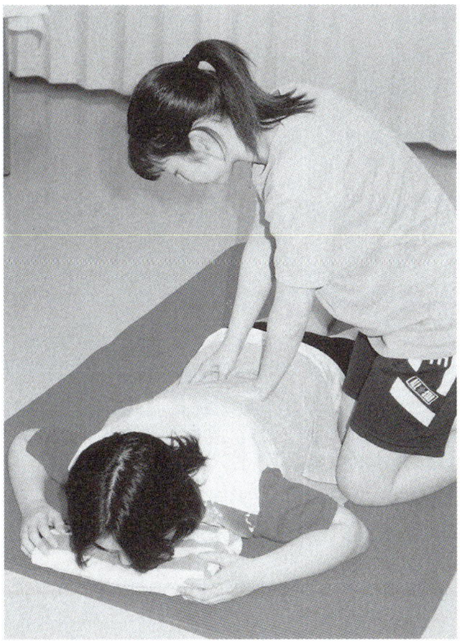

그림 7. 바닥에서 마사지 할 때
안정된 힘을 전달할 수 있도록 치료사는 자신의 위치를 조절한다.

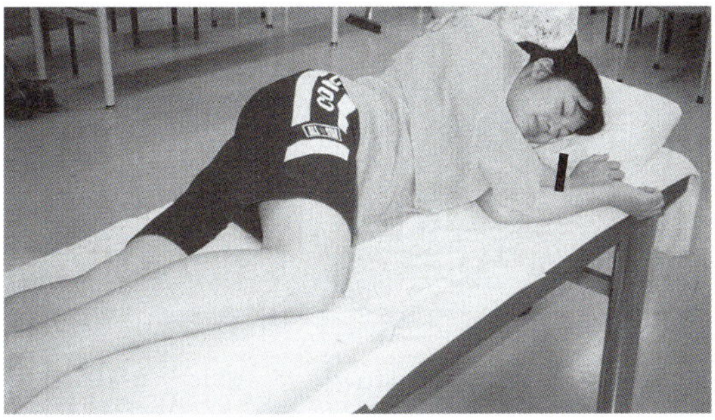

그림 8. 베개 또는 패드의 활용
같은 위치(position)를 지속해도 피로하지 않는 자세를 확보하기 위하여 베개나 패드를 이용한다.

요하다. 운동경기 현장에서는 바닥에서 마사지를 하는 경우도 많다. 안정된 기술을 실행하기 위하여 대상자의 체간을 고정한 채 치료사의 상지에 체중을 두면서 마사지를 한다(그림 7). 소변이 마려우면 심리적으로 안정되기 어려우므로 대상자에게 용변을 마쳤는지를 확인한다. 누운 자세를 쉽게 취하도록 패드를 이용하여(바로누운 자세에서는 베개와 무릎 아래에 패드, 엎드려 누운 자세에서는 족관절에 패드, 옆으로

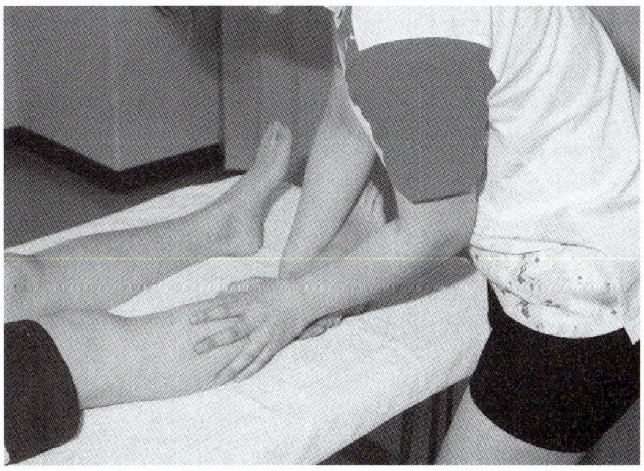

그림 9. 에플루라지
어느 부위를 마사지할 것인지를 대상자에게 미리 이야기 한다.

누운 자세에서는 하지를 지지하는 패드 등) 이완된 자세로 마사지를 받을 수 있도록 배려한다(그림 8).

치료사는 반지나 팔목시계를 벗고 손톱을 깎아 손가락의 청결에 노력하고 손씻는 것을 엄격하게 실행한다. 손이나 손가락을 따뜻하게 해두는 것도 중요하다.

D 마사지의 기본 기법

마사지 기법에는 에플루라지, 니딩기법, 마찰법, 고타법, 압박법, 진동법의 6개의 기본 기법에 신장법을 추가할 수 있다.

1. 에플루라지 (그림 9)

대상부위를 가볍게 쓰다듬는 방법이고 마사지의 가장 기본적인 기법이다. 피부에 주름이 지지 않을 정도의 가벼운 압박을 가하는 것이 요령이다. 말초에서부터 중추를 향해서 시행하는 것은 말초에 침체되어 있는 노폐물, 혈액, 림프액 등의 순환을 촉진하기 위함이다. 또한 이 기법은 피부

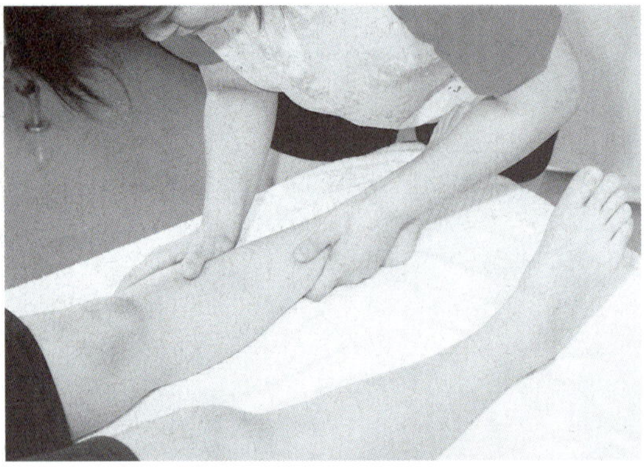

그림 10. 마찰법
피부에 약간 주름이 생길 정도로 강하게 문질러 올린다.

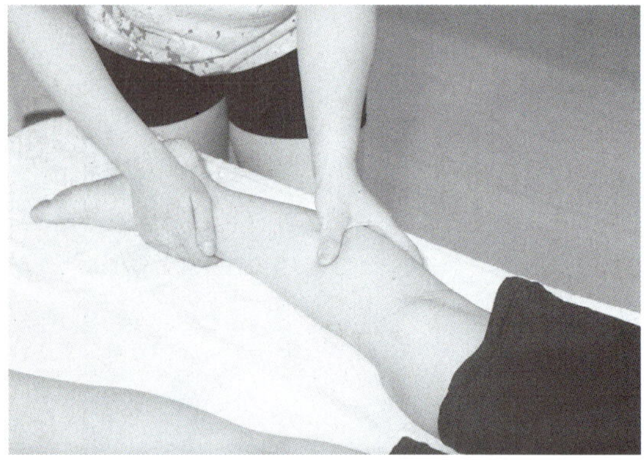

그림 11. 니딩
손가락으로 잡으면서 손가락으로부터 중추를 향해서 주물러서 풀어간다.

에서 혈액 및 림프액의 순환을 촉진시켜 통증을 완화시키고 긴장을 해소시켜 안락감을 준다. 에플루라지는 전신성 및 국소의 이완을 위한 것이다.

2. 마찰법 (그림 10)

대상부위를 강하게 쓰다듬거나 가볍게 문지르는 방법이다. 손바닥을 이용하여 마사지를 시행하는 부위에 주름이 생길 정도로 압박하면서 말초로부터 중추를 향해서 강하게 문질러 올린다. 이 기법의 원래 목적은 관절에서의 림프 등 병적 산물의 순환 촉진에 있다. 이러한 의미에서 의료적인 목적으로 사용되는 방법이며, 스포츠 마사지에서는 이용되는 방법이 아니다.

3. 니딩 (그림 11)

대상부위를 주무르는 방법이다. 무지구와 소지구 사이 또는 무지와 다른 네 손가락 사이로 근육을 잡고 움켜쥐어 올리는 것 같은 기분으로 압박하는 방법이다. 이 기법의 목표는 근육에 대한 자극이고 심부에 있는 혈관이나 림프관에도 영향을 준다. 이 기법은 너무 강력하면 근 조직에 손상을 줄 수 있기 때문에 주의가 필요하다. 심한 통증이 나타날 정도로 움켜쥐어 올릴 필요는 없다.

니딩은 마사지에서는 가장 많이 이용되는 방법의 하나이다. 잘 쓰는 손이 아닌 손으로도 시행할 수 있도록 배워서 익힌다. 말초로부터 중추의 끝에 도달하였을 때에는 일단 손을 떼고 다시 말초로부터 시작하는 것이 중요하다. 부주의하게 중추에서 말초로 되돌아가면 효과가 의심스러울 뿐만이 아니라, 대상자가 받는 감각이 전자가 압도적으로 좋다는 사실을 알아둘 필요가 있다.

4. 고타법 (그림 12)

대상부위를 두드리는 방법이다. 목적으로 하는 부위를 율동적으로 두드린다. 두드리는 손의 형태에 따라 많은 기법이 있다. 절타법(손날로 두드리는 방법), 손등 고타법, 손을 컵과 같이 둥글게 모아 두드리는(cup percussion)방법 등이다. 많은 나라에서 경험적으로 다양한 고타법이 개발되어 사용되어 왔다. 주로 근육에 대해서 시행하는 기법으로, 국소에 반응성 충혈이 일어

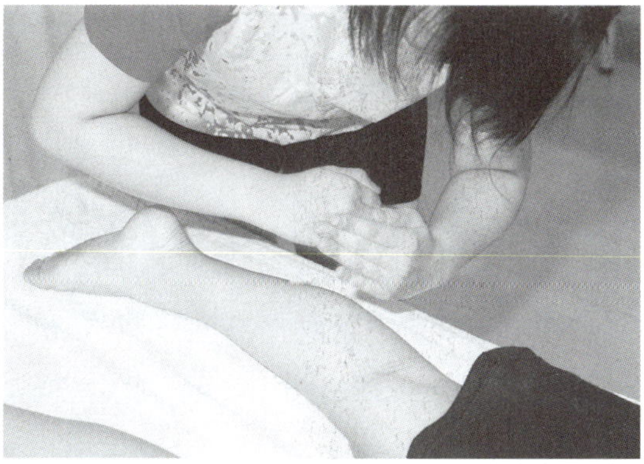

그림 12. 고타법
고타법은 때때로 사용된다.

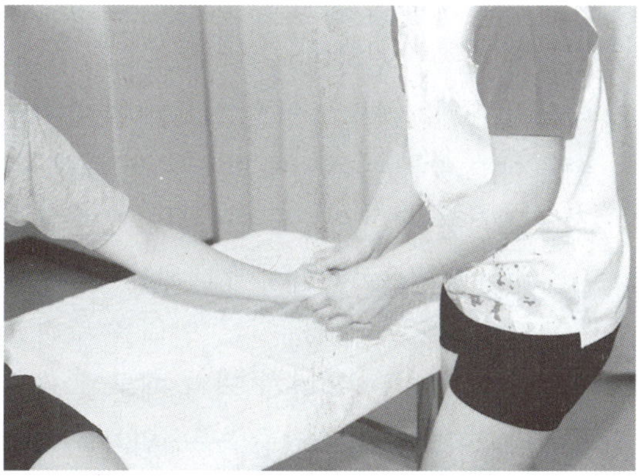

그림 13. 진동법
약간 견인을 가하면서 흔들면 좋다. 여기서는 손을 잡고 상지 전체에 진동 자극을 가하고 있다.

나고 근육에 긴장을 준다. 신경에 대해서는 그 율동적 템포에 의하여 진정적으로 작용한다.

5. 진동법 (그림 13)

대상부위를 흔드는 방법이다. 이 기법은 목적으로 하는 부위에 진동 자극을 주는 방법이다. 일반적으로 근육에 긴장을 주고 신경에 대해서는 진정적으로 작용하는데 기법에 숙련을 필요로 하며 효과에 차이가 난다. 이 기법은 바이브레이터(vibrator) 등 마사지 기기를 사용하면 안정적인 진동을 주기 쉽다.

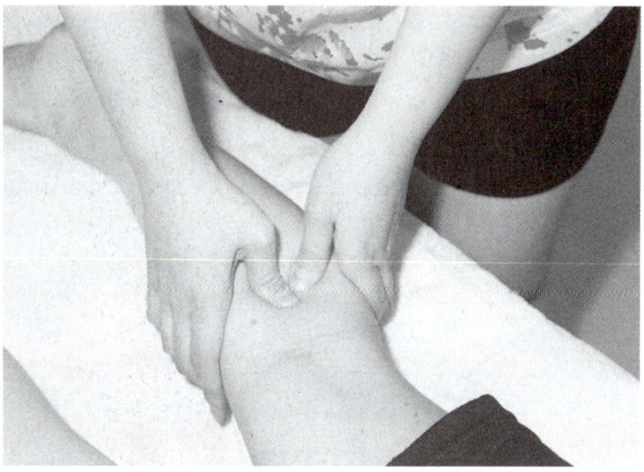

그림 14. 압박법
엄지 IP관절을 신전하고 MP관절을 굽힘으로써 강한 힘을 전달시키고 동시에 손가락을 보호한다.

6. 압박법 (그림 14)

대상부위를 누르는 방법이다. 이 기법은 손을 이용하여 압박을 가하는 것이다. 지속적으로 압박을 가함으로써 신경이나 근육의 흥분성을 진정시킨다. 간헐적 압박법은 마찰법과 마찬가지의 효과를 가진다. 물리치료사들은 얇은 옷의 위에 타월을 덮은 위로부터 압박법을 많이 사용하고 있다. 무지에 의한 압박이 주가 되는데 지절간(IP) 관절을 신전시키고 중수지절간(MP) 관절을 굽힘시킴으로써 강한 압박을 만들 수 있다. 많은 대상자를 마사지하는 경우, 손가락이 아플 수 있다.

7. 신장법 (그림 15)

대상부위를 신장시키는 기법이다. 현재는 스트레칭(stretching)운동으로 독립적으로 시행하는데 마사지의 효과를 확인하면서 함께 실시하면 효과적이다.

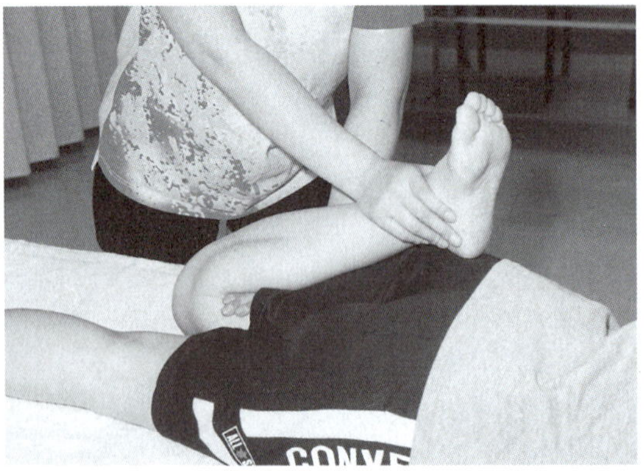

그림 15. 신장법
근 긴장의 변화를 확인하면서 시행한다.

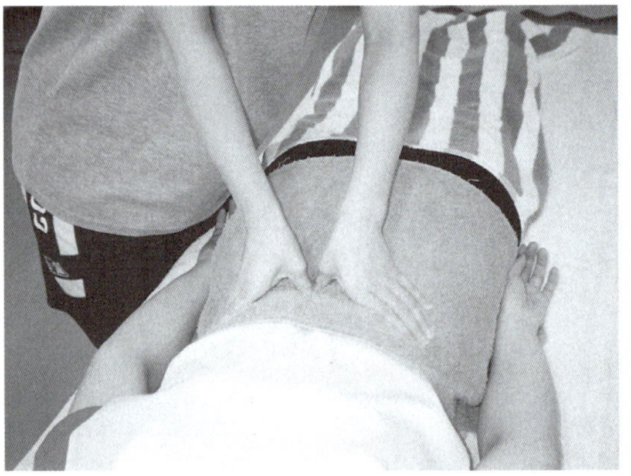

그림 16. 중력 중심위치를 이동시킨다.
압박을 가할 때에는 손가락으로 누르는 것이 아니라 체중을 손가락 끝에 전달하는 것 같은 기분으로 시행하면 좋다.

E 마사지의 요령

마사지는 피부와 접촉하는 손의 부위에 따라 다양한 변화가 가능하다. 예로, 손바닥, 손등, 손가락의 관절융기(condyle), 주먹, 손가락 끝부분, 손가락 사이, 손가락 끝, 손가락 바닥, 손가락 끝 바닥, 두 손가락, 파악, 무지구, 소지구, 두 손 등이다. 어느 것이든 대상자와 치료사 사이에서 손기술을 반복 시행하여, 감각을 느끼면서 연습을 거듭한다. 피로하지 않고 효과적으로 마사지를 시행하기 위해서는 적절한 높이의 침대를 선정하고, 팔에 힘을 주어 하는 것이 아니라 손바닥의 무지구와 소지구를 통하여 체중을 이용하도록 한다. 좁은 부위는 손가락 바닥을 사용한다.

손기술을 잘 수행하기 위한 기본적인 요령을 열거한다.

① 손목관절을 이완시켜 부드럽게 사용한다.
② 발목관절은 항상 약간 굽혀 둔다.
③ 문지르는 경우에는 처음부터 끝까지 일정한 압력이 걸리도록 한다.
④ 주무르는 경우에는 어깨관절이 원을 그리도록 움직이면서 손목관절도 원을 그리도록 움직인다.
⑤ 일정한 템포를 정하여 율동적으로 시행한다.
⑥ 마사지는 원칙적으로 양손으로 한다. 비우세손을 잘 쓸 수 없는 사람이 많은데 양손을 같은 정도로 사용할 수 있도록 연습한다.

힘을 주는 방법으로는 신체에 대해서 직각으로 압력이 가해지도록 한다. 같은 압력을 주려고 손에 힘을 넣으면 어색하게 되기 때문에 신체 전체로 압력이 가해지도록 중력중심위치를 이동시키면서 시행하면 좋다(그림 16). 매트에서 시행하는 경우에는 얇은 요를 깔고 대상자의 옆에서 한쪽 무릎을 세워서 시행하면 좋다.

마사지의 강도는 약간 부족할 정도가 알맞다. 통증이 나타나지 않는 것이 원칙이다. 운동선수는 자극이 강한 마사지를 선호하는 경향이 있으나, 목적을 고려한다면 반드시 강한 마사지가 좋은 것은 아니다. 또한 순간적으로 힘을 주어서 척추를 "뚝" 소리가 나게 하는 교정(thrust) 도수치료 기술도 있으나 숙련이 요구된다.

F 마사지의 실제

전신의 마사지에서는 옆으로 누운 자세, 엎드려

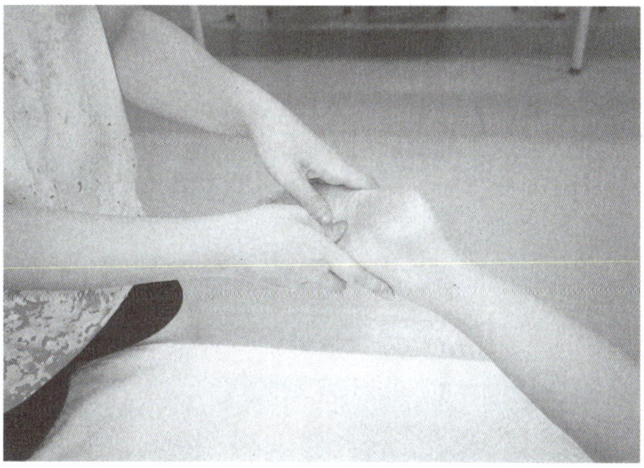

그림 17. 발바닥부위를 엄지손가락으로 강하게 압박해 간다.

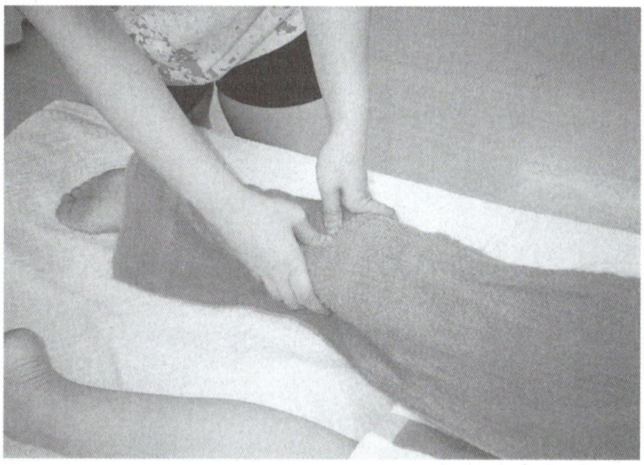

그림 18. 종아리의 압박법
천천히 그러나 견고하게 가자미근이나 장딴지근, 오금 부위를 누른다.

누운 자세, 바로누운 자세, 앉은 자세의 순서로 자세를 바꿔가면서 마사지를 하고 있었으나, 이번에는 엎드려 누운 자세, 바로누운 자세, 앉은 자세의 순서가 알맞다고 필자는 생각하기 때문에 이 방법을 소개한다. 또한 아래 소개하는 순서로 각 부위를 시행한다. 좌우를 침대의 한 방향에서 할 수 있는 경우도 있는가 하면, 치료사가 부위마다 이동하는 것이 좋은 경우도 있다.

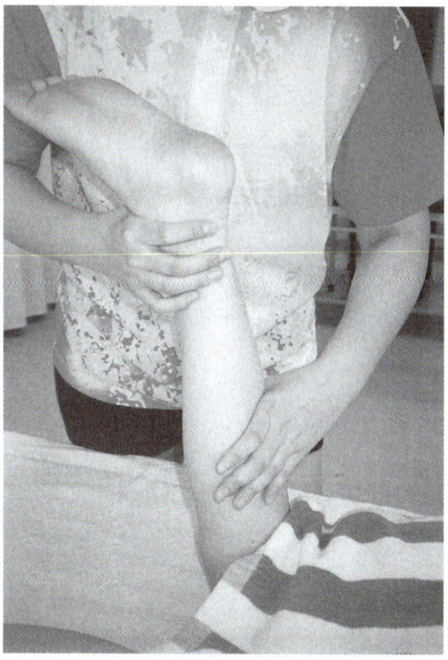

그림 19. 진동 방법
장딴지근의 힘살을 잡고 흔든다.

1. 엎드려 누운 자세

복부에 패드를 대어 불편함이 없는 안락한 포지셔닝에 배려한다.

a. 족부

발가락의 견인, 굽힘, 폄의 스트레칭을 시행한 후 발의 궁(arch)을 의식하면서 발바닥근육을 압박한다. 발바닥부위는 체중을 지지하는 부위이기도 하고, 상당히 강한 자극을 주어도 큰 문제가 없다(그림 17). 발꿈치뼈부위에 대해서 발바닥방향부터 고타법을 가하는 일도 있다.

b. 종아리

에플루라지에서부터 니딩기법 그리고 압박법 순으로 시행한다(그림 18). 종아리는 피로해지기 쉬운 부위이므로 증상을 확인하면서 시행한다. 무릎을 90° 굽혀 장딴지근을 끼워잡고 가로방향으로 흔드는 방법도 좋다(그림 19). 또한 이 위치에서 앞정강근을 엄지로 압박하는 것도 좋다.

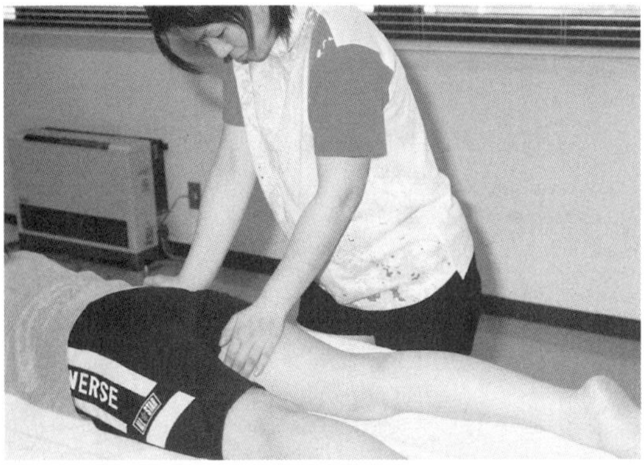

그림 20. 모음근(내전근)의 마사지
간지러워하는 경우가 있으므로 손을 대는 방법에 주의한다.

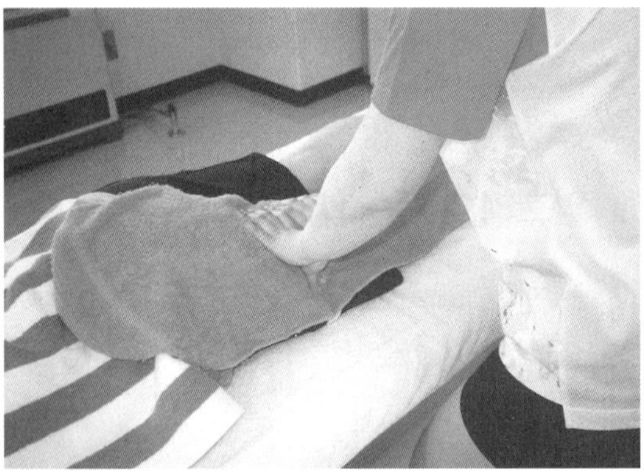

그림 21. 엄지에 의한 압박법
엉덩정강근막띠(장경인대)에 긴장도가 높은 대상자에게는 엄지를 사용해서 율동적인 압박으로 긴장을 완화시킨다.

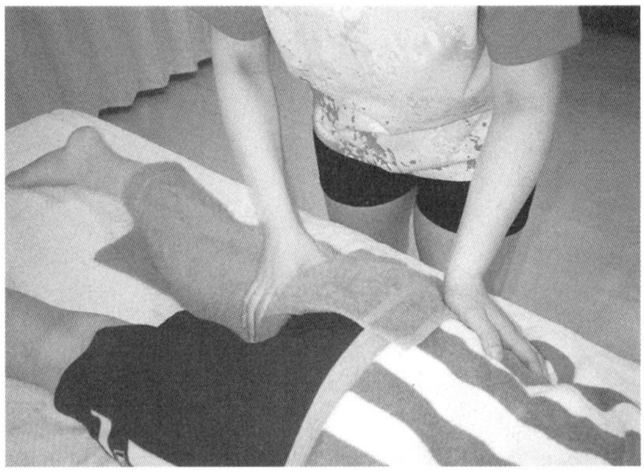

그림 22. 궁둥뼈결절(좌골결절)의 압박법
뒤넙다리근(슬굴곡근)의 이는곳이며 압박법은 효과적이다.

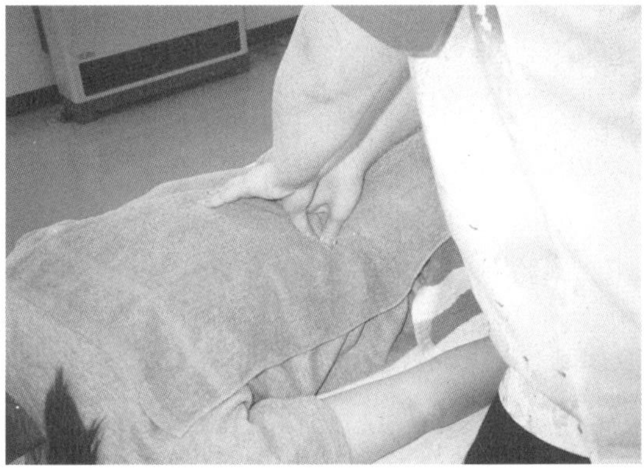

그림 23. 측방으로부터 척주기립근들을 압박한다.

c. 넓적다리부위

뒤넙다리근(hamstring)의 주행방향을 의식하면서 니딩기법을 시행한다. 손가락을 주로 사용하지만 손바닥으로 강한 압력을 주기도 한다. 모음근을 마사지할 때 간지러워하는 사람도 있다(그림 20). 엉덩정강근막띠(장경인대)의 딱딱함을 확인하는 것도 중요하며 엄지로 압박법을 시도한다(그림 21). 궁둥결절부분에 대한 압박법도 효과적이다(그림 22).

d. 볼기부위

큰볼기근, 중간볼기근을 비롯하여 큰 근육이 있기 때문에 손바닥 니딩이나 압박법으로 강하게 자극해간다.

e. 허리부위

허리는 그림 23과 같이 측방에서부터 압박하는 방법과 그림 24, 25처럼 상방에서부터 압박하는 두 가지로 나눠서 사용한다. 덜컥 손가락 끝이 미끄러지면서 근섬유의 주행을 횡단하게

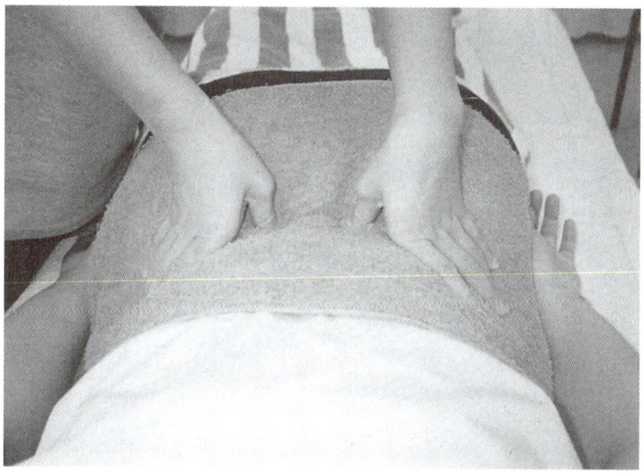

그림 24. 상방에서부터 척주기립근을 압박한다.

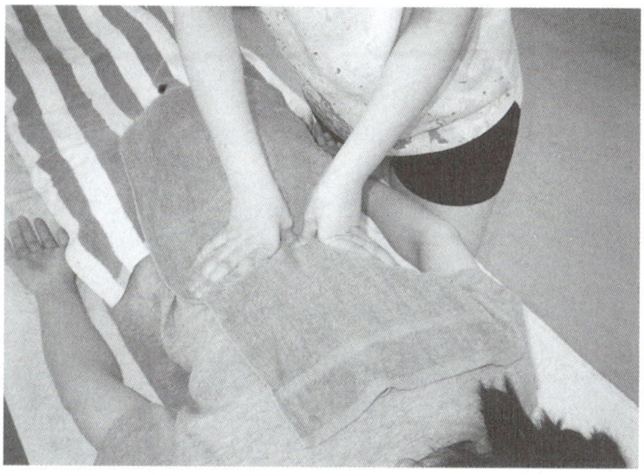

그림 25. 한쪽의 척주기립근을 상방에서부터 압박한다.

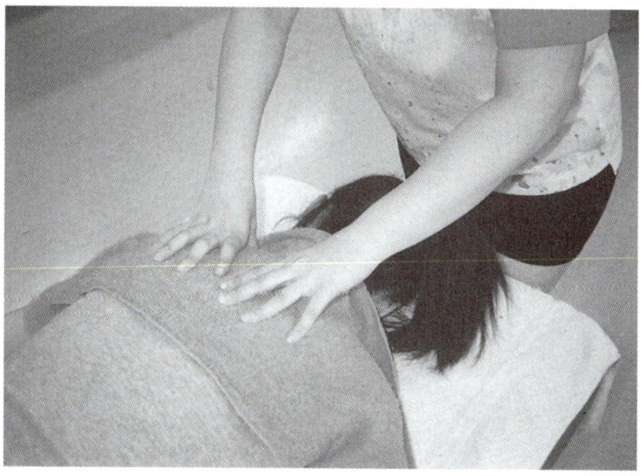

그림 26. 등세모근 위 경결부를 만진다

율동적으로 풀어간다. 다만 되풀이하여 주무르는 것에는 주의한다.

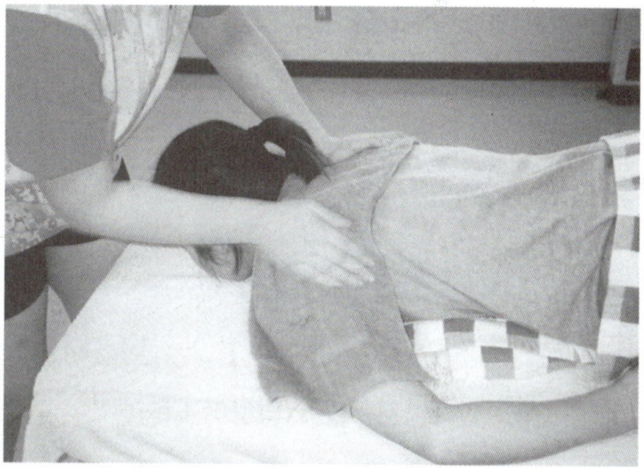

그림 27. 겨드랑부위의 니딩

대상자에게 기분이 좋은 기법이다.

되면 불쾌감이 생긴다. 또한 자극이 지나치게 강하거나 불쾌감을 주면, 근 긴장이 증가하여 역효과가 난다.

f. 팔이음뼈(견갑대)

등세모근은 가장 마사지를 많이 시행하는 부위의 하나이고, 머리 위에 서서 엄지로 압박법을 시도한다(그림 26). 등세모근의 위로부터 가시위근을 자극하는 것도 좋다. 가시아래근, 원근군, 어깨세모근 후부섬유 등에 대한 손바닥 또는 손가락 니딩이 많이 사용된다(그림 27). 위팔세갈래근을 그 흐름으로 마사지한다.

2. 바로 누운 자세

a. 종아리

엎드려 누운 자세에서 이미 마사지를 하였기 때문에, 무릎을 세운 상태에서 넙다리세갈래근의 힘살부분을 흔드는 방법으로 근 긴장을 완화시킨다(그림 28).

b. 넓적다리부위

넙다리네갈래근이 있기 때문에 안쪽넓은근

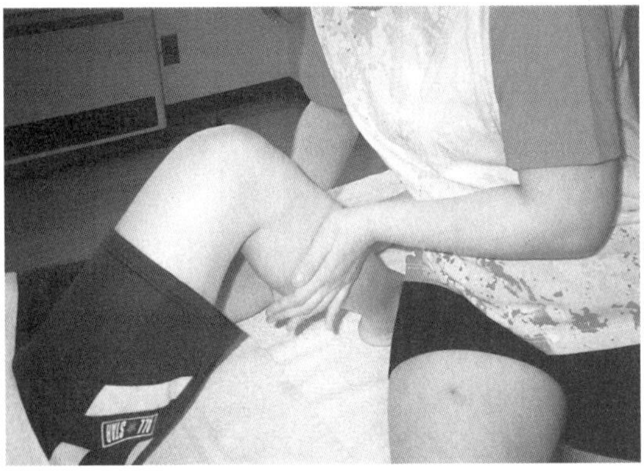

그림 28. 무릎 굽힘위치에서 장딴지근의 긴장을 완화시킨다.

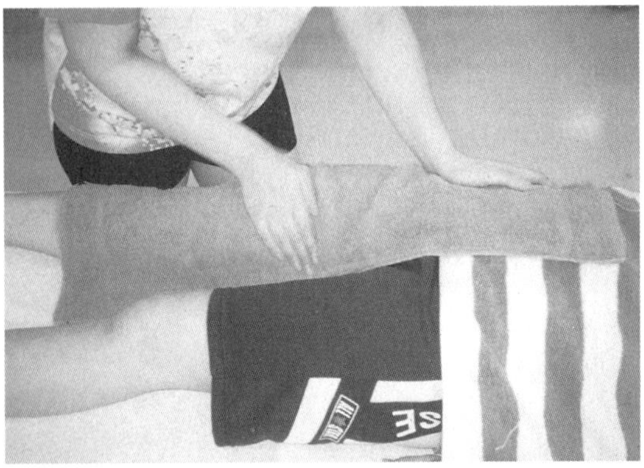

그림 29. 안쪽넓은근을 겨냥하여 니딩한다.

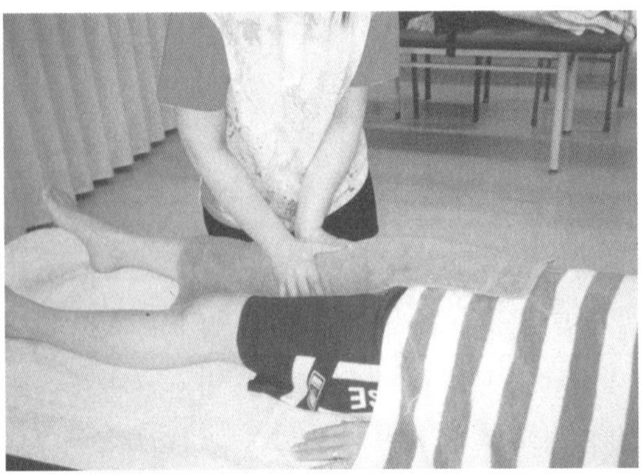

그림 30. 넙다리곧은근을 겨냥하여 엄지로 압박법을 시행한다.

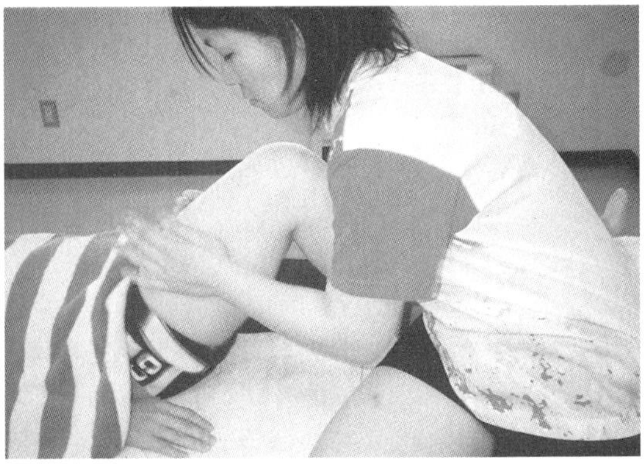

그림 31. 엉덩정강근막띠(장경인대)를 측방으로부터 압박한다.
넓적다리부위의 긴장이 제거되면 근육을 잘 흔들 수 있다.

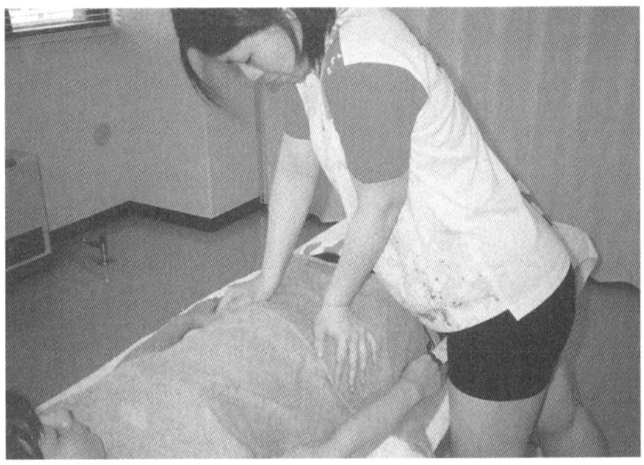

그림 32. 위앞엉덩뼈가시(상전장골극)의 마사지
지나치게 강하게 눌러 불쾌감을 주지 않도록 한다.

이나 가쪽넓은근 등 목적으로 하는 근육을 명확히 하면 효과가 크다(그림 29). 넓적다리부위의 주위를 손가락으로 잡고 엄지로 압박법을 시행한다(그림 30). 엉덩정강근막띠도 측방으로 압박할 수 있다. 무릎을 세워서 넓적다리부위 전체의 근육을 흔드는 방법도 흔히 사용된다(그림 31).

c. 골반

바로누운 자세에서는 엉덩뼈(장골)를 위쪽

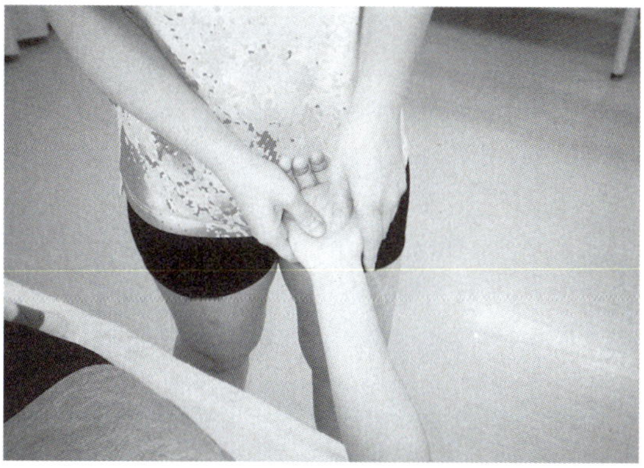

그림 33. 손바닥을 벌리도록 하여 엄지로 압박한다.
이 방법을 익혀두면 마사지 하기 쉽다.

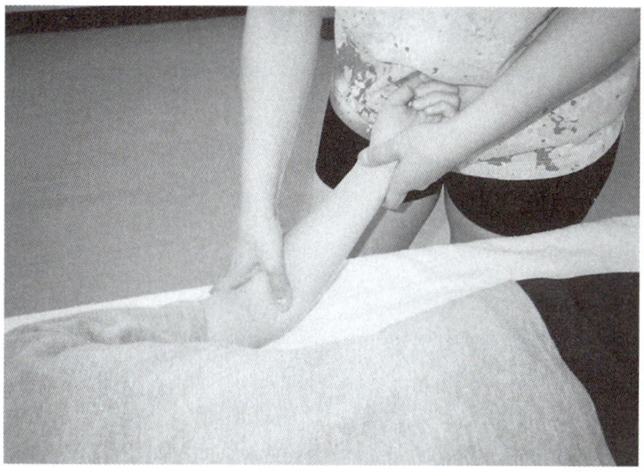

그림 34. 아래팔의 마사지
위팔뼈 안쪽위관절융기(내측상과)나 가쪽위관절융기에 이는곳을 갖는 근육에 경결이 만져지는 경우가 많다.

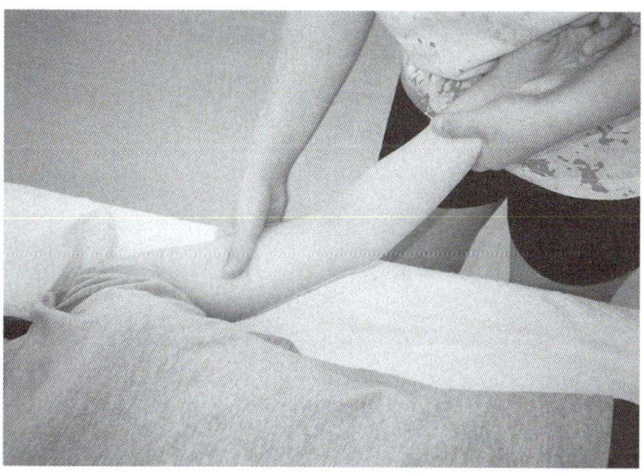

그림 35. 위팔두갈래근의 마사지
아래팔 원위부를 가볍게 지지하고 팔을 침대에서 약간 뗀 상태로 시행한다.

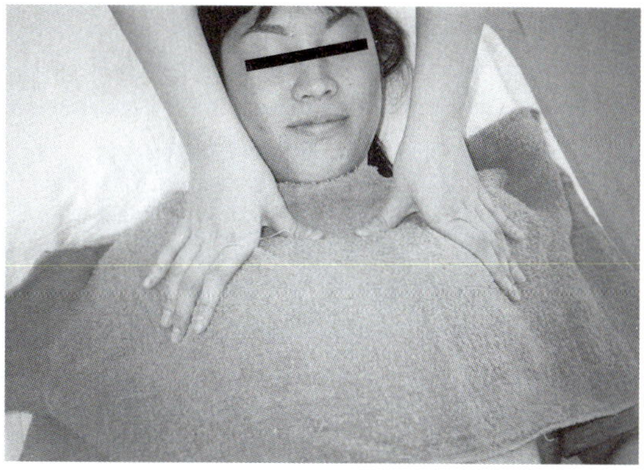

그림 36. 엄지로 빗장뼈의 위모서리, 아래모서리를 장축방향으로 쓰다듬는다.

부터 서서히 벌리도록 천천히 체중을 가한다(그림 32).

d. 팔(상지)

치료사의 양쪽 새끼손가락을 대상자의 제1~제2손가락 사이, 제4~제5손가락 사이에 삽입하여 손바닥을 벌리도록 하여 엄지로 압박법을 가한다(그림 33). 아래팔은 피로나 외상에 의한 근 경결이 발생하기 쉬운 부위이다. 소염진통 외용약을 사용하여 국소 마사지를 시행하는 경우도 있다(그림 34). 위팔두갈래근의 힘살에 대해서는 파악 니딩이 흔히 사용된다(그림 35).

e. 가슴부위(흉부)

큰가슴근(대흉근) 마사지를 시행하는 경우도 있다. 빗장뼈에 부착하여 있는 근육을 자극하기 위해 빗장뼈를 따라서 엄지로 에플루라지를 시행하면 상쾌한 감각이 증가한다(그림 36).

3. 앉은 자세

침대에 걸터앉으면 지나치게 높기 때문에 등받이가 없는 의자를 사용하면 좋다.

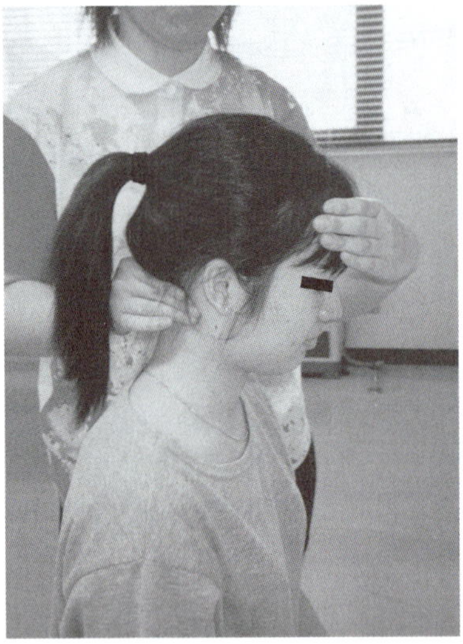

그림 37. 목뼈의 정렬(alignment)에 주의하면서 시행하는 마사지

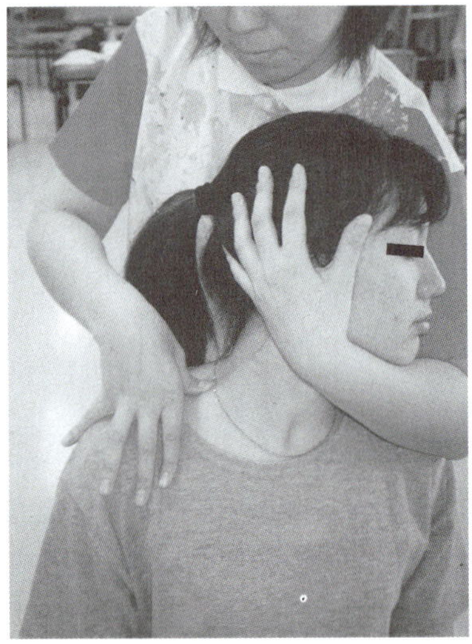

그림 39. 목뼈의 운동
위험하지 않도록 충분한 배려가 필요하다.

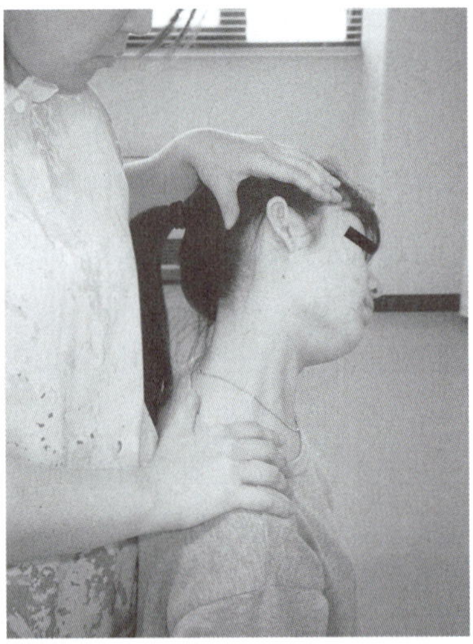

그림 38. 등세모근이나 어깨올림근(견갑거근)을 긴장시킨 상태에서 마사지
근육의 긴장도가 높아지면, 좌우 차이가 분명해진다.

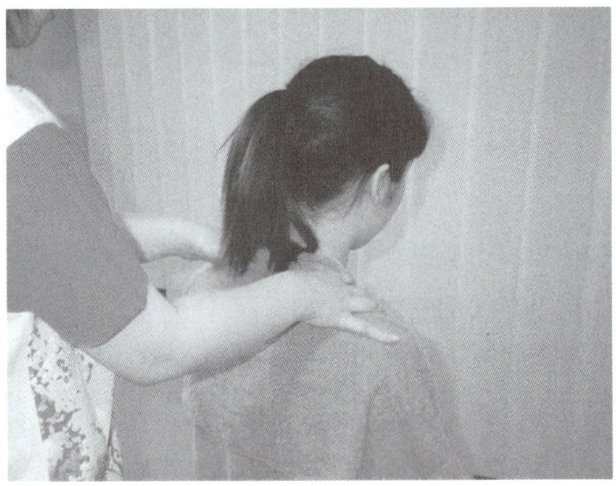

그림 40. 등세모근에 대한 압박법
어깨결림이 있는 사람에게에게 널리 쓰이는 방법인데, 습관적인 주무름에 주의하기 바란다.

a. 목부위(경부)

머리가 흔들리지 않도록 정렬(alignment)을 고려하면서, 전방으로 관상면(전두면)을 고정시키고 목뼈의 폄근을 자극한다(그림 37). 사람에 따라서 과민한 일도 있으며, 첫 회에 강한 자극을 주지 않는 것이 중요하다. 목뼈를 옆굽힘(측굴)시켜 등세모근이나 어깨올림근(견갑거근)을 긴장시킨 상태에서 가볍게 힘살부분을 압박한다(그림 38). 마찬가지로 목뼈를 회전시켜 압박하는 방법도 흔히 사용한다(그림 39). 이들

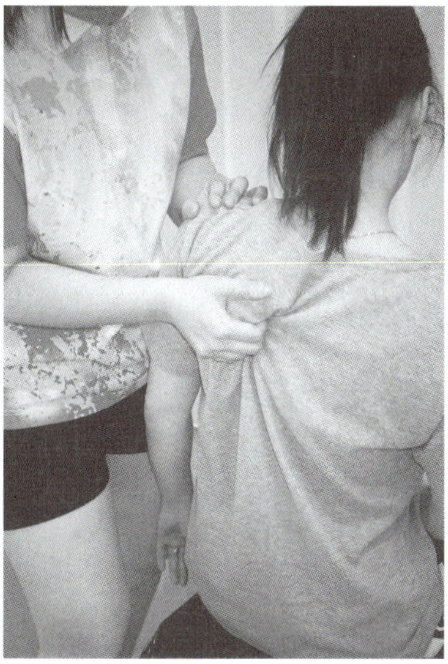

그림 41. 어깨뼈의 내회전
어깨뼈 안쪽모서리가 잡기 쉬워진다.

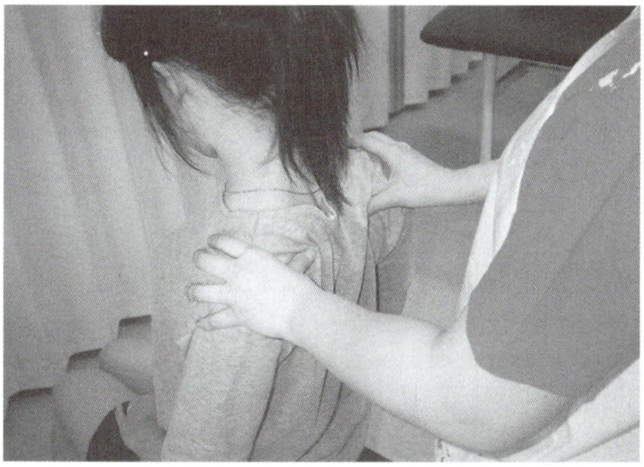

그림 42. 팔이음뼈의 후인(retraction)
큰가슴근의 피로에 의해 흉곽 앞면이 타이트(tight)해져 있는 사람이 많다.

은 이른바 어깨결림에도 효과가 크지만, 목뼈에 대해서는 운동범위나 자극 강도가 과도하게 되지 않도록 주의를 기울여 치료할 필요가 있다.

b. 팔이음뼈

등세모근 경결부에 대한 압박법은 가장 널리 사용되는데 기분이 좋다고 해서 과도하게 시행하면 습관적인 주무름이 일어난다(그림 40). 어깨뼈 모빌리제이션을 시행하고(ㅗ림 41) 흉곽이 벌어질 수 있도록 팔이음뼈의 올림(elevation)과 내림(depression), 전인(protraction)과 후인(retraction)을 시행한다(그림 42). 어깨뼈의 가쪽과 위팔뼈를 연결하는 근육의 긴장을 저하시키는 신장법도 함께 시행한다(그림 43).

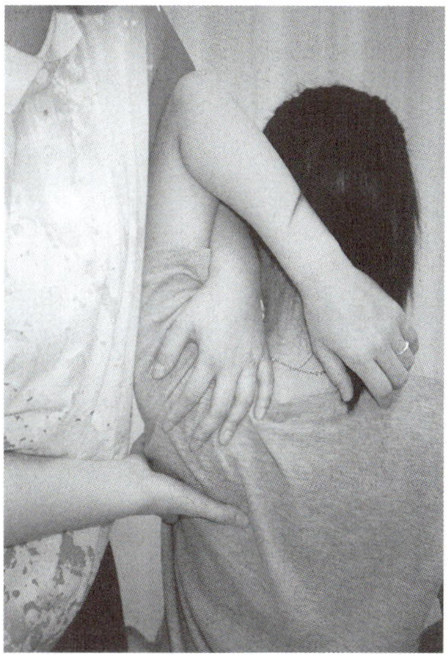

그림 43. 원근군을 신장시킨다.

인용문헌

1) 片寄正樹, 浦辺幸夫：スポーツマッサージ. CARA 養護教諭実践講座, 養護教諭実践講座刊行会発行, 5:201–208, 1991.
2) 鈴木克也, 高沢晴夫, 遠藤芳郎：スポーツマッサージ. 不昧堂出版, 1968.
3) 堀内政亜希：スポーツマッサージの意義と目的. 日本水泳連盟（編）：水泳コーチ教本, 第 2 版, pp.153–158, 大修館書店, 2005.

제 9 장
물리치료에서의 위험관리

■ **학습목표**

- 의료사고는 치료사 측, 물리치료기기 측, 환자 측의 문제가 있다는 것을 이해한다.
- 위험관리에는 사고보고서, 안전대책 매뉴얼이 반드시 필요하다는 것을 이해한다.
- 의료사고의 방지에는, 오류(error)배후 분석, SHEL 분석, 4M-4E 분석이 필요하다는 사실을 이해한다.

물리치료는 피부를 통해 물리적 자극을 생체조직에 주어, 생리적인 잠재능력(자연 치유력)을 이끌어내는 치료이다. 물리적 자극의 강도는 환자 개개인의 피부나 결합조직의 허용한계에 영향을 받는다. 특히, 피부의 안전영역은 좁기 때문에, 피부상태의 관찰이 중요하다. 지각마비로 인해 자극강도를 제대로 인지할 수 없다면, 그 치료가 금기되는 경우가 있다[1]. 따라서 치료사는 늘 환자의 호소에 주의를 기울여, 자극조건의 적부를 판단하는 것이 중요하다.

A 의료사고와 의료과오

의료사고란 치료에 관련된 장소에서의 사고 전반에 대한 것을 가리키고, 과실이 없는 사고도 여기에 포함된다. 때로는 의료종사자 자신이 피해를 입는 경우도 있다. 의료과오란 과실이 있는 의료사고이며, 사고발생 시점에서 의료수준과 대조하여 판단된다[2]. 그러므로 의료과오의 판단기준은 학문의 발전과 더불어 수준이 높아지게 되고, 환자에게 안전성이 높은 최적의 의료를 제공하게 만든다(그림 1).

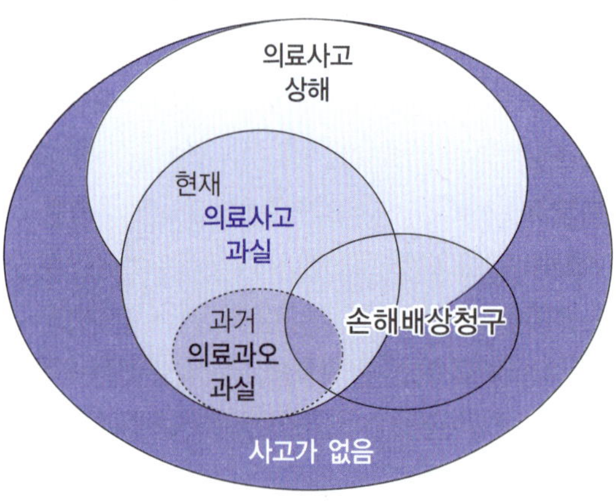

그림 1. 의료사고와 의료과오

법률상 "의료수준"은 "의학수준"에 도달한 특정의 진료방법에 관한 지식 · 기술의 보급 등을 종합적으로 고려하여 판단한다. 따라서, 민간단체 등에서 학습한 치료기법을 환자에게 실시하여, 상해 또는 병상을 악화시킨 경우에는 민간요법으로 간주되어, 과실을 피할 수 없을 것이다. 종전의 물리치료 자극조건이 아닌 기법으로 환자를 치료하려고 할 때는 의사, 물리치료실장, 동료 치료사에게 기법의 개요를 설명해야 한다. 이때 치료의 적응, 금기, 치료효과나 위험성 등을 명확히 할 필요가 있다. 그런 다음에, 해당 환자 처방전을 의사에게 의뢰한다. 새로운 치료기법을 설명하고, 환자의 동의를 얻은 다음에 물리치료를 실시한다. 치료 종료 후에 상해나 병상이 악화되었는지 여부를 확인하고, 치료 상황이나 치료 후 증상을 진료기록에 기재하여 의사에게 보고한다[3].

B 위험관리의 개념과 사고발생 구조[4]

위험관리(risk management)란 유사 의료사

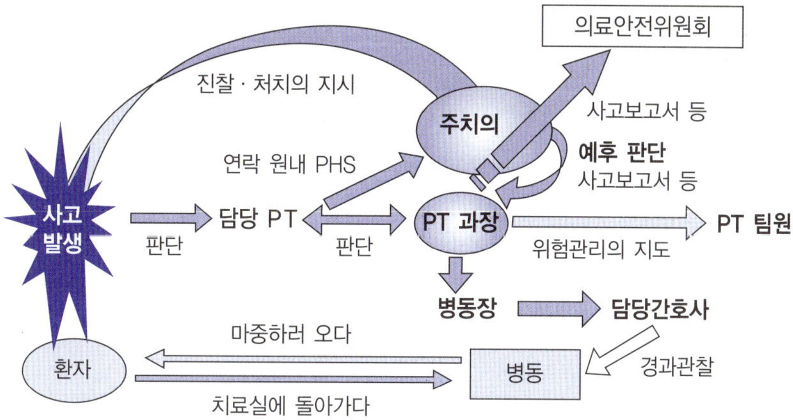

그림 2. 물리치료사고 발생 후 대응 매뉴얼 [문헌 4에서]

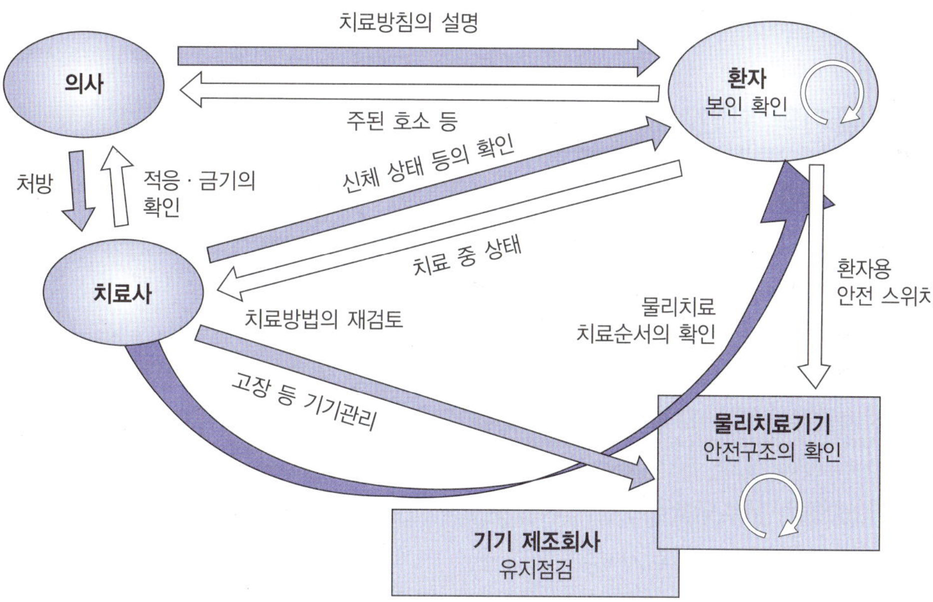

그림 3. 사고발생의 구조와 위험관리 [문헌 4에서]

고나 중대한 사고가 다시 발생하지 않도록 대책을 수립하는 것과, 의료사고 후 적절한 대응을 취하여 손상을 최소화시키는 과정인 것이다(그림 2).

사고란 사소한 트러블이, 어떤 타이밍과 연결되어 발생한다. 그러므로, 사고분석 과정을 거치면 과오(error)가 겹쳐 쌓이는 것을 방지할 수 있는 기회가 있다. 치료사의 과오는 사고를 구성하는 요인이며, 결과이다. 이러한 관점에서 생각하지 않으면 해결방안이 막혀 효과적인 대책을 취할 수 없게 된다. 사고는 치료사 측, 물리치료 기기 측, 환자 측의 문제로 구성되며, 여러 조건이 서로 겹쳤을 때에 중대한 사고로 발전된다. 그래서 각각의 문제점이나 사고발생 요인을 분석하여 사전에 대책을 세우는 것이 물리치료 사고를 미연에 방지할 수 있다(그림 3).

사고방지와 함께 사고발생 시 환자에 대한 안전 대응도 중요하다. 위험관리란 의료사고를 미연에 방지하고 쾌적한 치료환경 속에서 최적의 치료체제를 정비하는 것이다. 한편, 다른 병원에서 일어난 의료사고의 방지나 위험관리에 적극적으로 참여하는 것도 치료사의 윤리로서 중요하다. 그리고 위험관리(위기관리, risk management)가 환자의 안전관리(patient safety)라는 관점에서, 입원 · 외래환자 및 가족의 심신안전 확보도 병원의 책임과 의무라 할 수 있다[5].

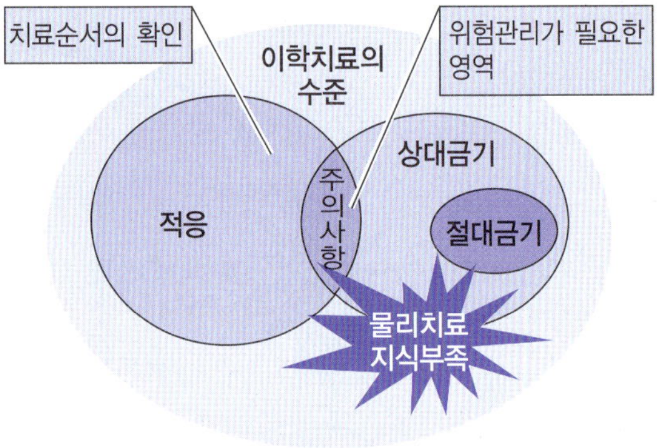

그림 4. 적응과 금기의 개념
치료의 유익성이 위험성을 상회하면, 상대금기로서 위험관리 하에서 치료를 실시할 수 있다. [문헌 4에서]

C 치료사 측의 위험관리[4]

1. 적응 · 금기의 확인

의사로부터 물리치료가 처방되어 왔을 때 적응증과 금기증을 확인하고, 모순이나 문제가 없는지를 확인한다. 의문이 있는 처방이라면, 치료 전에 담당의사에게 확인할 책임이 있다. 치료사는 적응질환에 주목할 뿐만 아니라, 물리치료 수단이 치료목적이나 작용기전에 일치하는지를 확인해야 한다. 또한, 금기에는 상대금기와 절대금기가 있으며, 치료상의 유익성이 위험성을 상회하면 상대금기가 되어 물리치료를 하게 된다(그림 4).

치료를 할 때에는 국소 증상이나 환자의 반응을 가까이에서 관찰하면서 실시해야 한다. 또한 방사선 조사 후의 자외선 치료에서와 같이, 다른 치료법과의 병용에 의한 사고발생의 위험성을 인식할 필요가 있다. 이를 위해서는, 물리치료의 치유기전(작용)을 이해하고, 지식부족을 보충하는 노력이 필요하다. 또한 물리치료를 산만하고 부주의하게 루틴으로 하는 것이 아니라, 1~2주마다 판정하여, 효과가 없으면 치료수단을 변경한다. 물리치료 수단마다 위험수준(critical point)을 설정해 감으로써, 안전하고 효과적인 치료조건들을 제시할 수 있다.

2. 치료순서의 확인

의사의 처방을 받고, 환자명과 부위확인부터 시작한다. 치료 중에 주의해야 할 증상을 설명하고, 치료 중 변화상태를 관찰한다. 숙련된 치료사라도 일정한 확률로 오류(error)가 발생하며, 정보처리에 한계가 있다. 작동 순서를 적은 표를 물리치료기기 주위의 벽면에 붙여, 두번 확인하고 스위치나 다이얼을 조작하도록 의무화한다. 이와 같이 체크기능을 강화시키면, 익숙한 조작(작업)에서 일어날 수 있는 오류확률을 1/100로, 두번 실시로 1/10,000($10^{-2} \times 10^{-2} = 10^{-4}$)까지 감소시킬 수 있다[6]. 또한 철도종합연구소의 연구조사에 따르면, "손가락으로 가리키는 호칭"에 의해서 오류 발생률을 17%로 억제시킬 수 있다고 보고를 하고 있다. 물리치료기기에서는 "제로위치 시작(failsafe-proof)" 구호에 의하여 기기조작 순서가 잘못되어도 상해 발생을 방지할 환경이 조성된다. 그러나 자극조건의 설정을 틀리게 하면 잘못된 치료가 되고 수정할 수 없다. 처방내용의 확인도 순서 안에 넣어야 한다. 사건(incident)은 오만, 주의부족, 판단력 저하가 원인이다.

3. 조직체제 만들기

물리치료실 내에서는 치료사가 지나치게 높은 자존심을 갖지 않고, 치료방법에 의문을 느끼고 위험성을 살피며, 기탄없이 이야기할 수 있는 분위기 만들기가 필요하다. 더욱이, 위험행동이 관찰되는 환자에게 눈을 떼어야 하는 경우에는, 반드시 가까이에 있는 치료사에게 협력을 의뢰할 수 있는 체제도 필요하다.

또한, 환자나 가족으로부터 사전정보(informed consent)를 얻어, 물리치료를 시작하는 것이 중요하다. 사고가 발생해도 속이거나 감추지 말고, 상해가 확대되지 않도록 응급대응 및 안전을 확인한 다음, 사고보고서를 작성하는 것이 중요하다. 물리치료실 내의 정리정돈에 유의하며, 치료중에 발이 걸려 콘센트가 뽑히지 않도록 배치하고, 물리치료기기의 출력표시 창을 확인할 수 있는 공간을 따로 확보할 필요가 있다.

D 물리치료기기 측의 위험관리[4)]

1. 물리치료기기의 전기 안전성 규격의 적합성

의료기기들은 전기안전성 규격에 관한 정부의 통제에 의해서, 치료 시나 단일 고장 시에도 미연에 전기의 위험을 방지하는 구조설계(touch-proof)로 되어 있다[7)]. 또한 "제로위치 시작구조"장치는 사용시작에 있어, 출력조정기 눈금이 제로위치로 되돌아가지 않으면, 출력이 나오지 않는 구조이다. 물리치료기기는 안전구조와 필요한 자극조건을 간단한 조작(fool-proof)만으로 설정하는 것이 과제이다.

또한 물리치료기기의 부품이 마모되고 방열하여, 표시치와 출력치에 오차가 관찰되면, 기대하는 효과가 나타나지 않는다. 환자는 불충분한 자극출력에 불만을 호소하고, 표시지 강도를 올리도록 요구한다. 그렇게 되면 엄격하게 설정된 안전구조의 의미가 없어진다(그림 5).

2. 의료용구의 전자파(electromagnet) 기준에 대한 적합성

휴대전화 등으로부터의 전자파의 간섭(electromagnetic compatibility; EMC)으로 의료용구에 오작동이 발생한 사실이 발단이 되어, 의료용 전기기기의 전자파 배출이 문제가 되었다.

1997년에 "휴대전화 단말기 등의 사용에 과한 조사보고서"가 발간되었다. 거기서는, "의료용 전기기기에 대한 전자파의 영향을 방지하기 위한 휴대전화 단말기 등의 사용에 관한 지침"이 나오고, 병원 내에서 휴대전화의 사용이 제한되면서 구내 영역구분이 지정되었다. 매립형 조율기(pacemaker)(➡ 심화학습 ①)나 세동기는, 휴대전화(안테나 입력 : 800 mW)로부터 22 cm이상 떨어지면 전자파 간섭이 발생하지 않는 것이 확인되었다[8)]. 즉, 영향을 받는 의료용 기기와 영향을 주는 의료용 기기의 전자주파수가 근사하게 됨으로써, 기기간의 간섭이 발생된다. 물리치료실에는 전자파를 사용한 극초단파치료가 있고, 치료환경을 정비하여 다른 의료용 기기나 물리치료기기의 영향을 배제하기 위한 "전자파 차폐실(shield room)"의 설치 등도 고려할 필요성이 대두되었다.

사소한 일이지만, 같은 전원 탭으로부터가 아니라, 별개의 콘센트에서 전원을 분리시키는 것만으로도, 전자파 영향을 줄일 수 있다. 또한

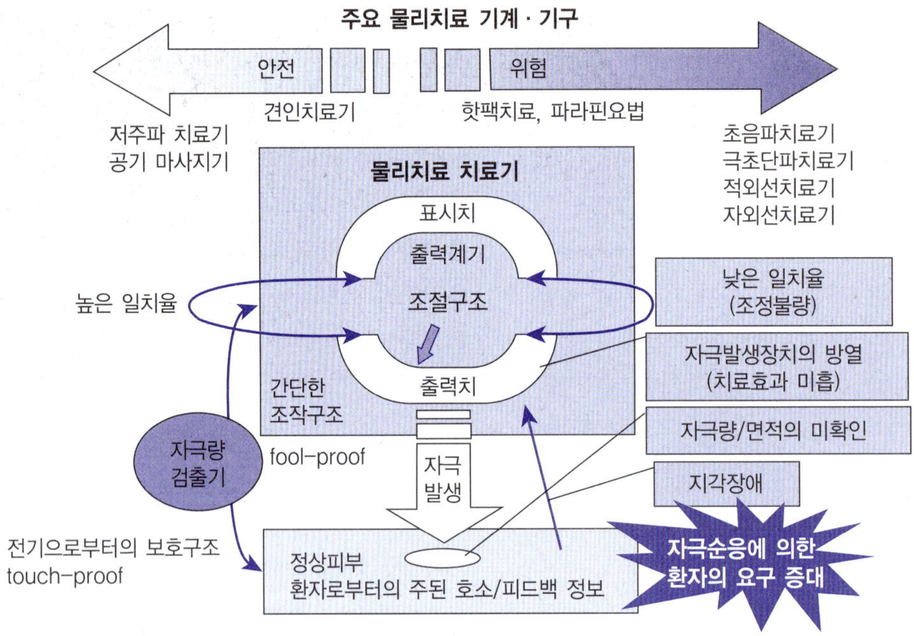

그림 5. 물리치료기기의 안전구조 [문헌 4에서]

프로브(probe)의 길이를 짧게 하는 것만으로도 효과적인 경우도 있다. 최근에는 무선 LAN, ADL실의 전자조리기 등 새로운 전자이용기기나 시스템이 개발되어, 의료용 전기기기를 둘러싼 전자파 환경은 차츰 새로운 문제를 일으키게 될 상황에 있다. 기기에 따라서 규격이 다양하기 때문에 기기대응에는 한계가 있으며, 사용자의 운용에 맞추어 해결하지 않을 수 없는 상황이 많다[9] (그림 6).

심화학습

❶ 전자파 기준 규격

휴대전화(송신주파수 : 800 MHz대, 안테나 입력 : 800 mW)는 안테나 입력이 높지만, 의료기관에서 사용되는 PHS(주파수대 : 1.9 GHz, 안테나 입력 : 10 mW)는 이보다 낮게 억제되어 있다. PHS의 중계국 안테나는 80 mW이다. 매립형 세동기보다 조율기(pacemaker)가 휴대전화 전자파에 의해 영향을 받기 쉬우며, 간섭거리가 약 22cm이다. 최근에는 간섭 발생비율이나 간섭거리가 이보다 개선되어 있다.

3. 유지점검 시스템

의료기기의 유지관리는 고장에 의한 수리체제의 정비인데, 의료기기의 품질을 보증하는 관점에서 의료용 기기관리에 헛점이 있다. 그러나 1994년에 의료법과 제조물 책임법이 개정되어, 유지점검이 시행되지 않았던 의료기기를 사용하여 사고가 발생하면 의료기관의 책임을 묻게 되었다. 의료기기는 사용연수와 함께 부품의 마모방열에 따른 고장발생률이 높아진다(그림 7). 그래서 치료사는 물리치료기기(전기자극 치료기, 극초단파치료기 등)의 "제로위치 시작", "과출력 보호"가 제대로 작동되는지를 정기적으로 확인할 의무가 있다. 또한, 스톱워치로 타이머기능이 정확히 작동하고 있는지를 확인할 필요가 있다. 또한, 제조기업도 독자적인 유지관리 실시기록으로 고장 다발시기를 살펴서, 의료사고로 연결되는 고장을 피해야 할 것이다. 앞으로는 의료기업계에서도 유지관리를 포함한 내용과 수명설정에 대한 설명서 고지가 있

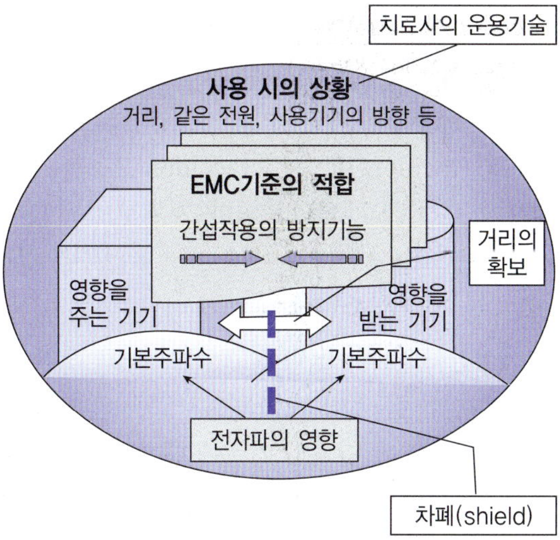

그림 6. EMC 기준의 적합성

의료용 전기기기의 기준 규격의 정비와 더불어, 치료사의 기기의 운용에 있어서, 안심하고 물리치료에 전념할 수 있는 물리치료실 환경 만들기가 필요하다.

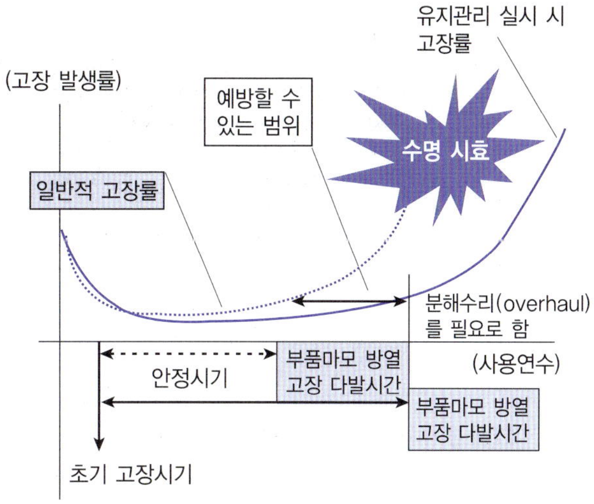

그림 7. 고장률과 사용연수

의료기기 고장발생률의 변화과정을 나타냈다.
[문헌 10에서 일부 변경]

어야 할 것이다.

E 환자의 위험관리[4)]

1. 감각저하

물리치료기기에 피드백 구조가 있는 치료도구는 전기자극장치뿐이다. 자외선치료에서는 환자의 피부감각을 대체하는 자외선 강도계로 자극부위의 자외선 양을 측정하고 있다. 대부분의 물리치료기기에서는, 환자의 지각에 대한 자극강도를 검출하여 알맞게 조절하는 것이 유일한 안전장치이다. 이 때문에 환자의 정상지각이 물리치료를 실시하는 적응조건의 전제가 된다. 그래서 환자에게 물리적 자극효과나 치료 중의 이상반응 등을 설명한 후, 피부의 관찰이나 자각증상의 보고는 중요한 정보라는 것을 이해시킨다.

2. 생명징후의 확인

환자의 신체 상태는 매일 변화하므로, 생명징후(vital sign)를 확인하는 습관을 몸에 익히는 것이 중요하다. 생명징후에서는, 전날의 치료 후 증상, 체온, 혈압 등을 정보 수집한다. 목뼈견인치료에서는 견인 고정부의 압박에 의해서 심박수의 감소나 혈압하강이 일어날 수 있으므로, 치료 중 환자의 반응을 간과하지 않아야 한다.

3. 환자의 자기 판단

물리치료를 장기간 받고 있으면 환자는 그 치료에 익숙해져 치료조건을 바꾸기를 요구하는 경향이 있다. 때로 환자는 “좋은 약은 쓰다”와 마찬가지로 “아픈 만큼 자극 치료가 효과가 있다”라는 잘못된 인식으로, 치료강도를 높이도록 요구하는 일이 있다. 그래서 치료사는 환자에게 물리치료 효과를 설명하고, 오해나 확신을 치료 전의 오리엔테이션에서 인식시킨다. 일정기간 치료해도 기대하는 물리치료 효과를 얻을 수 없

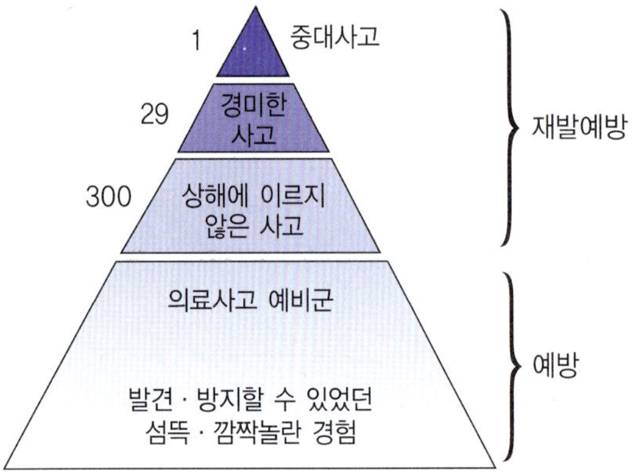

그림 8. 사건의 법칙 [문헌 2에서]

다면, 다른 물리치료 수단을 고려할 필요가 있다.

F 물리치료사고의 분석과 대책[4)]

1. 사고보고서(incident, accident) 작성

사건(incident)은 상해에 이르지 않은 사고이고 섬뜩하거나 아찔한 위험사례를 말하며, 같은 내용에 대해서 몇 가지 보고내용이 있을 수 있다. 사고(accident)는 상해가 발생한 사례를 말한다.

사건(incident)은 개인의 책임이 아니라, 물리치료 관리시스템의 문제로 파악하여, 건수가 많은 치료사를 책망해서는 안 된다. 오히려, 사고방지를 적극적으로 이해하고 협력자로 평가해야 한다. 보고를 하지 않음으로써, 중대한 사고로 연결된 경우는, 보고를 태만히 한 책임만을 추궁한다. 이는 사건의 법칙 "상해에 이르지 않는 사고(300) : 경미한 사고(29) : 중대한 사고 (1)의 비율에 의한 사고"(그림 8)가 인정되므로, 사고방지에는 중요한 자료가 된다[2)]. 각 직장의 위험관리자는 섬뜩하고 깜짝 놀랄만한 사례를 공개하여, 직장 안에서 서로 이야기를 나눌 수 있는 분위기 만들기가 중요하다.

사건(incident)도 사고(accident)도 동일한 보고서(표 1)에 기록은 하지만, 사건보고서에는, 성명기입을 의무화하지 않는 편이 좋다. 보고서의 기재 시에 엄수해야 할 것은 ① 근거가 없는 단정적인 표현을 하지 않고, 정확하고 오해가 없는 표현에 유념하고, ② 의료사고에 관한 사실을 기술하며, ③ 환자나 가족에 대한 설명, 질의 응답도 기술하고, ④ 환자의 치료에 직접 관련되지 않는 것이나 반성문, 의료종사자의 비판은 기술하지 않는다. 의도적으로 고쳤다고 오해를 받지 않게 정정할 때는 두 줄로 지우고, 앞에서의 기술내용을 읽을 수 있도록 기재한다. 의료종사자의 주관이나 애매한 추측으로 기술한 표현, 인격과 인권을 침해하는 표현, 일반화되지 않은 약어 · 조어, 기호, 애매한 표현은 사용하지 않는다[11)]. 이러한 원칙에 기초하여 기재된 보고서를 회람한 후 환자 관련자 전원(행정부서장, 의사, 물리치료실장, 수간호사, 간호사)이 서명하고, 사고정보를 공유한다. 그 이후 물리치료실 내의 회의에서 발생요인을 분석하고, 방지대책이나 대응책을 문서화 하여 치료사에게 피드백을 할 필요가 있다.

의료사고 발생요인의 분석기법에는, 항공업계 등에서 사용하는 SHEL 모델, 미국 항공우주국(NASA)에서 사용되는 4M-4E방식이 있으며, 의료사고에도 활용되고 있다. 이들 요인분석법은, 사고담당자만이 아니라, 사고의 배경이나 발생요인까지 검토할 수 있게 되었다. 그 후, 의료안전위원회에 보고하여, 원내에서 위험관리 정보를 공유할 수 있도록 위험관리 사례집을 작성하면, 설득력이 있는 사고방지 책자가 된다.

표 1. 사건 · 사고 보고서

<table>
<tr><td>사고발생 연월일</td><td colspan="5">년 월 일 (요일) 시간 (오전/오후 :)</td></tr>
<tr><td rowspan="2">환자 성명</td><td rowspan="2"></td><td>외래, 입원</td><td colspan="3">외래 · (3, 4, 5) 층 병동</td></tr>
<tr><td>연령</td><td>세</td><td>성별</td><td>남, 여</td></tr>
<tr><td>병명</td><td colspan="2"></td><td>발병일</td><td colspan="2">년 월 일</td></tr>
<tr><td>장애명</td><td colspan="2"></td><td>사고시의 이동능력</td><td colspan="2">스트렛처, 휠체어, 지팡이 보행 (보조, 감시), 혼자서 걷기</td></tr>
<tr><td>사고 장소</td><td colspan="5"></td></tr>
<tr><td>사고의 종류</td><td colspan="5">운동치료/ADL훈련(넘어짐, 굴러 떨어짐, 기타 :)
전기치료(금기, 순서 오류, 기기고장, 과잉자극, 기타 :)
기타 물리치료</td></tr>
<tr><td colspan="6"></td></tr>
<tr><td colspan="6">사고의 원인 : 인식부족, 기술부족, 확신, 부주의, 피로/치료기기의 정비불량, 치료환경의 미비
환자의 증상파악 부족/관리체제의 미비(비위생적 · 바쁘다)/기타 ( )</td></tr>
<tr><td colspan="6"></td></tr>
<tr><td colspan="6">향후 대책 :</td></tr>
<tr><td colspan="6">주치의의 진찰, 예후 :</td></tr>
<tr><td colspan="6">환자에 대한 설명 ☐ 없음 ☐ 있음 가족에 대한 설명 ☐ 없음 ☐ 있음
설명내용</td></tr>
</table>

행정 부서장		PT실 과장		담당 PT		수간호사		주치의		회람 후 서명 날인한다.

2. 오류의 배후분석

사고에 이르려면, 여러 가지 좋지 않은 상황들이 연쇄적으로 일어나고, 다양한 요인들이 배후에 있게 마련이다. 그래서, 배후나 요인을 시각화하는 것이 중요하다. 가로축에 의료사고에 관계된 기기나 사람을 기재하고, 종축에 시간의 축을 설정한다. 이 그림 위에 사람의 행동이나 의료기기의 상태를 블록으로 도해하고, 배후나 요소의 관계를 화살표로 기술한다. 관련도의 작성과정에는, 요인의 추가, 내용의 변경, 삭제, 화살표의 추가, 변경 등 작업이 빈번하게 일어난다. 작성된 관련도에서 배제요인을 찾아내어,

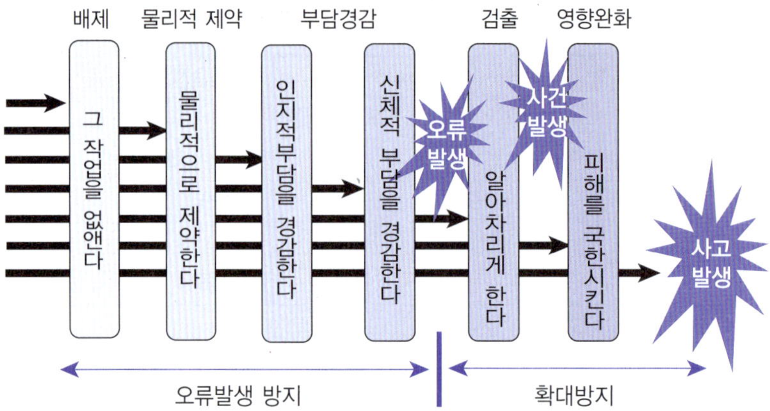

그림 9. 인간오류(human error) 대응책의 열거 순서 [문헌 12에서]

연결고리를 단절시킬 수 있다면 의료사고로 되지 않았을 것이라고 생각되는 요인이 바로 문제의 핵심이다.

문제점의 추출은 부분과 전체의 양면에서 생각하여, 배후 요인을 추정하는 것이 필수적이다. 상황 관련도는 해당 사고를 바르게 이해하기 위해 중요하다. 대응책 단계들은 오류 발생을 방지하는 배제단계, 물리적 제약단계, 부담 경감단계, 오류 발생 후 대책 검출단계, 영향 완화단계 5단계로 접근한다(그림 9). 최종적으로 대응책을 실시하여, 효과판정을 함으로써 오류의 방지, 사고 감소의 유무를 확인한다[12].

3. SHEL 모델에 의한 사고분석

당사자인 치료사(중심의 L : Liveware, 심신 상태, 지식, 경험, 기술적 문제 등)가 최적의 상태를 유지하기 위해서는 다음 4가지 요인이 영향을 준다. 상황에 따라 치료사의 능력이나 한계가 다양한 상황에 딱 맞도록, 소프트웨어(Software : 직장의 습관, 읽기 어려운 설명서 등), 하드웨어(Hardware : 의료기기, 시설의 구조 등), 환경(Environment : 업무범위, 직장 분위기 등), 다른 사람(Liveware : 환자나 가족의 연령, 질환, 상태, 심리 등)의 4요인을 상정한 모델이며, 이들 머리문자를 따서 SHEL이라 부른다. L(치료사)-S(습관, 매뉴얼 등), L(치료사)-H(의료기기, 설비 등), L(치료사)-E(업무범위 · 노동조건 등), L(치료사)-L(다른 치료사, 환자 등)과의 관계 문제들을 분석한다.

사례(표 2)는 극초단파치료와 운동치료를 하고 있는 변형성 무릎관절증의 외래환자인데, 환부의 상황을 충분히 확인하지 않고 치료를 시작하였다. 환자 자신도 소염 온열 첨부제(patch)를 붙이고 있는 것을 잊고 있었다. 조사 후, 첨부제의 발적이 무릎관절 주위에 발생하였다. 이 분석기법은 당사자 자신의 대응 적정화를 생각하는 데에 적합하다.

4. 4M-4E방식에 의한 사고분석

사고의 요인과 대책을 분류하여 정리하는 방법이다. 매트릭스 표에 사고의 요인을, 인간(Man : 지식, 경험, 기술, 심신상황, 인간관계 등), 물건 · 기계(Medicine : 기계구조 · 기능, 품질, 강도, 적합성, 배치 등), 환경(Media : 치료 매뉴얼, 정보전달, 노동조건, 설치환경 등), 관리(Management : 조직관리, 교육 · 훈련, 기록관

표 2. SHEL에 의한 분석

의료사고 (Event)	SHEL	요인	대책 예
극초단파치료와 운동치료를 계속하고 있는 변형성 무릎관절증의 외래 환자인데, 환부의 상황을 충분히 확인하지 않고 치료를 시작하였다. 환자도 소염 온열 첨부제(patch)를 붙이고 있는 것을 잊고 있었다. 조사 후, 첨부제로 인한 발적이 무릎관절 주위에 나타났다.	매뉴얼, 규정 등 시스템의 운동 L-S	O 업무를 효율적으로 시행하기 위해, 직장의 관례에 따라 보조에게 맡긴다. O 첨부제(patch) 등의 확인 매뉴얼이 없다.	O 보조에게 업무 전반을 맡기지 않는다. O 극초단파 조사 매뉴얼을 작성한다. O 치료사가 환자의 증상을 듣고, 매뉴얼에 따라서 첨부제의 유무를 확인한다.
	의료기기 · 기구 · 설비 · 시설의 구조 L-H	O 환자가 집중하는 시간대에서, 습관적으로 스위치를 넣고 조사하였다.	O 한 시기에 특정 물리치료가 혼잡하지 않도록 예약 스케줄을 조정한다. O 스위치가 있는 장소에 지시 라벨 "피부 확인"을 붙인다.
	물리적 환경 · 직장 분위기 등 L-E	O 보조의 업무라고 생각한다. O 매일의 일상화된 업무이므로, 순서를 생략하였다.	O 첨부제를 붙인 관절은 극초단파 조사가 위험하다는 것을 직원에게 경고한다. O 환자에게도 보이는 위치에, "습포제를 제거할 것"을 게시한다. O 직원이 조사부위에 첨부제 부착의 유무를 확인한다. O "치료 전의 확인업무 순서"를 전원 스위치 부근에 게시한다.
	가족에 관계한 사람 · 환자 · 가족의 유발요인 L-L	O조사부위 첨부제의 위험성에 대해서 충분히 이해하고 있지 않다. O환자도 첨부제를 붙이고 시간이 경과하였기 때문에 잊고 있었다.	O 보조에게 물리치료에 관한 지식을 가르친다. O 환자에게 조사부위의 첨부제는 화상의 위험이 있다는 것을 알린다. O 첨부제의 지속효과는, 몇 시간이라는 것을 의사로부터 전달받는다.

리, 긴급 체제 등)로 나눠서, 각각의 요인마다 교육 · 지도(Education : 지식, 기술, 인격 등), 기술 · 공학(Engineering : 자동화, 표시, 경보, 품질개선 등), 강화 · 철저(Enforcement : 순서의 설정, 주의환기 등), 모범 · 사례(Example : 모범, 사례의 소개 등)들을 기록하고, 대응책을 마련한다.

사례(표 3)은 초음파 조사 시에 헤파린(heparin) 유사물질연고(케로이드 치료제)와 커플링제를 병용하였더니, 환부에 그물코모양의 발적과 화끈화끈한 불쾌감이 나타났다. 그 때, 초음파 조사 중의 출력치가 무작위(random)로 표시되어 치료를 중단하였으나, 환자에게 불안감을 갖게 하였다. 조사 후에 얼음으로 냉각하고 의사의 진찰을 받았으나, 특히 이상소견은 없었다. 이 분석기법은 조직적인 사고방지에 대처하는 방법을 제안하는 데에 적합한 모형이다.

표 3. 4M-4E 매트릭스표에 의한 분석

		인간 (Man)	물건 · 기계 (Machine)	환경 (Media)	관리 (Management)
구체적 요인		○ 커플링제와 동시에 약제를 사용하여, 약제의 독성이 커졌다. ○ 환자는 화끈화끈한 통증에 치료효과가 있다고 생각하였다. ○ 불안과 공포가 고조된다.	○ 치료 중에 초음파 치료기의 출력치가 무작위(random)로 표시되었다. ○ 치료하기 전에 기계의 작동확인이 불충분하였다.	○ 도포약제가 무색으로 마음에 두지 않았다. ○ 표시치를 확인할 때, 들여다보지 않으면 안되는 위치에 기계를 설치했다.	○ 전번 치료의 종료 시, 기계의 유지 · 점검을 하지 않았다.
대응책	교육 · 훈련 Education	○ 치료 중의 감각을 환자에게 오리엔테이션을 한다. ○ 치료 중 증상이나 피부상태를 관찰하는 방법을 실제로 지도한다.	○ 치료사는 치료 전에 자기 손바닥으로 기기불량의 유무 확인방법을 연수한다. ○ 초음파치료기의 도자에 물방울을 떨어뜨려, 출력확인을 한다.	○ 도포약제에 의해서, 부작용이 일어날 수 있다는 것을 널리 알린다. ○ 기계의 출력치 등, 표시된 사인(sign)을 간과하지 않도록 지도한다.	○ 치료 종료 시의 점검작업 순서를 매뉴얼로 만든다.
	기술 · 공학 Engineering	○ 치료 순서를 재확인한다.	○ 고장이 발생한 시점에서, 경고음이 울리도록 제조회사에 의뢰한다.	○ 치료환경을 정리정돈한다. ○ 치료기의 전용 설치대를 만든다.	○ 유지 · 점검을 정기적(1회/1년)으로 업자에게 의뢰한다.
	강화 · 철저 Enforcement	○ 보고서를 제출시켜, 주의를 환기한다. ○ 커플링제로 사용 가능한 약제들을 명확히 한다. ○ 조사부위에 도포된 약제를 닦아내도록 매뉴얼에 넣는다.	○ 초음파치료기의 표시치를 확인하는 것을 매뉴얼에 넣는다.	○ 치료사, 환자 모두가, 출력표시 계기판을 확인하도록 유념한다. ○ 조사부위에 약제가 도포되어 있지 않은 것을 확인한다.	○ 사용상황에서 문제점을 느끼면, 부서장에게 보고한다.
	규범 · 사례 Example	○ 개정된 매뉴얼을 배포하고, 널리 알려 만전을 기한다.	○ 초음파치료기의 고장 리스트와 위험성에 관해서, 널리 알려 만전을 기한다. ○ 개정된 매뉴얼을 배포하고, 널리 알려 만전을 기한다.	○ 개정된 매뉴얼을 배포하고, 연수를 실시한다.	○ 개정된 주의사항을 기기 옆 벽에 부착하고, 널리 알려 만전을 기한다.

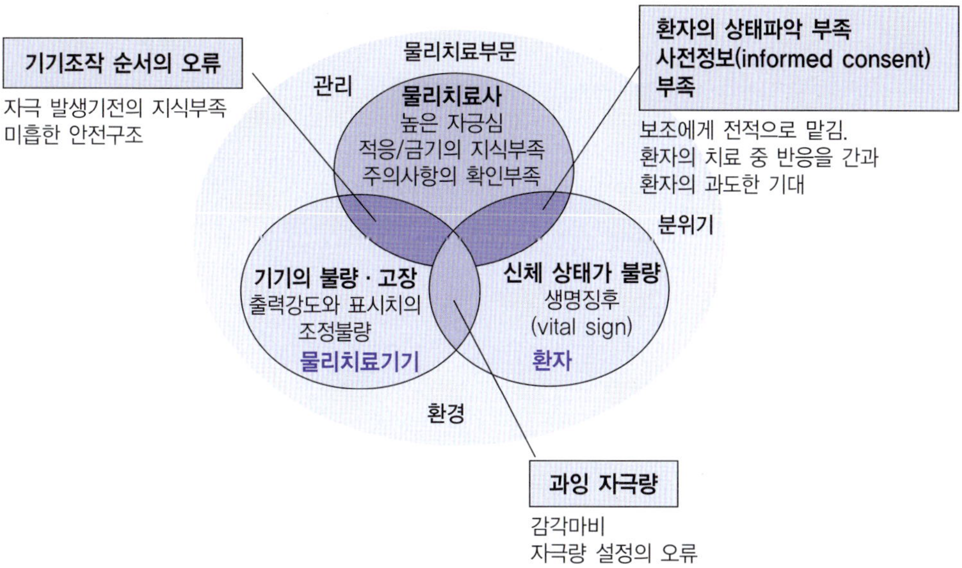

그림 10. 물리치료 사고의 요인분석

사고요인의 소재는 물리치료사, 물리치료기기, 환자의 영역요인으로 나누어진다. 여러 사고인자가 겹치면, 물리치료 사고의 발생률이 높아진다. [문헌 4에서]

G 물리치료 사고발생의 요인과 대책4)

사건(incident) · 사고(accident) 보고서를 분석 하면, 의사 · 치료사측, 환자측, 물리치료기기측의 요인이 중복된 영역에서 사고 발생률이 높아지고, 중대한 사고로 발전한다는 사실을 알 수 있다(그림 10). 각각의 사고요인을 생각하면서, 치료에 전념하는 것이 중요하다. 또한 과실사고는 무작위로 발생하는 것이 아니라, 일정한 경향이 있어, 효과적인 예방대책을 세울 수 있는 것이다. 그러므로 각 직장에 적합한 안전대책 매뉴얼을 만들어, 간결하고 주의를 환기시키기 쉬운 문서로 물리치료실 접수처나 물리치료기기 전면에 게시한다.

그리고 실시되고 있는 물리치료 내용(치료효과, 적응, 금기)이 적합한지 확인해가는 자세도 중요하다.

● 인용문헌

1) 横串算敏：物理療法の選択と適応. 臨床リハ, 9(7):669–677, 2000.
2) 川村治子：ヒヤリ・ハット報告を事故防止にどう役立てるか. 第 3 回朝日看護セミナー資料, 2000.
3) 岩月宏泰：リスクマネジメント教育をどのように進めるか. PT ジャーナル, 35(10):697–705, 2001.
4) 杉元雅晴：物理療法におけるリスクマネージメント. 理学療法, 18(6):593–605, 2001.
5) 岡持利亘：患者の行動に関するリスクマネジメント. 理学療法, 18(6):606–615, 2001.
6) 厚生労働省：医療の安全確保のための対策事例. 2001.
7) 日本工業標準調査会審議：医用電気機器－第 1 部：安全に関する一般的要求事項. JIS T 0601-1, 1999, 日本規格協会, 1999.
8) 古幡 博：電波の医用機器等への影響に関する調査研究－目的および植え込み型心臓ペースメーカと除細動器の場合. Clinical Engineering, 14(5):449–459, 2003.
9) 谷川廣治：医用電気機器の EMC 規格適合の法制化について. Clinical Engineering, 14(1):49–56, 2003.
10) 舘 盟吉：医療機器製造業者から見た医療機器の管理. 医器学, 70(11):607–617, 2000.
11) 金沢大学医学部附属病院医療事故防止委員会：医療事故防止マニュアル. 金沢大学医学部附属病院, pp.1–42, 2002.
12) 河野龍太郎：ヒューマンエラー低減技法の発想手順：エラープルーフの考え方. 日本プラントヒューマンファクター学会誌, 4(2):121–130, 1999.

제 10 장

증상사례별 물리치료 프로그램의 실제

I 요통

■ **학습목표**

- 요통의 특성을 이해한다.
- 온열치료, 견인치료, 치료적 수중운동에 대한 프로그램 적용의 필요성을 이해한다.

변형성 요추증은 노화(aging) 등에 의한 척추원반의 퇴행성 변성이나 골극이 원인이 되어 허리의 통증을 주된 증상으로 하는 질환이다. 더구나 돌기사이관절의 변성이나 추간강의 협소화가 일어나 요천부에 통증 또는 마비를 일으킨다. 보존적 치료를 시행함으로써 요통을 완화시켜 가정생활에 적응시킨 사례를 보고한다.

A 증상 사례 프로필

◉ 사례

54세, 여성, 전업주부

신장 162 cm, 체중 63 kg, BMI(body mass index, 비만도)는 24이고 기준범위 내(20~24)

◉ 진단명

변형성 요통증

◉ 주된 호소

요통으로 움직일 수 없다.

◉ 현 병력

3년 전부터 가사동작(조리, 청소 등) 시 요통이 나타나 동네 의원에서 약물치료와 견인치료를 받았었고, 이 후 한동안 괜찮았다. 최근에 다시 요통이 나타나 보행이 곤란하여 본 병원에 입원하였다.

◉ 장애력

학생 때는 스키를 즐겼으나 현재는 거의 스포츠를 하지 않게 되었다. 3년 전부터 가사동작 중에 요통이 때로 있었으나 조금 휴식하면 감소하였다. 방정리를 하고 있으면 허리의 격통 때문에 움직일 수 없게 되어 휴식을 취했지만 개선되지 않았다.

B 물리치료의 선택과 실제

요통에 대한 물리치료의 목적은 ① 통증의 완화, ② 넙다리네갈래근, 큰볼기근, 배근육 등의 근력강화, ③ 뒤넙다리근(hamstrings), 엉덩허리근(장요근), 등근육군(배근군) 등의 단축근 신장, ④ 일상생활동작 중 불량자세의 교정이다.

그래서 등근육군의 근 경축(spasm)에 의한 이상긴장과 경결을 완화시키기 위하여 허리에 핫 팩(20분간)을 실시하였다. 그 후 침대에서 척주의 안정과 부하의 감소를 목적으로 지속적인 허리뼈 견인치료를 실시하였다. 증상이 완화되기 시작한 후부터는 물리치료실에서 간헐적 견인치료(견인력 20 kg, 견인시간 30초, 휴지시간 15초, 치료시간 15분간)로 전환하였다(그림 1). 활동 시 체간의 운동을 제한하기 위하여 연성

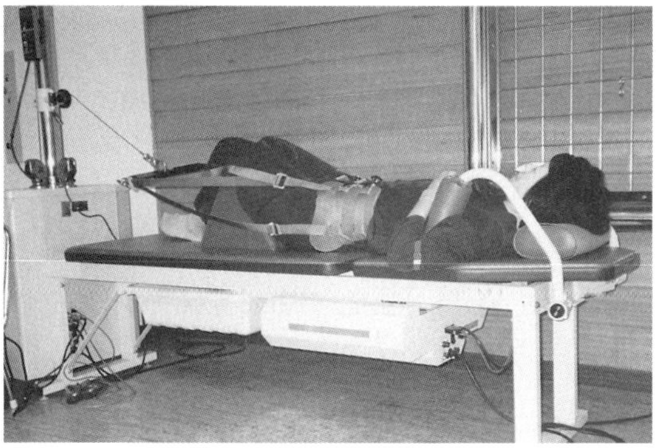

그림 1. 견인치료

코르셋이 처방되었다.

2주 후부터 핫 팩 치료 후에 요통운동으로 자세교정 체조를 1일 2회 지도하고, 때때로 정확하게 실시하고 있는지를 확인한다. 또한 요통 방지를 위해 이제까지 해오던 가사동작을 분석(analysis)을 하여 척주에 걸리는 부담을 피하기 위한 생활동작을 지도하였다.

온도 약 34°C의 풀에서 수중 운동치료로 이완(relaxation)과 수중 관절운동학적 프로그램을 지도하였다. 부낭(buoy)을 활용하여 수면 위에 바로누운 자세로 두 상지를 약간 굽혀서 머리 위에 두고 전신의 힘을 빼서 뜨게 하고(1~2분간) 그 후 평영(breast stroke) 모양의 다리 형태로 하지의 운동 [패트릭(Patrick) 징후 검사 모양의 운동]을 시행하였다(그림 2). 마지막으로 풀 안에서의 보행을 지도하였다(3~4분간). 이 과정을 2~3 세트 반복하였다. 퇴원 전에는 제11등뼈(칼돌기)의 수심에서 한쪽 다리로 서기를 시켜 상지나 두부의 움직임에 의하여 균형 잡는 방법을 이해시켰다. 그 후 수중에서 세탁물을 말리는 동작이나 청소기를 조작하는 동작을 시켜 안정된 운동의 중요성을 지도하였다.

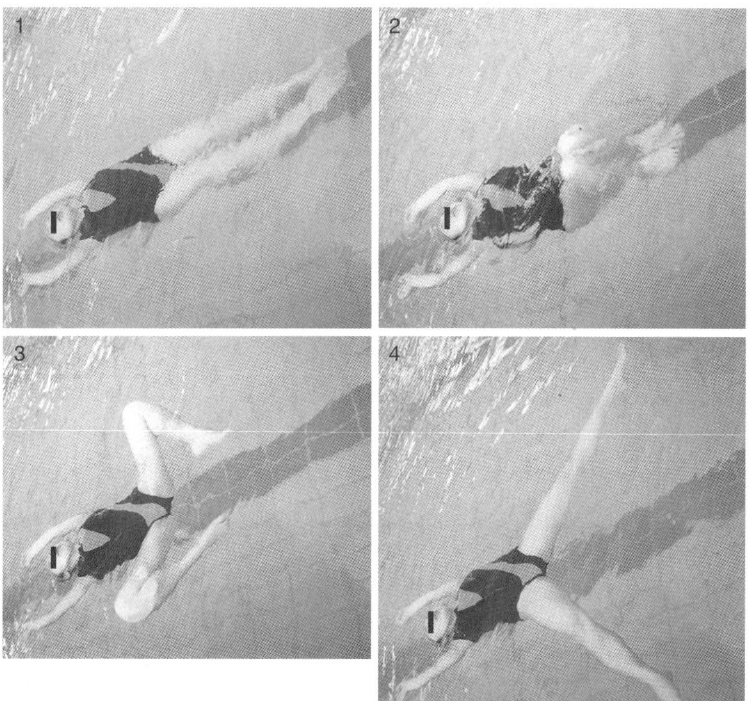

그림 2. 수중 관절운동학적 프로그램

C 초기평가와 최종평가

◉ 치료 시작 시의 소견

X선 소견에서는 허리뼈(L2~L4)에 골극이 나타났고 상부등뼈 및 흉요 이행부에 생리적 만곡이 감소되었다. Patrick 징후검사는 양측 모두(+)이고 오른쪽 하지의 통증이 심하였다. 요배부의 척주기립근군에는 경결과 압통이 존재하였다. 하지근군에는 운동마비는 인지되지 않았지만 종아리에 마비감을 호소하였다.

◉ 퇴원 시

요통의 원인은 완치되지 않았으나 Patrick 징후검사에서(±)는 약간의 개선과 통증이 완화되었다. 허리뼈에 부담이 되는 자세나 동작도 의식하여 피할 수 있게 되었다.

D 고찰

온열치료는 근 경축의 경감을 목적으로 누운 자세(무릎 굽힘위치)에서 핫팩치료를 시행하였다. 요부의 안정, 근 경축의 경감, 골반 후경자세의 유도를 목적으로 견인치료를 실시한 것에 의하여 증상이 완화하였다. 또한 수중에서의 운동은 근 경축을 경감시키고 천장관절에서 천골의 전굴, 후굴운동을 일으킬 수 있었다. 수중에서 일상생활동작을 실시함으로써 머리의 움직임이 체간의 움직임이나 균형을 상당히 좌우한다는 사실을 자각하게 되었다. 앞으로 외래에서 적절한 자세교정체조 운동을 수행하거나 수중 운동치료를 계속한다.

● 인용문헌

1) 杉元雅晴：腰痛症患者の水中運動療法. 細田多穂ほか（編）：理学療法ハンドブック ケーススタディ, pp.963–972, 協同医書出版社, 1994.

II 목 · 팔 통증 (Neck-arm pain)

■ **학습목표**

- 목 · 팔 통증을 호소하는 질환에는 어떠한 것이 있는지를 이해한다.
- 목뼈 척추원반 탈출증의 병태를 이해한다.
- 목뼈 견인의 적응과 시행방법을 이해한다.

목 · 팔 통증을 주로 호소로 하는 질환은 목척추증, 목뼈 척추원반 장애(목뼈 척추원반 탈출증을 포함) 등의 변성 질환이나, 가슴문증후군(흉곽출구증후군)이라는 질환을 들 수 있다. 여기서는 목뼈 척추원반 탈출증[척추원반 탈출증(intervertebral disc herniation), 목뼈 척추원반 탈출증(cervical disc herniation), 수핵 탈출증(척추원반 탈출증과 동의어, herniated nucleus pulposus : HNP)] 환자에 대한 물리치료에 대해서 설명한다.

A 증상사례 프로필

◉ 증상사례

38세, 남성, 회사원

◉ 주된 호소

좌측 등부위통증, 좌측 팔 통증, 좌측 인지 · 중지 끝의 마비

◉ 과거력

특기할 만한 사항 없음

◉ 현 병력

20일 전부터 원인도 없이 목~좌측 등부위통증이 나타났다. 그 후 목의 통증은 경감되었으나 왼쪽 팔에 통증이 나타나 좌측 시지 · 중지에도 마비를 초래하였다. 10일 전에 모 병원에서 진료를 받고 침구를 권장받아 온구(뜸질), 카이로프랙틱 등을 시행하였으나, 증상에 변화가 보이지 않아 우리 과의 진찰을 받게 되었다.

◉ 경과

초진 시 : 경부 X선 촬영, 투약으로 경과를 관찰을 하였다. 9일 후 : 경부 MRI 촬영. 2주 후 : 투약으로 통증은 경감되었지만, 왼손 손가락의 마비에는 변화가 없었으며 MRI로부 C4/5와 C6/7 척추원반 좌측에 HNP류(lumps)가 인지되었기 때문에, 외래에서 전동식 목뼈 간헐 견인치료를 시작하였다. 주 2~3회의 비율로 6주간, 합계 18회 시행하였다.

B 물리치료의 선택과 실제

목 · 팔 통증을 주로 하는 목질환에 대한 보존적 치료로는 약물치료, 온열을 주체로 하는 물리치료, 견인치료 [간헐적 견인, 지속적 견인(직접 견인, 간접 견인)], 보장구 착용, 블록치료 등을 들 수 있다. 본 질환에 대해서는 2주간의 약물치료로 목 및 등부위통증에 개선이 관찰되기는

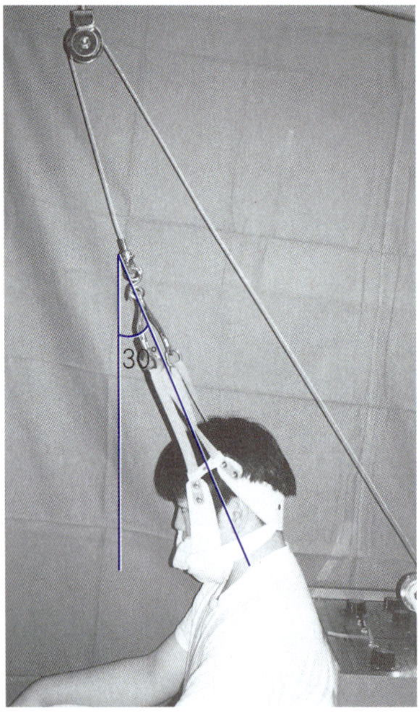

그림 1. 전동식 목뼈 간헐적 견인 시행

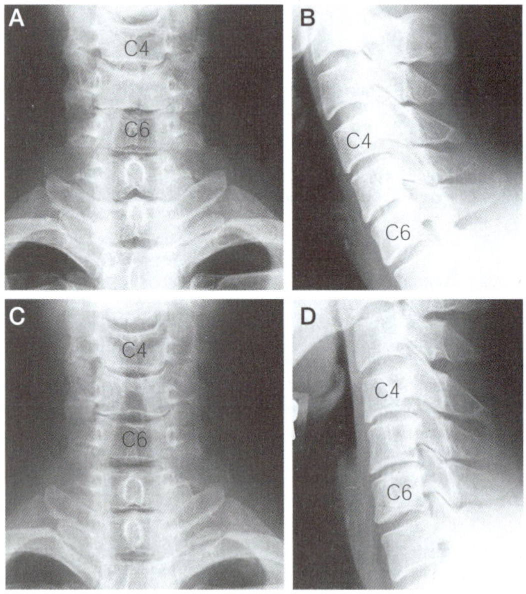

그림 2. 전동식 목뼈 간헐적 견인 시작 시와 1년 후의 X선 영상

A : 시작 시 정면 영상, B : 시작 시 측면 영상,
C : 1년 후 정면 영상, D : 1년 후 측면 영상.

하였으나 상지 증상에 개선이 보이지 않았기 때문에 전동식 목 간헐적 견인을 시행하였다.

시행방법 : 견인 양식은 의자에 앉은 자세. 견인 방향은 견인 시 상지 증상이 경감되는 각도를 선택한 30°로 하였다(그림 1). 견인력은 10 kg, 견인시간은 10분으로 하였다. 견인에 의한 지속효과를 기대하기 위하여 최저 주 2~3회 이상 내원하도록 하였다.

C 초기평가와 최종평가

◉ 초진 시 소견

목 폄 · 굽힘 가동범위는 제한되고 움직임에 수반하여 어깨통증이 나타났다. 또한 좌측 굽힘, 우측회전의 가동범위도 제한되었으며 목에 통증이 나타났다. 좌측 목뼈 압박검사 [neck compression test(spurling test)]는 양성이다. 상지 심부 힘줄반사는 정상이다. 상지 병적 반사는 음성. 하지 심부 힘줄반사는 정상이다. 악력은 우 42 kg, 좌 36 kg. 감각장애는 좌측 C5~C8 영역에 촉각이상, 좌측 C5 영역에 통각이상이 인지되었다. 좌측 집게손가락 및 가운데손가락 끝에 마비가 있었다.

◉ X선 소견

C5/6 척추몸통 간극이 협소되었다(그림 2A, B).

◉ MRI (초진 후 9일)

C4/5 좌측에 척추원반이 약간 돌출, C6/7 좌측에 큰 HNP류(lumps)가 보였다(그림 3A, B).

◉ 전동식 목뼈 간헐적 견인 시행 후 6주

목뼈 폄, 굽힘, 옆굽힘, 회전의 가동범위가 개선되었고 통증도 수반되지 않았다. 가운데손가락 끝에 마비가 남았지만, 좌측위팔통증과 인지의 마비는 소실되었다. 악력은 우 45 kg, 좌 41 kg 이다. 본 치료 종료 1년 후 본인의 희망

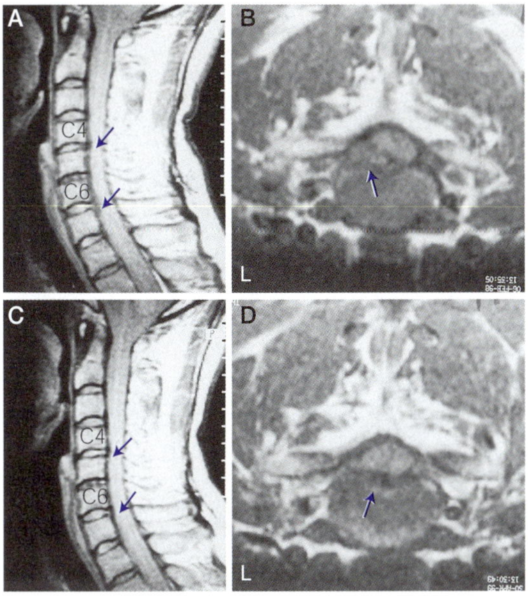

그림 3. 전동식 추간 간헐적 견인 시작 시와 1년 후의 MRI 영상

A : 시작 시 시상면 영상, **B** : 시작 시 가로단면 영상 (C6/7), **C** : 1년 후 시상면 영상, **D** : 1년 후 가로단면 영상 (C6/7), 화살표는 탈출 (hernior) 형태 (lumps)

으로 HNP의 변화를 보고싶다 하여 X선 촬영과 MRI 촬영을 하였다. 그 때의 증상으로는 때때로 어깨 결림을 초래하는 정도였고, 그 밖에 별다른 문제는 없었다.

◉ X선 소견

목뼈의 전만이 감소하고 있었지만 추체 간극에 뚜렷한 변화가 없었다(그림 2C, D).

◉ MRI 소견

C6/7의 압력 제거가 약간 개선되고 HNP의 축소가 인지되었다(그림 3C, D).

D 고찰

목뼈 견인 시행 시 주의사항으로서 견인각도의 선택에 있다. 보통 목뼈견인이 처방되면 개인 환자의 특징을 고려하지 않고, 한결같이 같은 각도에서 목뼈견인을 시행하는 경우가 많은데 각 환자의 신경학적 수준에 맞는 견인각도를 선택해야 한다. 일반적인 견인각도의 기준은 상위 목뼈에서는 수직견인(0°~15°), 중위의 목뼈는 15°~30°, 하위 목뼈는 30°~40°가 적절하다고 한다. 그러나 정상적인 정렬을 상정해서 한 것이므로 목뼈 견인을 시행하기 전에 적절한 각도의 검토 및 선택이 필요하다.

본 증상사례에서도 목뼈견인 시행 전에 상지 증상의 감소가 일어나는 각도를 조사하여 치료에 임하였다. 견인력에 대해서는 책에서는 최대 20 kg으로 되어 있으나 원래 척주는 압박력에 대해서는 강하지만, 견인력에는 그다지 강하게 되어있지 않기 때문에 강한 견인력은 목뼈 주위의 연부조직의 손상에 연결될 수 있다. 이 때문에 15 kg까지로 해두는 것은 바람직하다. 경험적으로 목뼈 추간관절 탈구의 환자에게 지속견인에서 시간이 걸렸지만, 서서히 하중을 증가시켜서 15 kg에서 탈구의 정복이 이루어진 사례를 갖고 있다.

경부에 문제가 있는 목 · 팔 통증의 물리치료는 보통 몇 가지의 조합치료에 의해서 시행된다. 목뼈 견인과 보장구 치료(collar), 온열치료와 목뼈 견인 등이고, 특히 상지 증상이 뚜렷한 경우 견인효과를 지속시키기 위하여 견인 후 목칼라(collar)를 착용시키는 경우도 있다.

본 증상사례의 경우, 처방 시의 견인각도 결정에 있어 30°로 견인하였더니 상지 증상의 경감을 얻었고 이러한 사례에서는 목뼈견인만으로 회복이 될 가능성이 높다. 또한 1년 후의 MRI로부터 HNP 탈출의 감소가 있었으며, 이는 최근에 많이 보고되고 있는 HNP 탈출의 자연 소실 사례에 해당될지도 모르지만, 목뼈 견인치료가 효과를 본 경우이다. 이 점에 관해서는 앞으로 연구가 필요하다.

참고문헌

1) 嶋田智明ほか：VII 力学的機器を用いた治療法：1. 牽引療法, 物理療法マニュアル, pp.175–185, 医歯薬出版, 1996.
2) Prentice, W.E.：特殊療法—牽引. 石田 肇（監）：ベッドサイドの物理療法, pp.199–230, 医道の日本社, 1991.
3) 澤田 出：頸椎介達牽引療法. 整災外, 36:995–999, 1993.
4) 原田征行：頸肩腕痛. 整形外科, 38:1037–1044, 1987.
5) 本間隆夫：頸椎症の保存療法—その現状と問題点. 脊椎脊髄, 1:463–470, 1988.

III 변형성 관절증

■ **학습목표**

- 변형성 관절증의 병태에 대해서 이해한다.
- 핫팩치료부터 수중 보행훈련까지의 프로그램 발전 시 임상적 판단을 이해한다.
- 재가 프로그램에 "목욕 운동 (exercise)"의 활용을 심화시킨다.

중 · 고령자에게서 볼 수 있는 변형성 관절증은 관절연골의 퇴행성 변화가 그 기반이 된다. 병변의 진행과 더불어 연골이 얇아지고 골극이나 낭포가 관찰된다. 대부분은 비만 또는 외상이 발증의 유발요인이 될 수 있다. 대퇴 경골관절이 장애를 받는 형태와 무릎넙다리관절이 장애를 받는 형태의 두 가지가 있다. 아래에 소개하는 환자의 경우는 전자이고, 수술을 희망하지 않았기 때문에 가정에서도 시행할 수 있는 재가 프로그램을 지도하였다.

A 증상사례 프로필

◉ 증상사례

72세, 여성, 전업주부이고 남편(뇌졸중 편마비자 : 휠체어생활 수준)을 간병하고 있다.

신장 155 cm, 체중 57 kg, BMI는 23.7이고 기준범위 내(20~24)이다.

◉ 진단명

변형성 양측 무릎관절증

◉ 주된 호소

취침 중에 우측 무릎관절의 둔통으로 잠이 깨고 동작 · 보행 시에 격통이 나타난다.

◉ 과거력

골다공증('96. 5. 21), 좌측발목관절 윤활주머니염('98. 4. 1), 변형성 목뼈증('99. 7. 27)

◉ 현 병력

초진 시부터 우측 무릎관절에 종창이 있기 때문에 관절 천자(puncture)를 반복하고 있다. 남편의 간병을 계속해야 하기 때문에 관절 형성술을 희망하지 않아, 보존적 치료와 일상생활에서 관절 보호를 지도할 목적으로 1주일간 입원치료를 하였다.

◉ 장애력

6년 전부터 남편의 간병 시에 무릎에 통증이 있었으나 정좌는 할 수 있었다. 또한 10 cm 정도의 받침대로부터 일어서기도 가능하였다. 현재는 정좌 또는 양식 변기로부터 일어서기나 계단을 내려갈 때에 격통이 뻗힌다. 차츰 남편의 보조(휠체어에서 침대로 옮겨타는 동작 등)가 곤란해졌다. 보행 시에는 통증과 파행(limping)이 관찰된다.

B 물리치료의 선택과 실제

변형성 관절증에 대한 일반적인 물리치료의

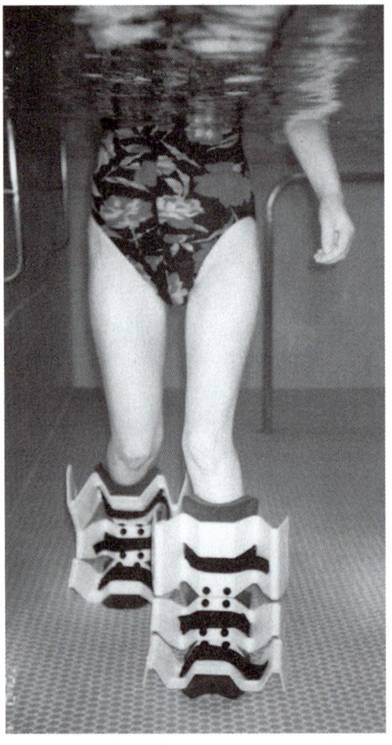

그림 1. **수중 보행** (발에 수중 저항을 장착하여)

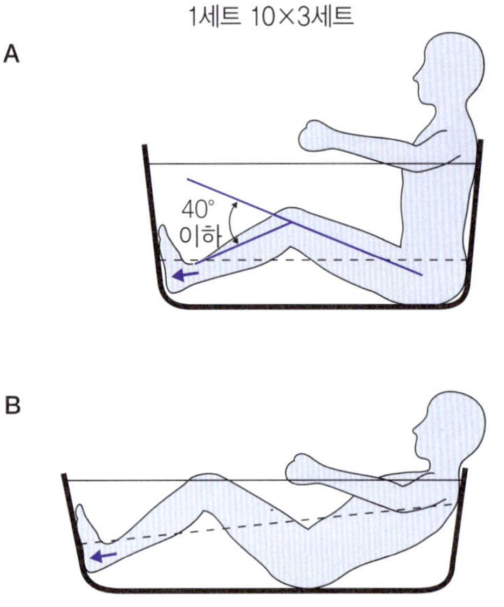

그림 2. 목욕 운동(exercise) 기본형 (등척성 운동)
A : 보통의 욕조. B : 얕고 넓은 욕조
어느 경우에도 발에서의 반발력이 무릎관절과 엉덩관절에 균등하게 미치도록 시행하는 것이 요령이다.
[문헌 1에서]

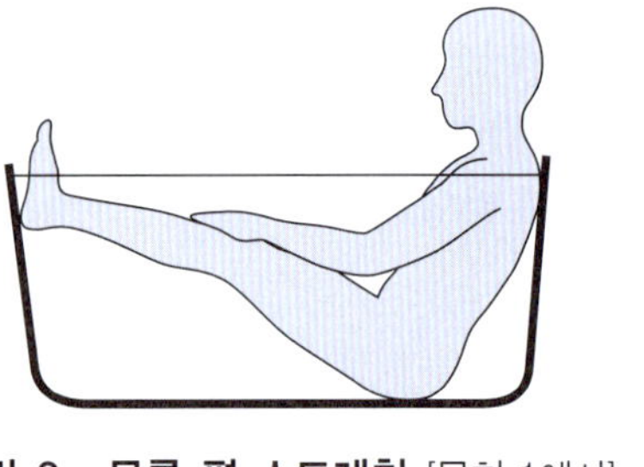

그림 3. 무릎 폄 스트레칭 [문헌 1에서]

목적은 ① 통증의 완화, ② 가동범위의 개선 및 유지, ③ 관절 주위근의 근력강화이다. 그래서 우선 두 무릎관절에 핫 팩에 의한 온열치료(20분간) 후 발에 추 벨트(0.5 kg)를 감고 하지를 펴서 올리는(straight leg raising : SLR) 운동을 10회/세트로 1일에 4세트×식후 3회/일 기준으로 실시하였다. 서서히 추를 무겁게 하여 추 벨트(1.5 kg)까지 사용가능하게 되었다.

2주 째부터 핫팩치료 후에 에르고미터(고정자전거)에 의한 하지근의 근력강화와 체력강화를 목적으로 페달 회전수 50~60 RPM, 부하량 40 W, 치료시간은 10분간부터 시작하여 서서히 20분까지 늘리도록 지도하였다. 넙다리네갈래근 근력강화 운동기로 근력측정을 하였으나, 측정 중에 통증이 나타났기 때문에 치료에 이용할 수 없었다. 그래서 수온 34°C의 풀, 제11등뼈(칼돌기)의 수심에서 수중 운동치료를 2회/주의 비율로 40분간 실시하였다. 수중에서는 하지 수중 저항구(Hydro-Tone™)를 장착하고 수중 보행(전후 및 좌측)과 앉은 자세에서의 무릎관절 굽힘/폄운동을 지도하였다(그림 1).

퇴원 시에는 카와무라(河村)[1]가 제안하는 목욕 운동(exercise) (등척성 운동 · 무릎 폄 스트레칭)을 지도하였다(그림 2, 3). 또한 병원에서 실시하던 SLR운동(2 kg)을 계속하도록 지도하였다.

C 초기평가와 최종평가

◉ 치료 시작 시 소견

X선 영상은 양측 모두 내측형 변형 상태이고 오른쪽 내측 관절열극은 상당히 협소화(1 mm), 골 경화(++)가 진행되었고 골극(++)이 관찰되었다(그림 4). 누운 자세에서의 대퇴 경골각(femorotibial angle : FTA)은 우 180°, 좌 175°, 내측 하중형이다.

◉ 하지 길이

우 78 cm, 좌 79 cm이고 가동범위 제한에 의하여 오른쪽 하지가 1 cm 더 짧다. 무릎관절 둘레 길이는 6년전에 비하여 우측 무릎관절 열극에서는 1 cm 증가하고 넓적다리부분 및 종아리 부분에서는 1 cm 감소하였다. 양쪽 무릎관절에서 열감은 없으며 급성 증상은 인지되지 않는다. 이러한 상태는 관절 종창과 근력저하가 진행되고 있다는 사실을 시사하고 있다.

◉ 무릎관절 가동범위 제한

우 150°, 좌 155°, 양측 넙다리네갈래근의 단축(+)이 관찰된다.

◉ 근력검사 (체중 대비)

손근력측정계(hand held myometer)에 의한 근력 측정에서 우 16 kg(체중 대비 28%), 좌 18 kg(체중 대비 32%)에서 통증이 나타났다.

변형성 무릎관절증 치료성적 판정기준은 우 50/100, 좌 60/100이다. 정좌가 곤란한 것 말고는 생활동작은 유지되고 있다. 보행분석에서는 체간을 좌우로 측굴시키면서 걷고 있었으며, 때때로 무릎꺾임 현상이 있었다.

◉ 퇴원 시 평가

체중이 2 kg 감소하였다. 변형성 무릎관절증 치료성적 판정기준은 우 65/100, 좌 70/100으로 약간 개선되었다. 양식 변기로부터의 일어서기나 보행, 계단 오르내리기 시 통증이 완화되었다. 남편을 보조(휠체어 및 침대의 갈아타기 동작 등)할 때에는 무릎에 부담이 걸리지 않는 자세로 도울 수 있게 되었다. 또한 정신적으로도 안정되어 다시 남편의 간병을 계속할 수 있게 되었다.

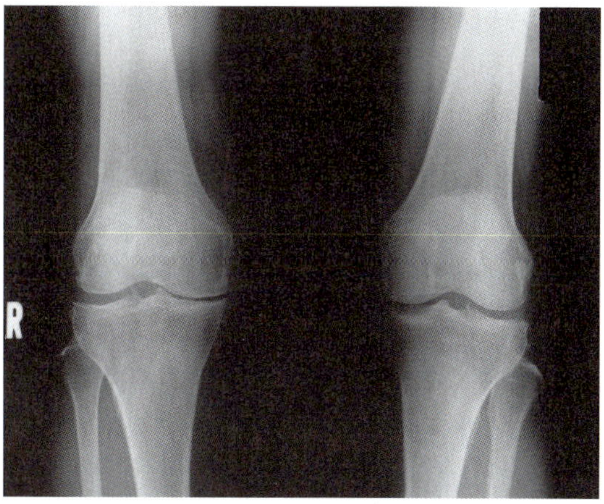

그림 4. 변형성 무릎관절증의 정면 영상

D 고찰

구보(久保) 등[2]은 배양 연골세포에서 온열이 관절연골 대사에 주는 영향을 조사하였더니 프로테오글리칸(연골 기질) 대사가 39°C, 41°C에서 증가되었다는 결과를 보고하였다. 적절한 온열 자극으로 관절 연골세포의 활성과 프로테로글리칸 대사가 촉진하였으며, 핫팩치료 등 온열치료가 연골 회복을 촉진시킨다는 사실을 보고하였다. 그래서 입원 중 핫팩치료를 두 무릎관절에 계속 시행하였다.

변형성 무릎관절증에는 운동 시 무릎의 안정성에 기여하는 넙다리네갈래근의 근력강화가 필수적이다. Reilly 등[3]에 의하면 체중비에 따른 부하량은 보행에서 0.5배, SLR에서 0.5배, 계단 오르기에서 3.3배 된다고 보고하였다. 또한 Kaufman 등[4]은 등속성 운동에서는 체중비의 5.11

배의 부하가 걸린다고 보고하고 있다. 그러므로 SLR이 가장 부하가 걸리지 않는 넙다리네갈래근의 근력강화운동이 된다.

가와무라[1]는 목욕에 의하여 온열치료와 같은 순환 개선, 통증 완화작용을 얻을 수 있고 닫힌 사슬 운동(closed kinetic chain exercise)에 의해 넙다리네갈래근과 뒤넙다리근(hamstrings)의 공동수축으로 무릎관절을 안정시킬 수 있다고 제안하였다. 또한 목욕은 매일 습관화하기 쉬우므로 재가 치료에도 적합하다.

● 인용문헌

1) 河村顕治：Closed kinetic chain exercise の臨床応用—変形性膝関節症における入浴エクササイズ. 臨床リハ, 7:544–547, 1998.
2) 久保俊一ほか：関節軟骨と温熱療法. 理学療法, 16:480–483, 1999.
3) Reilly, D.T., Martens, M.: Experimental analysis of the quadriceps muscle force and patello-femoral joint reaction force for various activities. *Acta. Orthop. Scand.*, 43:126–137, 1972.
4) Kaufman, K.R., et al.: Dynamic joint forces during knee isokinetic exercise. *Am. J. Sports Med.*, 19:305–316, 1991.

IV 절단

■ **학습목표**

- 절단자의 환지통과 치료를 학습한다.
- 환지통에 대한 경피적 전기 신경자극의 구체적 기법을 학습한다.
- 환지통에 대한 경피적 전기 신경자극의 진통 기전을 학습한다.

환지통이 잘 발생하는 연령은 15세 이상 성인이며, 신체상(body image)이 발달되지 않은 소아기에는 환지통이 나타나지 않는 경향이 있다. 환지통의 출현율은 수 %~70%로서 폭이 넓으며, 심한 환지통은 약 20%에서 출현하고, 호발 시기는 절단 후 평균 1주일이며 주로 절단 후 조기에 나타난다.

환지통의 출현 기전은 말초신경설, 중추신경설, 그리고 말초신경설과 중추신경설과의 혼합설이 제창되고 있다.

- 말초신경설 : 절단된 말초신경이 재생되어 비정상적인 연결상태를 만들어 환지통이 발생한다는 가설이다.
- 중추신경설 : 장기간에 걸친 통증의 말초감각 입력에 의하여 중추에 통증의 상(body image)이 형성되어 절단지에 그 흔적으로 나타난다고 하는 가설이다.
- 말초신경 · 중추신경 혼합설 : 절단 후에 말초신경으로부터 척수 후각 신경원으로의 입력 차단에 의하여 대뇌피질에 통증의 상이 입력된다는 가설이다.

환지통의 출현부위는 절단 전에 통증부위나 괴사부위 등이고 하지에서는 발꿈치, 발바닥, 발가락 등 말초부에 주로 나타나며 그 형태는 욱신욱신, 쿡쿡 등의 표현을 사용하거나 타는 듯한 통증, 찌르는 것 같은 통증 등으로 표현된다.

환지통의 치료에는 외과적 치료(신경외과 치료, 정형외과 치료 등), 각종 신경 차단치료, 물리치료, 화학치료, 정신치료 등이 있으나 효과적인 치료는 아직 확립되어 있지 않는 것이 현실이다[1].

물리치료 중 경피적 전기 신경자극(transcutaneous electrical nerve stimulation : TENS)은 1965년에 Melzack 등[2]이 제창한 관문조절설(gate-control theory)에 기초하여 개발된 전기자극을 이용한 진통치료이다.

이 항에서는 하지절단 후 환지통이 나타난 증상사례에 대해서 주로 TENS를 실시하고 운동치료, 의지 장착 등의 접근을 가하여 환지통이 개선되고 사회복귀가 원활하게 된 증상사례를 보고함과 동시에 그 임상적 성적도 제시하고자 한다.

A 증상사례 프로필

환지통에 대한 접근 방법은 TENS를 중심으로 조기부터 절단지 · 반대측 지(limb)에 대한 근력강화 운동, 절단지의 태핑(tapping, 경타법), 건측 하지에 의한 기립자세 훈련, 의족 장착 하에서의 기립자세 및 보행 지도, 퇴원 후의 일상생활동작에 따른 응용동작 및 생활지도 등이었다.

10명의 증상사례 환지통에 대한 TENS의 효과에 대해서 검토한 결과, 반대측의 TENS가 환지통에 대해서 진통효과가 뚜렷하였으며 지속 진통효과도 있었고 수면부족 및 식욕부진이 개선되었으며 신경안정제의 투여도 더 이상 필요가 없어지고 의지 장착이나 보행이 원활하게 실시될 수 있게 되었다[3].

그 10명 증상사례 중 두 가지 증상사례에 대해서 소개한다.

◉ 증상사례 1

51세, 남성, 편평상피암(squamous cell carcinoma)에 의한 좌측 종아리 절단. 절단 후 2일째 부터 좋은 자세유지, 관절가동범위훈련, 붕대압박(soft dressing) 등 물리치료를 시작하였으나 절단 후 2주째에서 좌측 발꿈치, 안쪽 복사(medial malleolus), 발가락에 VAS(visual analogue scale) 8의 강한 환지통(환자의 표현으로는 계속되는 통증)이 1일 18시간, 간헐적으로 일어나 심한 수면부족에 빠져 진통제와 수면제를 복용하게 되었다.

◉ 증상사례 2

76세, 여성, 골육종에 의한 좌측 넓적다리 절단. 왼쪽 발부분에 VAS 5의 지속적인 환지통이 수술 후 1주일 째부터 나타났다.

B 물리치료의 선택과 실제

TENS는 미국 Medtronic사의 Respond® 를 사용하였다. 자극조건은 양성 구형파를 사용하고 자극빈도 20 Hz, 펄스 폭 225μsec, 자극 지속시간 4초, 휴지시간 2초에서 통전시간 30분간 시행하고 자극강도는 통각 역치의 최대 자극을 가하지만 기본적으로는 50~80 mA의 자극 강도였다.

증상사례 1에서는 자극부위는 하지 절단자의 환지통 출현부위의 반대측 같은 부위에 상응하는 건측 하지에 전극을 설치하고 1일 3회 자극하는 것을 원칙으로 하였다[3-5].

실제로 TENS를 시행함에 있어 최적의 TENS 부위를 결정하기 전에 우선 ① 좌측 종아리 절단 끝, ② 환지통 출현부위의 반대측 같은 부위에 상응하는 우측의 건측 하지, ③ 환지통 부위와 같은 수준인 L4~S2의 피절(dermatome)부위, ④ 절단 끝과 같은 측의 다른 사지인 좌측 전완의 4개 부위에 대해서 각 15분간의 시험자극을 하였다(그림 1). 그 즉시 진통효과는 VAS로 평가하여 치료 전에 비하여 50% 이상의 진통을 "뚜렷한 효과", 25% 이상 50% 미만의 진통을 "효과 있음", 25% 미만의 진통을 "효과 없음" 그리고 더 나빠진 것을 "악화"의 4단계로 분류하였다. TENS의 진통효과는 ①은 효과 있음, ②는 뚜렷한 효과, ③은 뚜렷한 효과, ④는 효과가 없었기 때문에 ②와 ③의 방법을 선택하였으며 스스로 TENS를 시행할 수 있는 ②의 환지통 출현부위 반대측 같은 부위에 상응하는 우측 건측 하지를 선택하여 TENS를 4주간 시행하였다.

C 초기평가와 최종평가

증상사례 1에서는 TENS를 시행한 4주 동안 진통효과를 확인하기 위하여 TENS를 30분간 시행 중 10분마다 10분 후, 20분 후, 30분 후 각각의 즉시 진통효과를 VAS로 평가하였다. 그 결과 1주 째의 8이 7 → 5 → 4, 2주 째의 3이 3 → 2 → 2, 4주 째의 2가 2 → 2 → 1이 되어

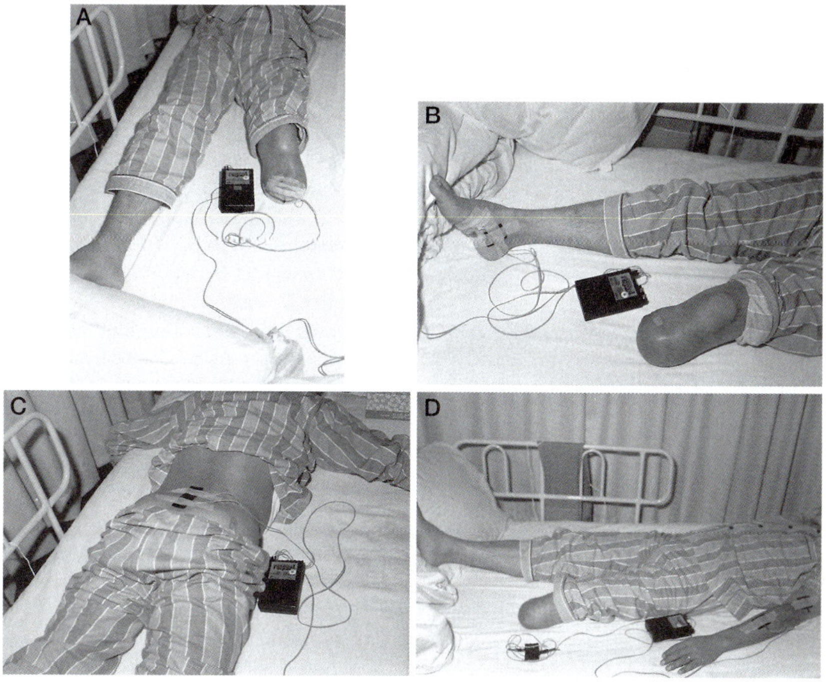

그림 1. 환지통에 대한 TENS의 최적 자극부위 선택
A : 절단 끝, B : 반대쪽 같은 부위, C : 등쪽의 피절(dermatome), D : 같은 쪽 다른 사지

모두 진통효과가 인지되었다.

TENS의 진통효과는 1주 째는 약 30분간이었으나 4주 째에는 약 5분간이었다.

또한 TENS 시행 4주 동안 환지통의 변화를 VAS로 평가하여 보면 치료 전의 8이 4주 후에는 2로 감소하여 있었다.

그리고 환지통의 지속시간이 4주 동안 어떻게 변화하는가를 살펴보면, 치료 전에는 18시간이나 지속되었으나 4주 째에는 통증이 1시간으로 단축되었고, 출현 부위도 발가락만으로 축소되었다.

이와 같이 환지통이 4주 째까지 감소하였기 때문에 수면부족이 개선되어 진통제, 수면제는 필요가 없게 되었으며, 임시 의족 및 본의족에 의한 보행이 원활해져 철공소 경영의 본업으로 사회복귀를 달성할 수 있었다.

한편 증상사례 2에 대해서 뇌파를 사용해서 TENS의 영향을 검토한 바, 뇌파성분 함유율은 우측 건측 하지에의 TENS자극 전과 비교하여 자극 중 및 자극 후에는 α파가 증가하는 경향을 보였으며, 특히 좌측 발의 대뇌피질의 식별, 행위 구성 영역에 상당하는 P4에서 α파가 증가하는 경향을 보이고 있었다. TENS의 진통효과는 VAS가 5에서 2로 감소하고 있었고 약 60%의 감소율이 나타났다. 이와 같이 진통효과와 합치하여 P4의 α파가 증가하는 경향을 보이고 있었다는 사실은 흥미로우며 앞으로 연구가 필요하다[6-9].

D 고찰

TENS의 진통 기전에는 관문조절설, 말초신경에서의 전도 차단효과, 척수 후각에서의 전달

억제효과, 내인성 통증 억제효과, 대뇌피질 및 척수에서의 FOS단백의 변화[10], 반대측 전기자극의 영향 등이 거론되고 있다[11-12].

특히 반대측 전기자극의 영향에 대해서 말하자면, 환지통에 관해서 TENS의 반대측 자극이 효과적인 만큼 그 진통 기전의 해명이 급선무라 하겠다.

이상에서 반대측 사지 TENS의 진통기전은 반대측 사지의 TENS가 대뇌피질에 축적된 통증을 수반하는 신체상(body image)을 제거함으로써 환지통의 진통효과가 나타나리라 추측하고 있다.

아무튼 TENS에 의하여 환지통의 진통이 이루어지며, 특히 환지통 출현부위 반대측의 같은 부위에 상당하는 부위를 자극하는 간편한 방법이 임상적으로 유효하다고 제안한다.

● 인용문헌

1) Sherman, R.A.: Published treatments of phantom limb pain. *Am. J. Phys. Med.*, 59:232–244, 1980.
2) Melzack, R., et al.: Pain mechanisms: A new theory. *Science*, 150:971–979, 1965.
3) Kawamura, H., et al.: The transcutaneous electrical nerve stimulation applied to contralateral limbs for the phantom limb pain. *J. Phys. Ther. Sci.*, 9:71–76, 1997.
4) Kawamura, H., et al.: The effect of transcutaneous electrical nerve stimulation to contralateral lower extremity on the phantom limb pain. The 5th General Assembly of the Asian Confederation for Physical Therapy Proceeding, 174–178, 1993.
5) 川村博文ほか：経皮的電気刺激療法. 骨・関節・靱帯, 9:1–10, 1996.
6) 川村博文ほか：一側下肢への TENS が脳波成分に及ぼす影響についての検討. 第 20 回四国理学療法士会学会誌, 89–90, 1998.
7) 川村博文ほか：下肢切断者の幻肢痛に対する対側の健側下肢への経皮的電気刺激の鎮痛効果に関する検討. 日本義肢装具学会誌, 10:142–146, 1994.
8) Backonja, M., et al.: Tonic changes in alpha power during immersion of the hand in cold water. *Electroenceph. Clin. Neurophysiol.*, 79:192–203, 1991.
9) Chen, C.N.A., et al.: Topographic brain measures of human pain and pain responsivity. *Pain*, 37:129–141, 1989.
10) Leah, J.D., et al.: Potentiated expression of FOS protein in the rat spinal cord following bilateral noxious cutaneous stimulation. *Neuroscience*, 48:525–532, 1992.
11) Carabelli, R.A.: Phantom limb pain: Relief by application of TENS to contralateral extremity. *Arch. Phys. Med. Rehabil.*, 66:466–467, 1985.
12) Fitzgerald, M.: The contralateral input to the dorsal horn of the spinal cord in the decerebrate spinal rat. *Brain Research*, 236:275–287, 1982.

V 만성 류머티스 관절염

■ **학습목표**
- 만성 류마티스관절염의 병태를 이해한다.
- 레이저치료, 핫팩, 수중보행 훈련으로 프로그램의 추가 및 변경의 필요성을 이해한다.

만성 류마티스관절염는 전신에 다발성 관절염을 일으키는 만성 질환이다. 이 항에서 다루는 증상사례는 실내에서 넘어져 우측 넙다리뼈 과상 균열골절 및 무릎관절 인대손상을 일으키고 류마티스에 이환된 관절에도 염증이 나타나고 통증도 동반되었다. 아래에 환자의 물리치료에 대해서 언급한다.

A 증상사례 프로필

◉ 증상사례

52세, 여성, 전업주부

◉ 진단명

만성 류마티스관절염('86. 4), 우측 대퇴골과상(supracondyle) 가로골절 및 안쪽곁인대 부분 파열('99. 8. 18)

◉ 현 병력

39세 때 만성 류마티스관절염으로 진단이 내려져 내과적 치료를 받아왔다. 최근에 관절 류마티즘 증상이 재연되었다. 문지방에 발이 걸려 넘어졌고 그 후 무릎관절의 종창이 관찰되었으며 통증이 심해져 본병원에서 진료를 받았다. 1주일 후 인대손상 이외에 과상골절이 확인되었으나 전위가 없었으므로 무릎 스프린트 고정으로 보존적 치료를 시행하였다.

◉ 병력

발병 후 가사는 계속하였고 이동에는 승용차를 이용하여 큰 문제는 느끼지 않고 있다. 최근에 양 무릎에 통증으로 고통이 있었으나 참고 있었다.

◉ 치료목표 (needs goal)

이제까지의 가사활동을 목표로 류마티스에 이환된 관절과 우측 과상골절 및 우측 안쪽곁인대의 부분파열에 따른 물리치료를 실시한다.

B 물리치료의 선택과 실제

만성 류마티스관절염의 물리치료 목적은 ① 통증의 완화, ② 관절가동범위의 유지 및 개선, ③ 근력강화, ④ 변형 방지를 위한 스스로 보장구 착용 지도, ⑤ 관절 보호를 위한 일상생활 훈련 등이다. 또한 인대손상에 대한 물리치료의 목적은 ①부터 ③까지는 동일하고 ④ 관절 보호장구의 지도에 두었다.

무릎 스프린트로 무릎관절을 약간 굽힘위치로 고정시키고 통증의 완화를 시도한다. 무릎 스프린트 고정 중 물리치료사는 병동에서 일상생활지도를 한다. 양하지근군에 등척성 수축을 시켜 폐용성 근력저하를 방지한다.

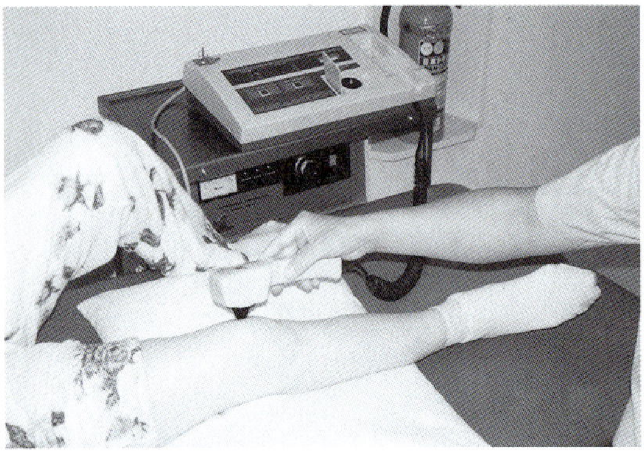

그림 1. 레이저치료

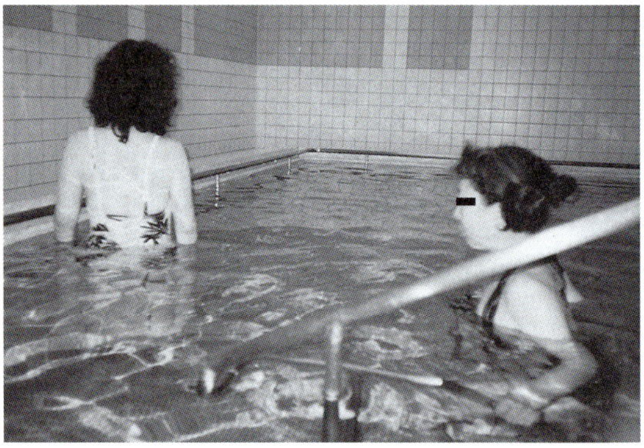

그림 2. 풀 내 수중 보행운동

2주부터 무릎 스프린트를 장착하여 10 kg부터 부분 하중부하를 시작하였다. 환측을 감싸 좌측 무릎 및 발목관절에 하중통을 경감시킨다. 또한 무릎관절통의 완화와 활막의 소염효과를 목적으로 반도체 레이저치료(830 nm, 60 mW)를 실시한다. 양무릎관절의 통증부위(5개 부위)에 15초씩 10분간 조사하였다(그림 1).

3주에는 하지에 하중부하를 40 kg까지 걸 수 있게 되었다. 핫팩치료(20분간)에 의하여 연부조직의 점탄성이 증가하고 견딜 수 있는 통증의 범위 내에서 능동운동에 의한 무릎관절 가동범위 운동을 실시하였다. 하지 펴서 올리는 운동은 이환된 엉덩관절 부하가 높기 때문에 근력강화 운동을 실시할 수 없었다. 목발 보행을 지도할 수 없어 무릎 스프린트를 장착하여 평행봉 내 보행연습을 1일 2회 실시하였다.

4주부터 지주가 부착된 서포터를 장착하여 평행봉 내 보행훈련을 시작하였다. 수중에서 무릎 굽힘 및 폄운동과 천천히 걷는 것을 조건으로 수중 보행을 지도하였다(그림 2).

5주부터 지지 없이 평행봉 내에서 보행훈련을 실시하였다. 에르고미터(고정 자전거)에 의한 하지근의 근력강화와 체력증강을 목적으로 페달 회전수 10~20 RPM, 부하량 30 W로 10분간 실시하였다.

퇴원 시에는 가정에서의 자주적 프로그램으로 가와무라[1)]가 제안한 목욕 운동(exercise)을 지도하였다.

C 초기평가와 최종평가

◉ 입원 시 평가

적혈구 침강속도는 1시간 수치 103 mm, 2시간 수치 140 mm로 증가하였고 CRP는 13.7 mg/dl로 염증이 인지되었다. 류마토이드 인자(rheumatoid factor : RF)는(++)이었다. X선 영상으로부터 단계 분류는 stage II이고, 원위관절은 관절변형 및 증상이 경증이었다. 부상 직전까지의 기능 단계는 class II이었고, 자동차로 쇼핑을 가고 점포 내를 걸어다니며(약 200 m) 상품을 구입할 수 있었다.

어깨관절은 굽힘 · 벌림 · 외회전에 중등도의 제한, 팔꿉관절에는 폄 제한, 손목관절에도 중등도의 제한이 있었고, 양엉덩관절 100°~130°에서 다소 제한이 있었으며 우측 무릎관절 110°~ −15°, 좌측 무릎관절 130°~ −15°에서 굽힘 시에 인대손상에 의한 제한이 관찰되었다. 통증이 있는 관절은 어깨, 팔꿉, 무릎관절이고 엉덩관절에서는 통증이 나타나지 않았다. 근력은 $F^+ \sim G^-$이고 전신적으로 근력은 저하해 있으나 근지구력은 유지되어 있었다.

◉ 퇴원 시

적혈구 침강속도는 1시간 수치 81 mm, 2시간 수치 136 mm이었고 약간 항진되어 있었으나 CRP는 6.1 mg/dl로 여전히 염증 증상이 계속되고 있다. 골절부에 화골이 보냈지만, 무릎관절 주위의 통증은 완화되었다. 무릎관절의 가동범위 제한에는 좌우의 차이가 없어지고 안쪽곁인대에 신장감이 약간 남아 있었다. 부상 전의 보행능력까지는 달성할 수 없었으나, 혼자 걷는 것은 단거리라면 가능하게 되었다. 장기 입원에 따른 후유증을 피하기 위하여 6주간 입원시켰다.

D 고찰

고야마다, 니시다 등[2)]은 류마티스로 이환된 관절의 활막에 레이저 치료를 실시하였더니 조직학적으로 활막의 평탄화(활막 표층세포의 감소), 융모의 괴사, 소실 및 염증세포 침윤의 소실이 관찰되었다고 보고하고 있다. 그래서 같은 관절 증상을 나타내는 류마티스에 의한 변형성 무릎관절증 환자에게 소염진통의 목적으로, 레이저 치료를 실시하였다. 관절 보호를 목적으로 가동범위 운동이나 보조에 의한 근력강화운동을 시행하였다.

독립보행을 4주간 하지 않았기 때문에 보행에 대한 불안감이 심하였다. 평행봉 내의 보행에서는 허리뼈를 전만시키고 둔부를 쑥 내미는 보행을 하고 있었으나, 수중 보행에서는 걷는 모습이 개선되었다. 목발 보행에 의한 단계적인 하중(부하)훈련을 실시할 수 없기 때문에 수중 보행 훈련은 최적의 프로그램이었다. 발목관절에는 부력에 의한 체중부하가 제거되고 무릎관절에 등속도운동 부하를 걸 수 있었다. 또한 엉덩관절 주위근의 근력저하에 따른 비정상적인 보행을 교정할 수도 있다.

● 인용문헌

1) 河村顕治：Closed kinetic chain exercise の臨床応用—変形性膝関節症における入浴エクササイズ. 臨床リハ, 7:544–547, 1998.
2) 西田 淳：ヘリウム–ネオン・レーザー照射のリウマチ罹患関節滑膜に及ぼす効果の組織学的検討. リウマチ, 28:109–117, 1988.

● 참고문헌

1) 杉元雅晴：水治療法. 細田多穂ほか（編）：理学療法ハンドブック, 改訂第 3 版 第 2 巻, 治療アプローチ, 協同医書出版社, 2000.

VI 부종

■ **학습목표**

- 부종의 종류와 발생 기전을 이해한다.
- 부종에 대한 물리치료 방법과 목적을 학습한다.
- 전기자극의 주파수에 따라 얻어지는 작용의 차이에 대해서 이해한다.

부종은 임상적으로는 전신적인 것과 국소적인 것으로 크게 나눌 수 있다. 전신성 부종에서는 심장성, 신장성 등 병태가 복잡하기 때문에 이 항에서는 무릎관절 혈종 후 종아리~발의 국소성 부종을 초래한 증상사례의 물리치료 프로그램에 대해서 기술한다.

A 증상사례 프로필

◉ 증상사례

90세, 남성, 무직

◉ 주된 호소

좌측 오금부위 통증

◉ 기왕력

특이 사항 없음

◉ 현 병력

1주일 전 하수도 청소를 한 후부터 좌측 오금부위에 통증이 초래되었다. 보행 시 통증은 없었으나, 좌측 종아리에 부종이 생겨 정좌를 할 수 없어서 우리 과의 진료를 받게 되었다.

◉ 경과

초진 시 : 좌측 무릎관절에 부종이 있어 관절천자(10 ml)를 시행하였다. 5일 후 : 좌측 무릎관절 부종은 가라앉았다. 무릎관절은 최대 굽힘과 폄 시에 통증이 일어날 뿐, 관절극의 압통은 없었다. 보행 시의 통증은 인지되지 않았으나 좌측 발의 부종은 남아 있었다. 2주 후 : 좌측 무릎관절 가동범위는 정상. 무릎뼈 부유도 없고 관절 부종도 사라졌다. 그러나 종다리 원위부~발의 부종은 현저하고 개선되지 않았기에 좌측 종아리 근육에 중주파치료를 시작하였다. 주 4~5회의 비율로 3주간 총 11회 시행하였다.

B 물리치료의 선택과 실제

부종에 대한 일반적인 치료방법으로서는 간헐적 공기가압장치, 탄력붕대, 탄력양말, 환지 거상 유지, 근육 펌핑치료(muscle pumping), 교대욕 등을 들 수 있다. 이 중 간편하고 사용이 용이하기 때문에 간헐적 공기가압장치가 주로 사용된다. 그러나 부종의 경감에 있어서는 외부의 압력효과에 의해서 경감시키기보다는 근육을 수축시킴으로써 주위 조직에 있는 정맥 또는 림프관에 펌프작용을 일으켜 스스로의 힘으로써 대사 개선을 도모하는 것이 바람직하다. 그래서 이 증상사례에는 피부에 전기적 저항이 적고 근육 수축을 얻기 쉬운 중주파치료를 선택하여 시행하였다.

◉ 시행방법

사용기기는 3상 교류 중주파치료기 WYMOTON® WY-5형(중주파 11 kHz)이고 전극은 3개의 M형 전극을 각각 장딴지근(비복근)의 가쪽갈래(외측두), 안쪽갈래(내측두) 및 앞정강근부분에 부착하고 출력은 자극하려는 근의 근수축이 육안으로 확인되는 곳에서 통증이 일어나지 않는 출력으로 실시하였다. 수축기간은 15초, 1일 1회 20분 시행하였다(그림 1).

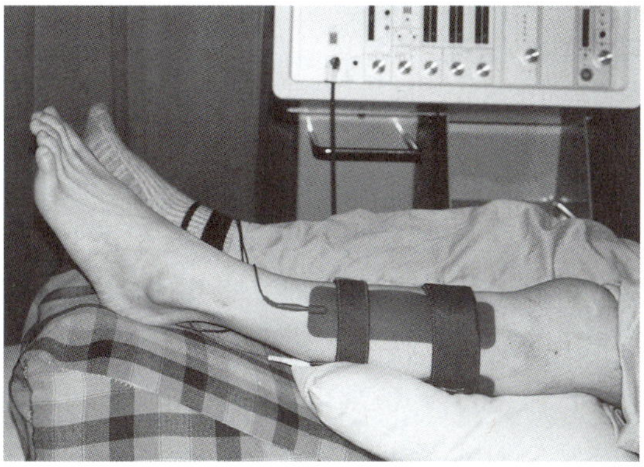

그림 1. 중주파치료 시행상황

C 초기평가와 최종평가

◉ 치료 시작 시 소견

발의 열감은 없었다. 발목관절의 가동범위는 발등굽힘 20°, 발바닥굽힘 50°로 정상이었다. 발의 둘레(초기평가 시 최대 종장부가 제1지 첨단으로부터 12 cm 근위부이었기 때문에 이것을 기준으로 하였다. 측정 표시(marker)는 환자의 동의를 얻어 측정 종료까지 발 전체 둘레에 기재하였다)는 우측 24.0 cm, 좌측 25.6 cm 이었다. 도플러(Doppler) 혈류계로 양측 발등동맥(족배동맥)을 측정하였더니 우측에 비하여 좌측이 혈류속도가 약간 떨어지는 것이 관찰되었다. 지첨 용적 맥파계로 제1, 제3, 제5지의 맥파(脈波)를 계측하면 좌측이 약간 저하하는 경향이 있었으나 큰 차이는 없었다(그림 2).

◉ 발 둘레의 변화

첫날 종료 후 25.2 cm, 2일 후 24.8 cm, 1주 후(6회) 24.2 cm, 2주 후(10회) 24.0 cm(발목관절부에 약간의 부종 있음. 발은 좌우 차이 없음). 책상다리, 정좌는 가능하다. 15일 후(11회)에서는 종아리~발의 좌우 차이 없음.

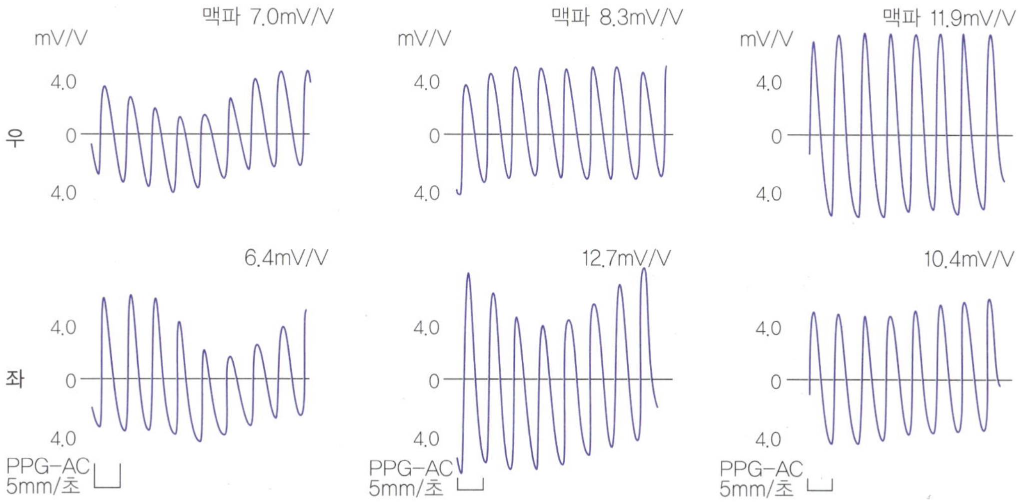

그림 2. 두 발가락의 지첨 용적맥파의 비교

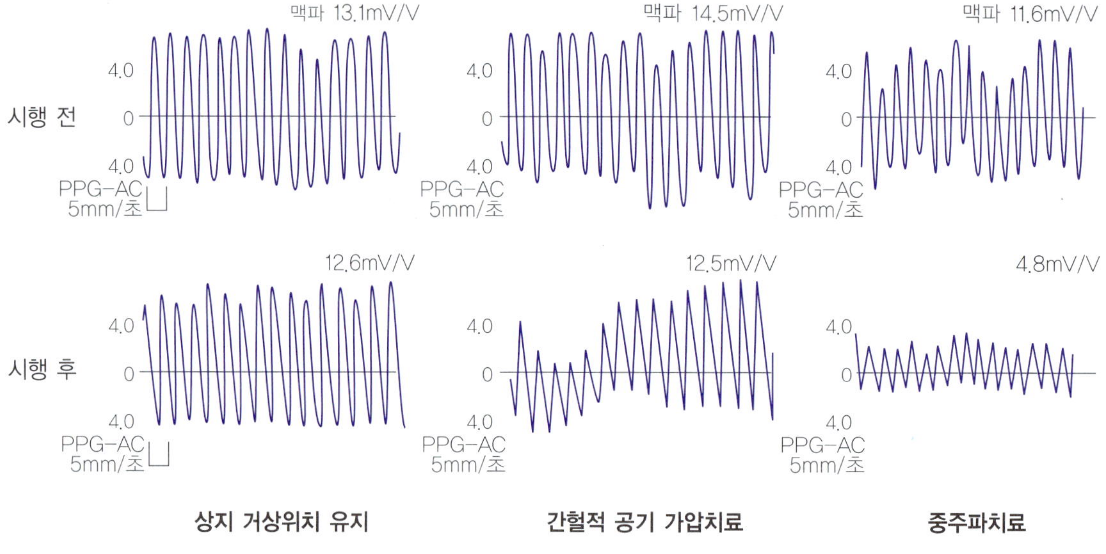

그림 3. 치료 전후의 손가락끝 용적맥파의 변화 (중지)
상지 올림위치 유지, 간헐적 공기가압치료, 중주파치료 모두 20분간 시행하였다.

D 고찰

사지의 국소성 부종에 대한 물리치료는 일반적으로 간헐적 공기가압장치를 사용한 치료가 널리 시행되고 있다. 그러나 시행 후 피부표면이 경단 꼬치모양으로 변하고 겉보기에는 둘레가 감소한 것 같지만, 피부표면의 요철(凹凸)이 없어져 평탄하게 된 다음 둘레를 측정하면 별로 줄어들지 않는 것이 현실이다. 한편 환지를 거상시켜 운동하는 근육 펌핑치료는 능동운동에 의한 개선효과는 있으나, 장시간 시행하고 있으면 피로가 발생하여 환자 자신의 계속 운동을 기대하기 어렵다. 이 때문에 가정에서 하도록 지도는 하지만 병원에서 지속적인 지도가 힘들다.

이 증상사례에서는 고령자이기 때문에 중주파 치료기를 사용한 근육의 펌핑치료를 시행하기로 하였다. 주파수에 의한 특성으로서 주파수가 높을수록 피부 전기저항은 감소하여(주파수에 반비례한다) 중주파대역의 자극이 심부조직에의 투과도가 저주파대역에 비하여 크다고 할 수 있다. 또한 통전 중의 쾌적성도 주파수에 의존하는 경향이 있어 중주파대역의 자극은 저주파에 비하여 보다 쾌적한 편이다. 이 때문에 불쾌감을 느끼지 않고 근 수축을 얻을 수 있다는 특징이 있다. 그러나 주파수가 높으면 높을수록 좋은 것은 아니며 수축이 일어나는 운동수준에서 10 kHz 이상이 되면 통증 역치가 저하하고, 통증을 자극시켜 운동하기 어려워진다. 이 때문에 근 수축을 얻기 위해서는 중주파대역이 바람직하다.

치료 전후의 지첨 용적 맥파를 상지 림프성 부종을 초래한 증상사례와 비교하였더니 간헐적 공기가압장치를 사용한 경우는 시행 전후에서 용적맥파에 변화가 없으나, 중주파치료의 경우에는 용적맥파가 감소하여 있음을 알 수 있었다(그림 3). 이것은 순환동태가 안정된 것 때문이 아닌가 생각한다. 본 증상 사례에서도 중주파 치료 종료 후의 둘레 차이는 4 mm로서 그다지 크지 않았지만, 종료 후 1시간이 지나 발이 가벼워졌다. 움직이기 쉬워졌다는 종료 후의 환자의 감각은 좋은 편이다. 이것은 순환동태가 안정하였기 때문에 얻어진 감각이라 생각하는데 앞으로 연구가 필요하다.

참고문헌

1) 星 猛ほか (訳)：血液とリンパの流れ. 循環力学, 30；医科, 生理学展望, 原書 17 版, pp.569–588, 丸善, 1996.
2) 岸 幸夫：浮腫発生のメカニズム. 理学療法, 14:775–780, 1997.
3) 平野幸伸ほか：電気刺激療法 (TENS/中周波療法). 鈴木重行ほか (編)：理学療法 MOOK 3 疼痛の理学療法, pp.192–270, 三輪書店, 1999.
4) 松浦美喜雄：末梢循環障害に対する運動療法. 大井淑雄ほか (編)：リハビリテーション医学全書 7 運動療法, 第 2 版, pp.465–477, 医歯薬出版, 1982.

VII 말초신경 마비

■ **학습목표**

- 포착성 신경변병의 발생양식과 그 증상에 대해서 이해한다.
- 손목굴증후군(수근관증후군)에 대한 주된 보존적 치료를 학습한다.
- 초음파치료의 생리학적 작용에 대해서 이해한다.
- 말초신경 변병의 진단방법에 대해서 이해한다.

이 항에서는 말초신경 마비 중에서도 흔히 볼 수 있는 포착성 신경장애를 채택하여 그 중에서도 가장 일반적인 손목굴증후군을 초래한 증상 사례의 물리치료에 대해서 보고하고자 한다.

A 증상사례 프로필

◉ 증상사례

36세, 여성, 주부

◉ 주된 호소

좌측 손가락 마비

◉ 과거력

특이사항 없음

◉ 현 병력

1개월 전 밤중에 좌측 손가락의 마비로 잠을 깼다. 그 후 경과를 지켜보아도 좌측 엄지~반지손가락의 마비가 없어지지 않기 때문에 본원의 초진을 받게 되었다.

◉ 경과

초진 시 : 어깨통증은 없었고 목뼈로부터의 증상을 의심케 하는 별다른 소견은 없었다. 좌측 집게손가락 및 가운데손가락의 마비가 심하여 투약으로 일시 경과를 관찰하게 되었다.
3주 후 : 투약으로도 증상은 변화가 없고 또한 마비 때문에 새벽에 잠이 깨게 되었다. 물리치료로서 초음파치료를 시작하였다. 초음파치료 시작 3주일까지는 주 3회의 비율로 시행하고, 그 이후는 주 2~3회의 비율로 18회 시행하였다.

B 물리치료의 선택과 실제

손목굴증후근에 대한 물리치료로는 온열치료, 손목관절을 중간위치로 한 스프린트 고정, 그리고 전문적인 도수치료를 들 수 있다. 본 증상사례에 대해서는 손목굴증후근의 원인을 제공하는 손목굴 내부의 연부조직 부종의 감소 및 신경의 항염증, 신경에 영양을 공급하는 미세순환의 개선을 목적으로 초음파치료를 시행하였다.

◉ 시행방법

초음파치료기는 Omnisound® 3000 시스템을 사용하였다(그림 1). 시행 시 이 기기의 사양은 주파수 1 MHz, 도자면 5 cm^2, 유효 조사면적(effective radiating area; ERA) 3.9 cm^2, 빔

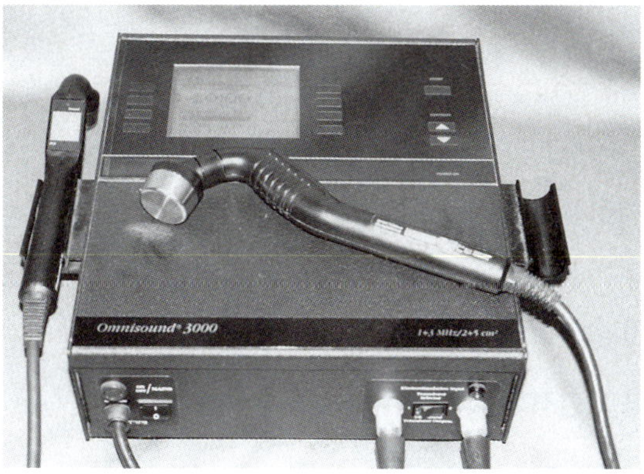

그림 1. 초음파 치료기

불균일율(beam non-uniform ratio; BNR)이 2.3 : 1이었다. 시행방법은 강도 1.2 W/cm^{2}의 연속파로 하였고 10분간 아래팔 손바닥 원위부로부터 손바닥 근위부까지 회전이동법으로 실시하였다. 시행 횟수는 10회를 1세트로 하여 최초는 1세트를 기준으로 시행하였다. 1세트 종료까지는 1주일에 최저 3회를 시행하였다.

C 초기평가와 최종평가

◉ 치료시작 시 소견

목부위질환을 의심하는 징후는 없었다. 아침 손가락 끝에 통증이 있다. 손가락 및 손목관절의 가동범위 제한은 없었다. Phalen 테스트는 양성이다. 티넬(Tinel) 징후도 양성. 근력 : 엄지 맞섬근 4$^-$. 엄지두덩(무지구) : 약간 위축 있음. 악력 : 우측 33 kg, 좌측 29 kg이다. 하마다(浜田)의 grade II *1(표 1). 2점 식별은 손가락 첨단에서 양측 모두 4 mm.

*1 : 수근관증후군(carpal tunnel syndrome)에 대해서 비교적 널리 사용되는 등급 분류이다.

표 1. 손목굴증후군 병기 분류 (하마다의 grade)

등급	마비	감각장애	Tinel 징후	근 위축	엄지맞섬 운동장애
I	+	−/+	+	−	−
II	+	+	+	+	−
III	+	+	+	+	+

grade I : 정중신경의 지배영역에서만 마비감 또는 가벼운 감각장애가 관찰되지만 엄지두덩근의 위축이나 엄지맞섬 운동장애가 없는 경우. *엄지맞섬 운동장애의 유무는 엄지손가락 및 새끼손가락 사이의 tip pinch에 의하여 진단한다. 엄지손가락과 새끼손가락의 종축이 거의 일직선이 되는 예는 tip pinch가 가능하다는 말이다. 그러나 엄지맞섬 운동장애가 있는 증상사례에서 양자의 종축은 손바닥쪽을 향해서 180° 이하의 각도에서 교차하고, 장애의 정도에 따라서 그 각도는 감소한다. 가장 고도의 사례에서는 거의 직각이 된다.

grade II : 상기 증상에 더하여 엄지두덩근의 위축이 관찰되지만 엄지맞섬 운동장애는 없거나 있어도 매우 가벼운 경우. 엄지의 벌림장애도 없고 책상 위 핀을 집어올리는 등의 tip pinch 이상에 의한 장애는 없다.

grade III : 엄지두덩근의 위축이 심하고 엄지맞섬 운동장애가 분명히 관찰되는 경우. tip pinch가 곤란한 사례가 대부분이고 lateral pinch만이 가능하다.

여기서 말하는 pinch는 엄지맞섬 운동장애가 관찰되는 경우이며, 엄지손가락과 새끼손가락 사이에서 관찰된다. tip pinch는 엄지손가락과 새끼손가락의 장축이 거의 일직선이 되는 상태이고 lateral pinch는 엄지손가락과 새끼손가락의 장축이 교차하는 상태를 말한다. 병변이 진행되면 양 손가락의 교차 정도가 한층 심해진다.
[문헌 1에서]

◉ 초음파 시행 후 6주 (18회)

손가락 첨단에 마비가 있고 초음파치료 시작부터 종료할 때까지 마비 범위에 경시적 변화를 그림 2에 나타냈다. Phalen test 음성, Tinel 징후 음성, 근력 : 엄지맞섬근 5, 하마다의

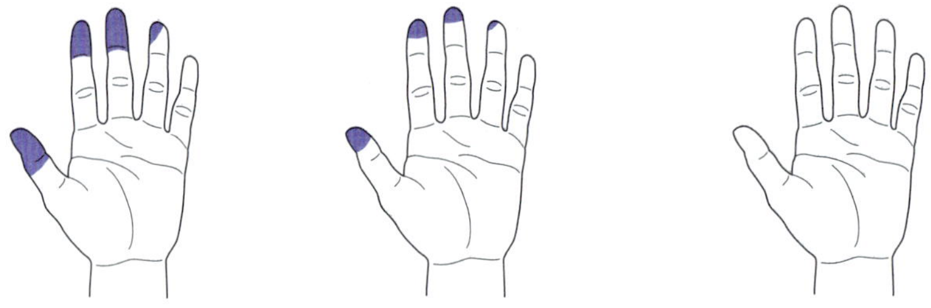

그림 2. 마비 범위의 시간적 변화

grade I.

D 고찰

손목굴증후근의 보존적 치료로서는 동작지도, 스프린트 고정, 스테로이드 주사, 약물 투여, 경피적 전기 신경자극(transcutaneous electrical nerve stimulation; TENS), 도수치료 등을 들 수 있다. 물리치료사가 시행할 수 있는 치료로는 TENS나 스프린트 고정을 들 수 있는데 TENS의 주된 목적은 진통이고, 스플린트 고정은 안정을 목적으로 하지만 일상생활에 제한을 받는다. 그래서 일상동작을 저해받지 않으면서, 손상부위를 치료할 수 있는 초음파치료를 선택하였다. 초음파가 말초신경에 주는 영향에 대해서 연구한 보고는 많이 있으며, 그 대부분은 온열효과와 마이크로 마사지 효과이다. 본 증상사례는 초음파를 조사함으로써 신경에 대한 혈류증가와 심부온도의 상승, 또는 기계적 진동에 의한 마이크로 마사지에 의한 국소적 미세순환의 촉진을 목적으로 하였다.

말초신경장애의 평가로써 전기생리학적 검사를 하지는 않았지만 이번 증상사례와 같이 주된 증상이나 특유한 자세에 의하여 증상의 악화가 관찰된다는 사실 때문에 반드시 전기생리학적 검사가 필요한 것은 아니다. 그러나 운동 및 감각 신경의 전도속도나 잠복시간을 측정하면 장애 정도를 정량적으로 알 수 있으며 다른 질환과의 감별에도 도움이 된다. 정기적으로 측정하면 회복과정의 판단자료로도 유용하기 때문에 가능하다면 전기생리학적 검사를 하는 것이 바람직하다. 또한 관혈적 치료 시 전기생리학적 검사에 의한 진단이 반드시 필요하다.

근력저하가 현저한 말초신경 손상에서는 폐용성 근 위축 방지를 위하여 기능회복을 목적으로 한 치료도 필요하다. 이 때 흔히 사용되는 것이 저주파 전기자극 치료이다. 치료는 동물실험에서는 효과이지만 사람에게는 효과가 없다는 보고가 많다. 그 이유로는 사람은 근육이 최대 수축을 일으키기까지의 자극에 견딜 수 없기 때문이다. 최근에 간섭전류치료로 중주파를 이용하게 되었다. 목적은 주로 진통이지만 중주파를 중주파 단독 통전으로 이용하면 저주파에 비하여 피부의 불쾌감이 적어지고 근육에 대한 직접 자극을 얻기 쉬워진다. 이 때문에 저주파 전기자극에 비하여 근력강화나 근 재학습 효과를 얻기 쉬워지므로 해볼만한 치료법이라 생각된다. 그러나 중주파 단독 통전의 효과에 대해서는 그 기전이 분명하지 않기 때문에 앞으로 연구해야 될 부분이다.

● 인용문헌

1) 浜田良機ほか：手根管症候群に対する保存的療法の治療成績. 整災外, 39:925–932, 1996.
2) 青木一治ほか：上下肢絞扼性神経障害に対する超音波療法の経験. 総合リハ, 19:905–909, 1991.
3) 畑野栄治ほか：神経損傷後の骨格筋に対する低周波電気刺激の影響. 総合リハ, 12:953–956, 1984.
4) 青木一治ほか：超音波療法. 鈴木重行ほか（編）：理学療法 MOOK 3, 疼痛の理学療法, pp.210–218, 三輪書店, 1999.

● 참고문헌

1) 廣谷速人：しびれと痛み 末梢神経絞扼障害. pp.1–53, 金原出版, 1997.

VIII 경련성 (Spasticity)

■ **학습목표**

- 경련의 생성 기전을 이해한다.
- 여러 가지 물리치료를 추가 및 변경할 필요성을 이해한다.

척수손상 불완전마비 환자 또는 뇌졸중 편마비 환자에게서 경련을 수반하는 대표적인 증상으로서 하지의 내번 · 말발변형을 들 수 있다. 이 장애의 치료에는 약물치료, 한냉치료, 저주파치료, 신경차단치료 등이 있으나 충분한 치료효과를 얻기 어렵다. 이 사례에서는 심한 말발변형 때문에 보행이 곤란한 사례에 대해서 각종 물리치료를 시행하였으나, 결국 선택적 경골신경 차단술에 의하여 양호한 치료효과를 얻게 되었다. 순조롭지 못한 증상사례를 보고한다.

A 증상사례 프로필

◉ 증상사례

62세, 여성, 혼자서 살다가 시설에 입소함.

◉ 진단명

흉수종양 수술 후 경련성 마비, 신경인성 방광

◉ 현 병력

2년 전에 양하지에 당기는 느낌과 탈력감이 나타나 T병원에서 흉수(Th 11) 종양 적출술을 받고 경련성 보행이 개선되었다. 척수 · 뇌간 작용성의 경련근 긴장완화제(미오날® → 테르네린®)를 복용하였다.

◉ 장애력

수술 후 보행기나 난간과 지팡이에 의해서 계단 오르내리기가 가능하다, 작년 5월 경부터 경련성 마비가 서서히 진행되어 노인 요양시설에 입소하였다. 금년 6월에는 보행불능이 되어 본원에 입원하였다.

◉ 희망사항

환자의 희망은 보행기 보행에 의하여 시설 내에서 자립 생활을 하는 것이다.

B 물리치료의 선택과 실제

물리치료의 목적은 ① 단축근의 신장, ② 경련근의 긴장성 완화이다.

2주간 핫팩(20분간) 종료 후 바로 누운 자세에서는 경련이 완화되었다. 각각의 단축근(넙다리네갈래근, 뒤넙다리근, 모음근군, 종아리세갈래근)을 스트레칭하였다. 그러나 근육의 신장효과는 인지되어도 기립자세나 보행 시에는 경련이 항진되어 별로 효과적이지 않았다(그림 1).

3주부터 침대 위에서 엎드려 누운 자세가 되어 경련성 억제를 위해 얼음으로 아이스 마사지를 15분간 실시하는 한냉치료를 하였다. 그 후 구두주걱식 보장구(shoe horn brace; SHB)를 장착

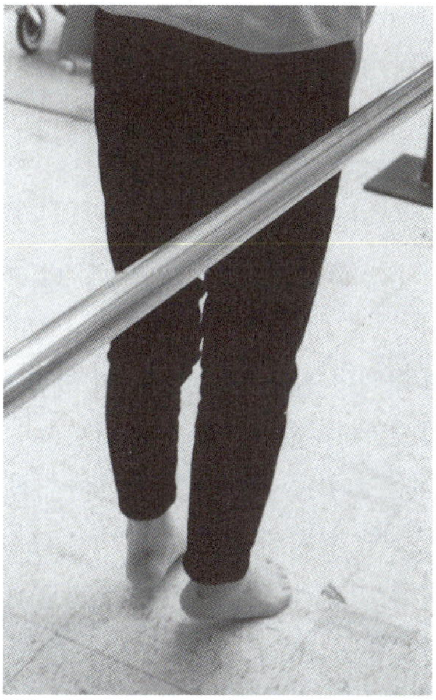

그림 1. 보행 시 경련성 항진에 의한 말발현상

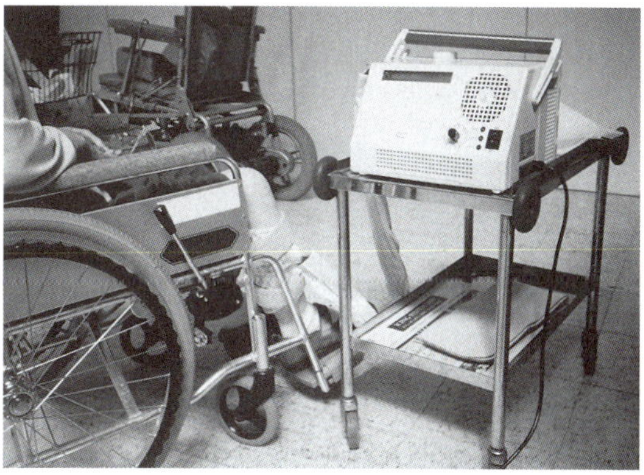

그림 2. 아이스 팩 치료

하고 평행봉 내 보행을 시도하였다. 이 때 한냉치료에서 보행까지 시간이 너무 걸리고 동작 시에 긴장이 증가하기 때문에 냉각치료용 장치(일본 시그막스사 제품 : icing system 2000)로 5°C, 20분간의 아이스 팩 냉각방법을 추가하였다(그림 2). 평행봉 내 보행에서 말발보행이 발생하기까지의 시간을 어느정도 단축시킬 수 있었으나 지속성이 없었기 때문에 물리치료를 종료하였다. 만일 이러한 치료를 통해서 종아리세갈래근의 경련이 개선된다면 보행이 가능할 것이다.

5주에는 길항근에 저주파 자극을 시행하여 상반억제 제어기전에 의한 경련성 억제도 생각할 수 있기에 여러 번 시도하였으나 환자가 원하지 않았다.

그래서 지일로케인(Xylocaine, 리도카인의 제품명) 마취제에 의한 경골신경차단술을 시행하여 평행봉 내 보행훈련을 지도하였다.

C 초기평가와 최종평가

◉ 입원 시 평가

종아리의 피부감각이 떨어졌고 좌측 발바닥 새끼두덩부분(소지구부)은 감각상실되었다.

◉ 관절 가동범위 검사

엉덩관절 벌림(우 25°, 좌 10°), 무릎관절 굽힘(우 135°, 좌 145°), 발목관절 발등굽힘(우 −10°, 좌 −10°)로 제한되었고 뒤넙다리근(hamstrings), 종아리세갈래근이 단축되어 있었다. 의자에 앉은 자세에서 수의적 운동 능력은 엉덩허리근(우 F^-, 좌 P), 뒤넙다리근(좌우 모두 약간의 운동이 있음), 발목관절 발등굽힘근(우 G^-, 좌 G)이다. 근 긴장은 양하지의 엉덩관절 모음근군, 뒤넙다리근, 넙다리네갈래근에서 근 반사가 관찰되었고 동시에 항진(+++)되어 있었다. 우측 하지에 비하여 좌측 하지의 반사가 보다 항진되어 있다. 바로 누운 자세에 수의운동은 가능하였지만 운동을 20회 정도 시키면, 경련 항진에 의하여 움직이지 못하게 된다.

◉ 기립자세

30초간은 가능하지만 한쪽 다리 지지력은 좌우 모두 약 10초간이다. 평행봉 내 보행에서는 약 2.5 m(10보 정도)의 거리를 걷는데 약 50초 걸리고, 최종적으로 내반말발이 뚜렷하게 되어 다리를 앞으로 내미는 것이 곤란해진다. 난간을 사용하지 않으면 기립이 불가능하다. 실내 및 이동동작은 별도로 지도하지 않았다.

◉ 퇴원 시

온돌바닥 동작(실내동작, 무릎걸음, 네발 기기 보행), 푸시업(push up)이동, 의자에 앉은 자세에서 일어서기는 자립 수준이다. 또한 신발을 신고 벗는 일이나 이동(transfer) 동작도 어느 정도 자립하고 있었다. 약 20 m의 보행기 보행이 가능해지고 희망이 성취되어 시설에 복귀하게 된 사례이다.

D 고찰

물리치료를 여러 가지로 구사하였으나 이번에는 효과적인 치료로는 연결되지는 않았다. 처음에는 경련근(종아리세갈래근)을 스트레칭함으로써 온열치료 후에 말발 방지를 목적으로 지속적인 신장운동을 시켰다. 양측 하지에 보장구를 장착시켜 보행를 시키기는 하였으나, 보장구로는 말발 형성을 방지할 수 없었다. 그 후 경련근의 길항근에 대한 저주파 자극을 시도하였으나 보행에는 연결되지 못하여 충분한 목적을 달성할 수 없었다.

한냉치료에 의하여 근육온도가 27°C 이하가 되면 신경 · 근의 흥분성이 저하하고, 23°C 이하가 되면 역치와 전도속도에 급격한 하강이 이루어지며 10°C 이하가 되면 신경 전도속도가 차단된다는 보고가 있다. 그래서 아이스팩과 함께 냉각치료를 실시하였더니 종아리세갈래근의 경련성 감소(제거 후 20분 후)가 관찰되고 다소 효과를 엿볼 수 있었다. 이 결과 평행봉 내 보행에서 보행거리의 연장이 인지되었다. 결국 항경련제에 의한 약물치료와 신경차단술에 의하여 평행봉 내 보행이 가능해지고, 그 후 보행기 보행까지 가능하게 되었다.

● 참고문헌

1) 神沢信行：寒冷療法. 石川 齊ほか（編）：図解理学療法技術ガイド, 第 2 版, pp.280–284, 文光堂, 2001.

부록 물리치료학에서의 기본용어 해설

▶ 접지 earth

접지는 땅속에 매설한 구리로 만든 접지봉 등에 의해서 전기설비와 대지를 전기적으로 접속하는 것이다. 교류를 전원으로 하는 물리치료 기기를 생체와 접속하는 경우 누전이나 낙뢰 등에 의한 과잉전류를 접지에 의해서 대지로 흘려서 안전을 확보한다. 또한 뇌파계나 근전계 등 생체의 미약전류를 계측하는 경우는 전기적 잡음(햄 노이즈)을 대지로 도망가게 하는 것을 목적으로 한다. 기기의 접지단자 또는 접지단자 부착 전원 플러그(3P 플러그)를 콘센트의 접지단자에 확실하게 접속한다. 또한 영국영어권에서는 earth, 미국영어권에서는 ground라 하는 일이 많다.

▶ 옴의 법칙 Ohm's law

전압(전위차)을 V(V = 볼트), 전류의 세기를 I(A : 암페어), 도체의 전기저항을 R(Ω : 옴)이라 하면 도선에 전압 V를 걸은 경우 전류 I가 흐르고 V = RI의 관계가 성립한다. 1[V]의 전압을 가했을 때에 1[A]의 전류가 흐르는 경우 도체의 전기저항은 1[Ω]이다. 이것은 전기저항이 크면 어떤 크기의 전류 I를 흘리려면 보다 큰 전압 V가 필요하다는 것을 의미한다. 전기저항 R은 도선의 종류, 직경, 길이, 온도 등으로 변화한다. 또한 이 법칙은 19세기의 독일의 물리학자 Georg S. Ohm에 유래한다.

▶ 오존층 ozone layer

대기 중의 산소 O_2가 태양으로부터 방사되는 자외선(220 nm 이하)의 작용으로 광화학반응을 한 결과 생성된 오존 O_3량이 비교적 많은 영역에서 최대밀도는 지상에서부터 약 25 km에서 두께 약 20 km에 걸쳐서 존재하는 층이다. 생물에 유해한 태양으로부터의 자외선을 흡수 · 차단하고 있으며 지표에서부터의 적외선 방사를 흡수하여 부근의 대기의 온도를 유지하고 지구상의 생물의 생존에 반드시 필요한 층이다. 수은방전(184.9 nm)의 방사로 오존 O_3가 생성된다.

▶ 온도구배 temperature glide

열은 높은 부위에서부터 낮은 부위로 이동한다. 온도구배는 높은 온도를 나타내는 부위의 온도에서부터 낮은 온도를 나타내는 부위의 온도를 뺀 값 Δt(°C)를 2개의 부위의 거리 D(cm)로 나눈 값 $\Delta t/D$(°C/cm)이다.

▶ 간섭 coherence

2개 이상의 파동이 동시에 1점에 도달하였을 때에 그 점에서 각각의 파동이 서로 강화하고 약화하는 현상을 말한다. 2개의 같은 파장의 빛이 위상을 가지런히 하여 겹치면, 각각의 진폭을 가산한 진폭이 되고 빛은 밝기를 증가하게 된다. 그러나 위상이 드티면 2개의 파동은 서로 상쇄하여 진폭이 낮은 파동이 되어 빛은 어두워진다. 빛의 간섭으로부터 빛이 파동이라는 것이 증명되었다.

▶ 극저온 ultracold

매우 낮은 온도를 말한다. 일반적으로는 헬륨의 끓는점인 4 K(섭씨 영하 약 268°) 이하를 가리킨다.

가장 낮은 온도를 절대영도라 하고 −273.15°C이며 이 온도를 0 K(켈빈)라 부른다. 이 온도에서는 어떠한 물질도 동결한다. 극저온치료에서는 −150~−180°C의 온도를 발생시킨다.

▶ 줄열 Joule heat

전류가 도체 내를 흐를 때에 도체의 안에서 전하를 운반하는 이온(전해질)이나 전도 전자(금속)는 도체를 구성하는 입자와 끊임없이 충돌을 한다. 이것이 전기저항의 원인이다. 전장은 전류를 운반하는 운동에너지가 되지만 이것은 충돌을 통해서 도체를 구성하는 원자의 난잡한 운동의 에너지를 전화하고 이 도체에는 열이 발생하여 온도가 상승한다. 이 열을 줄열이라 한다.

▶ 조사량 dose

대상이 되는 면에 입사한 단위면적당의 방사에너지이며 흡수된 에너지는 아니다. 양 기호는 H, 단위는 J/m^2으로 나타낸다. 또한 조사율 dose rate란 방사를 받는 면의 단위면적당에 방사하는 에너지의 시간 밀도이고 단위시간당의 조사량이다. 양 기호는 E, 단위는 W/m^2로 표시된다.

▶ 인공액체공기 artificial liquid air

액체질소 79%, 액체산소 21%의 혼합가스를 말하며 당초 야마우치가 개발하였으나 각각의 비점이 달라 정확한 공기조성을 얻은 것이 어렵기 때문에 산소결핍, 산소과다, 마티니증상 등이 출현할 위험성이 있다.

▶ 스펙트럼 spectrum

복잡한 조성으로 만들어진 것을 성분으로 분해하고 그 성분을 일정 기준에 따라 배열한 것이다. 빛의 스펙트럼에서는 태양광을 분광기 [프리즘(prism)]에 대면 굴절률의 차이에 의해서 적색~보라색으로 단계 없이 빛이 파장마다 분해한다. 프랑스어 spectre, 영어 spectrum이다.

▶ 생물 포톤 biophoton

육안으로는 보이지 않는 생체조직이나 세포가 발하는 극미량의 발광을 말하며 식물(콩의 발아), 동물(성게의 수정) 등이고, 초고감도 포톤 관측 장치에 의해서 관측된다. 인간도 식물과 마찬가지로 상처부위나 피부표면의 비정상 부위, 체액이 노출되는 곳에서 발광이 관찰되고 정상으로 되돌아오면 발광이 약화된다. 이 발광의 원인으로서는 산소대사에 수반하는 과산화물이나 활성산소 등이 관계한다고 생각되지만, 상세한 것은 아직 해명되어 있지 않다.

▶ 탄성 elasticity

물체에 외력을 가하면 변형하고 외력을 제거하면 원래로 되돌아가는 성질을 탄성이라 한다. 또는 물체에 외력을 가하면 변형하고 그 변형을 유지하고 있을 때에도 원래로 되돌아가는 힘을 발생하는 성질을 탄성이라 한다. elasticity의 어원은 "되돌아가다"에서부터 유도되었다. 형상탄성과 체적(부피)탄성이 있다. 형상탄성은 체적변화를 수반하지 않는 형상만의 변형이고 체적탄성은 한결같은 압력에 의해서 체적변형을 수반한다. 보통의 물체는 양쪽의 성질을 갖고 있다. 생체조직에서의 초음파에 의한 전환열 발생에의 관여가 크다고 한다. ROM 제한인자가 생체 연부조직인 경우는 이론적으로는 탄성한계를 넘어서 소성 변형(영구 일그러짐)시키지만, 외력자극에 의한 조직의 변화(근육분절 수의 증가나 콜라겐섬유의 배열 변화나 turn over) 등이 없으면 ROM의 개선은 얻을 수 없다.

▶ 테슬라 tesla : T

자속밀도(magnetic flux density)란 문자 그대로 자속의 단위면적당의 면(plane) 밀도를 말하지만 단순히 자장이라고도 한다. 기호 B로 나타내고 투자율 μ와 자장의 세기 H의 곱이다. 자장은 스펙트럼이므로 자속밀도도 역시 벡터(vector)양이다. 단위는 테슬라(T) 또는 웨버/평방미터(W/m^2)이다. 1테슬라는 1웨버/평방미터이고 1만 가우스와 같다.

▶ 전자파 electromagnetic radiation

주파수가 높은 순서로부터 선, X선 등의 방사선(양태 명칭 : ray), 자외선, 가시광선, 적외선 등의 빛(radiation), 서브리미파, 마이크로파, 초단파, 단파, 중파 등의 전파(wave)의 총칭이다. 방사선 및 자외선(UVC)은 생체의 세포의 분자까지 직접 손상을 주는 전리효과가 있으므로 DNA의 손상을 일으킬 가능성이 있으며 전리방사선이라 불리고 장파장 자외선 이상은 비전리 방사선이라 불려 생체에 대한 위험도가 낮다.

▶ 전자파(계)의 실드(차폐) electromagnetic radiation shield

전계와 자계가 서로 관계하고 전계가 자계를 유도하며 그 자계가 또한 새로운 전계를 유도하는 것을 반복하면서 전파하여가는 파동, 또는 일하고 있는 장이다. 그 전자파의 차폐는 전계를 차폐함으로써 가능해진다. 자계는 특수한 자성재료(저주파 자계의 차폐재료 : 팜알로이, 뮤메탈 등)를 사용하지 않으면 차폐할 수 없으나 전계는 알루미늄 포일, 은도금한 화학섬유, 구리 등의 금속으로 용이하게 차폐할 수 있다.

▶ 전자유도 electromagnetic induction

전자유도는 1831년 영국의 패러데이에 의해서 발견된 현상이다. 자장을 변동시키면 자장 내에 놓인 도체에 전류(와전류)가 발생하는 현상이다. 패러데이는 닫힌회로에 발생하는 기전력이 그 회로에 의해서 에워싸인 임의의 면을 통과하는 자속의 변화율에 비례한다는 것을 발견하였다. 이것은 도체에 의해서 에워싸인 면을 통과하는 자속이 변화하였을 때 모든 닫힌회로에는 전류가 흐른다는 것이다. 자속의 세기가 변화한 경우일지라도 도체가 이동한 경우일지라도 적용된다.

▶ 열전도율 thermal conductivity

열을 전도하는 능력은 개개의 물질에 따라 차이가 있다. 물질 고유의 열전도율 k는 단위시간 T(sec) 내에 단위면적 A(cm^2)를 지나서 흐르는 열량 H(cal)를 온도구배 $\Delta t/D$ (°C/cm)로 나눈 값이고 cal/sec · cm · °C로 나타낸다. 전도성 온열(한냉) 치료에서 물질이 보유한 열에너지를 서서히 전달하고 싶은 경우에는 열전도율이 낮은 물질이 이용된다.

$$\text{열전도율 } k \ (\text{cal/sec} \cdot \text{cm} \cdot {}^\circ\text{C}) = \frac{H\ (\text{cal})}{A(\text{cm}^2) \cdot T(\text{sec})} \div \frac{\Delta t\ ({}^\circ\text{C})}{D(\text{cm})}$$

▶ 점성 viscosity

액체가 변형하여 움직일 때에 액체 내부에 움직임에 저항하는 힘이 발생하는 성질을 점성이라 한다. 물은 점성이 작고 기름은 점성이 물보다 크다. 생체 연부조직에는 고체와 액체가 혼합하여 있고 수분이 약 70%라 하며 점성을 가진다. 뉴턴의 점성법칙에 따르면 응력은 변형속도에 정비례한다. 그 비례계수가 점도이다. 응력이 높거나 또는 점도가 낮으면 변형은 급속히 진행한다. 점성응력은 변형속도와 온도에 크게 좌우되고 고온에서 점성은 저하한다. 물리치료 영역에서는 호흡 시의 공기의 이동이나 혈관 내의 혈류는 점성의 영향을 크게 받고 있다.

▶ 점탄성 viscoelasticity

점성과 탄성의 양쪽의 성질을 아울러 가진 경우를 점탄성이라 한다. 생체조직이나 가소성(plastic) 등의 고분자물질은 이 성질을 가진 대표적인 것이다. 이들은 크리프나 응력 완화현상을 뚜렷이 나타내고 스트레칭이나 운동에 의해서 일시적으로 관절의 가동범위에 직접 관계하고 있는 성질이다.

▶ 피에이치 pH

물질의 산성과 염기성(알칼리성)을 나타내는 수소이온 지수(hydrogen ion exponent)를 말하며 pH = −log[H+]로 나타낸다. 산성과 염기성은 수소이온농도(H+)에 의해서 결정되지만 수소이온농도 그 자체는 1014의 순서(order)로 변화하므로 이것의 역수의 대수(logarithm)를 사용한 것이고 보통 0에서 14의 범위를 취한다. pH = 7이 중성이다. 산성은 pH가 작고 염기성은 크다. 또한 동맥혈의 pH는 7.35~7.45이다.

▶ 비열 specific heat

비열은 물질 1 g을 1°C 상승시키는 데에 필요한 열량(cal)이고 cal/g · °C로 나타낸다. 핫팩에 함유되는 물로 대표되는 것처럼 비열이 높은 물질은 같은 온도일지라도 많은 열에너지를 보유하기 때문에 전도성 온열(한냉)치료의 물질로서 이용된다.

▶ 반트호프의 법칙 van't Hoff equation

Berthelot가 제안한 온도 10°C의 상승에 수반하는 반응속도 상승률 (Q10 : Kt + 10/Kt)이 지수함수적으로 증가하는 것을 말한다. 촉매에 의존하지 않는 화학반응에서의 값이 2.2~5.0인데 생체 내에서는 2.0~3.0이다. 생체 내에서의 반응에는 효소계가 관여하고 최적온도의 제약을 받기 때문에 반응속도 상승률은 작아진다. 그러므로 일정한 온도범위에서의 체온상승에 의해서 조직의 대사율이 항진하게 된다. 또한 온도가 더욱 상승하면 화학반응의 항진과는 반대로 단백질 등의 변성에 의해서 효소나 생물활성이 저하하여 급속히 정지한다.

▶ Fos 단백 Fos protein

Fos 단백의 Fos라는 명칭은 마우스의 종(FBJ)과 osteogenic sarcoma의 머리문자에 유래한다. Fos 단백은 세포성 암유전자의 일종인 c-fos의 mRNA의 산물이고 말초에서의 통증자극과 구속 스트레스에 의해서 뇌 및 척수 뒤뿔(후각)에서 증가하는 현상이 인지된다.

▶ 편광 linear polarization

매우 섬세한 격자모양으로 배열한 결정(편광판)을 통과한 빛이 한 방향으로만 진동하는 한쪽으로 치우친 빛(파동)이다. 원편광에 대해서 : 글루타민산소다 등의 같은 조성의 화학물질에는 맛이 나는 물질과 맛이 나지 않는 물질의 두 종류의 결정이 있다. 이 결정에 편광을 통과시키면 오른쪽 또는 왼쪽으로 선회하는 성질이 있다. 좌선회성의 빛은 전자로부터 얻어지고 우선회성의 빛은 후자로부터 얻어진다.

▶ 유전손실 dielectric loss

절연체는 전장 중에서 작용할 때 유전체라 불리고 극초단파를 유전체에 작용시키면 발열한다. 이것은 전류의 저항에 의한 발열과는 달리 플러스와 마이너스로 분극을 하여 있는 유전체 분자가 전장 내에서 전장에 대응하여 방향을 바꾸려고 할 때에 분자 사이의 마찰에 의해서 열이 발생하는 것이다. 그 유전체에서 소비되는 전력손실이 유전손실이다.

▶ 여기상태 excited state

원자 중의 전자는 상이한 에너지 값(에너지 준위)을 가지며 띄엄띄엄의 에너지 값밖에 취할 수 없는 상태 [정상상태(stationary state)]이다. 빛, 열, 전장, 자장 등에 의해서 외부로부터 전자(electron)에 에너지를 주면 가장 에너지가 낮은 상태(기저상태)에서부터 높은 에너지 값의 상태(여기상태)로 옮겨가는 일이 있다. 높은 에너지 값에 있는 전자는 불안정하여 바로 낮은 에너지 값으로 옮겨간다. 이 때에 에너지 값의 차이에 상당하는 진동수(파장)를 가진 빛이 방출된다. 외부로부터의 작용이 없는 경우를 자연방출이라 하고 위상이 가지런하지 않은 빛이 된다. 외부로부터의 빛 에너지가 주어지면 위상이 가지런한 레이저광이 유도 방출된다.

찾아보기

ㄴ

ㄷ

ㄹ

ㅁ

ㅂ

ㅅ

ㅇ

ㅈ

ㅎ